EXPÉRIENCES EN ERGOTHÉRAPIE

Dépôt légal : octobre 2009

I.S.B.N. : 978-2-84023-635-1
E.A.N. : 978280236351

Imprimé en France

RENCONTRES EN RÉADAPTATION
N° 15

EXPÉRIENCES EN ERGOTHÉRAPIE

VINGT-DEUXIÈME SÉRIE

Sous la direction de
Marie-Hélène IZARD

Avec la participation de
Richard NESPOULOUS

avec la collaboration de

A. ALLÉE, I. ARNHOLZ-MARCHALOT, F. BALDRAN, C. BAZIN, S. BERNET, M.-C. BERTRAND, N. BIARD, L. BOSSAERT, S. BOUCHE, J.-L. BRUCKNER, J.-M. CAIRE, A.-L. CAMIUL, N. CERVANTES, M. CHALOPIN, N. CHAMBE, J.-C. COLOMBEL, M. COLUCCI, C. DANDURAND-TURBELLIER, S. DECLERCQ, B. DEGRANGE, G. DELAVALLADE, X. DERIES, N. DESFOUX, J. DUPONT, L. EVRARD, C. EXTIER, C. FATTAL, M. FÉLIX, B. FUSTER, J.-P. GALLICE, S. GENEVAY, C. GIROFLIER-GIRARD, A. GLOANEC, B. GUILLON, H. HERNANDEZ, C. HOLLENSTEIN, M.H. IZARD, V. JAULIN, C. KERJEAN, L. KRETCHMANN, D. KUPPER, C. LABEYRIE, I. LAFFONT, F. LASCAUX, P. LAURENT, S. LECLERCQ, G. LOPEZ PARRA, S. LOUVEL, C. MANGIN, P. MARGOT-CATTIN, M.-C. MOREL-BRACQ, M. MORAIN, B. MOULIS, C. NEWMAN, L. NOËL, M.E. PARMENTIER, N. PELLEGRINI, R. PELUS, B. PÉREZ, E. PETIT, L. PEULMEULE, A.C. PFISTER EL MALIKI, V. POMINI, S. POUPLIN, N. RAMON, C. RANOVONA, J.-M. RENARD, N. RENARD, C. REYMOND, A. RHIOUI, I. RICHARD, J.-L. SAGAN, N. SOLANS, C. SPICHER, C. TALLONNEAU, L. TERZI, S. TÉTREAULT, A. THÉVENON, C. THOMAS-ANTÉRION, A. TURLURE, V. VERDIER, B. VERGUIER, L. VUILLEUMIER, M. VUJANOVIC, R. ZINKSTOK

sauramps medical
Montpellier - Paris

11, boulevard Henri IV - 34000 Montpellier
E.mail : sauramps.medical@wanadoo.fr

TABLE DES MATIÈRES

- 1 - PLURI OU TRANSDISCIPLINARITE ?

- 2 - ARTICULER FORMATION ET PRATIQUE PROFESSIONNELLE

- 3 - REEDUCATION

- 4 - ETRE ERGOTHERAPEUTE ET RELATION THERAPEUTIQUE

- 5 - READAPTATION ET REHABILITATION PSYCHOSOCIALE

AVANT-PROPOS

Voici le XXIIe ouvrage de la série "Expériences en Ergothérapie", *nouvelle contribution reflétant l'activité pratique toujours croissante et diversifiée des ergothérapeutes français et francophones. Ils nous font partager le fruit de leur expérience quotidienne dans un échange dynamique. Ils apportent les résultats qu'ils obtiennent, ils font état de leur contribution à la recherche. Reflets de la spécialité, les nombreux thèmes évoqués témoignent du caractère pluridisciplinaire de l'ergothérapie et de l'étendue et de la spécificité de ses compétences. Il importe aujourd'hui qu'elles soient officiellement reconnues et que ce vaste champ d'activité ne soit pas galvaudé restant le domaine de ceux qui sont le plus aptes à le prodiguer : les ergothérapeutes.*

Nous remercions les intervenants qui nous font bénéficier du texte de leur présentation, permettant ainsi l'édition de cet ouvrage disponible le jour même de la rencontre des professionnels, dans le cadre des "Expériences en Ergothérapie".

Ce livre rapporte une large confrontation entre praticiens de l'ergothérapie. Il leur est destiné ainsi qu'aux étudiants en ergothérapie.

Les ergothérapeutes ne sont pas les seuls concernés. Tous les professionnels ou étudiants en voie de formation qui sont concernés par la pratique de la rééducation, de la médecine physique et de la réadaptation, quel qu'en soit le domaine, trouveront sûrement un grand intérêt pratique à la lecture de ce livre.

Les masseurs-kinésithérapeutes, dans leur pratique professionnelle ont intérêt à connaître tout ce que l'ergothérapie peut apporter d'autre que leur propre activité.

Les médecins de médecine physique et de réadaptation prendront ici connaissance des vastes possibilités que leur offrent les nouvelles techniques de l'ergothérapie et les grands progrès réalisés dans ce domaine. Ils sauront en tirer profit dans leurs propositions thérapeutiques et prises en charge des patients.

Les médecins généralistes, les infirmiers, les praticiens de diverses spécialités, tous ceux qui œuvrent au maintien à domicile méconnaissent encore trop souvent l'ergothérapie. Cet ouvrage leur donne ici l'occasion de découvrir très simplement ce qu'elle est ; il leur est donc aussi destiné.

Les patients, les personnes handicapées, s'ils sont amenés à parcourir ce livre verront que l'ergothérapie est susceptible de leur apporter, dans de nombreuses circonstances, des solutions parfois simples qu'ils ignoraient et qu'on ne sait pas toujours leur proposer, et ce, face aux très nombreuses difficultés qu'ils rencontrent dans leur vie quotidienne.

Cette vingt-deuxième série des "Expériences en Ergothérapie", *témoignage des rencontres annuelles, initiées et conduites par Marie-Hélène Izard, a, comme les précédentes, l'ambition de susciter des vocations pour cette profession dont les besoins ne font que croître et qui offre chaque jour plus de perspectives.*

Professeur Lucien Simon
Ancien directeur, fondateur de l'Institut de Formation en Ergothérapie de Montpellier

XXIIe Expériences en Ergothérapie a été le thème d'une rencontre nationale organisée dans le cadre de l'Enseignement Permanent de l'Ergothérapie avec le concours de l'Institut de Formation en Ergothérapie de Montpellier. Cette réunion a été coordonnée par Marie-Hélène Izard (avec la participation de Richard Nespoulous). La Grande-Motte, Hérault, 1er et 2 octobre 2009.

- 1 -
PLURI OU TRANSDISCIPLINARITE ?

LA FACE CACHÉE DU TRAVAIL DES CADRES DE SANTÉ ERGOTHÉRAPEUTES

H. HERNANDEZ*

A l'heure où Chantal de Singly, directrice de l'Institut du Management de l'EHESP (Ecole des Hautes Etudes en Santé Publique) conduit une mission sur la formation, le rôle et la valorisation des cadres hospitaliers, et à la veille de la réingenierie du diplôme de cadre de santé, une enquête sur le travail des cadres de santé ergothérapeutes apporte de précieux renseignements sur les fonctions assumées qu'il conviendrait de valoriser autant pour les cadres eux-mêmes qu'auprès des directions d'établissements et des représentants du ministère de la Santé.

Le Répertoire des métiers de la fonction publique hospitalière (ENSP, 2004) a retenu un certain profil des cadres de santé hospitaliers. C'était la première fois qu'un répertoire tentait de cerner les différents métiers hospitaliers et les fonctions du cadre de santé y sont partagées en cadre d'unité de soins et en cadre formateur. Depuis, une mise à jour a été effectuée en 2008. Ainsi dans la famille "Soins", apparaissent la sous-famille "Management des soins" et la sous-famille "Formation/Ingénierie de la formation aux soins". Le cadre de santé est ainsi répertorié en "Cadre responsable d'unité de soins" ou en "Formateur(trice) en techniques, management et pédagogie des soins". Depuis l'instauration du diplôme de cadre de santé en 1995, c'est l'approche interprofessionnelle qui prévaut même si les habitudes ont la vie dure et maintiennent ici ou là, la domination de corps professionnels aux effectifs plus importants, notamment les cadres infirmiers. Les cadres de santé ergothérapeutes ne se distinguent en rien dans les textes réglementaires des autres cadres de santé issus des familles soignantes, médico-techniques ou de rééducation.

* Directrice Institut de Formation en Ergothérapie, Université Paris 12 Val-de-Marne
hernandez@univ-paris12.fr

Les définitions qui en sont données sont ainsi rédigées :

- *"Organiser l'activité paramédicale, animer l'équipe et coordonner les moyens d'un service de soins, médico-technique ou de rééducation, en veillant à l'efficacité et la qualité des prestations"*. Il est rappelé que parmi les appellations courantes, il apparaît en tant que "cadre de santé" ou "surveillant".
- *"Former des professionnels paramédicaux et organiser les conditions de leurs apprentissages. Réaliser des actions de formation concernant les soins (techniques, management, pédagogie des soins, etc.)"*. Le cadre est alors appelé couramment *"cadre pédagogique"*, *"cadre de santé formateur"*, *"cadre enseignant"*, *"formateur en IFCS"* ou *"formateur en IFSI"*.

Notre enquête a visé les cadres de santé en unité de soins, ou en fonction transversale dans des établissements de santé ou en fonction de formateur dans une équipe pédagogique. Nous recherchions quelle est la réalité de travail au travers de ce que chacun rapportait de ce qu'il faisait afin de cerner le travail des cadres de santé ergothérapeutes et de caractériser éventuellement des tendances d'évolution. Nous avons développé une approche de compréhension des données collectées.

Nous rappelons en premier les éléments d'activités du métier de cadre de santé en unité de soins puis les savoir-faire requis tels que mentionnés dans le Répertoire (tableaux 1 et 2).

Tout ceci suppose des connaissances en soins, en méthodologie d'analyse de situation, en communication en tant que relations interpersonnelles, et en tant que relation d'aide, en management, en stratégie et organisation/conduite du changement, en organisation du travail, en droit des patients, en animation d'équipe et en évaluation de la charge de travail.

De la même façon, nous rappelons les éléments d'activités du métier de formateur et les savoir-faire requis tels que mentionnés dans le Répertoire (tableaux 3 et 4).

Tableau 1

Les activités du métier : cadre responsable d'unité de soins

- planification des activités et des moyens, contrôle et reporting
- gestion des moyens et des ressources : techniques, financières, humaines, informationnelles
- encadrement d'équipe(s), gestion et développement des personnels
- élaboration et rédaction de rapports d'activité
- montage, mise en œuvre, suivi et gestion de projets spécifiques au domaine d'activité
- promotion des réalisations/des projets spécifiques à son domaine d'activité
- contrôle et suivi de la qualité et de la sécurité des soins et activités paramédicales, dans son domaine
- coordination et suivi de la prise en charge de prestations
- organisation et suivi de l'accueil (agents, stagiaires, nouveaux recrutés)
- veille spécifique à son domaine d'activité

Tableau 2

Les savoir-faire requis du métier : cadre responsable d'unité de soins

- analyser des données, des tableaux de bord et justifier des résultats relatifs aux activités de son domaine
- arbitrer et/ou décider entre différentes propositions, dans un environnement donné
- concevoir, piloter et évaluer un projet, relevant de son domaine de compétence
- concevoir, formaliser et adapter des procédures/protocoles/modes opératoires/consignes relatives à son domaine de compétence
- établir/évaluer/optimiser un budget relatif à son domaine de compétence
- évaluer, développer et valoriser les compétences de ses collaborateurs
- fixer des objectifs, mesurer les résultats et évaluer les performances collectives et/ou individuelles
- organiser une unité, un service, en fonction de différents critères (missions, stratégie, moyens, etc.)
- piloter, animer/communiquer, motiver une ou plusieurs équipes
- planifier, organiser, répartir la charge de travail et allouer les ressources pour leur réalisation
- travailler en équipe/en réseau

Tableau 3

Les activités du métier : formateur(trice) en techniques, management et pédagogie des soins

- organisation des stages, en relation avec les responsables terrains
- organisation et planification des séquences d'enseignement théoriques et pratiques
- accueil, encadrement et accompagnement pédagogique de personnes (agents, étudiants, stagiaires, etc.)
- enseignement et supervision de travaux dirigés de recherche et d'études, dans son domaine de compétence
- coordination des programmes/des projets/des activités
- contrôle des connaissances et des compétences des personnes formées
- tenue d'entretiens individuels d'activité, de suivi pédagogique
- réalisation d'études et de travaux de recherche dans son domaine
- montage, mise en œuvre, suivi et gestion de projets spécifiques au domaine d'activité
- veille spécifique à son domaine d'activité

Tableau 4

Les savoir-faire requis du métier : formateur(trice) en techniques, management et pédagogie des soins
- concevoir des dispositifs et actions de formation, spécifiques à son domaine de compétence
- construire/adapter des outils : méthodes de travail spécifiques à son domaine de compétence
- choisir une méthode, un moyen correspondant à son domaine de compétence
- élaborer un projet d'accueil et de formation pour des personnes/publics divers
- concevoir, rédiger et mettre en forme une communication orale et/ou écrite
- animer des formations relatives à son domaine de compétence
- évaluer un dispositif/action de formation
- conduire et animer des réunions
- conseiller et orienter les choix d'une personne ou d'un groupe, relatifs à son domaine de compétence
- conduire un projet individuel
- concevoir, piloter et évaluer un projet, relevant de son champ de compétence

Ceci suppose des connaissances en pédagogie, en ingénierie de la formation, en soins, en management, en communication/relations interpersonnelles, en hygiène hospitalière, en droit des patients, en éthique et déontologie professionnelles, en gestion administrative, économique et financière, en gestion des ressources humaines, et en méthodologie de recherche en soins.

Au-delà des activités et savoir-faire mentionnés dans le Répertoire national des métiers de la fonction publique hospitalière, la réalité du travail est modelée par un contexte mouvant. La gouvernance hospitalière, renforcée par la Loi "Hôpital, patients, santé et territoires", favorise l'apparition de nouvelles fonctions et a élargi le champ d'action des cadres hospitaliers qui assument d'ores et déjà de lourdes responsabilités. C'est pour répondre à ces difficultés et leur permettre de trouver un équilibre optimal entre leurs différentes activités, que la Mission "cadres hospitaliers" conduite par Chantal de Singly (sur le site du Ministère de la Santé et des Sports, 3 avril 2009) engage une réflexion sur le rôle des cadres au sein de la gouvernance hospitalière, la valorisation de leur activité, leur formation, leur recrutement et l'enrichissement des parcours professionnels. Elle étudie les modèles de gestion qu'il convient de privilégier pour améliorer la motivation et l'attractivité des équipes hospitalières autant que la prise en charge et la satisfaction des usagers du service public. Elle s'interroge sur les modalités de recrutement, de sélection et de formation des cadres qu'il convient de choisir, et sur les actions à mettre en œuvre pour valoriser et reconnaître la fonction d'encadrement dans les hôpitaux (APM, 2009).

QU'EN EST-IL DES CADRES DE SANTÉ ERGOTHÉRAPEUTES ?

Pour l'enquête auprès des cadres de santé ergothérapeutes, nous avons sélectionné dans la base de données de l'ANFE une centaine de cadres qui avaient donné leur adresse courriel et avons envoyé une matrice avec 4 rubriques :

- rubrique Identité : coordonnées avec nom, prénom, date du diplôme d'ergothérapeute, date du diplôme de cadre de santé, adresse professionnelle, fonction exercée,
- rubrique Activités principales exercées,
- rubrique Activités réalisées plus ponctuellement,
- rubrique Commentaires,

29 cadres ont répondu se répartissant ainsi :

Typologie des cadres de santé		**Lieu ou mode d'exercice**		**Nb. Femmes/ Hommes**
Cadre de soins	**25**	Cadre supérieur	1	1 homme
		Cadre d'unité	20	13 femmes 7 hommes
		Cadre faisant fonction d'ergothérapeute	1	1 homme
		Missionnés sur projets	3	3 femmes
Cadre formateur	**4**	IFE	3	1 femme 2 hommes
		IFCS	1	1 homme

Nous remarquons que 3 cadres ne sont missionnés que sur des projets transversaux : tous les trois exercent dans un groupe hospitalier multi-sites de la région parisienne, un des cadres est directeur de projets, les deux autres accompagnent des reconversions hospitalières en apportant leur expertise en ergonomie et en accessibilité. Un des cadres "projets" précise que la moitié des cadres de santé ergothérapeutes de cet établissement exercent principalement ce genre de mission transversale sur des projets ou des missions de qualité. Ces activités débordent très largement de l'item *"montage, mise en œuvre, suivi et gestion de projets spécifiques au domaine d'activité"* puisqu'il s'agit par exemple de *"déployer une application informatique"* sur l'ensemble des hôpitaux de ce groupe hospitalier, de *"former et d'accompagner au changement de nombreuses équipes"*. D'autre part, un cadre fait fonction d'ergothérapeute n'ayant, au moment de l'enquête, pas encore été positionné sur un poste de cadre. En effet, certains jeunes cadres attendent quelque temps avant d'obtenir un poste pour lequel ils ont été formés. Quant aux cadres d'unités de soins, la plupart manage une équipe interprofessionnelle (au moins deux professions), peu n'ont que des ergothérapeutes comme collaborateurs. La diversité des professions peut recouvrir de 2 à 6 identités professionnelles parmi les soignants de soins infirmiers et aides soignantes et les professions de rééducation, voire plus dans la fonction de cadre supérieur ou dans les missions transversales.

Dans les réponses relevées dans les questionnaires, nous observons une adéquation avec les missions et activités dévolues et ce qui en est décrit dans le répertoire des métiers de la fonction publique hospitalière. Un cadre (formateur en IFE) même précise *"Je suis épaté de la qualité du travail réalisé et rapporté dans les fiches métier. J'y ai reconnu toutes les missions que j'essaye de remplir"*. D'autres repartent des fiches et y répondent directement. C'est la preuve que la co-élaboration de ces fiches a rendu un travail pertinent. Ce sont des professionnels cadres qui en groupes interprofessionnels ont élaboré ces fiches : quand la parole est donnée aux intéressés eux-mêmes le résultat est de qualité.

L'ÉMERGENCE D'UN RELIEF ERGOTHÉRAPEUTE

Attachons-nous à ce qui émerge en tant que différence d'avec les fiches métier. La plupart des répondants évoquent très souvent cinq activités qui nous semblent importantes à examiner : la gestion des conflits, la participation à des groupes de travail transversaux, le développement de la recherche, l'activité auprès des instituts de formation, la promotion de la profession.

Les fiches métiers, en ce qui concerne le management, le décrivent avec des formules consensuelles et génériques : *"encadrement d'équipe(s), gestion et développement des personnels"*, *"évaluer, développer et valoriser les compétences de ses collaborateurs"*, ou encore *"piloter, animer/communiquer, motiver une ou plusieurs équipes"*. Or quand l'approche se fait par les compétences, il apparaît qu'une des compétences recherchées et mises en œuvre dans le management c'est de savoir gérer les conflits. Rappelons-nous que la plupart des cadres de santé ergothérapeutes gèrent des équipes interprofessionnelles, aux identités et cultures professionnelles plurielles, plus enclines aux incompréhensions voire aux guerres de tranchées si un travail en amont n'est pas développé sur la divergence, la confrontation et la concertation, et le cadre devra exercer un art de la gestion pour transformer le conflit en moteur d'une dynamique de travail enrichi. C'est en tout cas, une réalité qui apparaît clairement dans cinq réponses : une d'entre elles évoque les difficultés dans la gestion de la pénurie des masseurs-kinésithérapeutes, de surcroît avec la grève des stagiaires et des épreuves de diplôme en 2008. La formation initiale sur la dynamique des groupes restreints (Anzieu D. et Martin J.Y., 2009) est un atout pour les cadres ergothérapeutes, dans ce contexte. Il s'agit de constituer en réponse, un espace de délibération puisque du point de vue théorique en psychodynamique du travail, « *"le travailler" se construit individuellement mais aussi et surtout collectivement* » (Gernet, I., Chkroun, F., 2008).

Plus significative encore est l'activité qui consiste à participer à des groupes de travail transversaux, puisque la quasi-totalité des réponses rapporte cette dimension. Que ce soit des participations à des groupes qualité, hygiène, douleur... ou que ce soit pour apporter l'expertise dans le cadre de l'évaluation des pratiques professionnelles. Il nous semble que cette activité est largement partagée par tous les cadres de santé mais les cadres ergothérapeutes s'investissent souvent et avec une bonne volonté : cela fait suite à leur engagement déjà réel en tant qu'ergothérapeute mais aussi c'est un moyen de faire connaître la profession.

Plus surprenant est le constat que l'activité de recherche préoccupe 9 cadres sur les 29 de cette enquête. Tous pourraient être concernés mais ramenons-nous en arrière de 10 ans voire de 5 ans : c'était en France le balbutiement de l'ouverture à la recherche. Quand l'arrêté du 25 février 2004 relatif aux études préparatoires au diplôme d'Etat d'ergothérapeute est paru, bon nombre d'ergothérapeutes s'effarouchaient, et les instituts de formation se préparaient plus ou moins facilement à introduire une initiation à la recherche dans les études. Le texte stipulait :

"Ce mémoire doit permettre à l'étudiant de montrer ses capacités à utiliser des outils d'expertise et de recherche, ainsi que ses capacités à synthétiser et rendre compte des résultats de son travail.

Le mémoire peut être :
1. Un travail de recherche fondamentale relatif à la pratique de l'ergothérapie.
2. Un travail de recherche appliquée à partir de l'observation d'un ou plusieurs cas cliniques."

En quelques années, en fait grâce aussi à des universités qui ont misé sur les professions de santé comme l'Université Aix-Marseille I ou celle de Bobigny, des masters ont fleuri, l'offre de formation s'est élargie et les ergothérapeutes s'en sont saisis. Bon nombre d'ergothérapeutes sont titulaires d'un master (ou DESS ou DEA) en psychologie, psychopathologie, sciences cognitives, neuropsychologie, handicap et système nerveux, sciences de l'éducation, ergonomie, vieillissement, nouvelles technologies... Les Instituts de Formation de Cadres de Santé (IFCS) ont promu aussi la recherche avec le mémoire de fin d'études. L'ANFE a fait de même en octroyant quelques bourses et en inscrivant dans son catalogue de formation des actions de formation. Si bien que dans les réponses collectées, l'un mène des travaux de recherche dans un laboratoire et incite les personnels *"à engager des processus de recherche"*. Un autre contribue ponctuellement à une action de recherche. Un autre encore est engagé dans la recherche clinique. Parfois "la sensibilisation à la recherche clinique" est fortement souhaitée dans le profil du poste. Six cadres d'unités de soins et trois cadres formateurs affichent donc cette activité de recherche.

Autre activité, celle qui vise les instituts de formation : il s'agit d'une activité de formation auprès de futurs pairs ou de formation auprès d'autres professionnels mais aussi l'accompagnement des étudiants dans l'élaboration de leur mémoire de fin d'études et la participation aux jurys du diplôme d'Etat. L'item "organisation et suivi de l'accueil (agents, stagiaires, nouveaux recrutés)" est amplement dépassé car la relation à l'institut de formation se réalise sur le lieu de cet institut le plus souvent. C'est la moindre des choses de former ses futurs collaborateurs dans les diverses facettes de la pédagogie : formation théorique et pratique, formation clinique, évaluation en stage, évaluation lors des épreuves du diplôme d'Etat. Aucune réponse ne permet de penser que le cadre collabore à la formation d'autres cadres mais n'est-ce pas plus ponctuel et moins fréquent ? De même, la participation à des congrès en tant qu'intervenant ou l'organisation de séminaires ou d'actions de formation continue sont plusieurs fois citées. Les actions d'éducation à la santé (éducation thérapeutique, prévention) des aidants, des familles, des salariés de certaines entreprises apparaissent aussi à plusieurs reprises.

Enfin, la promotion de la profession signe de manière très significative l'engagement de certains cadres soit directement dans l'action de l'ANFE, soit en direction des médecins, ou auprès des familles ou de certaines populations : six réponses vont dans ce sens. Le vecteur peut être l'item du répertoire *"promotion des réalisations/des projets spécifiques à son domaine d'activité"* mais cette promotion de ce qui est réalisé vise plus loin, à promouvoir la profession en tant que telle, voire pour la développer. Nous avons en tête, l'action d'un cadre qui a répondu à un appel d'offres de l'agence régionale de l'hospitalisation (ARH) pour développer une activité et s'est vu octroyer deux postes d'ergothérapeutes alors que depuis des années l'équipe sans cadre n'arrivait pas à se faire entendre.

D'autres aspects auraient mérité d'être développés, comme le *"management à distance"* par exemple, puisqu'il se développe sur plusieurs sites parfois très distants, ou la participation à des gardes le week-end, ou la question de *"la mutation dans le comportement des étudiants"* mais par ce focus sur cinq activités menées par les cadres de santé ergothérapeutes, cette enquête permet de dessiner un profil de cadre plus précis que ce que les fiches métier nous apportaient. En tout cas, comme le dit un des cadres enquêtés : *"la fonction de cadre de santé fait beaucoup plus de place aujourd'hui au management et à la conduite de projet qu'à l'expertise professionnelle, le cadre est bien loin du surveillant d'alors dans ses missions"*. C'était la visée de la réforme du diplôme de cadre de santé en 1995.

* *
*

Il nous a semblé important d'apporter notre contribution à la compréhension du travail des cadres de santé ergothérapeutes par cette mise en lumière de la part d'ombre. Reste à mettre au plus grand jour le travail de mise en cohérence de plusieurs logiques dans ce contexte de régulation par les coûts, de management par objectifs, de rationalisation de la prise en charge des malades et pourtant d'amélioration de la qualité des soins et des services légitimement dus à la population. Ce travail invisible (Soins cadres, 2008) de penser l'action mériterait aussi d'apparaître (Clot, 2006). Comme l'a écrit Gilioli (2001) : *"il est toujours difficile de penser des pratiques qui se pratiquent sans penser"*. Les cadres de santé ergothérapeutes répondent présents face à cette nécessité de penser l'action grâce à leur capacité d'analyser l'activité pour conduire des projets pertinents.

Un grand merci aux cadres qui ont répondu à ce questionnaire.

Références

AGENCE DE PRESSE MÉDICALE (APM), 2009. "Chantal de Singly chargée de piloter la mission sur les cadres hospitaliers". — ANZIEU D., MARTIN J.-Y. 2007. La dynamique des groupes restreints, *Paris, PUF.* — Arrêté du 25 février 2004 modifiant l'arrêté du 24 septembre 1990 relatif aux études préparatoires au diplôme d'Etat d'ergothérapeute, Ministère de la Santé. — BION W.R. 2002. Recherches sur les petits groupes, *Paris, PUF.* — CLOT Y. 2006. La fonction psychologique du travail, *Paris, PUF.* — FICHES MÉTIERS DE LA FONCTION PUBLIQUE HOSPITALIÈRE, Ministère de la Santé et des Sports, *www.sante.gouv.fr, consulté le 5 juillet 2009.* — GERNET I., CHEKROUN F. 2008. "Travail et genèse de la violence : à propos des soins aux personnes âgées", *Travailler, n° 20, pp. 41-59.* — GILIOLI C., 2001. Ethique médicale et modernité, la question de la technique. *Thèse de philosophie, Université de Marne-la-Vallée.* — KAES R. 2009. Les théories psychanalytiques du groupe, *Paris, PUF Que sais-je ?* — Loi n° 2009-879 du 21 juillet 2009 portant réforme de l'hôpital et relative aux patients, à la santé et aux territoires, *JORF du 22 juillet 2009.* — Répertoire des métiers de la Fonction publique hospitalière, *Ed. ENSP, 2004.*

POLITIQUES MANAGÉRIALES ET RELATION DE SOIN DANS L'ACCOMPAGNEMENT DE LA PERSONNE ÂGÉE : LA PLACE DE L'ERGOTHÉRAPEUTE

C. GIROFLIER-GIRARD*

Paradoxalement à l'ouverture des politiques de santé au paradigme phénoménologique, sur l'impulsion de l'OMS, l'organisation du travail de type taylorien refait surface, non sans conséquences sur l'accompagnement des personnes âgées institutionnalisées. Ceci pose la question de l'influence de la politique institutionnelle, organisationnelle et structurelle sur la relation de soin et plus précisément sur la qualité de vie et l'autonomie respective des soignants et personnes âgées. L'ergothérapeute par les modèles et concepts qu'il convoque, et les solutions qu'il propose peut aider à contrebalancer les effets délétères de cette politique de gestion par des actions concrètes sur le terrain.

Cette intervention fait suite à un travail de recherche dans le cadre d'un Master II en sciences de l'éducation. Il a été motivé par la constatation sur le terrain d'une logique de prise en charge semblant découler de la logique managériale menée et plus largement de la politique de santé. Ce travail ouvre la réflexion sur la place informelle de l'ergothérapeute dans le système de management et de prise en charge comme créateur de lien.

LES POLITIQUES DE SANTÉ EN GÉRIATRIE

Le rapport Laroque, publié en 1962, anticipait le phénomène du vieillissement démographique et posait la question de *"la place qui pouvait et devait être faite aux personnes âgées dans la société d'aujourd'hui et, plus encore dans celle de demain"*. Cette question reste d'actualité : le vieillissement de la société française étant devenu un thème phare des politiques de santé. Dans son rapport "Vieillir en France", Mme P. Ginchard-Kunstler soulignait déjà en 1999 la nécessité d'organiser les réponses aux besoins des personnes âgées et de leur famille en pleine évolution démographique. Elle donnait les grands axes de la politique du vieillissement à venir : *"Les politiques de vieillissement se doivent, ensuite, de donner un sens à ce dernier temps de la vie que constitue la vieillesse. Le vieillard doit être, en tant que personne, le cœur de tous les dispositifs publics qui doivent s'adapter aux situations singulières et non l'inverse. L'intégrité des personnes doit être respectée, leur liberté de choix maintenue le plus longtemps possible malgré la perte d'autonomie, notamment dans les cas particuliers de démences séniles. Ces politiques du vieillissement doivent se mettre en œuvre au plus près des préoccupations des gens, sur un territoire, un bas-*

---

* Ergothérapeute, DIU de psychogériatrie et Psychogérontologie, Master II en sciences de l'éducation, Centre Hospitalier Paul Coste Floret - 34240 Lamalou-les-Bains

sin de vie". La loi du 4 mars 2002, les politiques de santé de l'OMS viennent renforcer cette première orientation.

L'ÉVOLUTION DES STRUCTURES D'ACCUEIL

Illich (2004) inscrit l'origine des institutions dans l'origine chrétienne des services ; il décrit l'hospitalisation comme *"l'inversion radicale de l'hospitalité chrétienne... Et que, pour cette raison, l'hospitalisation est une procédure qui métamorphose le prochain du samaritain en un client des services humanitaires"*. A la fin du XIe siècle, les malades reçoivent un statut et une place en tant que classe et sont regroupés au sein de l'hôpital. Cet aspect met en exergue la suprématie de l'institution sur le patient et s'inscrit dans une approche biomédicale curative du soin : le patient subit le soin, les soignants détiennent le savoir. A la Révolution, l'institution hospitalière est laïcisée et nationalisée, et va progresser d'une logique caritative empreinte de dévouement, à une logique techniciste et gestionnaire.

Un véritable droit propre aux établissements d'hébergement pour personnes âgées dépendantes (EHPAD) s'est mis en place depuis la réforme de 1999 par la formalisation systématique de démarches d'évaluation et d'amélioration continue de la qualité, dans le cadre de conventions établies entre chaque établissement, avec l'Autorité compétente pour l'Assurance Maladie et le Conseil Général du département.

La réforme de la tarification en instituant trois axes tarifaires, hébergement, soins, et dépendance, renforce l'attention d'aide et de surveillance à apporter aux personnes âgées ayant perdu tout ou partie de leur autonomie pour l'accomplissement des actes ordinaires de la vie courante. Cette volonté se traduit-elle réellement sur le terrain par des actions favorisant l'autonomie de la personne âgée, telle est la question que l'on peut se poser.

LE VIEILLISSEMENT ET LA PERSONNE ÂGÉE

Le vieillissement de la population est un fait majeur de nos sociétés modernes. En 2050, les données, basées sur l'hypothèse de croissance démographique, *"portent à 33.7 le pourcentage des 60 ans et plus, à 15.2 % celui des 75 ans et plus et 6.9 le pourcentage des 85 ans et plus. Dans un rapport publié en 1998, l'Organisation Mondiale de la santé évaluait à 150 000 le nombre de centenaire en 2050, alors qu'ils sont 6000 actuellement."* (Ginchard-Kunstler, 1999). C'est une population qui, tant à domicile qu'en institution, exprime une grande diversité de besoins. Ces besoins sont liés à des difficultés motrices, sensorielles, neuropsychologiques, psychologiques, mais aussi à l'isolement et l'accompagnement de fin de vie, au soutien des aidants familiaux et professionnels. Paradoxalement, bien qu'au centre des préoccupations, que savons-nous de cette classe d'âge ? D'aucuns parlent de dépendance, d'autonomie, de respect de ses volontés et désirs ; mais n'avons-nous jamais entendu la parole des âgés sur leurs désirs et non les désirs qu'on leur prête ? Comment peut-on être à la fois si présent dans les discours et si absent en tant qu'individu pensant et citoyen ? Ce paradoxe pose le problème du libre arbitre de cette génération estompée entre coût économique, gestion matérielle de la dépendance, et prévention du vieillissement.

ANALYSE SOCIÉTALE : LES ACTEURS DE L'HÔPITAL ET LES MODÈLES MANAGÉRIAUX

Paradoxalement à l'ouverture des politiques de santé au paradigme phénoménologique, sur l'impulsion de l'OMS, *"l'organisation du travail de type taylorien refait surface : la parcellisation du travail, le travail en série concernent un peu tout le monde, du fait de l'intensification du rythme de travail, en lien avec l'augmentation du nombre de fréquentations et la diminution de la durée de séjour à l'hôpital, ainsi qu'avec le manque de personnel."* (Sainsaulieu, 2007). Il s'agirait donc bien là d'un problème de politique de management impuissante à mettre en corrélation une politique humanisée et qualitative du soin, dans un contexte de bouleversement des repères à l'hôpital, générant une insatisfaction au travail et une baisse de l'autonomie des professionnels qui se répercuteraient sur la relation de soin. *"Les agents hospitaliers désignent la tutelle comme responsable de ne pas mettre les moyens suffisants face à la complexification de la demande sociale, à la fois plus exigeante et plus pressante."* (Sainsaulieu, 2007). Cet écart, doublé d'un sentiment de non-reconnaissance du travail, ajoute aux situations de stress des soignants démotivés et désabusés. *"Né d'une interrogation sur la souffrance au travail, le Syndrome d'épuisement professionnel des soignants prend dans le champ de la santé un épanouissement particulier et inquiétant. Comment une société peut-elle tolérer que ceux auxquels elle confie sa santé et souvent sa mort s'épuisent tant en donnant aux autres."* (Canouï, Mauranges, 2004). La tension contradictoire entre qualité et quantité n'est pas nouvelle mais comme le souligne Sainsaulieu (2007) *"à l'hôpital se rencontre une codification extrême des deux considérations, résumées par deux normes, l'une sur la productivité (ISA, Indice Synthétique d'Activité), l'autre sur la qualité (ISO, International Organization for Standardization)... Les établissements de santé sont donc pris en étau"*.

Le cadre, pierre angulaire du fonctionnement pragmatique de l'institution, est lui aussi perdu dans le dédale bureaucratique. Le patient, et en ce qui nous concerne le patient âgé, habillé de bonnes intentions (Charte de la personne âgée hospitalisée, autonomie, respect de ses désirs, dignité...), n'a guère vu sa condition évoluer, pire encore, plus fragile il subit de plein fouet le bouleversement de l'hôpital, le stress des soignants.

La souffrance est visible à tous les étages de l'institution, l'émotion et les affects n'ont plus leur place dans la rationalisation et l'automatisation des soins.

DEUX STYLES DE MANAGEMENT S'OPPOSENT

Le management directif, très organisationnel et peu relationnel, structure les processus de travail en définissant précisément les méthodes et les procédures et conçoit un contrôle permanent centré sur les personnes.

Le management situationnel *"adapte son style à l'individualisation et à la complexité croissante de nos sociétés et de nos organisations."* (Tissier, 2001). Il ajoute que la meilleure réponse à cette complexité *"consiste à mettre un maximum de personnes en état de réagir localement pour le meilleur intérêt de l'ensemble auquel elles appartiennent. Pour cela, il convient de développer leur autonomie."*

LE TRAVAIL DE RECHERCHE

Pour mener ce travail de recherche, il a été nécessaire, dans un premier temps, d'effectuer une revue de la littérature, recueil de l'existant sur le thème. Ensuite, et pour construire l'outil de la recherche, des modèles et paradigmes ont été convoqués (fig. 1).

Paradigmes / Modèles	**Positiviste** *Auguste Comte XVIIIe*	**Phénoménologique** *Edmond Husserl fin XVIIIe*
Santé *Bury* *Deschamps* *Deccache* *Deketele* *D'Ivernois* *Gagnayre* *Giordan* *Green* *Leriche*	**Biomédical curatif** • Objet = la maladie. • Doctrine des causes spécifiques => une cause unique produit un effet unique. • La maladie est un phénomène biologique du corps (sans l'esprit). • Paternalisme : l'autorité est médicale. • Le thérapeute possède le savoir et la vérité. • Le patient est passif dans le soin et doit suivre les consignes.	**Global** • Objet = la santé, l'homme dans sa globalité. • Causalité plurielle : interaction des différents facteurs internes et externes (Approche holistique).. • Le corps et l'esprit ne sont pas dissociés. • L'autorité est partagée, le soignant est une ressource. • Le patient est co-auteur du soin.
Posture *Ardoino* *Bonniol*	**Agent** • Conformité du produit à la prescription. • Technicien, mécaniciste, opérateur. • Soumis, passif, obéissant. • Tâche prescrite. • Applique les prescriptions, pratiques et protocoles recommandés, selon des durées préétablies. • L'erreur est une faute.	**Acteur** • Est dans le processus. • Responsable, autonome, créatif. • S'autorise. • Recherche du sens. • Peut changer de modèle et de projet programmatique. • L'erreur est un écart.
Apprentissage *Abernot* *Ardoino* *Bruner* *Giordan* *Pavlov* *Ravestein* *Skinner* *Taylor* *Wygotski* *Watson*	**Béhaviorisme** • Centré sur les savoirs. • Non prise en compte des savoirs préexistants. • Savoirs assimilés, juxtaposés, empilés. • Appropriation par répétition dans le but d'une restitution. • Conditionnement opérant par renforcement positif ou négatif. • Erreur = un défaut de conformité.	**Néo-socio-constructivisme** • Centré sur l'apprenant. • Prise en compte des savoirs préexistants, du projet et du système neuro affectivo-émotionnel de l'apprenant. • Apprentissage par confrontation du social vers l'individuel. • But = susciter le conflit socio-cognitif : dissonance/consonance. • Erreur = permet de discuter et de réorienter le programme.
Evaluation *Ardoino* *Bonniol* *Deccache* *D'Ivernois* *Gagnayre* *Taylor* *Vial*	**Contrôle** • Evaluation du produit et de la procédure. • Centré sur le produit • L'évaluation se réduit au contrôle et à la mesure. • La subjectivité de l'observateur est niée. • L'écart = une erreur à régulariser et sanctionner.	**Questionnement** • Evaluation du processus, de l'élan de vie et de l'engagement. • L'écart est riche d'enseignement, il est questionné et réorienté. • Centré sur la personne dans sa réalité biopsychosociale et émotionnelle. • La subjectivité de l'observateur n'est pas niée.
Paradigme de traitement de l'information *Bruner* *Damasio* *Fabre* *Gatto* *Giordan* *Illich* *Ravestein* *Vial* *Vincent* *Wygotski*	**Dogmatique** • Non prise en compte de l'état émotionnel. • Concept ou valeur implicite dans la formulation de l'énoncé. • Mode de situation par apport aux connaissances : croyances, dogmes, idées reçues, préjugés. • Mode d'administration de la preuve: généralisation abusive. • Mode de relation à la subjectivité : attitudes projectives.	**Non dogmatique** • Prise en considération de l'état émotionnel. • Conception ou valeur explicite dans la formulation de l'énoncé. • Mode de situation par rapport aux connaissances : incertitudes, hypothèses, questionnements. • Mode d'administration de la preuve : référencée, précisant les domaines de validité. • Mode de relation à la subjectivité : énoncés réflexifs.
Management *Taylor* *Fayol* *Blanchard* *Hersey* *Piveteau* *Tissier*	**Directif** • Objectif : Atteindre le plus haut niveau de productivité. • Principe : l'ordre régi par la règle. • Recherche de la meilleure méthode pour accomplir cette tâche. • Séparation des tâches : ceux qui conçoivent et ceux qui exécutent. • Evaluation de type contrôle, avec retour à la norme imposée. • Organisation, planification, contrôle.	**Situationnel** • Objectif : Réalisation de tâches et motivation des individus. • Principe : Développement de l'individu assurant à terme la réussite collective. • Style : adapté à la situation. • Création de conditions propices aux projets et à l'atteinte d'objectifs institutionnels. • Evaluation de l'autonomie de l'individu et du groupe. • Autonomie, motivation, compétence.

Fig. 1 : Tableau synthétique des modèles et paradigmes convoqués

* *Les objectifs de la recherche :* nous avons recherché l'influence de la politique managériale sur la relation de soin, et formulé l'hypothèse que la politique institutionnelle, organisationnelle et structurelle a de l'influence sur la satisfaction et l'autonomie professionnelle des soignants, et sur la qualité de vie et l'autonomie des personnes âgées institutionnalisées.

* *Le dispositif de recherche :* la méthode différentielle a été retenue ; la population choisie était constituée du personnel soignant des services d'EHPAD. Un questionnaire à questions fermées suivi d'un entretien complémentaire a été élaboré et traité. Ce traitement des données à plat a été réalisé avec le tableur Excel ; un traitement statistique avec recherche de corrélation a été fait avec le coefficient de corrélation linéaire de Bravais-Pearson. Ce traitement à plat a permis de catégoriser la population, et définir ses positionnements dans la relation hiérarchique et la relation de soin, en fonction des modalités des variables théoriques convoquées. (tels qu'ils sont évoqués dans les réponses et pas forcément tels qu'ils sont dans la réalité).

* *Les résultats :* les résultats du traitement des recherches par le coefficient de corrélation linéaire de Bravais-Pearson n'ont pas été significatifs et ne seront pas exploités ici. Les résultats de cette recherche ne valident ni n'invalident d'hypothèses ; ils ne peuvent permettre de dire s'il existe, ou non, un lien entre les modèles convoqués dans la relation managériale et ceux convoqués dans la relation de soin. L'analyse des résultats de l'entretien pour sa part, met en relief une similitude des modalités des variables théoriques convoquées, de la relation hiérarchique et de la relation de soin, et tendrait à confirmer notre hypothèse de départ, mais n'a valeur que d'indication de tendance et demanderait de l'étendre à un nombre conséquent de soignants.

* *Intérêt des résultats de la recherche :* l'intérêt des résultats de la recherche réside dans la mise en contradiction entre les questionnaires et l'entretien complémentaire ; elle soulève la question, entre autres, du vécu intrinsèque des soignants de l'écart entre leur identité professionnelle et entre leurs représentations et leur pratique professionnelle de terrain.

Dubard (2006) nous définit l'identité dans son paradoxe : *"le paradoxe de l'identité : ce qu'il y a d'unique et ce qui est partagé."* et nous suggère que les différentes formes d'identités professionnelles *"peuvent s'interpréter à partir des modes d'articulation entre transaction objective et transaction subjective, comme des résultats de compromis "intérieurs" entre identité héritée et identité visée mais aussi de négociations "extérieures" entre identité attribuée par autrui et identité incorporée par soi."*

L'analyse de l'entretien, qui en confirmant à son échelle individuelle notre hypothèse de départ, ouvrirait le champ de la réflexion dans les domaines du management et de la formation, en s'appuyant sur ces modèles comme gage d'un accompagnement non iatrogène, à la fois de la personne âgée et du soignant. Cette approche permettrait de se mettre en phase avec la politique de l'OMS traduite notamment dans la loi du 4 mars 2002, et autoriserait la naissance d'un *"modèle de l'existence d'un sujet autonome ouvert sur le monde"* Illich (1975).

* *Perspectives :* La poursuite de cette étude, *"influence des politiques managériales sur la relation de soin"* à partir d'un entretien ouvert à chaque niveau du système institutionnel (directeurs, cadres, soignants, patients), permettrait de définir l'idéal type du soignant et du cadre, au regard des variables théoriques convoquées, générant respectivement : qualité de vie et autonomie du résident, satisfaction au travail et autonomie professionnelle.

Le changement de paradigme des acteurs de soin permettra-il de changer la posture de la personne âgée, d'agent à auteur des orientations de sa vie, propriétaire de son libre arbitre ? Très certainement, cette nouvelle approche devrait apaiser les souffrances des personnes âgées, liées à l'environnement sociétal et non au vieillissement lui-même. Parallèlement, la satisfaction et l'autonomie professionnelle des soignants devraient s'exprimer et valoriser, leur rôle et fonction.

Tout au long de ce travail, s'est discrètement tissé un fil d'Ariane, rapprochant les souffrances des personnels et les souffrances des personnes âgées institutionnalisées. Qu'est-ce qui les lie ? Rien de moins que leur humanité. Damasio (2001) nous invite à *"nous rappeler et de rappeler aux autres notre complexité, notre fragilité, notre finitude et notre unicité"*.

Modèles	Relation hiérarchique		Relation de soin	
	Questionnaire	Entretien	**Questionnaire**	Entretien
Santé	**Biomédical curatif**	Biomédical curatif	**Global**	Biomédical curatif
Posture	**Auteur**	Agent	**Auteur**	Agent
Apprentissage	**Néo-socio-constructivisme**	Béhaviorisme	**Mi-chemin entre les deux modalités**	Non abordé
Evaluation	**Mi-chemin entre les deux modalités**	contrôle	**contrôle**	Non abordé
PTI	**Mi-chemin entre les deux modalités**	Dogmatique	**Non dogmatique**	Dogmatique
Management	**Mi-chemin entre les deux modalités**	Directif	**Mi-chemin entre les deux modalités**	Directif
Paradigme	**Phénoménologique**	Positiviste	**Phénoménologique**	Positiviste

Fig. 2 : Tableau comparatif des résultats des questionnaires et de l'entretien

QUELLE EST LA PLACE DE L'ERGOTHÉRAPEUTE DANS CE SYSTÈME EN DÉSÉQUILIBRE

L'ergothérapeute occupe une place souvent privilégiée dans les institutions gériatriques. Parfois qualifié d'électron libre, il jouit assez souvent d'une autonomie professionnelle lui permettant, s'il en a l'énergie, de créer et mener à bien de nombreux projets. Se sentant parfois isolé (seul représentant de son corps professionnel et avec une approche singulière). Il est cependant un maillon important, dont les compétences et qualités professionnelles qu'il développe sont d'un apport certain pour les institutions. A la fois en dedans et en dehors de l'équipe de soin, l'ergothérapeute accède à une vision, multifocale des ressorts du fonctionnement institutionnel. Il est le témoin des souffrances au travail des soignants, mais aussi des souffrances silencieuses des personnes âgées prises en charge ainsi que des difficultés de communication au sein de la structure. Au milieu des difficultés, il propose des solutions orientées tant vers la personne âgée elle-même que vers les soignants, voire même vers l'institution. Sa formation ouverte sur les concepts d'autonomie et les modèles d'approche systémique lui font appréhender chaque problème dans son entièreté. Il s'adapte donc au niveau d'autonomie, de participation, et d'implication des personnes pour les faire progresser que ce soit le patient âgé ou le soignant. En cela, sans le savoir, il présente un parallèle entre la démarche de l'ergothérapie et la démarche du management situationnel appliquées à des domaines différents que Tissier décrit selon 4 lois : *"l'efficacité du manager passe par le développement des personnes dont il a la responsabilité"* ; *"l'efficacité consiste à adopter, à l'instant donné, le ou les styles que commande la situation"* ; *"l'efficacité consiste à évaluer en permanence l'autonomie des personnes et des groupes"* ; *"le rôle du manager est de créer les conditions propices au développement de cette autonomie dans le cadre des projets et des activités individuelles ou collectives"*. Les deux démarches ont en commun la notion d'accompagnement dans une progression vers l'autonomie.

L'approche du patient ou de la personne se fait sur le mode de l'écoute, de la prise en compte de la situation et du contexte et détermine une action adaptée et individualisée. Des similitudes apparaissent entre la démarche d'autonomisation du patient et la démarche d'autonomisation des agents dans leurs activités, par le cadre s'appuyant sur un modèle de management situationnel.

* *

*

Les organisations ont tendance à revenir sur une organisation du travail de type taylorien. L'ergothérapeute serait-il un modeste et improbable rempart au taylorisme ? Ne peut-il pas, s'il en prend conscience, lutter contre le *burn out* et ses débordements sur la prise en charge par la revalorisation, la responsabilisation et la réautonomisation conjointe des soignants et des personnes âgées ?

Références

CANOUÏ P., MAURANGES A. 2004. Le burn out, *Masson. Paris.* — DAMASIO A-R. 1995. L'erreur de descartes, la raison des émotions, *Odile Jacob. Paris.* — DUBARD D. 2006. La socialisation, *Armand Colin. Paris, 3e ed.* — GUINCHARD-KUNSTLER P. 1999. Vieillir en France, *Rapport de mission ministérielle.* — ILLICH Y. 1975. Nemesis médicale, L'expropriation de la santé, *Seuil. Paris.* — ILLICH Y. 2004. La perte des sens, *Fayard. Paris.* — SAINSAULIEU R. 2007. L'hôpital et ses acteurs, appartenances et égalité, *Belin. Paris.* — TISSIER D. 2001. Management situationnel, *Éditions Insep Consulting. Paris.*

INCITATION À L'INTERDISCIPLINARITÉ

I. ARNHOLZ-MARCHALOT*

"L'approche interdisciplinaire ouvre à ceux qui savent écouter le savoir" Resweber

PRÉ-REQUIS INDISPENSABLE : UNE CONNAISSANCE DES PERSPECTIVES DISCIPLINAIRES

Faire appel à la notion d'interdisciplinarité nécessite d'abord une réflexion sur la pluralité de mots qui lui sont proches sémantiquement tels que "multidisciplinarité", "pluridisciplinarité", mais aussi à revenir sur le concept singulier de "discipline". A l'origine le mot "discipline" désignait un petit fouet qui servait à s'autoflageller permettant ainsi l'autocritique. L'historien des sciences Gusdorf (1989) nous rappelle qu'étymologiquement le mot "discipline" *(du latin disciplina)* évoque un enseignement reçu par le disciple qui concède au maître une autorité en raison de la supériorité de son savoir. C'est cette reconnaissance qui donne "le caractère rigide à l'idée de discipline". Aujourd'hui, la maîtrise d'une discipline confère à son adepte un domaine de compétences reconnues par ses pairs.

RICHESSE INITIALE DU CLOISONNEMENT DES DISCIPLINES

Le concept de "discipline" renvoie selon Edgar Morin (1994) à une *"catégorisation organisationnelle"*. Celle-ci institue la division et la spécialisation du travail afin de répondre à la diversité des domaines qui nous entourent. Bien qu'englobée dans un ensemble vaste, *"une discipline tend naturellement à l'autonomie par la délimitation de ses frontières, le langage qu'elle se constitue, les techniques qu'elle est amenée à élaborer ou à utiliser et éventuellement par les théories qui lui sont propres"*. Cet auteur souligne combien cette délimitation a permis la phase dite *"modernité de la recherche scientifique"* qui succédait à la phase *"classique"* où *"tout le monde pensait tout"* avec une grande dispersion de l'attention et de l'énergie. Le cloisonnement des disciplines est selon Mintberg (1982) le propre des disciplines médicales qui se sont individualisées, segmentées mais aussi hyperspécialisées. La subdivision en disciplines comporte des avantages en termes de *"circonscription du champ de savoir et de production de connaissance"*. Elle fournit une *"garantie de définition d'intérêts pour les professionnels"* de la discipline en question. Noter l'importance du cloisonnement des disciplines dans l'émergence d'une identité professionnelle ne doit pas empêcher d'en cerner les limites.

---

* Ergothérapeute, Cadre de santé, Ingénieur en formation – IMPR du Bois de Lebisey. Allée des Boiselles - 14200 Hérouville-Saint Clair.

LIMITES DE LA FERMETURE D'UNE DISCIPLINE SUR ELLE-MÊME

Comme l'a démontré Edgar Morin, *"la frontière disciplinaire, son langage et ses concepts propres vont isoler la discipline par rapport aux autres et aux problèmes qui chevauchent les disciplines"*. *"L'esprit hyperdisciplinaire va devenir un esprit de propriétaire qui interdit toute incursion étrangère dans sa parcelle de savoir"*. L'hyperspécialisation, qui s'accompagne du réflexe de protection du territoire de connaissances, occasionne des discussions entre spécialistes sans véritable échange. Ces discussions risquent de dégénérer en conflits ou de prendre la forme d'une succession de monologues que Gusdorf en 1989 nomme des *"monologues hermétiques"*. Ce phénomène d'incompréhension mutuelle est source de frustrations importantes qui compromettent souvent le partage des idées et l'avancement de projets. Pour éviter cela, les disciplines cherchent à se rencontrer, à s'articuler.

MODES D'ARTICULATION DES DISCIPLINES

Plusieurs modes se sont développés. Nous nous focaliserons ici sur les plus usités dans le domaine médical :

La pluridisciplinarité : celle-ci est définie comme une rencontre autour d'un thème commun entre chercheurs et enseignants de disciplines distinctes. Chacun conserve la spécificité de ses concepts et méthodes. Il s'agit d'approches parallèles tendant à un but commun par addition des contributions spécifiques. Différentes disciplines collaborent pour traiter chacune un sous problème. Ainsi, dans le domaine de la santé, chacun par addition de ses compétences va tendre vers l'amélioration de la qualité de vie du patient. La difficulté est alors de maintenir une cohérence dans le projet de soin. Si, du fait du manque d'échange entre les thérapeutes le patient recevait deux messages différents, il pourrait avoir des difficultés à s'y retrouver et à adhérer au soin.

L'interdisciplinarité : celle-ci suppose un dialogue avec échange de connaissances, d'analyses et de méthodes entre deux ou plusieurs disciplines. Elle implique qu'il y ait des interactions et un enrichissement mutuel entre plusieurs spécialistes. Cette interdisciplinarité permet autour d'un coordinateur, le médecin, de se recentrer sur un projet de soin défini, connu et appliqué par l'ensemble des thérapeutes.

La transdisciplinarité : celle-ci désigne un savoir qui parcourt diverses sciences sans se soucier des frontières. Ce mode est plus souvent observé lors de prises en charge complexes. Par exemple, le choix d'une synthèse vocale peut être orchestré par l'ensemble des intervenants sans se soucier de la spécificité de telle ou telle discipline. Le passage de "pluri" à "inter" et enfin à "transdisciplinarité" est une vision simpliste. Le C.N.R.S en 2005, a préconisé d'éviter de généraliser la distinction inter/ pluri/transdisciplinarité afin de contrer une vision réductrice et linéaire qui ne peut fonctionner que dans des cas rares. Il préconise surtout de tendre vers la notion de couplage disciplinaire. Quel que soit le terme utilisé, nous sommes conscients que cette nouvelle vague vise à un dépassement des perspectives disciplinaires.

INCITATION À DÉPASSER LES PERSPECTIVES DISCIPLINAIRES POUR TENDRE VERS L'INTERDISCIPLINARITÉ

L'interdisciplinarité s'inscrit dans une volonté réciproque de collaboration et de confrontation de méthodes. Il s'agit de répondre à une question partagée et non de servir de vernis à un programme construit par quelques spécialistes d'une unique discipline. C'est ensemble que les personnes issues de diverses disciplines doivent définir et construire leur programme interdisciplinaire. L'interdisciplinarité ne doit être ni définie, ni dirigée, ni obligée. Cela doit être un souhait de personnes issues de diverses disciplines de travailler ensemble en confrontant des approches différentes d'un même problème.

L'INTERDISCIPLINARITÉ DANS L'ÉVOLUTION DES PRATIQUES DE SOINS

Vers le milieu du XIXe siècle, le soin est orienté vers la santé publique. Il s'adresse tant à la personne malade qu'à l'individu en bonne santé et à son environnement. A l'époque, chacun est considéré comme ayant la capacité à changer la situation dans laquelle il se trouve. A la fin du XIXe siècle, le soin s'oriente vers la maladie. On maîtrise mieux les infections et les diagnostics médicaux apparaissant. L'acte de soin traduit des problèmes, des déficits, des incapacités du malade. En conséquent, le malade est soigné. Il participe rarement au soin. La division technique du travail est simple. Le médecin prescrit. Les rapports sont de nature hiérarchique et la division sociale qui en résulte est acceptée comme légitime. Au XXe siècle, le soin est orienté vers la personne. La santé et la maladie sont deux entités. De là émergent diverses disciplines dont l'ergothérapie. La reconnaissance des disciplines paramédicales distinctes de la discipline médicale apparaît. Le soin devient un acte complexe. L'évolution des connaissances et des techniques transforme la configuration du secteur de santé. La division du travail devient complexe. Les groupes professionnels sont de plus en plus nombreux, ils affirment que leur savoir et leurs techniques sont fondés sur un corps de connaissance distinct de celui des médecins. En conséquence, ils réclament une certaine autonomie dans l'utilisation de leur propre expertise. L'interdisciplinarité est devenue une nécessité permettant de travailler ensemble dans le respect des compétences de chacun.

ATOUTS DE L'INTERDISCIPLINARITÉ

Favoriser la recherche des interactions des savoirs et de leur complémentarité. Elle invite donc à une certaine ouverture d'esprit. Permettre une émergence de plaisir associé aux compétences accrues que l'on peut en extraire. Développer d'après Lapierre, une "objectivité plus importante" du fait de notre acceptation à examiner des avis divers qui nécessairement déforment notre réalité. Ainsi pour Gusdorf *"celui qui ne connaît que sa spécialité ne connaît pas sa spécialité. Savoir ou l'on se trouve au sein de l'océan des significations c'est échapper à cette errance où semblent se perdre les esprits bornés qui ne savent que ce qu'ils savent"*.

Resweber emploie une métaphore pour valider les atouts de l'interdisciplinarité : *"Alors que chacun est devant son arbre, celui qui lui cache la forêt, il faut une prise de recul qui permette de regarder la forêt dans son ensemble tout en faisant le deuil de la totalité intelligible : la réalité garde sa dose de mystère et l'on retrouve toujours des zones d'ignorance qu'il faut tenter de réduire"*. L'approche interdisciplinaire en visant une intégration des connaissances disciplinaires de chacun, réduit le champ non observable et évite ainsi la conception de ce que l'on pourrait qualifier à tort de "vérité".

Ouverture d'esprit, plaisir, objectivité et prise de recul sont autant de valeurs qui doivent inciter chacun, face à une situation complexe, à tendre vers l'interdisciplinarité. Etant, une démarche non définie et à structurer ensemble, il ne paraît pas judicieux de donner une méthode de mise en place de l'interdisciplinarité. Cependant, des conseils pratico-pratiques peuvent en inciter la mise en place.

FAÇONS DE PRATIQUER L'INTERDISCIPLINARITÉ

Il en existe plusieurs : solliciter d'autres disciplines quand le sujet le demande : *démarche de fusion*. Composer un groupe pluridisciplinaire pour travailler sur un même thème, chacun traitant d'un aspect différent : *démarche de complémentarité*. Approcher globalement un problème, puis faire appel aux différentes méthodologies disciplinaires pour analyser la situation et trouver des solutions : *démarche de confrontation*. Utiliser, importer ou s'approprier des concepts : *démarche de circulation des informations*.

RÈGLES DE L'INTERDISCIPLINARITÉ

Toute relation, toute interaction nécessite des liens, des bases, des compromis afin d'obtenir un équilibre et permettre sa subsistance. Nous pouvons citer certaines de ces règles : Accepter de plonger dans un sujet moins connu même si l'insécurité déstabilise parfois. Accepter de laisser en suspens pour un temps "son programme". Accepter l'imprévu. Nommer un chef d'orchestre ayant une grande ouverture et une capacité à approfondir d'autres disciplines que la sienne. Avoir une convergence suffisante de valeurs. Le travail en équipe devient un plus, lorsque les membres ont acquis un certain nombre de compétences collectives. Avoir chacun une volonté de s'interroger ensemble sur la cohérence de ses pratiques. Accepter de partager ses pratiques. Accepter d'accueillir la découverte d'espaces nouveaux.

Posséder une solide identité professionnelle et maintenir un niveau de compétence élevé dans sa propre discipline. Il est, en effet, important que les professionnels en présence aient amorcé l'intégration de ce qui les caractérise. Ils doivent savoir ce qu'ils apportent à la tâche, grâce à leurs connaissances et leurs habiletés. Ils doivent posséder cette sécurité dans l'exercice de leur profession pour pouvoir se positionner. Avoir une identité professionnelle affirmée, accepter de la mettre en avant et parfois en cause sont des règles qui peuvent permettre de grandir et de pouvoir trouver sa place dans une relation interdisciplinaire.

OBSTACLES À L'INTERDISCIPLINARITÉ

Les institutions : d'après Ph. Perrenoud, *"les établissements révèlent des résistances aux changements structurels (organisation matérielle, horaire des échanges) et appréhendent une déstabilisation de l'ordre établi"*.

Les individus : D'après ce même auteur, *"la résistance au travail en équipe pour les personnes peut venir de l'appréhension de la rupture avec l'incognito dans lequel nous travaillons d'habitude, de la difficulté à établir un plan de soin commun ou encore de la confusion des rôles de chacun"*.

L'interdisciplinarité doit vivre au présent afin de se structurer et permettre aux individus et institutions d'en découvrir la richesse. Nous pouvons chercher à la faire connaître comme un atout de plus à notre actif.

COMMENT LA FAVORISER ?

Chaque être, chaque discipline une fois le concept connu peuvent vouloir tendre à un moment donné vers cette approche d'une situation problème. Un coordinateur semble cependant indispensable à sa mise en œuvre afin de créer un environnement propice à son développement.

Deux pistes apparaissent d'emblée favoriser l'accès à l'interdisciplinarité : *réorganiser la pratique des soins* : en créant des consensus de prise en charge, en établissant de façon très stricte les catégories d'intervenants associés, en nommant un responsable de groupe en développant une solide identité professionnelle de chaque discipline.

Permettre l'accès à la formation continue interdisciplinaire : la différenciation entre les professionnels est essentielle à l'utilisation des ressources de chacun. Néanmoins, tout en étant bénéfique, ce mouvement constitue aussi une source de difficultés. Les différences professionnelles rendent parfois la communication difficile. Le même vocabulaire n'est pas toujours utilisé. La formation en commun permet de développer une attitude d'ouverture à l'égard d'autres professions, d'acquérir des connaissances de l'autre profession permettant ainsi de modifier des perceptions fausses et d'identifier certaines zones d'interdépendance entre les champs de compétence respectifs.

* *
*

La mise en œuvre de l'interdisciplinarité doit correspondre à un réel souhait. Nous ne devons pas nous poser la question d'une nécessité ou d'une mode. Nous retiendrons qu'il ne faut en aucun cas forcer son implantation dans une institution. En effet, faire des *"ponts internes aux disciplines"* a un intérêt si il y a nécessité de traverser une rivière et non simplement pour construire un nouveau pont au-dessus de cette rivière. Il faut d'après le C.N.R.S ne faire appelle à l'interdisciplinarité que lorsqu'elle nous semble indispensable.

Il convient d'être pragmatique : des besoins réels (complexification des prises en charge en institution, apparition de nouvelles maladies, augmentation des disciplines, redéfinition de la santé, etc.) appellent tout naturellement à l'interdisciplinarité. C'est un chemin difficile mais qui apporte, d'une part à nos pratiques en prônant la recherche et les *"convergences disciplinaires"* et d'autre part, au patient qui se dit "motivé" par des objectifs de soin qu'il perçoit comme partagés par tous.

RÉSUMÉ

Une identité professionnelle solide qui maintient un niveau de compétence élevé dans sa discipline est un préliminaire indispensable avant de souhaiter accéder à l'interdisciplinarité, ceci afin que cette discipline puisse réellement se positionner. L'interdisciplinarité par confrontation et échange de compétences permet alors une approche globale du patient. Notons qu'elle ne doit pas être imposée mais souhaitée ponctuellement par diverses disciplines afin de confronter des approches différentes d'un même problème. Elle est actuellement fortement induite par la complexification des soins et l'émergence de disciplines de plus en plus nombreuses, telle que l'ergothérapie

RÉFÉRENCES

BRESSAN Y. 2008. Important acteur dans le domaine de la recherche interdisciplinaire, du principe d'adhésion dans la représentation théâtrale. *Des anciens à une expérience de neurosciences cognitives.* — GUSDORF G. 1989. Réflexions sur l'interdisciplinarité, *Bulletin de psychologie, tome XLII, N° 397, p.869-885.* — LE QUEAU D. *et al* 2005. Promouvoir l'interdisciplinarité au C.N.R.S, *Paris, CNRS* — MINTZBERG H. 1982. Structure dynamique des organisations, *Edition d'organisation, Paris.* — MORIN E. 1994. Sur l'interdisciplinarité, *Bulletin Interactif du centre international de recherche et études transdisciplinaires, N° 2.* — PARTOUNE C. 1996. Interdisciplinarité dans les jeunes de la ville. Cadres de références, *Communauté française de Belgique, Bruxelles, pp. 9-16.* — PERRENOUD P. 1996. Enseigner : agir dans l'urgence, décider dans l'incertitude, chapitre 5 : travailler en équipe pédagogique, résistances et enjeux, *E.S.F.* — RESWEBER J.P. 1981. La méthode interdisciplinaire, *Paris, P.U.F* — SNES 1997. Adapt, La problématique *"d'une discipline à l'autre".*

TRANSDISCIPLINARITÉ ET RÉADAPTATION : COMMENT TRAVAILLER DAVANTAGE ENSEMBLE ?

S. TÉTREAULT*

La spécialisation des intervenants et l'accès aux connaissances scientifiques peuvent rendre la communication plus difficile [12]. Comme le stipule Morin [17] l'un des dangers est l'isolement des disciplines en raison de l'existence d'un langage et des concepts qui leur sont propres et qui s'avèrent parfois inintelligibles pour les non-initiés. Or, le domaine de la réadaptation (et particulièrement l'ergothérapie) n'échappe pas à cette réalité. En effet, les problématiques rencontrées en milieu clinique s'avèrent de plus en plus complexes et variées. Dès lors, elles ne peuvent être adéquatement comprises si elles sont abordées uniquement du point de vue d'une seule discipline [26]. Afin de répondre correctement à ses besoins et à ceux de son entourage, il ressort une nécessité de considérer l'humain comme un tout interactif et intégré, et non comme une collection de parties séparées [28].

La situation de la personne ayant une incapacité requiert l'attention d'une variété d'intervenants en provenance de plusieurs disciplines, et ce dans différents contextes de vie [30]. Dans le but de concilier les perceptions de chacun et de s'assurer que tous les facteurs sont pris en considération, l'utilisation d'une approche transdisciplinaire peut s'avérer très utile, voire essentielle. Ce type d'approche favorise le partage, l'appropriation et l'intégration de savoirs issus de sources variées [19]. Elle permet le maintien de l'intégrité des différentes disciplines tout en encourageant une plus grande perméabilité des frontières disciplinaires [26]. Dans le cadre d'une réflexion qui vise l'élaboration d'un modèle d'intervention transdisciplinaire appliqué en réadaptation, il importe d'explorer les différents aspects de la transdisciplinarité, les défis qu'elle pose et ses possibilités.

ÉMERGENCE DU CONCEPT DE TRANSDISCIPLINARITÉ

Les recherches transdisciplinaires sont peu abondantes. Ce n'est qu'au début des années 1990, qu'un mouvement international transdisciplinaire a commencé à se développer [2]. Dans le domaine des sciences de la santé, Albrecht [2] propose les bases d'un paradigme transdisciplinaire. Il insiste sur l'importance de réaliser que les problèmes rencontrés se situent au-delà des limites de toutes les disciplines, c'est-à-dire dans un espace transdisciplinaire. Selon Rosenfield (1992) : voir [2] la perspective transdisciplinaire doit encourager les intervenants provenant de différentes disciplines à transcender leurs orientations respectives, afin de développer

---

*Université Laval, Faculté de médecine, Département de réadaptation – Québec, QC Canada G1K 7P4

une approche partagée. Au plan de la pratique, la transdisciplinarité se distingue par la coordination de l'ensemble des activités, indépendamment de l'endroit où elles se situent dans le processus [1, 6]. De façon générale, il ressort que la philosophie de la transdisciplinarité est acceptée dans une variété de professions telles que la médecine, les soins infirmiers, l'éducation, l'ergothérapie, la kinésithérapie et l'éducation spécialisée [8, 21].

POSTULATS LIÉS À L'APPROCHE TRANSDISCIPLINAIRE

Pour mieux comprendre la transdisciplinarité, quatre postulats de base doivent être explorés, avant d'aborder l'utilisation des approches transdisciplinaires en réadaptation. Pour correspondre à l'approche transdisciplinarité, la personne doit adopter des principes de rigueur, d'ouverture et de tolérance :

La rigueur dans l'argumentation qui prend en compte toutes les données est le garde-fou à l'égard des dérives possibles. L'ouverture comporte l'acceptation de l'inconnu, de l'inattendu et de l'imprévisible. La tolérance est la reconnaissance du droit aux idées et vérités contraires aux nôtres. (CIRET, 1994: http://nicol.club.fr/ciret/chartfr.htm)

Les membres d'une équipe dite transdisciplinaire doivent accepter que des gens en provenance de différents contextes deviennent des acteurs essentiels [2]. Ils doivent être réceptifs à la confrontation entre plusieurs disciplines et schèmes de pensée. À cet effet, Garland (1989) : voir [3] souligne que les conflits au sein de l'équipe, émergeant de la diversité des perspectives qui se rencontrent, ne doivent pas être niés ou évités. Au contraire, ils sont essentiels pour enrichir la vision transdisciplinaire d'un problème, dans la mesure où des stratégies constructives sont mises en œuvre pour les résoudre [29]. L'équipe doit s'accorder sur le fait qu'il existe plusieurs voies pour solutionner un même problème. Les membres doivent reconnaître qu'ils ont besoin les uns des autres pour atteindre les objectifs [9].

Avec l'approche transdisciplinaire, le but est de former une équipe qui va au-delà des limites de chaque discipline afin de maximiser la communication, l'interaction et la coopération [10, 26]. Cette approche implique une certaine flexibilité dans la définition traditionnelle des rôles au sein de l'équipe [21]. Les partenaires doivent, en effet, accepter un degré plus ou moins grand de chevauchement des rôles, qui permet l'adoption d'une vision partagée et qui met l'emphase sur l'importance du potentiel thérapeutique de chaque membre [16]. Dès lors, le choix de la personne, qui sera en charge de fournir les services directs au client, sera réalisé en fonction des besoins individuels de celui-ci, ou de la facilité de l'intervenant à établir le contact avec lui, plutôt qu'en fonction de l'identité professionnelle de l'intervenant ou de règles de procédures pré-établies [14, 21, 16]. À ce sujet, Millard [16] utilise l'image d'une roue. Chaque rayon représente une profession et le client est au centre de la roue. L'intervenant peut circuler de haut en bas sur son rayon. Lorsqu'il se situe sur la circonférence externe de la roue, il se trouve alors à son point le plus éloigné des autres membres de l'équipe, dans un territoire d'identité professionnelle et de spécialisation. À l'inverse, plus il se rapproche du centre de la roue, à l'endroit où les rayons convergent, plus il se retrouve sur un terrain où les expertises et les compétences peuvent être partagées entre différents membres : il s'agit du territoire de l'approche holistique. Dans certains cas, le choix de la personne qui dispensera les services directs, soit l'intervenant principal, sera celui dont la discipline est davantage reliée aux principaux besoins du client [9].

Afin d'éclairer les différentes caractéristiques des approches transdisciplinaires en réadaptation auprès des enfants, une distinction peut être établie entre celles-ci et les approches multidisciplinaire et interdisciplinaire. Dans les équipes utilisant une approche multidisciplinaire, les intervenants travaillent de façon séparée, en tant que spécialistes indépendants [24, 26]. Chaque membre de l'équipe effectue sa propre évaluation et élabore individuellement la section du plan de service correspondant à sa discipline. Il est également responsable d'implanter les services qui y sont rattachés. Bien que les coéquipiers reconnaissent l'importance de la contribution des autres professions, cette approche entraîne souvent la prestation de services fragmentés, de même qu'une confusion dans les rapports avec les parents [18]. L'information est transmise entre les partenaires de façon informelle. En raison du manque de communication entre les membres de l'équipe, le fardeau de la coordination entre les interventions incombe à la famille. De plus, la probabilité que des recommandations incohérentes soient émises s'en trouve augmentée [21].

L'approche interdisciplinaire se caractérise par une plus grande interaction entre les membres de l'équipe [24]. Des rencontres formelles sont organisées afin de partager les renseignements pertinents, et les parents sont invités à y participer. Toutefois, les évaluations demeurent spécifiques à chaque professionnel, qui applique également son propre plan d'intervention. De plus, elles ne se déroulent pas dans un milieu naturel pour le client. Dès lors, les résultats peuvent ne pas être représentatifs des capacités réelles de la personne [21]. L'intervenant a la responsabilité de partager ses résultats d'évaluation et sa section du plan de service avec ses partenaires. De plus, un travail d'équipe est généralement effectué lors de la résolution de certains problèmes. Cependant, des obstacles à la communication persistent, notamment en raison d'une connaissance insuffisante des autres disciplines par les professionnels [15]. Ce type d'approche est plus susceptible d'encourager des interactions compétitives entre les membres de l'équipe. Par ailleurs, Harris [9] précise que puisque chaque intervenant effectue son intervention spécifique, l'approche de l'enfant demeure fragmentée.

L'utilisation d'une approche transdisciplinaire implique un engagement entre les membres de l'équipe à travailler et à apprendre ensemble à travers les frontières de leur discipline dans le but de mettre en place un plan de service unifié et complet [18, 24]. La philosophie de cette approche prône un échange constant des informations, des connaissances et des habiletés entre les différents intervenants. L'évaluation et l'élaboration du plan d'intervention sont réalisées en équipe, avec la participation des parents, qui sont considérés comme des membres à part entière de celle-ci. Chaque membre doit posséder une connaissance théorique de base des rôles, responsabilités et modes d'intervention de chacun. Il doit être capable de s'approprier différents aspects de ces disciplines [9]. La responsabilité de la qualité des services offerts par la personne désignée comme intervenant principal est partagée par tous les partenaires, même ceux qui agissent plutôt à titre de consultant [24]. Par exemple, il peut arriver qu'un même intervenant soit tantôt consultant et tantôt intervenant principal. Ultimement, l'objectif visé par une telle approche consiste à encourager la mise en œuvre d'une planification et d'une offre des services qui soient coordonnées entre les professionnels, les aidants naturels et les clients. Le cadre de référence transdisciplinaire appuie l'idée de fournir les services dans un environnement naturel, c'est-à-dire dans les milieux de vie du client.

PERTINENCE DE L'APPROCHE TRANSDISCIPLINAIRE

Différentes raisons sont évoquées dans les écrits scientifiques afin d'appuyer l'utilisation d'une approche transdisciplinaire en réadaptation. Selon des auteurs [10, 24], un cadre de référence transdisciplinaire s'impose, considérant la nécessité d'adopter une approche holistique, d'intégrer l'information et les habiletés en provenance de différentes sources et de collaborer avec des intervenants relevant de disciplines variées afin de bien comprendre et d'assister les personnes qui ont des besoins spéciaux et complexes. Ce type d'approche permet d'éviter la fragmentation des services et favorise une continuité dans l'intervention [23].

La définition du handicap, d'abord médicale, a maintenant une orientation sociale. Il est désormais reconnu que le handicap résulte de l'interaction entre la personne et son environnement [7]. Dès lors, il ressort que les intervenants œuvrant auprès des personnes qui vivent des situations de handicap doivent posséder un cadre de référence qui prend en considération la dimension environnementale de ces situations. Or, comme le soulignent Gibbons et ses collaborateurs [31], une approche transdisciplinaire est davantage sensible au contexte dans lequel l'objet ou le sujet se situe.

Par ailleurs, dans un contexte où les membres de l'équipe disposent d'un temps limité pour atteindre leurs objectifs, le partenariat avec d'autres intervenants (*ex :* collaboration et partage des tâches entre un ergothérapeute et un enseignant) permet d'améliorer les chances de succès [10]. En outre, l'approche transdisciplinaire encourage l'implication directe d'un moins grand nombre de personnes auprès de l'enfant [9, 24] ce qui est plus facile à gérer par ce dernier et sa famille. Dans l'optique d'offrir le meilleur service possible à la clientèle et d'en améliorer l'efficacité, il est pertinent qu'une même intervention s'inscrive dans les routines quotidiennes de l'enfant et permette de répondre simultanément au plus grand nombre de besoins possibles [10]. Puisque la planification et le contrôle des services impliquent tous les membres de l'équipe, mais que la prestation directe de ces services requiert seulement un nombre limité d'intervenants, l'utilisation du temps des différents professionnels s'en trouve maximisée, ce qui permet de réduire les coûts tout en offrant des services de qualité supérieure [15, 25]. De plus, le fait que les différents intervenants élargissent leur champ de compétences et de responsabilités assure une meilleure continuité des services si l'un des membres de l'équipe doit s'absenter. Enfin, l'approche transdisciplinaire prévient la possibilité de perdre de vue les besoins et les désirs de l'enfant et de ses parents à travers la variété des perspectives existantes au sujet des interventions, en impliquant activement la famille [10].

ILLUSTRATIONS DE L'APPLICATION DES APPROCHES TRANSDISCIPLINAIRES

INTERVENTION PRÉCOCE EN ÉDUCATION ET EN RÉADAPTATION (PETITE ENFANCE)

Aux États-Unis, le *Education of the Handicapped Act Amendments* (1987) encourage la réalisation conjointe des évaluations et de la planification des programmes par des intervenants de différentes disciplines. Le travail d'équipe en intervention précoce se caractérise particulièrement par l'implication de la famille

[8]. D'ailleurs, Raver [24] souligne l'importance d'adopter une approche centrée sur la famille. Selon lui, l'approche idéale est transdisciplinaire pour répondre aux besoins complexes, puisqu'elle cherche à développer un plan d'action intégré et unifié avec l'enfant et sa famille. Cette idée est corroborée par Bruder et Bologna (1993), [15], qui affirment que le rôle de la famille au sein des équipes transdisciplinaire est central, comparativement aux approches interdisciplinaire et multidisciplinaire où il est considéré comme étant secondaire. La structure et la fonction de ces équipes créent des opportunités de travailler ensemble pour les intervenants et les familles.

Pour McGonigel, Woodruff et Roszmann-Millican [15], les étapes du programme transdisciplinaire sont l'admission, l'évaluation, la planification et l'implantation du programme, de même que la réévaluation. Ils précisent que ces étapes peuvent être utilisées pour fournir des services à des enfants de tous les âges et à leur famille. L'admission vise trois objectifs : *1)* établir les bases de la relation avec la famille et l'enfant ; *2)* rassembler de l'information sur les attentes et les besoins de la famille ; *3)* donner des renseignements à la famille concernant leur participation et l'approche transdisciplinaire. Pour cela, un intervenant est désigné afin de mener l'entrevue initiale auprès de la famille. Celle-ci est informée sur les façons de se préparer à l'évaluation et sur ce à quoi elle doit s'attendre de celle-ci. La deuxième étape, soit l'évaluation, est réalisée avec l'approche "arène" *(arena assessment)*. Un des intervenants est désigné pour réaliser les activités d'évaluation avec l'enfant, et parfois avec les parents. Pendant ce temps, les autres membres de l'équipe observent et recueillent les informations dont ils ont besoin. L'intervenant, qui agit directement auprès de l'enfant, applique les directives que ses partenaires lui ont données au sujet de ce qu'ils souhaitent observer. Il engage l'enfant dans différentes activités dans le but de mettre en lumière ses forces et ses limites dans chaque sphère de développement [24]. Selon leur degré de confort, les parents peuvent être observateurs ou bien co-facilitateurs de l'évaluation [8]. Après l'évaluation, une discussion d'équipe a lieu avec les parents, pendant laquelle la rétroaction entre les membres est favorisée. Les besoins sont déterminés, de même que les priorités familiales. Les forces de l'enfant sont mises en lumière. Par la suite, l'intervenant principal (*i.e.* celui qui donnera directement les services à l'enfant) sera choisi selon différents critères (*i.e.* variables personnelles, habiletés correspondant aux besoins de l'enfant, disponibilités, etc.). Finalement, un rapport reflétant les réflexions de l'équipe est rédigé, suite au consensus dans l'équipe. Troisièmement, la planification du programme d'intervention (définition des objectifs, choix des activités) se fait en équipe, à partir des besoins identifiés et des ressources disponibles. Lorsque les décisions concernant le programme d'intervention ne font pas l'objet d'un consensus dans l'équipe, ce sont les choix de la famille qui doivent prédominer [14]. La prochaine étape concerne l'exécution du programme. Pour cela, l'intervenant principal applique les activités prévues dans le plan avec l'enfant et sa famille. L'implication de cette dernière est fortement encouragée, mais il revient au parent de choisir le degré d'investissement avec lequel il se sent à l'aise. À intervalles réguliers, l'intervenant principal rencontre les autres membres de l'équipe, qui le soutiennent et qui demeurent responsables des actions reliées à leur discipline. Il arrive à l'occasion que les besoins de l'enfant et de la famille soient plus complexes ou reliés davantage à une discipline spécifique, et que l'intervenant principal ne soit pas en mesure d'y répondre avec le seul soutien consultatif des autres membres de l'équipe. Enfin, une réévaluation est effectuée, afin de s'assurer que les services donnés sont efficaces et répondent aux besoins de la famille.

Bien que ce modèle semble très efficace, différentes difficultés susceptibles de survenir au sein d'une équipe qui adopte une approche transdisciplinaire sont rapportées par Raver [24] : *1)* implication inégale de différents groupes professionnels dans les travaux de l'équipe ; *2)* absence de dialogue significatif lors des réunions d'équipe ; *3)* incapacité des intervenants à travailler ensemble dans un mode réellement intégré. Afin d'être en mesure de surmonter ces problématiques, l'équipe transdisciplinaire doit veiller à créer de façon active un climat qui encourage la communication ouverte [24]. Pour ce faire, elle doit posséder des stratégies de résolution de conflits et de prises de décision. Il est aussi primordial que la terminologie propre à chaque discipline soit correctement définie et accessible aux autres. Parfois, il peut être nécessaire d'avoir recours à un médiateur pour gérer certains différends. Toutefois, il ressort que la présence des parents dans l'équipe tend à réduire l'apparition de conflits, puisque les professionnels sont alors davantage unifiés par les objectifs des parents. Le processus de construction de l'équipe *(team building)* contribue aussi à améliorer le fonctionnement de celle-ci ; il s'agit d'un engagement des coéquipiers à s'auto-examiner continuellement, en tant qu'individu et en tant que groupe, et à se servir des informations ainsi recueillies pour améliorer la prise de décision d'équipe (Garland & Linder (1988) [24]).

ÉVALUATION TRANSDISCIPLINAIRE PAR LE JEU

Linder, Holm et Walsh [14] proposent l'Évaluation transdisciplinaire par le jeu *(Transdisciplinary Play-Based Assessment)* de Linder [13]. Cet outil peut être considéré comme plus avantageux que les évaluations traditionnelles par le jeu, car il permet de surmonter plusieurs des problèmes qui y sont associés. Il s'agit d'un processus d'évaluation fonctionnel qui s'adresse aux enfants de 1 mois à 6 ans. L'enfant a la possibilité de diriger le jeu pendant qu'un intervenant, nommé comme facilitateur, s'occupe de maintenir son intérêt et sa motivation en se joignant à lui. L'observation se porte tour à tour sur le jeu libre et sur un jeu légèrement dirigé. L'équipe, y compris les parents, observent le niveau de développement de l'enfant dans différentes sphères (cognitive, sociale, émotionnelle, langagière, motrice et sensorielle). Cette équipe doit inclure différents professionnels, par exemple un orthophoniste, un ergothérapeute, un physiothérapeute et/ou un psychologue.

Cette évaluation comporte de nombreux avantages [14]. Elle se déroule dans un environnement naturel. Elle permet une relation entre l'évaluateur et l'enfant plus près de la réalité et, par conséquent, plus facile à établir. L'approche est flexible et holistique. Tous les membres de l'équipe observent le même comportement au même moment, ce qui évite d'élaborer une vision fragmentée et parfois contradictoire des habiletés de l'enfant. Les parents sont impliqués activement dans l'évaluation. La façon avec laquelle l'enfant traite l'information, son style d'apprentissage, son mode d'interaction et son tempérament sont également pris en considération. Cette évaluation peut être utilisée avec tous les enfants, peu importe leur degré d'incapacité. Les résultats sont utiles pour la planification des interventions, puisqu'ils sont orientés vers les compétences de l'enfant. Les forces de l'enfant sont considérées comme les informations les plus importantes, ce qui donne une vision positive. Globalement, les parents se sont montrés plus favorables envers cette approche d'évaluation transdisciplinaire qu'envers l'approche traditionnelle. Plusieurs études appuient sa validité et sa fiabilité (Myers, McBide & Peterson (1996) (Linder *et al.*) [14].

TRANSDISCIPLINARITÉ ET SYNDROME DE DOWN

Harris [9] présente l'utilisation d'un modèle de thérapie développementale et transdisciplinaire auprès des enfants en bas âge ayant le syndrome de Down. Parfois, ils présentent une déficience intellectuelle accompagnée d'une déficience physique. L'auteur précise que peu de modèles d'intervention ont été conçus pour répondre à leurs besoins spécifiques aux plans moteur et sensoriel. Le modèle proposé par Harris [9] vise à atténuer les problèmes moteurs associés au syndrome de Down par l'application d'un programme d'intervention précoce basé sur une thérapie individualisée. Selon l'auteur, le modèle transdisciplinaire favorise une plus grande interaction entre les membres de l'équipe ainsi qu'une participation active des parents. Il implique un transfert d'idées et d'informations entre les partenaires. Il encourage chaque membre à acquérir des connaissances théoriques et pratiques de base des rôles, responsabilités et techniques d'intervention des autres professionnels. Toujours selon Harris [9], le modèle transdisciplinaire de thérapie développementale comporte plusieurs objectifs : *1)* améliorer les patrons normaux ; *2)* faciliter les réflexes de protection et les réactions d'équilibre et de redressement ; *3)* offrir des stimulations proprioceptives et kinesthésiques par des activités vestibulaires ; *4)* fournir des stimulations tactiles ; *5)* favoriser la parole et l'alimentation par des techniques de traitement oral ; *6)* promouvoir le rôle des parents comme principaux éducateurs et soignants. L'intervention est réalisée par un des membres de l'équipe (le facilitateur), désigné en fonction de la relation entre sa discipline et les principaux besoins de l'enfant. Il doit être un “spécialiste transdisciplinaire”, car il doit posséder une connaissance adéquate des rôles et responsabilités des autres. Le facilitateur enseigne aux parents des programmes de soins à prodiguer à leur enfant. Il leur démontre également certaines techniques d'évaluation, afin qu'ils puissent mesurer les progrès de l'enfant à la maison pour certains objectifs spécifiques. Le facilitateur effectue, quant à lui, l'évaluation initiale ainsi qu'une réévaluation aux trois mois. Ce modèle de thérapie développementale transdisciplinaire semble approprié pour travailler avec toutes les atteintes neurologiques importantes, qui entraînent des symptômes variés [9].

TRANSDISCIPLINARITÉ ET PROBLÈMES D'ALIMENTATION

Kessler [11] a utilisé une approche transdisciplinaire pour les troubles d'alimentation chez les enfants. Il s'agit de problèmes complexes qui nécessitent le savoir de plusieurs professionnels sont requis. Il s'agit d'augmenter les opportunités pour la famille de prendre des décisions significatives et de participer aux interventions précoces autant qu'ils le souhaitent. Les membres de l'équipe s'entraident dans le but d'apprendre des habiletés qui relèvent du secteur d'expertise d'autres professions. Selon cet auteur, les cliniciens se basent instinctivement sur un paradigme transdisciplinaire, en travaillant de pair avec leurs collègues et en cherchant à en apprendre sur leur domaine. Kessler [11] insiste sur le fait que les parents sont des partenaires essentiels, voire des meneurs, lors du processus d'évaluation.

INTERVENTION EN MILIEU SCOLAIRE

Aux États-Unis, le *Education for All Handicapped Children Act (*1975) se positionne en faveur d'une réalisation en équipe formée de plusieurs professionnels et des parents, en ce qui a trait à l'évaluation des enfants et à la planification des programmes pour les enfants d'âge scolaire [22]. Dans le même ordre d'idées, Mu et Royeen [18] rapportent que les meilleures pratiques de réadaptation en milieu scolaire requièrent l'implantation de services transdisciplinaires. Effectivement, les besoins de ces enfants sont variés, étant à la fois physiques, médicaux, éducationnels, sociaux et émotionnels [21]. Par ailleurs, avec les progrès de la médecine et l'augmentation des pratiques d'inclusion scolaire, il ressort que, d'une part, le nombre d'élèves qui ont besoin de soins de santé en cours de journée à l'école et, d'autre part, le nombre d'enfants dont la situation requiert un suivi en réadaptation en milieu scolaire, sont en augmentation [10, 27].

* *
*

Il ressort que l'approche transdisciplinaire s'avère prometteuse pour améliorer les pratiques en réadaptation. Elle propose des méthodes pour développer des services et pour favoriser une meilleure cohésion au sein des équipes [25]. Cette façon de faire favorise une collaboration optimale et une cohérence entre les interventions de chacun. Par ailleurs, la famille se sent davantage soutenue par l'équipe, dont elle fait partie. D'après Sobsey et Cox [27], une pratique transdisciplinaire exige une planification soignée et concertée, elle ne s'improvise pas, amis elle doit être désirée par tous. En somme, l'approche transdisciplinaire semble toute désignée pour permettre aux intervenants de mieux communiquer, d'intervenir de façon plus efficace et de résoudre les problématiques complexes auxquelles ils sont confrontés.

RÉSUMÉ

Le présent texte aborde le concept de la transdisciplinarité en réadaptation. Les principes généraux de l'approche transdisciplinaire et les caractéristiques de celle-ci seront exposées. La pertinence de l'utilisation d'une telle approche sera précisée. Enfin, des exemples d'approches transdisciplinaires seront présentés. Différentes utilisations possibles de l'approche transdisciplinaire dans les domaines et de la réadaptation. Les outils et les méthodes utilisés dans l'approche transdisciplinaire, de même que les avantages, les obstacles et les impressions relevés dans les écrits scientifiques seront abordés.

Références

[1] ALBRECHT G., FREEMAN S., HIGGINBOTHAM N. 1998. Complexity and human health: The case for a transdisciplinary paradigm. Culture, Medicine and Psychiatry, 22, 55-92. — [2] ALBRECHT G., HIGGINBOTHAM N., FREEMAN S. 2001. The hierarchy of health influences. Dans N. Higginbotham, G. Albrecht, L. Connor, B.N. Goswamy (Eds.), Health and Social Science: A Transdisciplinary and Complexity Perspective (pp. 17-46). Melbourne, Australie: Oxford University Press. — [3] CARNEY I.H., GAMEL-McCORMICK M. 1996. Working with families. Dans F.P. Orelove & D. Sobsey (Eds.), Educating Children with Multiple Disabilities: A Transdisciplinary Approach (3e ed.) (pp. 217-251). Baltimore, MD: Paul H. Brookes. — [4] Centre international de recherches et études transdisciplinaires 2005. CIRET. Données provenant du World Wide Web le 09-05-13 : http://nicol.club.fr/ciret/index.htm. — [5] Federal Register 1987. Title I, Part H, Early Intervention for Handicapped Infants and Toddlers. Individuals with Disabilities Amendments to the Education of the Handicapped Act of 1975. Federal Register, 52-363. — [6] FINN E., WOLPIN S. 2005. Dental disease in infants and toddlers: A transdisciplinary health concern and approach. Zero to three, 1, 28-33. — [7] FOUGEYROLLAS P., CLOUTIER R., BERGERON H., CÔTÉ J., & ST-MICHEL G. 1998. Classification québécoise du processus de production du handicap. Québec, Réseau international sur le processus de production du handicap. — [8] GREENWALD S. 2003. Special start: A collaborative project designed to support premature babies and their families. Zero to three, 24, 38-44. — [9] HARRIS S.R. 1980. Transdisciplinary therapy model for the infant with Down's Syndrome. Physical Therapy, 60 (4), 420-423. — [10] HICKLING A. 2000. Education and therapy needs of children with multiple disabilities. British Journal of Therapy and Rehabilitation, 7 (8), 334-338.

[11] KESSLER D. 1999. Transdisciplinary approach to pediatric undernutrition. Developmental and Behavioral News, 8 (1). — [12] LEBEL J. 2005. Transdisciplinarité : une vision globale pour des défis globaux. Découvrir, 56-62. — [13] LINDER T.W. 1996. Transdisciplinary play-based assessment: A functional approach to working with young children. Baltimore, MD: Brookes. — [14] LINDER T.W., HOLM C.B., WALSH K.A. 1999. Transdisciplinary play-based assessment. Dans E.V. Nuttal, I. Romero, & J. Kalesnik (Eds.), Assessing and screening preschoolers: psychological and educational dimensions (2e ed.) (pp. 161-185). Needham Heights, MA: Allyn & Bacon. — [15] McGONIGEL M.J., WOODRUFF G., ROSZMANN-MILLICAN M. 1994. The transdisciplinary team: A model for family-centered early intervention. Dans L.J. Jonhson, R.J. Gallagher, M.J. LaMontagne, J.B. Jordan, P.L. Hutinger, J.J. Gallagher & M.B. Karnes (Eds.), Meeting early intervention challenges: Issues from birth to three (2e ed.) (pp. 95-131). Baltimore, Maryland: Paul H. Brookes Publishing Co. — [16] MILLARD D.W. 1999. A transdisciplinary view of mental disorder. Dans F.J. Turner (Ed.), Adult psychopathology: A social work perspective (2e ed.) (pp. 10-34). New-York, NY: The Free Press. — [17] MORIN E. 1994. Articuler les disciplines. Le forum du Conseil Scientifique du programme européen M.C.X./A.P.C. Données provenant du World Wide Web le 09-05-13 : http://www.mcxapc.org/docs/conseilscient/morin1.h — [18] MU, K. ROYEEN, C.B. 2004. Interprofessional vs. interdisciplinary services in school-based occupational therapy practice. Occupational Therapy International, 11 (4), 244-247. — [19] NICOLESCU B. 1996. La transdisciplinarité, manifeste. Monaco : Éditions du Rocher. — [20] NICOLESCU B. 2004. Mieux comprendre la transdisciplinarité (document inédit). Conférence à la journée Transdisciplinarité et soutien spécialisé aux personnes présentant une déficience intellectuelle. Université Laval, Québec, Canada, 17 août 2004.

[21] ORELOVE F.P., SOBSEY D. 1996. Designing transdisciplinary services. Dans F.P. Orelove & D. Sobsey (Eds.), Educating children with multiple disabilities: A transdisciplinary approach (3e ed.) (pp. 1-33). Baltimore, MD: Paul H. Brookes. — [22] PILKINGTON K.O. 2006. Side by side: Transdisciplinary early intervention in natural environments. American Occupational Therapy Association, April, 12-17. — [23] PILKINGTON K.O., MALINOWSKI M. 2002. The natural environment II: Uncovering deeper responsibilities within relationship-based services. Infants and Young Children, 15(2), 78-84. — [24] RAVER S.A. 1991. Transdisciplinary approach to infant and toddler intervention. Dans S.A. Raver (Ed.), Strategies for teaching at-risk and handicapped infants and toddlers: A transdisciplinary approach (pp. 26-44). New York, NY: Macmillan Publishing Company. — [25] REILLY C. 2001. Transdisciplinary approach: An atypical strategy for improving outcomes in rehabilitative and long-term acute care settings. Rehabilitation Nursing, 26 (6), 216-220, 244. — [26] SCOTT C.M. 2003. Using socio-spatial theory to understand interdisciplinary research and practice. Dans P. Hibbert (Ed.), Co-creating emergent insight: Multi-organizational partnerships, alliances and networks. University of Strathclyde, School of Business: Glasgow, Scotland. — [27] SOBSEY D., COX A.W. 1996. Integrating health care and educational programs. Dans F.P. Orelove & D. Sobsey (Eds.), Educating children with multiple disabilities: A transdisciplinary approach (3e ed.) (pp. 217-251). Baltimore, MD: Paul H. Brookes. — [28] STATHIS S., MARTIN G. 2004. A transdisciplinary approach to adolescent forensic mental health. Australian and New Zealand Journal of Psychiatry, 38, 746-752. — [29] STEPANS M.B., THOMPSON C.L., BUCHANAN M.L. 2002. The role of the nurse on a transdisciplinary early intervention assessment team. Public Health Nursing, 19(4), 238-245. — [30] TÉTREAULT S., BOISVERT D., COUTURE G., VINCENT S. 2005. Transdisciplinarité et interventions socio-sanitaires : Réflexion dans le domaine de la déficience intellectuelle au Québec. Bulletin Interactif du Centre International de Recherches et Études Transdisciplinaires, 18. Données provenant du World Wide Web le 05-08-10 : http://nicol.club.fr/ciret/bulletin/b18/b18c6.htm.

[31] VAN MANEN M. 2001. Transdisciplinarity and the new production of knowledge. Qualitative Health Reserach;11 (6), 850-852.

GROUPE GÉNOGRAMME, UNE CO-ANIMATION ERGOTHÉRAPEUTE-PSYCHOLOGUE

N. RAMON*

Lors de son séjour hospitalier, le jeune, sa famille et son entourage sont accompagnés par une équipe pluridisciplinaire. Le travail de collaboration vise à identifier et comprendre la problématique de chacun et à élaborer des solutions et des projets de vie : préparer la sortie et mettre en œuvre les éventuelles nouvelles structures d'aide.

Le projet thérapeutique s'appuie sur la vie en communauté et sur les relations des jeunes entre eux. Il est donc demandé au jeune de participer aux activités quotidiennes (notamment l'ergothérapie) et de prendre part à la vie de groupe. Plusieurs groupes thérapeutiques sont proposés et obligatoires dont le groupe génogramme dont le but est d'inviter le jeune (et sa famille) à se questionner sur le système dans lequel il vit. Ce groupe se compose de quatre éléments :

- la préparation du génogramme et de la fonction dans la famille avec la psychologue ;
- la préparation de la métaphore avec l'ergothérapeute ;
- la préparation de la fonction du jeune dans le groupe "ados" avec l'ergothérapeute ;
- le groupe génogramme co-animé par la psychologue et l'ergothérapeute.

LA PRÉPARATION DE LA MÉTAPHORE AVEC L'ERGOTHÉRAPEUTE

La métaphore est un moyen d'expression (dessin, montage, collage d'images, textes, peinture...) où la parole n'y est pas nécessairement l'élément essentiel. Nous observons dans ce type de prise en charge comment le jeune utilise le matériel qui lui est proposé pour représenter "ses difficultés". Lors de la préparation avec l'ergothérapeute, celle-ci et son patient s'aventurent dans l'exploration de deux univers : l'univers relationnel et l'univers inconscient. Lors de ces rencontres, il va s'agir de débroussailler les idées souvent confuses et refoulées. Cela va alors permettre de partir à la recherche d'une clairière ensoleillée, où nous pourrons mieux comprendre et nous asseoir pour nous reposer.

Le jeune est confronté à deux réalités remplies de choses construites et usuelles (objets de la vie qu'il utilise, emprunte et échange). L'une est objective, à l'extérieur de lui, l'autre subjective, à l'intérieur de lui, peuplée de phénomènes intimes (ses images, ses pensées, ses désirs, ses impressions, ses souffrances, ses déceptions, ses projets, et bien d'autres souvenirs). Autant sa réalité objective est généralement évidente, autant sa réalité subjective est souvent cachée, refoulée, repoussée, niée, cli-

* Ergothérapeute, Maître assistante - Haute Ecole Paul Henri Spaak, ISEK – 4, place Van Gehuchten, 1020 Bruxelles

vée, projetée ou même parfois rejetée. Par le biais de la métaphore, le jeune va pouvoir expérimenter qu'il est bien plus que ce que l'autre peut observer de lui, décrire de ses actes, et vice versa. La représentation *"imagée"* va permettre au jeune en souffrance d'exprimer ce qu'il a au plus profond de lui. La réalisation est alors l'expression du concret dans un contexte abstrait (métaphorique). Celle-ci permettra au jeune de prendre du recul mais également d'avoir un autre regard par rapport aux thèmes alors abordés.

La préparation de la métaphore a lieu lors de trois entretiens individuels avec l'ergothérapeute. Le premier entretien permet de déterminer le thème qui sera abordé ; la consigne de départ étant "réalise un objet qui représente tes difficultés". Les réactions face à cette demande varient entre : l'opposition manifestée par un repli sur soi, de la colère, des pleurs ou à l'extrême le jeune quitte l'entretien ; ou bien la collaboration où nous observons un grand besoin de produire, de nombreuses idées, des éléments confus et une envie de "remettre de l'ordre". Dans le premier cas, l'ergothérapeute doit d'autant plus être à l'écoute du jeune et établir une relation de confiance ainsi qu'un cadre sécurisant. Nous trouverons alors, avec le jeune, un compromis afin de parvenir à réaliser ce travail. Dans le deuxième cas, nous accompagnerons le jeune dans la démarche "d'y voir plus clair".

Nous pouvons parfois rencontrer un jeune qui, suite à sa participation aux précédents groupes génogramme, et de par sa maturité, a déjà élaboré un projet de métaphore. Ce dernier travaille de façon très autonome en faisant appel à l'ergothérapeute pour avoir son avis ou des conseils.

Lorsque les grandes lignes du thème sont déterminées, le jeune doit effectuer deux choix : la technique qu'il souhaite utiliser et le support qu'il veut réaliser. Il choisit en fonction de ses affinités parmi les différentes techniques proposées (mandala, collage d'images ou de photos, écriture...). Pour le support, soit il s'agit d'un objet qui a du sens pour le jeune (le pull d'un être perdu, une peluche...), soit il choisit parmi ceux proposés par l'ergothérapeute (création d'un livre, panneaux, feuilles de couleurs, papiers mâchés, frigolite, terre...). Les deux séances suivantes permettront de réaliser le support. Nous observons que par sa nature même, la métaphore lève dès lors tous les tabous. Le jeune se sent alors libre de ses choix ; cela lui permet d'aborder ce dont il a envie sans se sentir forcé.

Pendant cette mise en forme, l'ergothérapeute est confronté à différents comportements allant de la passivité avec un manque d'énergie et un contrôle des émotions, à l'agressivité face à son travail que le jeune déchire, ne le trouvant pas comme il le voudrait ou lui rappelant des événements difficiles. Lorsque la métaphore est terminée, nous demandons au jeune de lui donner un thème "un titre". La réalisation prend alors tout "son sens" pour lui ; de son ressenti et de lui-même. Nous observons souvent une meilleure clarification du thème et des éléments s'y rapportant ainsi que de leurs liens.

LA PRÉPARATION DE LA FONCTION DU JEUNE DANS LE "GROUPE ADOS" AVEC L'ERGOTHÉRAPEUTE

La sculpture corporelle, représentant le rôle du jeune au sein du groupe d'adolescents, est l'objectif final du groupe "atelier expression". Elle sera présentée lors du groupe "génogramme" en y intégrant le jeune qui présente son travail. En effet, la préparation se fait avec tout le groupe sauf celui/celle qui présente son travail. La préparation et la mise en place de cette sculpture nécessitent une mise en condition. Celle-ci est réalisée lors du groupe "atelier expression" animé par l'ergothérapeute en collaboration de l'éducateur. Ceci permet aux adolescents d'être dans de meilleures conditions pour cette "construction" complexe.

Nous retrouvons dans le langage corporel l'expression faciale, le regard, les gestes, les manifestations corporelles. Ces différents aspects étant travaillés au cours des séances rendent possible une communication et un laisser-parler du corps. Chaque jeune a alors accès à l'utilisation de son corps comme "moyen d'expression". En effet, le corps représente un moyen d'expression extrêmement puissant, c'est un réel moyen de communication. Il dévoile tout, le mouvement et le geste composent le langage le plus révélateur de la personnalité lorsque le corps bouge. Le geste permet d'exprimer et de représenter, sans avoir recours aux mots, tout en appuyant l'expression verbale.

L'espace dans lequel notre corps se met en mouvement a tendance à nous influencer. Il est important de travailler avec lui afin de pouvoir se l'approprier. Une fois en notre possession, l'espace peut se transformer, on peut y inventer des espaces imaginaires. Les personnes évoluant dans celui-ci pourront l'étendre ou le rétracter par leur présence physique. Les exercices proposés permettront donc à chacun d'essayer de vivre en harmonie avec lui. Dans cet espace, chacun possédera son espace péricorporel ou "bulle", qu'il est important de respecter afin que chacun puisse continuer à se sentir en sécurité et en équilibre. Le fait d'établir des espaces relationnels avec les autres adolescents permet à chacun d'entre eux de mieux se connaître. Afin que chaque jeune puisse mieux s'identifier au sein du groupe, il est important qu'il prenne conscience de ces espaces relationnels.

Le travail de la connaissance de soi permet un lâcher-prise par rapport à soi-même et aux autres, de prendre confiance en soi tout en construisant une certaine solidarité avec le groupe. Le jugement sera donc mis de côté pour laisser place au partage, à l'entraide et à la compréhension.

Dans le cadre de la préparation du groupe génogramme à venir, un temps de parole peut alors avoir lieu en fin de séance afin d'établir ensemble la fonction "commune" du jeune au sein du groupe présent. Cet échange en groupe est indispensable afin que chacun puisse exprimer son vécu, ses pensées, son ressenti personnel, par rapport à cette fonction dans un cadre contenant. En effet, les répercussions peuvent être différentes : un désir de rapprochement avec un sentiment de protection, de réconfort ; un désir d'éloignement provoqué par de l'énervement, du mépris ou de la crainte par exemple.

Ensuite, nous représentons le jeune par une "chaise" et chaque adolescent vient se placer. Nous rappelons que le jeune qui sera amené à présenter son génogramme est absent lors de cette activité. Lors de cette mise en place, chaque jeune est invité à exprimer, à l'aide de son corps, la répercussion que la fonction "commune" a sur lui. Ceci dans le but de construire la "sculpture corporelle" de la fonction déterminée lors du moment de parole. Nous tentons de développer par la qualité contenante de cet exercice en groupe, le fait que chaque jeune est invité à s'intégrer à une sculpture en groupe et non pas à se positionner personnellement par rapport au jeune absent.

Cette réalisation peut entraîner des discussions d'ordre d'appartenance au groupe ; les jeunes étant proches au quotidien vont se rassembler, d'autres ayant le même ressenti face à la fonction s'harmoniser dans la sculpture. Nous pouvons également observer certains conflits qui naissent d'une place prise par un autre, ou de jalousie. En effet, les jeunes éprouvent des difficultés à intégrer et à utiliser leur corps comme un outil en dehors de tout champ relationnel. Il arrive qu'un jeune soit absent lors de la préparation de cette sculpture, nous lui proposons alors de se joindre au groupe lors du groupe génogramme.

LE GROUPE GÉNOGRAMME CO-ANIMÉ PAR LA PSYCHOLOGUE ET L'ERGOTHÉRAPEUTE

La psychologue et l'ergothérapeute co-animent le groupe génogramme. Celui-ci rassemble tous les adolescents hospitalisés à ce moment. L'infirmière référente du jeune y participe ainsi que tout autre intervenant désireux d'y assister.

Le groupe est hebdomadaire et dure une heure selon le schéma suivant :
- constitution des règles garantissant le bon fonctionnement du groupe,
- présentation du génogramme,
- sculpture de la fonction du jeune dans le groupe,
- présentation de la métaphore,
- clôture du groupe.

Constitution des règles : nous nous installons en cercle, ouvert sur un tableau sur lequel l'ergothérapeute écrit les "règles" garantissant le bon fonctionnement du groupe. Chaque jeune, en commençant par celui qui présente son travail, édicte une règle qui lui paraît importante pour que l'activité se déroule dans le respect de chacun. Avec le temps, au fil des groupes, ce moment est devenu un rituel d'ouverture, une mise en condition. Il permet d'établir une transition dans la journée des jeunes, entre leur vie "à l'extérieur" du groupe génogramme (activités, école, entretiens, repas, etc.) et celle "à l'intérieur" du groupe. Ce rituel s'est avéré avoir un effet structurant, apaisant, contenant, sur le groupe ados qui arrive parfois dispersé et imprégné de tensions, de conflits, de dynamiques relationnelles souvent complexes.

Les jeunes énoncent leurs propres règles de respect, et force a été de constater qu'ils les respectent bien mieux que celles de leurs aînés. D'un groupe à l'autre, les règles ne changent pas beaucoup, ce qui a pour effet de ritualiser ce moment, et chaque jeune a "sa" règle. On retrouve des règles telles que : écouter, ne pas se moquer, ne pas juger, poser des questions, etc.

Nous sommes convaincus que la co-construction du cadre participe à la création d'un contexte affectif rassurant et contenant au sein de ce groupe.

Néanmoins trois règles immuables sont systématiquement reprises lors de chaque groupe :
- toutes les questions et commentaires sont les bienvenus, mais le jeune a le droit de ne pas y répondre ;
- le respect de la confidentialité soumet les jeunes à la discrétion et leur interdit d'utiliser des informations à l'extérieur du groupe ;
- la non-comparaison de leurs histoires personnelles entre eux au moment de la présentation du génogramme, afin d'éviter les jugements de valeurs et la banalisation du vécu du jeune qui se raconte.

* *Présentation du génogramme :* une fois les règles établies, le jeune présente son génogramme. Il l'aura préalablement mis au net et l'aborde avec le soutien contenant de la psychologue, dépositaire de son vécu. Nous sommes attentifs aux défenses mises en place par ce dernier lorsqu'il se retrouve face au groupe, à la façon dont il prend la parole, ce qu'il décide de livrer ou de taire de son histoire. Certains jeunes sont très défendus, probablement aux prises avec des loyautés, ou soucieux de conserver les secrets et non-dits familiaux. On peut constater par exemple une tendance à la banalisation, à l'humour, à la rigidité et autres défenses qui vont permettre

une mise à distance des émotions. Certains ont besoin qu'on leur pose des questions, qu'on les relance ; d'autres vont essayer de s'assurer qu'ils sont intéressants aux yeux du groupe, etc. Une dynamique de groupe va se mettre en place, dans laquelle peut émerger une tendance à protéger le jeune (en ne posant pas de questions par exemple), ou une tendance chez l'un ou l'autre à se protéger du vécu de celui qui présente (transgression des règles par le rire, les bavardages, etc.). Quand ils se sentent à l'aise ou "autorisés", les jeunes posent des questions, font des commentaires (en évitant de parler d'eux-mêmes comme le veut la règle), ce qui constitue un des moments les plus riches du groupe génogramme. En effet, la naïveté de l'un, la maturité de l'autre, le vécu et la distance d'un troisième permettront d'assouplir les défenses, en faveur d'un plus grand laisser-aller chez celui qui présente. Celui-ci pourra se sentir entendu, compris, accueilli par le groupe qui reçoit son histoire avec respect. Ce temps de partage offre au jeune un contexte affectif différent qui teintera son histoire de nouvelles émotions. Le jeune accède à une prise de distance par rapport à son histoire. Sa souffrance peut s'extérioriser, contenue par le groupe, bercée par les blessures de chacun, rythmée par les règles de respect établies ensemble.

C'est un moment de reconnaissance dans lequel nous aimons croire que le jeune retrouve un sentiment de dignité et un peu de contrôle sur son vécu. Une distance s'établit entre "je" et son vécu, favorisant une autre manière de se percevoir, d'exister.

Pour le jeune en "désappartenance", le groupe génogramme peut être une occasion de (re)trouver une place. En effet, ce travail permet de clarifier les liens affectifs et de prendre conscience des dynamiques qui sous-tendent le système, familial et/ou institutionnel, dans lequel le jeune évolue. Certains "éclairés" par leur réflexion, peuvent se vivre mieux dans leurs liens et leurs interactions avec ce dernier. Nous constatons alors qu'il s'autorise à prendre symboliquement une place au sein de son système, notamment en se représentant dans son génogramme et dans sa métaphore.

Nous interpellons ensuite le jeune sur sa fonction en famille : quelle place pense-t-il occuper, quel rôle pense-t-il avoir ? Nous mettrons cette réflexion en parallèle avec sa fonction dans le groupe des adolescents au travers de la sculpture.

* *Sculpture de la fonction du jeune dans le groupe :* en présence du jeune qui présente son génogramme, les autres adolescents réalisent la sculpture qui illustre la fonction que détient celui-ci au sein du groupe, telle qu'elle a été préalablement travaillée au préalable avec l'ergothérapeute. Chacun prend sa position et le jeune qui présente son génogramme ce jour-là est "sculpté" par les autres dans sa fonction. Tout le monde reste immobile quelques secondes et nous prenons une photo de la sculpture corporelle ainsi réalisée.

Le jeune s'exprime ensuite sur ce qu'il a ressenti (confort, inconfort, entouré, isolé, etc.) et on lui demande s'il a une idée de la fonction qu'il occupe telle que vécue par les autres ; ces derniers sont invités finalement à renvoyer au jeune ce qu'ils perçoivent de son rôle et l'impact que celui-ci a sur le groupe.

Très souvent ces échanges "en miroir" favorisent une prise de conscience de la fonction du jeune dans les différents systèmes et, grâce aux parallèles qui s'établissent avec la famille, permettent de mettre en évidence les mécanismes de répétitions. La sculpture de la fonction est un moment où s'échangent également beaucoup d'affection, d'émotions (positives et/ou négatives). Chacun en profite en effet pour exprimer ses sentiments au jeune, son lien à lui ; des malentendus peuvent être levés lorsque des comportements, jusqu'alors incompris, prennent sens face au vécu et à l'histoire familiale du jeune.

* *Présentation de la métaphore :* le jeune présente ensuite le travail qu'il a réalisé avec le soutien de l'ergothérapeute. Il dépose sa métaphore dans le cercle et la commente. Il en dégage le thème représenté et explique de manière symbolique ce "quelque chose" de lui, de son vécu et de sa famille qu'il a voulu illustrer. De part sa nature même, la métaphore invite aux interprétations, au laisser-aller, toujours contenus par le groupe et ses règles de fonctionnement.

C'est un moment propice aux rêves aux projections ; ainsi le jeune peut formuler ses projets, ses intentions pour le futur. D'autres possibles peuvent émerger. Nous constatons combien la métaphore devient contenante lorsque chacun projette sur elle ce qu'il y voit, ce qu'il en ressent. Elle se fait alors l'écho des souffrances, des espoirs, de l'état d'esprit de chacun. Nous sommes alors à nouveau dans un partage qui invite à une prise de distance.

* *Clôture du groupe :* nous terminons le groupe en demandant au jeune ce que le travail lui a apporté, ce qu'il compte faire de son génogramme, de sa métaphore et de la photo de la sculpture. Nous le questionnons aussi par rapport à ce qu'il changerait s'il devait recommencer son travail plus tard, toujours dans un esprit d'ouverture sur d'autres visions du monde.

Le jeune peut décider de nous laisser son travail, de l'emporter avec lui, de le montrer à sa famille ou de le détruire. Dans tous les cas, une copie de l'ensemble du travail est conservée dans nos archives.

RÉSUMÉ

Chaque adolescent qui arrive dans l'unité des adolescents doit préparer son génogramme. Ce groupe se divise en deux parties :

- *Le génogramme :* le jeune prépare avec le psychologue son arbre généalogique, reprenant les difficultés au sein de sa famille.
- *La métaphore :* est réalisée lors des entretiens individuels avec l'ergothérapeute.

Le jeune symbolise une partie de sa problématique familiale qui lui paraît importante (un conflit, une journée particulière, une personne...). Pour cela, il utilise le support de son choix (il peut par exemple dessiner sur une feuille, y mettre des couleurs, des mots, des photographies, utiliser des objets, des formes, des matières de son choix...). Ce groupe est alors co-animé par la psychologue et l'ergothérapeute ; le jeune présente le tout devant les autres adolescents de l'unité.

RÉFÉRENCES

ALFÖLDI F. 1999. L'évaluation en protection de l'enfance. Théorie et méthode. *Dunod, Paris, p 143-154.* — ROSENBAUM F. 1997. Approche transculturelle des troubles de la communication, Langage et migration, *Masson, Paris.* — SCHÛTZENBERGER A.A. 1999. Aîe mes aïeux, *Desclée de Brouwer Ed, Paris* — Site internet : noemed.univ-rennes1.fr/sisrai/art/geno.html

POURQUOI UNE SPÉCIALISATION EN RÉADAPTATION DANS UNE OPTIQUE INTERDISCIPLINAIRE ?

M. FÉLIX*, J. DUPONT**

A travers cet exposé nous tenterons d'amorcer une réflexion sur l'intérêt de proposer une spécialisation en réadaptation dans une optique interdisciplinaire. Au sein même de l'intitulé de cette formation, nous touchons à deux grands concepts qui sont ceux de la réadaptation et l'interdisciplinarité. Au-delà de l'approche de ces notions, nous décrirons l'évolution de cette formation et les apports que celle-ci peut offrir à des professionnels.

"LE HANDICAP N'EXISTE PAS DANS L'ABSOLU"
(Minaire et coll., 1981)

Il n'est pas facile de concevoir que le handicap n'existe pas car cela induit par exemple de ne plus considérer une personne atteinte d'une paralysie comme une personne handicapée mais plutôt comme une personne présentant une invalidité qui, à un moment donné, pourra être handicapée par d'éventuels obstacles rencontrés. En effet, le handicap n'est pas une constante, il dépend du contexte dans lequel la personne se trouve. Dans cette approche du handicap, la finalité de la réadaptation devient alors l'analyse, l'anticipation et la gestion des obstacles qui donnent naissance à une situation de handicap. Après cette première phase, le rôle des intervenants en réadaptation est celui d'accompagner la personne pour l'aider à trouver les ressources afin de réaliser ces trois étapes par elle-même. Elle sera alors capable de trouver des alternatives et des stratégies pour faire face à ces obstacles.

Parler de la philosophie de la réadaptation peut sembler abstrait. Elle est pourtant celle d'un intérêt authentique porté à la personne sans la réduire à sa déficience. Elle tend à donner l'accès à la meilleure qualité de vie possible. Il nous semble important de définir la réadaptation comme nous la concevons. Nous aimons la présenter comme étant la trajectoire d'une personne en difficulté physique, psychologique et/ou socio-économique depuis le moment où elle nécessite de l'aide de professionnels spécialisés jusqu'au moment où elle reprend pied dans

---

* Ergothérapeute à RéCI (Réseau de Coordination et d'Intervention pour l'intégration de l'enfant ou l'adolescent porteur d'un handicap moteur. RéCI est un service d'aide précoce et d'accompagnement des familles d'enfants porteurs de handicaps moteurs) – 1, rue Fiers - 1030 Bruxelles.
** Infirmier, licencié en éducation pour la santé, agrégé de l'enseignement supérieur - Maître assistant et maître de formation pratique Haute École Francisco Ferrer et Paul Henri Spaak. Coordinateur de la spécialisation en réadaptation pour Francisco Ferrer – 4, rue de la Fontaine - 1000 Bruxelles.

la vie, retrouve une raison d'être et reprend une place dans la société. Cela induit le processus de réadaptation. Dans le cadre de ce processus, la personne en situation de handicap est au centre de la réalisation de son projet de vie. Elle est sujet dans le projet thérapeutique qui se greffe voire se confond à son projet de vie. Dès lors, la satisfaction dans la réussite de la réadaptation ne se situe pas dans le succès d'une ou des thérapies mais bien dans le sentiment d'avancement du patient dans ce projet. Les thérapeutes mettent des moyens au service de la personne. Et chacun des membres de l'équipe accepte qu'il a besoin des autres et chacun apporte sa contribution à la construction de ce projet.

L'intervention thérapeutique en réadaptation nécessite le respect de la personne en situation de handicap dans toutes ses dimensions physiques, psychique et sociale y compris de son cheminement et surtout dans son rythme. Cela implique de tenir compte des habitudes de vie qui ont du sens pour la personne et de prendre en considération ses objectifs personnels prioritaires, son unicité, son rôle social, sa place dans la société et au sein de sa famille.

Dans une conception holistique de la réadaptation, une approche systémique prend tout son sens. Les membres de la famille sont alors perçus comme de réels partenaires et font partie intégrante de l'équipe de réadaptation.

Le travail d'équipe dans le domaine de la santé, et plus particulièrement en réadaptation, est un élément essentiel pour assurer une intervention la plus cohérente possible pour l'accompagnement de la personne en situation de handicap. La présence de plusieurs disciplines au sein de l'équipe de réadaptation peut-être qualifiée de vitale, car elle offre à la personne un environnement humain diversifié, conforme à la vie en société. En fonction de ses attentes et du moment, elle est en mesure de choisir son interlocuteur. Au sein de l'équipe, la collaboration entre les différents professionnels peut se réaliser de diverses manières :

- *en pluridisciplinarité :* les disciplines sont dans une même réalité, elles mettent en commun leurs expertises mais ne dépassent pas le stade de l'information mutuelle ;
- *en interdisciplinarité :* les disciplines ont une méthodologie commune pour décrire une même réalité en se basant sur des modèles et des concepts clairement définis ;
- *en transdisciplinarité :* les disciplines adoptent et pratiquent une démarche scientifique commune (pas de prépondérance d'une discipline par rapport aux autres). La personne et son entourage font partie intégrante de l'équipe.

La spécialisation en réadaptation proposée par les Hautes Écoles Francisco Ferrer et Paul Henri Spaak, sans écarter les différentes approches, a choisi de s'intéresser plus particulièrement au concept de l'interdisciplinarité. C'est donc ce dernier qui sera développé. Selon Pronovost-Tremblay et Jinchereau (1986), elle peut exister si trois conditions essentielles sont présentes : la cible entre les intervenants doit être commune, le pouvoir doit être partagé et les intervenants doivent reconnaître leur compétence réciproque. Selon Régent H. (1997), *"l'interdisciplinarité se définit par les relations réciproques que doivent entretenir les professionnels impliqués dans les soins et services. Elle se définit également comme le regroupement de plusieurs intervenants ayant une formation, une compétence et une expérience spécifique. Ces intervenants travaillent ensemble à la compréhension globale, commune et unifiée d'une personne en vue d'une intervention concertée à l'intérieur d'un partage complémentaire de tâches".* L'interdisciplinarité est une notion ancienne et évidente mais elle est encore faiblement maîtrisée sur le terrain.

"Les enjeux de pouvoirs et les rapports de force empêchent fréquemment l'émergence d'une véritable équipe fondée sur la pleine conscience d'une mission qui ne peut être accomplie que dans une saine et sereine complémentarité" (Hesbeen W., 2001). Alors nous pourrions nous demander comment opérationnaliser davantage ce type de travail dans nos institutions. Un des leviers peut être la formation. Dans nos cursus de formation de base, nous nous concentrons pour permettre à l'étudiant de développer son identité professionnelle. Pourtant, même si notre école comporte d'autres sections que celle de l'ergothérapie, comme les sections de kinésithérapie et de bandagiste-orthésiste-prothésiologue et que nous occupons les locaux d'une école d'infirmières, nous avons peu d'occasion pour réellement mettre en œuvre ce concept d'interdisciplinarité. Ainsi nous nous focalisons sur une sensibilisation et une ouverture à ce type de travail en équipe.

Suite à ce constat et à une demande émanant de professionnels travaillant sur le Campus Universitaire de Brugmann, les deux hautes Écoles se sont unies pour créer une spécialisation en réadaptation pour différents professionnels de la santé. Répondant à une demande du milieu professionnel, cette formation puise sa force dans sa co-construction par des experts de terrain directement concernés. Par la suite étant sur le même site géographique, les coordinateurs/pédagogues sont restés en étroite collaboration avec ces experts de la réadaptation. Et beaucoup d'entre eux "jonglent" avec les deux casquettes. Nous tenons donc à préparer au mieux nos futurs professionnels à ces notions propres au domaine de la réadaptation par le biais de cours théoriques mais aussi des stages et des séminaires au cours desquels ils ont la possibilité de rencontrer et échanger avec des professionnels de terrain. Notre objectif est de susciter chez les étudiants, les attitudes favorisant l'interdisciplinarité dans leurs stages pratiques car cela contribue au développement d'une équipe harmonieuse et efficace.

Ces attitudes sont : - la sécurité personnelle et professionnelle est un préalable essentiel pour établir les limites de sa compétence professionnelle et éviter que le travail d'équipe ne soit un mécanisme de compensation à une compétence mal intégrée ou mal assumée ; - l'ouverture à l'inconnu suppose une acceptation des limites de sa propre compétence et une attitude positive face à de nouvelles pistes de travail ; - la valorisation des différences permet de considérer les autres professionnels sans préjugé et sans qu'ils représentent une menace à sa propre compétence ; - l'interdépendance professionnelle consentie exige la reconnaissance des compétences complémentaires des autres intervenants pour résoudre le problème. Le professionnel perçoit alors cette dépendance consentie comme un élargissement de son autonomie et non comme une soumission ou une concession à une autre discipline ; - enfin l'attitude systémique permet à l'intervenant d'avoir une vision d'ensemble du problème qui situe le sujet en interaction constante avec son environnement matériel et social.

La spécialisation en réadaptation est accessible à plusieurs professions dans le domaine de la santé ou de l'action sociale. Ce public varié constitue une grande richesse pour alimenter le contenu des cours par des échanges. Les participants doivent être titulaires d'un diplôme d'ergothérapeute, d'infirmier, de kinésithérapeute, de logopède (orthophoniste), d'assistant social, d'assistant en psychologie, de psychologue, ou d'un master en science sociale. Le programme a été conçu selon une certaine philosophie sous-jacente. Nous concevons le travail d'équipe comme une plus value très enrichissante, la complémentarité dépassant la somme ou la juxtaposition des différentes thérapies. Il nous paraît essentiel et nécessaire d'envisager une situation dans sa globalité, sous peine de prendre des décisions inadéquates de mener une action inadaptée. Que reste-t-il de l'intégrité humaine si l'on considère séparément le corps et l'esprit, le cerveau et la créativité, les besoins fondamentaux et les besoins affectifs ou même encore si l'on prend à part une partie du corps sans prendre en compte tout le reste ? Il ne s'agit en aucun cas de nier l'intérêt des savoirs de pointe. La santé d'une personne mérite, en effet, toute l'attention des meilleurs spécialistes, nous supposons alors que certaines situations ne peuvent être maîtrisées selon un point de vue disciplinaire particulier et nécessitent l'articulation de différents apports disciplinaires. Les actes posés prendront alors sens si la personne est considérée dans son entièreté.

C'est dans cet esprit que la spécialisation en réadaptation développe deux grands axes : d'une part le perfectionnement de la discipline de l'étudiant et le perfectionnement dans les domaines qui touchent au processus de la réadaptation, d'autre part la découverte des autres disciplines dans un souci d'évoluer vers l'interdisciplinarité.

Nous avons pu constater notamment par le témoignage d'anciens étudiants que cette formation avec toutes les notions qui y sont abordées peut apporter un enrichissement judicieux pour une pratique professionnelle cohérente. Cette constatation peut être faite grâce à plusieurs éléments. La formation permet une réflexion par rapport à sa profession et à l'ensemble du processus de réadaptation pour approfondir ses connaissances et affiner ses compétences en réadaptation. Elle permet de mieux connaître les autres professionnels de l'équipe pluridisciplinaire. Il s'agit de prendre le temps nécessaire pour définir les rôles et fonctions de chacun dans l'équipe pour comprendre l'autre finement et pousser la complémentarité au sommet de sa puissance. Elle permet également d'apprendre à accompagner ces personnes en situation de handicap dans toutes les phases de leur réadaptation, de la rééducation initiale à la réinsertion familiale, sociale et scolaire ou professionnelle. La finalité de cette formation est aussi d'acquérir une approche holistique de la personne et la laisser être le sujet de sa rééducation et l'acteur de son propre projet de vie. Ce sont des notions très familières pour les ergothérapeutes mais qui parfois peuvent être moins concrètes pour d'autres professions. La spécialisation donne des outils et des pistes de réflexions pour mieux coordonner les interventions au profit des objectifs et de la qualité de vie de la personne. Les étudiants font les démarches eux-mêmes pour trouver un lieu de stage et le choix du type de stage se fait en fonction des objectifs personnels établit en début de l'année. L'expérience acquise lors des stages donne l'opportunité d'acquérir une vision plus globale des institutions et également de se familiariser avec la fonction de coordinateur. Enfin, c'est une occasion de prendre le temps d'élaborer un projet professionnel personnel.

En terme de perspectives d'avenir, deux directions semblent s'imposer à nous.

Vu l'historique de la création de la formation, les intervenants viennent principalement des deux institutions "mères" (Centre de Traumatologie et de Réadaptation et Campus Universitaire de l'Hôpital Brugmann). Pour pousser plus loin, la notion d'interdisciplinarité qui peut aussi se traduire en une forme d'ouverture à l'autre, il nous semble primordial pour évoluer et faire mûrir nos pratiques d'enrichir notre équipe professorale avec plus d'intervenants externes provenant d'autres institutions avec d'autres pratiques. Nous désirons donc diversifier l'origine des intervenants tant au niveau des pédagogues que des experts en terme de milieu professionnel.

Les étudiants sont déjà diplômés, nous attendons donc d'eux une certaine autonomie. Dans l'avenir, il leur sera demandé d'organiser les séminaires par eux-mêmes. Par petits groupes ils choisiront les thèmes qu'ils estiment les plus intéressants et inviteront les professionnels de terrain à participer à une table ronde débat. Cette approche nous paraît plus dynamique et interactive et permettrait de développer davantage leurs compétences de planification et d'organisation. Ce sera l'occasion d'y faire participer plusieurs disciplines de différentes institutions dans le but de créer un réel débat sur un sujet formateur pour nos étudiants. Nous désirons donc rendre les étudiants encore plus acteurs de leur propre formation.

* *
*

En conclusion, on pourrait reprendre une phrase de Claude Bernard, physiologiste français, qui évoque l'esprit de la spécialisation : *"C'est ce que nous pensons déjà connaître qui nous empêche souvent d'apprendre"*.

RÉSUMÉ

Nous tenterons de susciter une réflexion sur l'intérêt de proposer une spécialisation en réadaptation dans une optique interdisciplinaire. Au-delà de l'approche de ces deux notions, la réadaptation et l'interdisciplinarité, nous décrirons les apports que cette formation peut offrir à des professionnels ainsi que ses perspectives d'avenir après plus de dix ans d'existence.

RÉFÉRENCES

ACTES DU SYMPOSIUM 2003. L'Education Conductive de Petö et l'I.M.O.C. – des fondements aux applications, organisé par la plate-forme Régionale France – *Belgique, Paris Unesco, 87 p.* — HESBEEN W. 2001. La réadaptation – aider à créer de nouveaux chemins, *Editions Seli Arslam, Paris, 156 p.* — HESBEEN W. 2000. Prendre soin dans le monde. Contribuer à un univers plus soignant, *éditions SELI ARSLAN, Paris 222 pages.* — MERCADIER C. 2002. Le travail émotionnel des soignants à l'hôpital. Le corps au cœur de l'interaction soignant-soigné, *édit. SELI ARSLAN, Paris 287 p.* — MINAIRE P., CHERPIN J. 1981. in "Les Handicapés dans la vie", Grossiord A. Et Held J.-P. (dir), *Flammarion Médecine, Paris, 1981.* — SLABBAERT M. 2002. Une autre vie commence, 385 p.

- 2 -
ARTICULER FORMATION ET PRATIQUE PROFESSIONNELLE

QUELLES SONT LES ACTIVITÉS PRATIQUÉES EN STAGE PAR LES ÉTUDIANTS ERGOTHÉRAPEUTES ? RÉSULTATS D'UNE ENQUÊTE

M.H. IZARD*, E. PETIT**

Depuis la création du diplôme d'Etat d'ergothérapie en 1971, la mise en place de la formation et la pratique des ergothérapeutes reposent sur des textes officiels.

Ces textes officiels, parfois anciens, trop peu précis pour certains, définissent la profession ; il important de se les rappeler car ils sont la base de la pratique. C. Voisin et J.-P. Faugère (1981) notent *"l'importance d'une analyse historique... permet de comprendre les modifications des modes de prises en charge des besoins sociaux (amélioration de l'état de santé des populations actives, protection sociale...), les modifications des emplois hospitaliers, le développement des sciences et des techniques médicales..."*. Le Décret du 21 novembre 1986 liste un certain nombre d'actes que *"ces personnes (ergothérapeutes) sont habilitées à accomplir... : des bilans..., la mise en condition... ou la facilitation d'une fonction..., l'organisation d'activités..., l'application d'appareillages et matériels d'aide technique..."*. Le préambule de l'arrêté du 24 septembre 1990 indique que *"l'ergothérapie est une discipline..."* dans le programme de formation de laquelle *"on retrouve : l'étude de l'homme ... l'étude de l'homme en activité..."*. *"En conclusion, l'enseignement doit insister sur une méthodologie qui amène le futur ergothérapeute à faire l'analyse des différents paramètres concernant la personne en perte d'autonomie pour élaborer et mettre en œuvre une prise en charge thérapeutique adaptée et constamment réajustée"*. Ils restent encore d'actualité...

---

* Directrice de l'institut de formation en ergothérapie
** Cadre de santé ergothérapeute, master en sciences de l'éducation,
IFE - 1672 rue de Saint Priest, Parc Euromédecine - 34097 Montpellier cedex 5

Mais la lecture des nombreuses publications professionnelles met en évidence l'évolution très rapide et très importante de la pratique. Plusieurs éléments apparaissent : les lieux de la pratique se diversifient ; les problématiques rencontrées en milieu clinique s'avèrent de plus en plus complexes et variées ; les demandes à la fois des prescripteurs, des personnes en situation de handicap, de leur entourage deviennent de plus en plus précises, les durées d'hospitalisation diminuent au profit du maintien au domicile...

Actuellement, dans le cadre des Accords de Bologne signés en 1999 par la France, le ministère de la santé a ouvert un vaste chantier de réingénierie des diplômes qui relèvent de sa compétence. Il s'agit de reconstruire un programme de formation qui répondra aux normes du système universitaire : formation répartie sur six semestres, unités d'enseignements validées par des crédits (ECTS) correspondants à des heures de cours, d'enseignements dirigés en groupes et de temps de travail personnel pour l'étudiant ainsi que des stages, possibilités de passerelles entre les diverses formations, mise en place de la procédure de VAE (Validation des Acquis de l'Expérience)... Le niveau du diplôme d'ergothérapeute correspondra à un grade licence tout en restant diplôme d'Etat professionnel.

Face à tous ces bouleversements passés, actuels et à venir, il nous a paru intéressant de mener une enquête auprès de nos étudiants pour connaître l'état de leur pratique sur les terrains de stage : quelles activités réalisent-ils et par conséquent, quelle formation doit-on mettre en place pour répondre à leurs besoins dans les différents domaines et les préparer au mieux aux nouveaux besoins de compétences de la profession.

L'ENQUÊTE

L'outil qui a été retenu pour cette enquête était un questionnaire constitué de 29 questions dont 10 questions fermées et 19 questions ouvertes. Parmi les questions ouvertes, 3 questions comportaient une demande de classement par ordre décroissant des éléments choisis par l'étudiant (ex : citez par ordre décroissant les techniques artisanales les plus pratiquées durant vos différents stages). Les autres questions laissaient à l'étudiant libre choix d'expression.

La population a été constituée des étudiants de l'IFE (Institut de Formation en Ergothérapie) de Montpellier inscrits en 2e cycle (2e et 3e année) soit un effectif de 123 étudiants (58 inscrits en 2e année et 65 en 3e année).

Les étudiants de 2e année avaient réalisé 6 mois de stages à temps plein soit un total 348 stages (1 stage d'initiation en fin de 1re année et 5 stages au cours de la 2e année). Les étudiants de 3e année totalisaient chacun 10 mois de stages soit un total général sur la promotion de 650 stages (1 stage d'initiation en fin de 1re année, 9 stages au cours du 2e cycle). L'enquête a donc concerné 998 stages réalisés entre mai 2007 et avril 2009.

La répartition des stages (fig. 1) montre une grande diversité à la fois en terme de populations traitées (âges, pathologies) que de niveau d'exercice (rééducation, réadaptation, rehabilitation...).

Secteurs					
Fonctionnel		Psychiatrie		Gériatrie	
2° A	*3° A*	*2° A*	*3° A*	*2° A*	*3° A*
206	395	95	202	47	53

Fig. 1 : Répartition des stages

Il est à noter que les étudiants de 2°A ont réalisé 25 % de leurs stages (soit 82 stages) hors région Languedoc-Roussillon. Les étudiants de 3e année, quant à eux, ont effectué 31 % stages (soit 202 stages) hors région Languedoc-Roussillon. Cette différence s'explique par le fait que les étudiants souhaitent diversifier les lieux d'expérience ; c'est sur cette période qu'ils ont la possibilité d'effectuer un stage dans des lieux de pratiques nouvelles. C'est aussi l'opportunité pour eux de prospecter et se faire connaître dans des structures qui pourraient, à terme, offrir un emploi.

La passation de ce questionnaire a été proposée aux étudiants au mois de mai, après la fin des stages et juste avant les épreuves du diplôme d'Etat. Le questionnaire a été distribué sans préparation et sa passation a duré environ 45 minutes. Ce temps n'était pas limité mais chaque étudiant devait répondre de manière individuelle.

Le taux de réponses est parfaitement satisfaisant. En effet, au total, 120 étudiants sur 123 ont répondu au questionnaire soit un score de 97,56 % de réponses. Ce taux de réponses permet d'affirmer l'intérêt des étudiants porté à ce questionnaire. Certains, à la fin du questionnaire, ont mentionné leurs remerciements à l'intérêt que l'on portait à leur avis.

Les thèmes abordés par les questions reprennent les termes des textes officiels et s'intéressent aux modalités (contenu et forme) de la formation actuelle. Deux domaines ont été proposés : les questions du domaine "technologies de base" permettaient de recueillir des informations sur les techniques pratiquées en stages : techniques artisanales, jeux, techniques en réadaptation, outils d'évaluation. Les questions concernant les "modalités pédagogiques" permettaient aux étudiants de s'exprimer sur l'analyse d'activité et les formes d'enseignement.

LES RÉSULTATS

Les résultats sont présentés par thèmes puis analysés globalement.

* *Techniques artisanales :* les résultats sont similaires entre la 2e et la 3e année, ce qui paraît cohérent dans la mesure où bon nombre de stages sont identiques. On note que plus de 20 techniques artisanales sont réalisées (fig. 2 et 3), avec les principales classées par ordre décroissant : dessin/peinture, vannerie, terre, menuiserie, mosaïque.

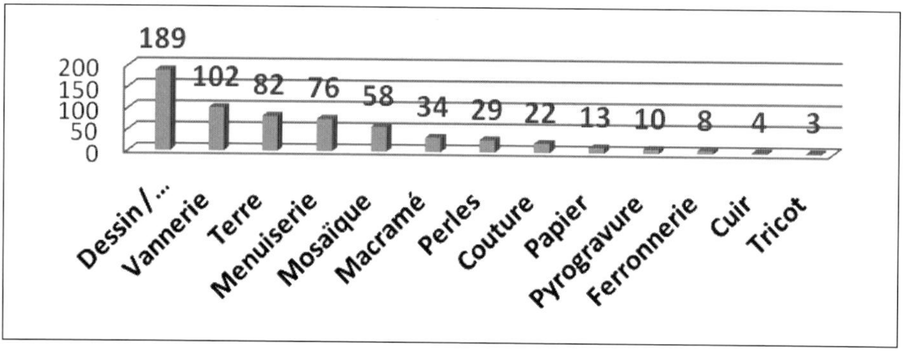

Fig. 2 : Classement des activités artisanales utilisées au cours des stages du 2ᵉ cycle

	2ᵉ année	*3ᵉ année*
	ratio/10	**ratio/10**
dessin/peinture	**7,4**	**8,3**
vannerie	5,9	7,2
terre	7,3	3,7
menuiserie	6,5	6,4
mosaïque	6,5	8,2
couture	5,9	4

Fig. 3 : Techniques artisanales

L'activité dessin/peinture apparaît de loin la plus souvent citée, avec un ratio de 8. Cette activité paraît donc être incontournable dans la formation des étudiants.

Le temps consacré à l'utilisation de ces techniques est variable selon les secteurs :

	0-25 %	**26-50 %**	**51-75 %**	**76-100 %**
fonctionnel	**78**	20	3	0
gériatrie	**70**	13	7	0
psychiatrie	7	11	38	**41**

Fig. 4 : Temps consacré à l'utilisation des techniques artisanales par secteur d'activité

Il apparaît que les activités artisanales sont préférentiellement réalisées en secteur psychiatrique.

* *Les jeux utilisés :* les résultats sont similaires entre la 2e et la 3e année. Plus de 40 jeux ont été cités avec des taux d'utilisation variables (fig. 5). Ils ont été classés en 4 domaines : jeux de réflexion (memory, dames chinoises, puissance 4, puzzle...), jeux d'adresse/coordination (dextérimètre, jeux de balle, fléchettes...), jeux de construction (mécano, organicube...), jeux informatiques. Les jeux de manipulation correspondent aux cônes, pâtes de malaxage...

	ratio/10
mémorisation	**8,6**
construction	8,3
adresse et coordination	7,5
manipulation	7,5
réflexion	6,9
informatique	6,9

Fig. 5 : Jeux utilisés en stage

Le classement n'a pas été demandé par domaine de pratique ni en temps d'utilisation.

* *Les techniques de réadaptation :* plus qu'au détail des techniques utilisées, il nous a paru intéressant de mettre en correspondance les activités mises en place dans la formation et la pratique. Ceci nous a permis de vérifier l'adéquation formation/pratique et en déduire les niveaux de pratique.

Les résultats sont similaires entre les 2e et 3e année.

Cinq domaines ont été proposés : la visite à domicile, l'appartement thérapeutique, la mise en situation, l'école du dos et les aides techniques.

Globalement, les étudiants notent que le temps imparti à ce domaine est trop insuffisant par rapport à leur pratique et leur besoin (fig. 6).

	suffisant ++	**suffisant**	**insuffisant**	**insuffisant ++**
2e année	0	32	**62**	6
3e année	1	24	**60**	15

Fig. 6 : Temps imparti à la formation réadaptation

La demande qui vient en tête est la formation à la visite à domicile, suivie de celle à la mise en situation. Ces deux éléments représentent les activités que développent les ergothérapeutes dans leur pratique, quel que soit le domaine d'exercice.

* *Les outils d'évaluation* utilisés en stage sont très nombreux ; plus de 50 outils d'évaluation ont été cités par les étudiants (fig. 7). Ils ont été classés en cinq domaines : les bilans fonctionnels/analytiques (fonctionnel de l'épaule, articulaire, musculaire, préhension, spasticité...), les évaluations neuropsychologiques (MMS, EVA, cognitifs, praxiques, héminégligence, BEN, test des cloches, Talbot, Bac 40...) ; les bilans d'autonomie (MIF, BME, Barthel, AGGIR...) ; les bilans de préhension (Kapandji, 400 points, box and block test, perdue...) ; les bilans d'équilibre et de la marche (Get up and go test, Tinetti, indice Bourgès...). La grande majorité de ces évaluations est validée ; ceci nous permet de penser que les ergothérapeutes sont de plus en plus dans une démarche qualité.

	2e année	*3e année*
	ratio/10	**ratio/10**
analytiques	7,1	6
neuropsycho	6,4	8
autonomie	6,7	6,1
équilibre/marche	5,8	6,4
préhension	4,7	5,3

Fig. 7 : Classement des outils d'évaluation

On peut noter une légère différence entre les 2e et 3e année pour ce qui concerne les évaluations neuropsychologiques, ce qui pourrait s'expliquer par la différence de niveau d'acquisitions des étudiants qui leur permet de pratiquer ces évaluations.

* *L'analyse d'activités :* 66 % de nos étudiants jugent le temps imparti très insuffisant (fig. 8) et souhaiteraient voir se développer le travail dans les domaines précédemment cités : AVJ/appartement thérapeutique, domicile, activités artisanales et ludiques...

	suffisant++	**suffisant**	**insuffisant**	**insuffisant++**
2e année	4	**49**	34	13
3e année	3	16	**58**	18

Fig. 8 : Temps imparti à l'analyse d'activité durant la formation

* *Les modalités pédagogiques :* il s'agissait de savoir si les étudiants souhaiteraient voir modifier certaines formes d'enseignement (fig. 9). La question suivante se proposait de recueillir leur avis sur les formes pédagogiques qu'ils considéraient comme étant les plus en relation avec l'acquisition de compétences (fig. 10).

	non	**oui**
2e année	47	**53**
3e année	28	**72**

Fig 9 : Souhaits de modifications

	2e année	**3e année**
cours magistral	5	4
travaux pratiques	7	7
travaux dirigés	4	5
mise en situation professionnelle	6	6
travaux de recherche	**3**	**3**
travail en individuel	2	2
travail en groupe	**1**	**1**

Fig. 10 : Formes pédagogiques à privilégier (classement par ordre de préférence)

Deux éléments sont à retenir : le travail en groupe leur paraît, par expérience, plus formateur que le travail en individuel ; les travaux de recherche, les travaux dirigés et les mises en situation leur apparaissent comme étant les moyens qui leur permettent une meilleure acquisition de compétences.

SYNTHÈSE DES QUESTIONS OUVERTES SUR LES MODALITÉS PÉDAGOGIQUES

Les étudiants pensent que les cours magistraux sont essentiels mais pensent que les travaux en groupe et le travail de recherche (ex : ceux mis en place dans le cadre du mémoire) sont plus en rapport avec la construction des compétences.

Il leur paraît important de dégager dans l'emploi du temps des plages horaires pour leurs travaux (travail de recherche, mémoire).

Ils souhaitent que se développe très tôt l'analyse d'activité de manière à faire le lien entre activité/personne/situation de handicap (analyse de domiciles, études de cas...) et lui donner du sens. La référence (utilisation, appropriation) à des modèles professionnels (Kielhofner, F. Ferland, Kawa...) leur paraît indispensable.

SYNTHÈSE

Cette étude, faite en fin d'année scolaire, avait pour objectif de faire le point sur les activités que les étudiants pratiquaient en stage afin d'ajuster au mieux notre enseignement (contenu et forme pédagogique) aux réalités de la pratique professionnelle.

Au travers de leurs réponses, les étudiants nous ont aussi permis une approche quantitative et qualitative de la pratique des ergothérapeutes.

A partir des réponses aux questions ouvertes, les étudiants souhaitent donner plus de sens à leur activité : faire le lien entre enseignements et pratiques en stage. Dans l'acquisition de compétences, ils notent l'intérêt de travailler en groupe, de réaliser un mémoire. Ce dernier leur permet une approche différente et plus large des problématiques des personnes en situation de handicap et de leurs aidants, des professionnels. Is ne sont plus en "simple" situation d'élève apprenant mais d'étudiant en construction de compétences. Le Boterf (1995, p. 17) définit que *"la compétence ne réside pas dans les ressources (connaissances, capacités...) à mobiliser mais dans la mobilisation même de ces ressources"*. La compétence se retrouve donc au carrefour de trois composants indissociables dans la situation de la formation professionnelle. Il l'illustre par le schéma suivant :

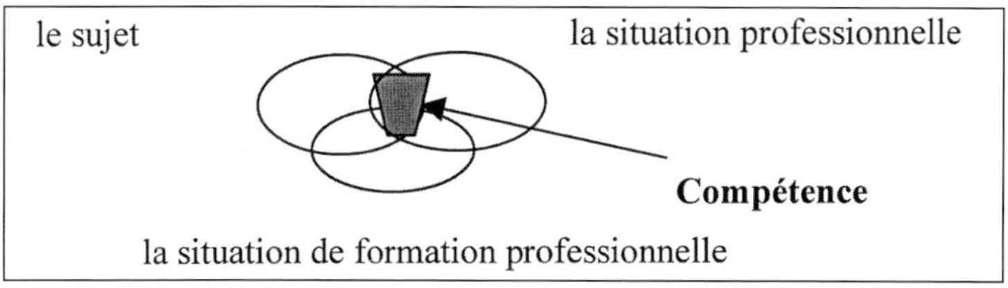

Fig. 11 : La compétence au carrefour de trois composants

Si l'on fait référence aux théories de l'apprentissage, les étudiants, dans ce questionnaire, souhaiteraient voir se développer le modèle socio-constructivisme développé par Vigotski (1934, traduit en français en 1985). Dans ce cas, l'apprentissage se fait au travers des interactions sociales entre partenaires de compétences différentes. Il définit cette Zone Proximale de Développement qui est cet "espace" que l'étudiant devra parcourir, écart entre ce qu'il sait et ce que l'autre sait. Cela doit produire un déséquilibre interindividuel inducteur de déséquilibre intra-individuel. Le groupe devient donc un facteur essentiel d'apprentissage. Ainsi, le processus (interne au sujet) prend le pas sur la procédure, rigide du modèle comportementaliste. Les conflits socio cognitifs deviennent producteurs d'apprentissage, *"ils conduisent à des progrès cognitifs par obligation de coordination des points de vue et d'actions"* [Joshua, 1993]. Cette approche met l'accent sur le phénomène d'équilibration au cours de laquelle l'étudiant va prendre conscience de son non-savoir. C'est ce qui se passe au sein des groupes lors des travaux dirigés.

Dans la réalisation du mémoire, l'étudiant se retrouve à confronter la pratique à la théorie pour élaborer sa propre démarche. On peut mettre en relation ces deux éléments : écriture et formation. *"L'écriture est formatrice parce qu'elle engage un certain nombre d'opérations ; préfiguration, configuration, re-figuration qui permettent au formé de développer des heuristiques de problématisation et de modélisation"* [Donnadieu, 1998, p. 76]. Ce travail de construction et de confrontation à la théorie permet de prendre conscience des interprétations multiples de la réalité. L'étudiant ne peut plus se couler dans un moule, reproduire un modèle. Il apprend à s'éloigner du rôle prescrit pour se construire [Renetaud, 2000].

Dans la construction d'une identité professionnelle, qui est bien l'objectif des instituts de formation en ergothérapie, deux mécanismes peuvent être mis en jeu :

* *la professionnalité :* c'est lorsque le projet professionnel est intention de se couler, de se mouler dans un personnage que formateurs et formés désignent comme le "cadre" ou les "cadres". Ce modèle de professionnalité se base sur la maîtrise de soi dans la peau d'un personnage qui serait plutôt du côté du contrôle. L'apprentissage, dans ce cas, est sur un mode de conditionnement, behavioriste dans lequel l'étudiant reproduit le modèle.

* *la professionnalisation* est un processus de formation que Reneteaud (2000) définit ainsi : *"la professionnalisation est la nécessaire confrontation de la théorie à la pratique ; c'est la mise en œuvre, en situation professionnelle, de capacités acquises par la formation… C'est un moyen d'apprendre (réflexion sur l'action) dans une situation où le droit à l'erreur ne porte pas à conséquence, de contextualiser des capacités acquises, de réaliser une action professionnelle avec des chances de réussite fortes"*. Il poursuit en disant qu'*"à partir du personnage et en s'éloignant du rôle prescrit, se construit une personne professionnelle dans un processus d'appropriation… L'acteur se fait auteur"*. Deux éléments sont importants à prendre en compte :

- dans ce processus, ce ne sont pas seulement les savoirs qui sont importants ; mais un élément fort est à retenir : la notion du droit à l'erreur que l'on oublierait parfois ;
- c'est un processus qui permet de devenir auteur, c'est-à-dire capable d'inventer sa pratique, de devenir autonome, d'être créatif, adaptable et adapté à toute situation nouvelle. Perrenoud (2002, p.44), insiste sur le fait que la

professionnalisation *"représente le passage de l'application stricte de méthodologies, voire de recettes et de trucs, à la construction de démarches. C'est la capacité de s'orienter par rapport à des objectifs et de résoudre des problèmes complexes et variés"*. La professionnalisation se situe dans le champ des valeurs et induit un modèle d'apprentissage socio constructiviste. C'est l'objectif de la réingénierie du diplôme actuellement en cours.

* *
*

Cette étude est intéressante dans cette période d'évolution de la pratique professionnelle et de réingénierie du diplôme. Elle nous apporte des éléments de réponses sur les contenus à développer et sur les modalités pédagogiques qu'il serait primordial de mettre en place.

"La formation, c'est l'art de comprendre et de se comprendre dans le monde et dans le temps"... "elle est effort de compréhension de soi et de ce soi au monde".

Donnadieu (1998, p. 8)

RÉSUMÉ

Cet article rapporte les résultats d'une enquête réalisée à partir de questionnaires auprès des étudiants en ergothérapie de l'institut de formation en ergothérapie de Montpellier. L'objectif était de connaître les activités que les étudiants réalisaient lors de leurs stages ainsi que les modalités pédagogiques favorisant la construction des compétences. L'étude a concerné 998 stages réalisés entre mai 2007 et avril 2009.

RÉFÉRENCES

DONNADIEU B. 1998. La formation par alternance, coopération herméneutique, Collection En question, Titres 2, Université de Provence, *département sciences de l'éducation, Lambesc, 136 p.* — FOULIN J-N, MOUCHON S. 1998. Psychologie de l'éducation, *Nathan : Paris, 126 p.* — LE BOTERF G. 1995. Développer la compétence des professionnels. *Les éditions d'organisation : Paris, p.15.* — PERRENOUD P. 1999. Gestion de l'imprévu, analyse de l'action et construction de compétences, *Education permanente, n° 140.* — RENETEAUD J. ET AYMAR G. 2000. Construire un parcours individuel de professionnalisation. *La lettre du CEDIP. En lignes, N° 12. pp. 1-4.* — VOISIN C., FAUGÈRE J.P. 1981. Les emplois hospitaliers : une approche économique. *Coll. Sciences économiques. Economica : Paris, 266 p.*

COLLABORATION D'ÉTUDIANTS EN ERGOTHÉRAPIE À DES PROJETS DE PARTICIPATION SOCIALE À AMSTERDAM

R. ZINKSTOK*

L'école d'ergothérapie du Hogeschool van Amsterdam est engagée dans une démarche de changement du programme de formation. Le désir de changer le programme provenait, d'une part, du besoin de prendre en compte les résultats de la recherche en science de l'Activité Humaine et d'autre part, de suivre les changements dans les politiques de soin et d'éducation aux Pays-Bas. Dans cet article, une présentation sera donnée de la manière dont l'école d'ergothérapie d'Amsterdam est engagée dans plusieurs projets communautaires, en particulier dans les communes à population noire d'Amsterdam, et comment ces projets sont positionnés dans le programme de formation.

CHANGEMENTS DANS LES SOINS AUX PAYS-BAS

Aux Pays-Bas, presque 6 % de la population et 12 % des gens âgés de plus de 65 ans vivent dans un état d'isolement social et éprouvent des restrictions de participation. (Hortulanus, Machielse & Meeuwesen (2003), Machielse (2006)).

La participation de tous est une priorité de plusieurs de nos ministères : Education, Culture et Sciences, Affaires Economiques, Affaires Sociales et Emploi (Ministère de VROM, 2007). La politique du gouvernement national est appliquée au niveau régional et communautaire. C'est dans ce cadre que l'université et la haute école d'Amsterdam ont compris que l'enseignement devait répondre davantage aux besoins de la société. Plusieurs services ont été créés par le gouvernement avec l'obligation d'entreprendre des activités qui soutiennent la participation de tous et la cohésion sociale. On vise donc une société inclusive, réduisant les barrières pour ceux qui ont de la peine à participer. Il y a beaucoup d'initiatives pour améliorer le bien-être et les circonstances de vie de différents groupes vulnérables qui vivent dans une certaine forme d'isolement, mais les professionnels de ces organisations semblent souvent ne pas avoir suffisamment de connaissances pour arriver à de bons résultats. Il leur manque des connaissances pour être efficaces quand les problèmes sociaux (comme des situations de chômage, de sans abri, de perte du partenaire...) sont accompagnés par des facteurs personnels limitants (comme le manque de confiance en soi, des sentiments dépressifs, des limitations à cause d'une maladie chronique ou invalidité, etc.).

---

* Membre d'ENOTHE, Ecole d'Ergothérapie du Hogeschool van Amsterdam, Pays-Bas
r.m.zinkstok@hva.nl

Pendant plusieurs années, la réglementation de la santé publique a stimulé une individualisation radicale : chaque citoyen est considéré responsable de sa propre santé et de son bien-être. La nouvelle loi de "soutien social" a l'intention de stimuler l'indépendance et la participation de tous : c'est-à-dire que chaque citoyen doit être capable de participer à la société selon ses propres capacités. Cette politique n'a pas eu de succès partout, surtout pas dans les quartiers où vivent beaucoup de migrants, de gens pauvres, âgés, peu informés, handicapés et souvent exclus du travail et des soins. Bien que la politique contienne de bonnes intentions, en réalité plus d'inégalités sont produites en matière de santé parce que beaucoup de personnes ne savent pas comment accéder aux soins ou ne sont pas capables de chercher la meilleure aide dans leur situation. *"Les personnes à faible niveau d'instruction, faible statut professionnel ou aux faibles revenus, meurent généralement plus jeunes et présentent une prévalence plus élevée pour la plupart des types de problèmes de santé. Par exemple, les inégalités dues à l'origine socio-économique dans les années de vie en bonne santé peuvent atteindre plus de 10 ans pour les hommes et presque 5 ans pour les femmes. On constate des écarts comparables dans la santé entre certains groupes ethniques de migrants et la population en général. Alors que les niveaux globaux de santé se sont améliorés au cours des vingt dernières années, l'écart entre les plus favorisés et les moins favorisés s'est accru dans de nombreux pays."* [1]. 35 % de la population d'Amsterdam est constituée d'immigrants non-occidentaux, la plupart d'entre eux venant du Maroc (10 %), de Turquie (5 %), du Surinam et des Antilles (10 %). 13 % ont plus de 65 ans [2]. Du fait que les immigrants d'origine marocaine ou turque ne sont pas très bien intégrés dans la société néerlandaise, et que ces personnes souffrent plus de maladie et de chômage que la population d'origine néerlandaise, les communes d'Amsterdam réalisent qu'on y constate beaucoup de problèmes sanitaires et sociaux. La profession d'ergothérapeute et l'enseignement en ergothérapie doivent donc répondre aussi aux besoins de cette partie de la population.

LES EFFETS DES CHANGEMENTS SUR L'ERGOTHÉRAPIE

Du fait de la nouvelle loi WMO, la loi de "support social", et des conséquences de la politique pour l'externalisation des soins, l'ergothérapie est obligée de quitter les hôpitaux, les cliniques et les centres de réadaptation. Les ergothérapeutes sont obligés d'aller vers des endroits où l'on constate des restrictions de participation : au domicile des personnes âgées, handicapées ou malades chroniques, dans les endroits où l'on travaille, les écoles, l'utilisation de moyens de transport, et dans les endroits où l'on fait des activités bénévoles et des loisirs. Mais en même temps, on voit que ni l'organisation des soins, ni l'enseignement dans les écoles d'ergothérapie, ne sont suffisamment équipés pour accompagner ces changements qui s'accomplissent rapidement. Les ergothérapeutes aux Pays-Bas ont des difficultés à répondre à la question de la reconnaissance de l'ergothérapie par la société hors des hôpitaux et des centres de réadaptation, comme une discipline paramédicale qui opère à la frontière du soin et du bien-être et qui aide les gens à trouver des solutions pour leurs besoins de participation. Puisque le contexte de l'ergothérapie change, l'ergothérapie elle-même doit aussi évoluer. Ces changements ne sont pas exclusifs des Pays-Bas. Dans les pays anglo-saxons comme l'Australie, l'Angleterre et le Canada, les ergothérapeutes sont déjà souvent engagés dans des projets communautaires et sont bien en avance dans leur exploitation de la science de l'Activité Humaine.

Afin de correspondre aux demandes du renouvellement de la structure des soins, l'école d'ergothérapie d'Amsterdam a remarqué que le programme de formation était trop fondé sur le discours médical. C'est-à-dire que le programme repose sur un discours bâti sur la relation unique entre le thérapeute et le malade, sur le pouvoir et l'expertise du côté du thérapeute, sur l'idée que l'ergothérapeute doit intervenir au niveau individuel et dans un contexte médical plutôt que d'intervenir au niveau méso ou macro dans un contexte social. En considérant les changements dans notre société et le nombre de groupes sociaux qui ont le plus besoin de stratégies de protection et d'inclusion sociale, il faut constater que le programme de formation ne correspond plus à l'actualité car les besoins des clients ne doivent plus être envisagés seulement dans les hôpitaux et les centres de réadaptation, mais dans les circonstances où ils vivent, se déplacent, travaillent, étudient etc.

L'OBJECTIF DES PROJETS COMMUNAUTAIRES

Aux Pays-Bas, le nombre d'enfants qui ne mangent pas le matin avant d'aller à l'école augmente. D'après une recherche de la littérature, nos étudiants ont trouvé des preuves scientifiques que la faim a des conséquences négatives sur la concentration à l'école et sur la santé de l'enfant en général. En outre, les enfants qui ne prennent pas de petit déjeuner sont plus sensibles à l'obésité. C'est une question à laquelle il n'est pas facile de répondre : comment analyser et changer ce type de comportement ? D'ailleurs, de qui le comportement devrait-il changer ? Des enfants ? Des parents responsables ? Des instituteurs qui pourraient influencer les parents ? C'est un exemple d'une question qui demande une approche intégrant les enfants et les adultes qui entourent les enfants. Pour avoir des résultats, toutes les parties prenantes doivent être engagées. Au moment où cet article est écrit, les étudiants sont en train d'élaborer leur stratégie. Ils se sont mis en contact avec un restaurant du quartier, subventionné par la commune d'Amsterdam, afin de répondre aux besoins de gens isolés socialement. Les étudiants cherchent la collaboration avec ce restaurant pour y organiser des petits déjeuners pour des classes d'écoles primaires, les instituteurs et les parents des enfants. Il veulent y servir un bon petit déjeuner mais ils veulent surtout donner de l'information sur l'importance d'un bon petit déjeuner et les effets sur le fonctionnement des enfants quand on saute ce repas. Ainsi, on essaie d'influencer toute la communauté pour que toute personne engagée soit capable de prendre ses responsabilités.

La Charte d'Ottawa pour la promotion de la santé [3] est considérée comme point de départ pour les projets communautaires de nos étudiants. Dans les projets communautaires, on essaie de relier la connaissance de l'ergothérapie à la connaissance de la promotion de la santé en développement communautaire. Cela veut dire que les stratégies suivies sont fondées sur plusieurs cadres théoriques. Les stratégies qu'on développe sont toujours le résultat d'une analyse approfondie de la problématique de la participation en collaboration avec les partenaires associés. Les stratégies se concentrent sur les personnes qui éprouvent des barrières dans leurs tentatives de participation à la société. Elles peuvent contenir des actions de prévention, des actions visant à l'autonomisation et des actions visant le renforcement des capacités des organisations ou des habitants de la communauté. Le but des projets est toujours d'augmenter les possibilités de participation dans des activités signifiantes et significatives des communautés et des personnes qui y vivent, se déplacent ou travaillent, là où les enfants jouent et vont à l'école. La méthode qu'on essaie de suivre est une méthode qui renforce les personnes vulnérables et les partenaires pour améliorer les activités quotidiennes. Les ergothérapeutes sont des experts pour la réalisation des activités quotidiennes qu'on voudrait et devrait faire pour optimiser sa participation à la société (Townsend & Polatajko, 2007, Whiteford, 2004). Par ces projets, on essaie de promouvoir l'importance pour chaque citoyen d'être engagé dans des activités quotidiennes signifiantes et significatives. Comme cela, on essaie d'aider à la prévention de l'isolement social et d'une vie nuisible pour la santé. Les projets se déroulent en collaboration avec plusieurs partenaires intéressés pour essayer de réduire les inégalités en matière de santé.

L'exemple suivant est un projet dans les écoles primaires du quartier "De Baarsjes", un des quartiers "noirs" d'Amsterdam où vivent beaucoup d'immigrants de Turquie et du Maroc. L'administration du quartier a demandé à notre école de développer des programmes de soutien pour aider les écoles primaires à faciliter la participation des enfants et améliorer leurs capacités fonctionnelles. Dans ce cadre, il faut d'abord expliquer la situation néerlandaise. Aux Pays-Bas, les écoles primaires sont obligées de suivre une politique d'inclusion. Les écoles doivent donner des chances égales à chaque enfant et éviter que certains enfants ne puissent pas s'insérer. Aux Pays-Bas, il y a toujours beaucoup d'écoles spécialisées, c'est-à-dire des écoles pour des enfants handicapés ou avec des restrictions physiques ou mentales. A cause de la politique d'inclusion, beaucoup d'écoles primaires sont confrontées à des élèves qui ne sont pas capables de participer à plusieurs titres et qui ont, par exemple, des difficultés à apprendre à écrire, à s'habiller après des leçons de gymnastique, à se concentrer etc. Les étudiants en ergothérapie travaillent en binôme dans les écoles pendant 10 ou 20 semaines et reçoivent des cours théoriques et des connaissances spécifiques pour les accompagner.

Les étudiants ont suivi une stratégie prudente dans les écoles afin d'éviter de provoquer de la résistance de la part des personnes. L'essence de la méthode de développement communautaire est que les parties prenantes soient engagées dès le début du projet. Ainsi, les étudiants ont commencé par faire des observations dans les classes, juste pour voir ce qu'il s'y passe, pour observer comment fonctionnent les enfants dans la classe mais aussi comment fonctionnent les instituteurs dans les situations où les enfants se trouvent confrontés à des obstacles qui les empêchent de participer comme il le faudrait. Pas à pas, les étudiants ont été acceptés par les instituteurs et petit à petit, ils ont commencé à partager leurs observations et à analyser ensemble les problèmes qu'ils observaient.

Une des observations que les étudiants ont faites concernait la hauteur du mobilier pour les élèves. Il apparaît que beaucoup d'enfants ne sont pas bien assis sur une chaise et à une table adaptée à leur taille. A l'université de Delft, un groupe de recherche a développé une méthode facile et simple, mais très efficace. La méthode s'appelle "Peter de onderbeenmeter" ; en Français, on dirait : "Pierrot Couleur prend la mesure des jambes" (Voorbij, Mertens, Jeene, Molenbroek & Notenboom 2008), avec laquelle les enfants peuvent prendre leur mesure eux-mêmes. Ils mesurent la taille de leurs jambes et ensuite catégorisent leur taille en choisissant une des sept couleurs qui convient à la longueur de la jambe. Chaque taille correspond à une couleur différente. Ensuite, ils choisissent les meubles adaptés à leur taille en cherchant la bonne couleur qui est marquée aux pieds des chaises et des tables. Pendant le printemps 2009, les étudiants en ergothérapie ont mis en œuvre cette méthode dans toutes les écoles qui participent au projet. La plus-value de ce projet est que la méthode demande peu de travail aux instituteurs parce que les enfants peuvent se débrouiller tout-à-fait par eux-mêmes après avoir reçu les bonnes instructions. Dans cette situation, les étudiants ont cherché des alliances avec les directeurs des écoles, les instituteurs et les enfants pour faire réussir le projet. Dans ce cadre, ils ont eu l'occasion d'informer, lors d'une rencontre, les instituteurs de toutes les écoles primaires du quartier.

Dans ce genre de projets, généralement il n'y a pas de médecin ayant constaté les maladies ou invalidités, ni de médecin ayant demandé l'aide d'un ergothérapeute. Beaucoup de professionnels se rendent compte que les gens qu'ils rencontrent ont souvent des questions non formulées concernant les problèmes liés à l'activité, sans que les spécialistes dans ce domaine, les ergothérapeutes, soient consultés. On le remarque sur les écoles primaires, mais aussi dans beaucoup d'autres services de la commune. On pourrait dire qu'il y a des "niches" pour l'ergothérapie dans l'organisation de la santé publique et que ces niches doivent être découvertes. Dans les projets communautaires, c'est l'école d'ergothérapie (professeurs et étudiants) qui est donc devenu entrepreneur après avoir constaté des "niches" dans les soins publics et qui a présenté les possibilités de l'ergothérapie en expliquant le rôle des ergothérapeutes et la valeur ajoutée que l'ergothérapie pourrait créer.

CHANGER LE PROGRAMME DE FORMATION

L'orientation spécifique de l'ergothérapie est de contribuer à rendre possible la participation de chaque personne. Les étudiants en ergothérapie, cependant, sont surtout formés comme des professionnels capables de fonctionner dans les soins hospitaliers. Ils sont insuffisamment formés pour pouvoir répondre aux besoins actuels de la société. C'est inquiétant, parce que partout dans le monde, les ergothérapeutes reconnaissent l'intérêt de projets communautaires comme une manière d'améliorer la santé, le bien-être et la participation (Laucker, Pentland & Paterson, 2007). On doit réaliser que l'engagement dans des projets communautaires est un domaine de travail qui gagne de l'ampleur, qui est reconnu par l'Organisation Mondiale de la Santé et par les autorités du monde de l'ergothérapie et qui est fondé sur des résultats de recherche. (Christiansen & Townsend 2004, Townsend & Polatajko 2007, Hoppes, & Hellman 2007, Willcock 2006, Harrison & Sellers 2007). Selon la littérature, il faut bien préparer les étudiants à suivre des stratégies complexes comme indiqué dessus, mais c'est une tâche difficile. Il y a plusieurs raisons à cela :

1) Appliquer les principes de l'ergothérapie demande des compétences pour transférer les connaissances de l'activité humaine vers le domaine de projets communautaires tout en évitant d'y prendre une position hiérarchique et un rôle d'expert (Christiansen, Baum, Bass-Haugen 2004) ;

2) Comprendre et appliquer des modèles différents au niveau communautaire demande une connaissance des sciences sociales et de disciplines qui ne sont pas habituellement enseignées dans les programmes de formation en ergothérapie (Hoppes, & Hellman, 2007) ;

3) Les étudiants et les professeurs remarquent que l'engagement dans la communauté crée souvent des obstacles au développement d'aptitudes à l'argumentation clinique (Friedland, Polatajko & Gage, 2001) ;

4) L'attitude pour collaborer et axer sur demande son rôle d'expert est difficile, bien que les étudiants apprennent à penser et à agir selon le point de vue du client (Cohn, Dooley, & Simmons, 2001) ;

5) Travailler dans des projets communautaires demande des aptitudes à la démarche de projets (Cohn, Dooley, & Simmons, 2001) ;

6) La conscience personnelle des étudiants et des professeurs n'est pas adaptée aux exigences du travail au niveau méso et macro (Hoppes & Hellman, 2007) ;

7) Les professeurs n'ont pas la formation suffisante pour être capables d'appliquer la science de l'Activité Humaine et la justice occupationnelle (Mulholland & Derdall, 2005).

Les hautes écoles d'ergothérapie néerlandaises ont pris la décision d'adopter la description des compétences de TUNING (Tuning Occupational Therapy, 2008) pour un nouveau programme de formation. Dans cette liste, on trouve plus de possibilités pour formuler les compétences nécessaires et les bonnes directions pour développer un nouveau programme qui puisse permettre aux étudiants de développer les compétences suivantes :

- s'engager dans de nouveaux domaines de soins publics et de bien-être ;
- expliquer la valeur ajoutée de l'ergothérapie aux professionnels qui n'ont pas de connaissances sur l'ergothérapie ;
- développer des interventions et des stratégies nouvelles pour contribuer aux objectifs du gouvernement ;
- montrer la valeur ajoutée de l'ergothérapie aux personnes dans les endroits où les gens vivent, se déplacent, travaillent, vont à l'école, etc.

ACTIONS AU NIVEAU DU PROGRAMME DE FORMATION

L'ergothérapie est une profession de la santé qui vise à promouvoir la santé et le bien-être par l'activité. L'objectif principal de l'ergothérapie est de donner à chacun la possibilité de prendre part aux activités quotidiennes. Les ergothérapeutes reçoivent une formation étendue leur donnant des connaissances et les compétences pour travailler avec des personnes de tout âge, présentant des déficits corporels ou fonctionnels et confrontées à des obstacles empêchant leur participation. Ces obstacles peuvent résulter d'une lésion de la structure corporelle, d'un changement des capacités fonctionnelles ou de *barrières sociales et environnementales* (Définition adapté de la définition de la WFOT, la Fédération mondiale des ergothérapeutes, 2004).

L'ergothérapie est l'art et la science de faciliter la participation à la vie quotidienne, et ce à travers l'activité ; l'habilitation des gens à effectuer les occupations qui favorisent la santé et le bien-être et la promotion d'une société juste et n'excluant personne afin que tous puissent participer de leur plein potentiel aux activités quotidiennes de la vie (Définition adaptée de la Prise de position de l'ACE, l'Association Canadienne des Ergothérapeutes, 2008).

Voilà les raisons qui nous font changer le programme de formation. L'Hogeschool van Amsterdam abrite le bureau d'ENOTHE, donc l'école était bien au courant des développements internationaux. Il était inévitable de constater que le programme de formation néglige trop les interventions dans le domaine social et que le renouvellement des soins de santé impose vraiment une autre direction pour l'enseignement. De plus, nous nous sommes dits que les ergothérapeutes aux Pays-

Bas ne devaient pas négliger plus longtemps les mécanismes qui excluent tant de gens de la participation aux activités significatives. Le changement voulu consistait à élaborer un programme de formation dans lequel les étudiants puissent développer des compétences à répondre aux besoins individuels et aux besoins de populations vulnérables afin de rendre possible l'égalité d'accès aux services et aux activités significatives. L'école a nommé une commission responsable pour établir le nouveau programme. La commission a formulé une nouvelle vision de l'enseignement et de la profession d'ergothérapie. Cette vision est partiellement fondée sur l'ergothérapie canadienne et partiellement sur les principes de TUNING.

LE COURS D'"ERGOTHÉRAPIE EN PROJETS COMMUNAUTAIRES" (EPC)

La municipalité d'une commune d'Amsterdam a fait des évaluations sur le fonctionnement de ses citoyens. On a remarqué que les personnes susceptibles de se présenter dans les services d'orientation vers les soins de santé n'y viennent pas. Ces personnes attendues concernent surtout les personnes âgées de plus de 55 ans et d'origine marocaine et turque. L'administration a demandé à notre école de faire des recherches. Les étudiants font ces recherches pour analyser l'environnement social dans la commune et pour analyser la communication entre l'administration et les habitants [4]. Les services devraient être bien accessibles, mais est-ce que les services le sont en vérité ? Et quels sont les besoins des habitants à cet égard ? Est-ce que les services de soin et de support social sont connus et sinon, pourquoi ne le sont-ils pas ? Dans ce projet, les étudiants travaillent en collaboration avec des étudiants en droit. Du fait que les étudiants suivent une stratégie fondée sur la connaissance du développement communautaire et de la promotion de santé, ils analyseront les obstacles trouvés en collaboration avec les partenaires et les populations spécifiques de la commune, afin de développer une stratégie qui vise à renforcer les capacités des personnes et des organisations participantes pour que les personnes ciblées puissent prendre part aux activités quotidiennes de la commune sans exclusion.

Ce genre de projet forme la base d'un programme de formation réaménagé. Nous avons décidé de mettre en place un cours basé sur une méthode didactique où les étudiants sont actifs dans les communautés d'Amsterdam ou ailleurs dans les Pays-Bas, et sont en même temps actifs à l'école d'ergothérapie pour développer des connaissances et des compétences. Le cours EPC est destiné aux étudiants de la troisième année de formation et correspond à 280-420 heures d'étude (10 à 15 ECTS). Depuis déjà plus d'un an, nous avons préparé ce cours par des contacts avec plusieurs autorités municipales pour y chercher des commanditaires. Le résultat de ces actions est que notre école est engagée dans plusieurs projets ayant pour objectif de développer la participation de tous dans les communes. Il nous faut beaucoup de projets car notre école a environ 100 étudiants par promotion. Les exemples de projets mis en œuvre par notre école sont souvent soutenus par la commune d'Amsterdam et prennent tous en charge les personnes vulnérables et leur entourage afin d'acquérir plus de contrôle sur leur santé. Mais nous essayons aussi de trouver d'autres "niches", des endroits où une population ne vit pas dans une situation de justice occupationnelle. Ceci par exemple est le cas pour des demandeurs d'emploi qui vivent dans des centres spéciaux.

Dans la partie théorique du cours, certains sujets auront une place pour pouvoir répondre au besoin de développement des compétences des étudiants en ergothérapie afin d'être capables d'entreprendre en tant qu'ergothérapeutes. Pour cela, il est important que les étudiants développent une attitude et des aptitudes qui leur permettent d'analyser les problèmes de participation dans les communautés, de chercher des ressources matérielles et financières pour leurs services, de faire connaître l'importance de la participation de tous à des activités aux services qui offrent des soins à domicile et à la communauté, d'établir des partenariats avec des parties prenantes afin de promouvoir l'accessibilité des soins et des services publics dans la communauté, comme des écoles, des offices publics, des magasins, etc., surtout pour les gens les plus vulnérables.

* *
*

Le changement du programme a des conséquences aussi pour les professeurs de notre école, parce que d'autres sujets deviennent beaucoup plus importants qu'avant : la connaissance de la sociologie, de la démarche de projet, de techniques de marketing, de méthodes et techniques de recherche, etc. En plus, le développement des interventions ergothérapiques qui sont efficaces dans les communautés demande une autre vision de la part de la profession, puisque ces interventions ne sont pas dirigées vers une seule personne, mais vers les éléments responsables qui empêchent des personnes spécifiques de prendre part aux activités quotidiennes dans la communauté.

RÉSUMÉ

Cet article a exposé comment aux Pays-Bas les changements dans les soins ont des effets sur l'ergothérapie et sur l'enseignement en ergothérapie. Les changements obligent les ergothérapeutes à devenir des entrepreneurs dans des domaines où on n'a pas connaissance de cette profession. Et les changements obligent les écoles d'ergothérapie à faire des adaptations profondes de leur programme de formation. Les ergothérapeutes doivent acquérir un autre langage, sans d'ailleurs quitter le discours médical qui a dominé l'ergothérapie dans les Pays-Bas. Pour cette adaptation, on cherche et on trouve des bons exemples dans le monde, surtout au Canada et en Australie, mais aussi en Europe de l'Est, où les ergothérapeutes travaillent plus souvent dans des communautés hors des cliniques et centres de réadaptation. Le changement le plus important concerne la transformation d'une ergothérapie médicale vers une ergothérapie médico-sociale. Pour pouvoir fonctionner comme ergothérapeute dans les communautés, les professeurs et les étudiants doivent développer des compétences à entreprendre, à bâtir des formes de collaboration, à fonctionner en projets multidisciplinaires et à faire des recherches, car les projets sont toujours initiés par une recherche des faits qui influencent le niveau de participation et par une bonne analyse de ces faits avant d'arriver à une définition commune des problèmes de participation.

Références

ART B., DEROO L., MAESENEER J. de. 2007 'Towards Unity for Health Utilising Community-Oriented Primary Care in Education and Practice'. *Education for Health: Change in Learning & Practice (EDUC HEALTH), 2007 Aug; 20(2).* — CHRISTIANSEN C.H. & TOWNSEND E.A. 2004. Introduction to occupation, the art and science of living, *New Jersey: Prentice Hall.* — CHRISTIANSEN C., BAUM C.M., BASS-HAUGEN J. 2004 Occupational Therapy: *Performance, Participation, and Well-Being, SLACK Incorporated.* — FRIEDLAND J, POLATAJKO H, GAGE M. 2001. Expanding the boundaries of occupational therapy practice through student fieldwork experiences: description of a provincially-funded community development project. *Canadian Journal of Occupational Therapy, 68, 301-309.* — HARRISON D., SELLERS A. 2007. Occupation for mental health and social inclusion. *British Journal of Occupational Therapy, 70(12), pp. 534-536.* — HOPPES S., & HELLMAN C.M. 2007. Understanding occupational therapy students' attitudes, intentions, and behaviors regarding community service. *American Journal of Occupational Therapy, 61, 527-534.* — HORTULANUS, R., MACHIELSE A. & L. MEEUWESEN 2003. Sociaal isolement. Een studie over sociale contacten en sociaal isolement in Nederland. *Den Haag: Elsevier Overheid.* — COHN E., DOOLEY N. & SIMMONS L. 2001. Collaborative learning applied to fieldwork education. *Occupational Therapy in Health Care, 15(1/2), 69-83.* — LAUCKNER H., PENTLAND W., PATERSON M. 2007. Exploring occupational therapists' understanding of and uxperiences in community development. *Canadian Journal of Occupational Therapy. 74, 314-325.* — MACHIELSE A. 2006. Onkundig en onaangepast. Een theoretisch perspectief op sociaal isolement. *Utrecht: Jan van Arkel.*

MULHOLLAND S., DERDALL M. 2005. Strategy for supervising occupational therapy students at community sites. *Occupational Therapy International 12(1), 28-43, © Whurr Publishers LtdA.* — TUNING PROJECT. 2008. Reference Points for the Design and Delivery of Degree Programmes in Occupational Therapy. *TUNING project, University Deusto, Bilbao.* — TOWNSEND, E. A., COCKBURN, L., LETTS, L., THIBEAULT, R. & TRENTHAM B. 2007. Enabling social change. In Townsend, E.A. & Polatajko H.J. 2007. Enabling occupation II: Advancing an occupational therapy vision for health, well-being, & justice through occupation. *Ottawa: CAOT Publications ACE.* — VOORBIJ L., MERTENS L., JEENE B.G., MOLENBROEK J., NOTENBOOM M. 2008 Schoolmeubilair, hoe zit dat? *TU Delft.* — VROM 2007. Sociaal geïsoleerden en Ruimte voor Contact-projecten, Kwalitatieve deelstudie, Rapport d'une recherche commandé par le ministère VROM. — WHITEFORD G. 2004 Occupation and practice in context: professional, sociocultural and political perspectives, *Elsevier Australia.* — WILLCOCK A. 2006 An occupational perspective of health, *Slack Incorporated.*

Remarques et liaisons internet

[1] Document de consultation, Action de l'UE pour réduire les inégalités en matière de santé. 2009. (http://ec.europa.eu/health/ph_determinants/socio_economics/cons_inequalities_en.htm)

[2] Source: www.stadstat.osamsterdam.nl, avril 2009

[3] Ottawa Charter for Health Promotion, 2004 : "La promotion de la santé est le processus permettant aux personnes d'accroître le contrôle, et d'améliorer leur santé. Pour atteindre un état complet de bien-être physique, mental et social, un individu ou la groupe doit être capable d'identifier et de réaliser les aspirations, de satisfaire les besoins, et de modifier l'environnement. La santé est donc perçue comme une ressource pour la vie quotidienne, et non pas le but de la vie. La santé est un concept positif mettant en valeur les ressources sociales et individuelles, ainsi que les capacités physiques. Par conséquent, la promotion de la santé n'est pas seulement la responsabilité de la secteur de la santé mais va au-delà, et concerne aussi la mode de vie sain et le bien-être."

[4] Dans l'article "Towards Unity for Health Utilising Community-Oriented Primary Care in Education and Practice". Education for Health: Change in Learning & Practice (EDUC HEALTH), les auteurs Art, Deroo et Maeseneer, (2007) présentent un schéma bien clair du processus d'un projet communautaire.

LA FORMATION PARTICIPATIVE À TRAVERS LA CONDUITE DE PROJET EN INSTITUT DE FORMATION EN ERGOTHÉRAPIE DE BORDEAUX

J.-M. CAIRE*, J.-L. SAGAN**

Aujourd'hui en France, la formation initiale pour les professionnels de santé et, entre autre, pour les ergothérapeutes est en pleine mutation. Depuis le programme officiel de 1990 qui régit la formation des ergothérapeutes, le paysage de la santé s'est largement transformé avec de nouveaux modèles comme la CIF, les concepts sur les représentations du handicap, mais aussi au niveau législatif avec la loi de février 2005. La pratique a vu aussi une évolution avec la prise en compte de la réadaptation, les nouvelles technologies, de nouveaux secteurs comme l'expertise du handicap ou le domaine de l'exercice libéral en France (Caire, 2008). Acquérir des compétences en lien avec les besoins des usagers est un objectif prioritaire pour la formation avec une recherche continuelle d'harmonisation dans la communauté Européenne. Ces changements dans le domaine de la santé en France nous poussent, en formation initiale, à anticiper les modifications de l'exercice de l'ergothérapie, d'où une nécessaire transformation de la formation des professionnels (Hernandez H., 2008).

Dans ce processus d'apprentissage de nouvelles compétences, la conduite de projet est une séquence pédagogique qui est suivie par les étudiants de deuxième année en ergothérapie à Bordeaux pendant une année et qui donne lieu à l'élaboration écrite d'un document de travail réalisé en groupe. Nous exposerons dans notre écrit en quoi la conduite de projet peut être un moyen d'engager l'étudiant ergothérapeute dans une démarche professionnalisante et autonomisante.

LA CONDUITE DE PROJET COMME UN OUTIL PROFESSIONNALISANT

"Un sujet humain transforme par son projet le savoir en connaissance"
(Ardoino J., 2000, p. 21)

L'APPROCHE CONCEPTUELLE DE LA CONDUITE DE PROJET : UNE AUTONOMIE APPRENANTE :

La démarche de projet est souvent rattachée au modèle de la maîtrise comme le décrit Bloom (Morandi F., 2001). Il s'appuie sur une méthodologie qui repose sur trois principes : un programme d'enseignement précisé par des objectifs principaux

* Responsable de formation, Master II recherche et professionnel Sciences de l'éducation.
** Moniteur d'atelier – Institut de formation en Ergothérapie, CHU Pellegrin, Rue Francisco Ferrer - 33076 Bordeaux

clairement présentés à l'étudiant, les critères de maîtrise sont arrêtés et non modifiables, l'enseignement commence de façon collective et se différentie en fonction de l'avancée des étudiants. L'étudiant est informé régulièrement de l'état d'avancé du projet. *"La pédagogie de maîtrise, au-delà des pédagogies nouvelles, a contribué à placer définitivement l'élève au centre du système pédagogique (loi de 1989) et la gestion du système comme dimension pédagogique"* (Morandi F., 2001, p 91).

Ce système de pilotage est nécessaire pour organiser les savoirs et les interroger pour évoluer dans le travail réflexif. La méthodologie de recherche documentaire ou bibliographique sur Internet est un exemple de l'impact bénéfique du modèle de maîtrise sur l'ouverture vers une connaissance universelle. Pierre Lévy décrit l'apparition de l'intelligence collective qui influence notre mode de pensée et d'action (Lévy P., 1995). Cependant la limite de ce modèle peut se trouver dans un idéal de contrôle, de maîtrise de la complexité qui est par définition impossible. L'anticipation ne veut pas dire tout prévoir mais bien plus entraîner sa capacité à s'adapter, à se réguler en fonction de soi et de son environnement tout en sachant décrypter les messages et se les approprier. Le pilotage se fait avec une place privilégiée pour l'information. *"L'information tient ici une place stratégique, dans le principe d'un savoir à construire d'une recherche signifiante."* (Morandi F., 2001, p. 111). Il s'agit donc d'aller vers une didactique qui va favoriser la prise de responsabilité, de décision et une autonomie dans la gestion d'apprentissages différents en associant *"des apprentissages expérientiels sur le terrain et des apprentissages formalisés en situation d'enseignement"* (Geay A., 1998, p. 50). Franc Morandi parle d'autonomie apprenante. L'individu utilise les savoirs acquis à la lumière d'une question qui lui est propre et qui va solliciter son intérêt et le mobiliser pour chercher lui-même des informations et pour déterminer les ressources qui vont lui permettre d'avancer. *"L'autonomie suppose la référence au monde et aux autres et donc la responsabilité. [...] L'autonomie est donc faite d'oscillation entre l'interne et l'externe"* (Geay A., 1998, p 99), entre auto-référence et hétéro-référence. Le référentiel de soi comme le nomme Dubet permet d'entrer en résonance avec sa propre expérience (Dubet F., 1994) et permet d'apporter du sens à l'apprentissage programmé dans la formation.

LE SENS DU PROJET

Le projet est défini par Boutinet comme "un enjeu existentiel" (Boutinet J.-P., 1992, p. 275). Le projet est lié à l'histoire personnelle de celui qui le construit, l'acteur. Le facteur psychologique du moment de l'acteur du projet le pousse dans ses retranchements pour lui permettre de fonder avec suffisamment de clarté les raisons qu'il a de réfléchir sur le projet. Pour aider à orienter et donner du sens au projet, il existe une autre dimension de type méthodologique. Le projet est rattaché à une théorie de l'action. *"Les liens qui unissent projet et action sont étroits dans la mesure où anticipation et réalisation apparaissent dans l'ordre humain inséparables"* (Boutinet J.-P., p. 276). Un projet d'intervention est un processus d'action, construit à partir d'un diagnostic de situation, du choix d'objectifs cohérents par rapport à cette situation et de différents moyens à mettre en œuvre. Ces actions articulées entre elles visent à résoudre le problème, les résultats sont mesurables et programmés dans le temps. L'élaboration est collective tout comme son objet. Le projet a par rapport à l'action deux fonctions principales : une symbolique grâce à son anticipation, l'action à venir, lui donne du sens et une opératoire avec une mise en cohérence par anticipation des différents aspects de l'action. Dans le contexte de la formation, la conduite de projet serait un des moyens de s'approprier les savoirs disciplinaires dispensés durant la période d'apprentissage. Nous sommes bien dans une dynamique de compréhension, du mot comprendre c'est-à-dire "prendre avec soi", s'approprier les apprentissages didactiques disciplinaires nécessaires à la prise de distance et au sens critique qu'il va falloir développer lors de la construction du projet. L'étudiant va être dans un processus où il est impliqué dans un collectif pour une même finalité, aboutir à l'écrit d'un dossier. Nous ne sommes donc pas dans un travail de projet dont la thématique serait programmée par l'enseignant mais dans une modalité où le groupe d'étudiants en ergothérapie va devoir élaborer la problématique. Comme le souligne Donnadieu dans "les théories de l'apprentissage", *"la compréhension est une démarche qui prend en compte l'implication du sujet dans les situations"* (Donnadieu B., Genthon M., Vial M., 1998, p 21).

L'implication est liée à des notions d'interaction, de carrefour. L'implication permet de passer de l'acteur à l'auteur en reconnaissant sa dimension personnelle. Il s'agit bien à la fois de s'engager dans la production et d'avoir une attitude réflexive individuelle et en groupe pour assurer la co-construction du projet. Le sujet est sollicité mais devient aussi sollicitant pour chercher l'information qui permet de construire le projet (Morandi F., 2001). L'engagement est lié à l'autorisation en tant que capacité à s'autoriser et donc prendre des responsabilités vis-à-vis des autres. L'intérêt du projet est qu'il s'inscrit dans une réalité en lien avec la situation et les préoccupations actuelles de la santé.

La conduite de projet dans le contexte de l'enseignement auprès des étudiants en ergothérapie est un système pédagogique qui va lier l'organisé et l'organisant de manière active. Nous pouvons retrouver un mode d'intégration entre les logiques personnelles de l'étudiant et collectives du groupe qui travaille le projet et une intervention par rapport au savoir dispensé durant l'année.

VERS UNE PÉDAGOGIE DE GROUPE

La conduite de projet comme d'autres dossiers durant l'année, s'inscrit dans une pédagogie que l'on pourrait nommer de groupe. Il existe une appartenance à un même corps (les étudiants en ergothérapie) tout en préservant l'identité individuelle. Dans le groupe, il existe une identité relationnelle pour soi, nous gardons une attitude individualiste au sein du groupe de travail qui nous met dans une dynamique de réalisation d'objectifs personnels. Même si nous nous inscrivons dans une appartenance collective, les initiatives sont utilisées pour son propre compte. Notre action doit être gratifiante pour soi et donc faire coïncider au mieux nos finalités individuelles avec celles du groupe. Ce groupe de travail peut s'apparenter à une équipe de professionnels réunie pour un projet. Pour que le groupe devienne "équipe", il doit constituer une structure plurielle, changeante. L'équipe se différentie du groupe par le fait même qu'il y a cette exigence du travail, *"c'est la convergence des efforts et travaux personnels pour la réalisation d'une tâche commune unique qui caractérise l'action d'équipe"* (Mucchielli R., 1975, p 9).

Nous abordons ici la dimension coopérative des apprentissages. Dans cette situation, il y a une prise de conscience de la responsabilité de chacun, du rôle de chacun et des objectifs communs. Nous devons considérer la personne en face comme un partenaire. Etymologiquement le mot "partenaire" est emprunté à l'anglais *"partner, altération, par croisement avec part "parti"*, [...] parcenier "associé". Il y a donc une part à *"La relation humaine suppose l'altérité. L'altérité est essen-*

tielle entre les partenaires du face-à-face pour exister en tant que personnes séparées et différentes. Elle est la condition de la prise de conscience de soi et celle d'autrui" (Chappuis R., 1986, p. 7). Cette notion inclut le partage mais aussi la confrontation et la négociation. Parler de pédagogie de groupe nous place dans la conception d'interdépendance entre tous les acteurs du projet. Le groupe est aussi un outil de construction des savoirs à travers le conflit socio-cognitif : *"l'idée d'un conflit socio-cognitif comme processus par lequel s'actualiserait le développement cognitif relève d'une conception à la fois interactionniste et constructiviste : c'est en effet à partir d'expériences cumulatives et progressives que les sujets élaborent des instruments cognitifs nouveaux [...] Le progrès cognitif [...] serait surtout suscité par la nécessité de coordonner des centrations opposées dans une action commune."* (Doise W., Mugny G., 2002, p. 79). La professionnalisation est un processus de formation que définit Reneteaud ainsi : *"la professionnalisation est la nécessaire confrontation de la théorie à la pratique ; c'est la mise en œuvre, en situation professionnelle, de capacités acquises par la formation... C'est un moyen d'apprendre (réflexion sur l'action) dans une situation où le droit à l'erreur ne porte pas à conséquence, de contextualiser des capacités acquises, de réaliser une action professionnelle avec des chances de réussite fortes"* (Reneteaud J., Aymar G., 2000).

Lorsque nous parlons de confrontation, nous pouvons faire référence à ce nécessaire désordre qui constitue la force motrice de la personne en changement ou de l'"ordre par le bruit" de Von Foerster et repris entre autre par Dupuy (Melese J., 1979). Le désordre est perçu ici comme une source de remise en question, donc de mouvement. Edgar Morin parle de ce désordre comme l'un des constituants de l'ordre social en provoquant la diversité, la variété, la souplesse (Morin E., 1973). Le désordre, pour peu qu'il ne reste pas uniquement à ce stade-là, peut être l'expression du système encore vivant, la représentation de l'interlocuteur présent.

LA RÉALISATION DES PROJETS : UNE INTERACTION PARTICIPATIVE DANS LE PAYSAGE DE LA SANTÉ

LA MÉTHODOLOGIE DE CONDUITE DE PROJET À BORDEAUX

La question semble bien de percevoir l'impact de la conduite de projet dans le travail de l'étudiant ergothérapeute sur lui-même en relation avec les autres et son environnement. Ainsi *"on lève la tête du savoir disciplinaire "donné", on travaille la recombinaison des savoirs, on évalue les contenus qui circulent, on cherche le sens pour soi."* (Donnadieu B., Genthon M., Vial M., 1998, p. 111).

En quoi la conduite de projet est-elle une situation d'apprentissage dans le contexte de la formation de santé ? Est-ce que cette forme de processus est réellement un moyen de s'approprier les savoirs pour se construire une identité professionnelle et dans quelle mesure peut-elle l'être ?

Comme nous avons pu le voir, dans le cadre de la formation, la conduite de projet est une entreprise collective gérée par le groupe d'étudiants qui va s'orienter vers une production concrète en lien avec l'exercice professionnel. La démarche est supervisée par les formateurs responsables du module. Les enjeux d'une telle démarche sont la mise en cohérence de l'action des professionnels de santé en lien avec les besoins de la population et avec les exigences organisationnelles et institutionnelles. Le projet devient ainsi un outil de décision (opératoire) mais aussi de représentation (symbolique).

Dans une perspective professionnelle et après avoir eu une présentation des principes de la conduite de projet, les étudiants s'appuient sur leurs connaissances actuelles du domaine de la santé en France et du rôle de l'ergothérapeute pour élaborer un projet en lien avec les notions de situation de Handicap et d'inclusion sociale (selon les termes de la loi de 2005).

Objectifs pédagogiques individuels

- Identifier et mobiliser des savoirs déjà existants dans une élaboration commune d'un projet ;
- Identifier les nouvelles connaissances à acquérir, les points d'information nécessaires pour résoudre le problème posé ;
- Appliquer l'ensemble des connaissances pour la résolution du problème posé ;
- Acquérir des connaissances par l'engagement individuel ;
- Eprouver la pertinence d'une approche multifactorielle et multiprofessionnelle.

Objectifs pédagogiques en groupe

- Préparer et organiser le travail individuel ou en binôme ;
- Aider chaque membre du groupe à évaluer son propre apprentissage ;
- Permettre de répartir la charge de travail selon les pistes de travail ;
- Développer le sens critique en suscitant la confrontation des points de vue et les aptitudes à la communication en groupe ;
- Augmenter le sens des responsabilités ;
- Partager une vision sur le rôle de l'ergothérapeute dans le schéma d'organisation de la santé ;
- Mettre en commun les valeurs, le langage et les outils de communication.

La méthode utilisée s'inspire de l'apprentissage par problèmes, à partir d'un problème posé proche de la pratique professionnelle de l'ergothérapeute, les groupes ont construit un document de type conduite de projet qu'ils ont exposé à la fin de l'année à un jury composé de formateurs de l'Institut d'Ergothérapie, de professionnels référents de la question abordée dans le projet et d'un philosophe intéressé par la question du soin dans notre société.

La conduite de projet a débuté mi-septembre 2008 et s'est clôturée la première semaine de mai.

Dans chaque projet, les étudiants ont dû :

- cibler une question qui les motive et qui préoccupe le monde sanitaire et social ;
- faire une recherche théorique sur le problème posé : connaissance actuelle sur le sujet, état des lieux de l'avancée des recherches, modèles et concepts de références par rapport au sujet, épidémiologie etc. ;
- entretiens exploratoires de terrain pour se confronter aux réalités du domaine étudié ;
- ajuster le projet en fonction des réalités du terrain et des connaissances sur le sujet ;

- construire le mode d'investigation sur le terrain : cibler la population, le lieu d'observation, les personnes ressources, les contraintes et les facilitateurs du projet, les échéances, la construction de l'évaluation du projet et le mode de communication de celui-ci : présentation d'une vidéo, d'une plaquette ou d'un poster ;
- travail du terrain : enquête, observation, entretien, sur le terrain sont les formes méthodologiques qui vont permettre de récolter les données pour construire l'écrit. Certains groupes sont amenés à organiser des manifestations dans le cadre du projet, l'analyse s'est faite suite à cette manifestation.

Pour aider au pilotage les différents projets et à la réalisation des moyens de communication, l'Institut d'Ergothérapie a fait appel à un étudiant en Master de cinéma et à une professionnelle en communication.

LES CONDUITES DE PROJET SOUTENUES DURANT L'ANNÉE 2008-2009

Les conduites de projet sont toutes parties soit de l'expérience des étudiants, soit d'une demande de la population des usagers, soit d'un problème soulevé par une communauté. La richesse des projets est représentative des domaines dans lesquels les ergothérapeutes peuvent intervenir en France.

Nous avions neuf projets répartis également dans les trois domaines proposés : sport adapté, gérontologie, et l'ergothérapeute comme acteur de soin *(annexe 1)*. Au total, une moyenne de 180 à 200 heures de travail collectif et individuel sur toute l'année. Cette somme de travail et d'investissement est à la hauteur des projets engagés.

Plusieurs objectifs de ce module ont été dégagés lors d'entretiens avec les étudiants de la promotion 2008-2009 et lors de la présentation orale : la capacité à faire des choix, à négocier et à développer son autonomie est un objectif clairement identifié chez les étudiants. La *nécessité de résultat* (chaque groupe doit déposer un dossier qui est soumis à l'approbation des formateurs) amène à prendre en considération les individualités, les oppositions et composer des zones où chacun reste maître de son action. La capacité à *influencer les décisions collectives* est mise en jeu avec le nécessaire respect de la parole de l'autre. La notion d'empowerment (Hargreaves D.H., Hospkins, 1991) est clairement identifiée avec la nécessité de s'affirmer dans un groupe restreint avec un renforcement de l'identité personnelle et collective dans l'orientation du projet et la prise de décision. La *dimension coopérative* non seulement entre les étudiants mais aussi avec les formateurs et les ressources disponibles en dehors de l'Institut est un point fort de la conduite du projet.

Les obstacles tout au long de l'élaboration du projet nécessitent une prise d'information et de nouveaux apprentissages en dehors de l'Institution, marquant ainsi le rôle prépondérant de l'alternance. La gestion vis-à-vis des échéanciers permet de produire l'auto-organisation du groupe et identifier si nécessaire dans le groupe les personnes qui ne prennent pas leurs responsabilités et qui pourraient devenir un risque quant à la finalisation du projet en lui-même. Là aussi, la négociation et l'autorité collective sont mises en place si nécessaire pour redéfinir les objectifs, l'organisation et les responsabilités de chacun.

Le point déstabilisant souligné par les étudiants est celui de l'écart entre ce qu'ils imaginaient lors de l'élaboration du projet et la réalité du quotidien. La confrontation avec des réalités comme le traumatisme crânien et la réinsertion sociale, la difficulté d'accès au sport, ou l'organisation de réseau de santé a ébranlé certaines certitudes chez les étudiants. Cette gestion de l'incertitude a été un élément stressant pour les groupes mais à distance formateur.

Chaque groupe parle de l'intérêt de sortir de l'Institution pour éprouver ses connaissances et les confronter aux partenaires pour évoluer et modifier sa perception du système de santé.

Le jury pluridisciplinaire et adapté à la particularité du projet apporte un approfondissement de la question soulevée par le projet et ouvre des perspectives pour chacun d'eux. L'approche philosophique du soin a permis d'interroger les bases et les valeurs du projet comme les questions d'éthique, de normalisation de la santé, de la définition de l'inclusion dans notre société et enfin de l'engagement citoyen de chacun de nous face au problème du handicap.

Dans ce processus tel qu'il est développé actuellement à l'Institut d'Ergothérapie, la notion d'autoévaluation est peu marquée bien que les étudiants parlent des rencontres entre eux, avec les formateurs permettant de guider les nouvelles recherches et les nouveaux apprentissages. Il reste un questionnement de fond sur ce type de pédagogie qui interroge notre formation dans sa globalité et notre système d'enseignement dans l'Institut d'Ergothérapie à Bordeaux. En effet, la charge de travail demandée aux étudiants est incluse dans un programme datant de 18 ans qui est largement inscrit dans une approche théorique et clinique. Ce nombre d'heures ne peut s'inscrire dans une approche classique de l'enseignement professionnel sans contraindre les étudiants à faire des choix stratégiques. Aussi pertinent puisse être la démarche de conduite de projet, ce paradoxe repose le problème du changement dans nos formations de base et le difficile choix des Institutions à changer de système d'apprentissage pour s'adapter aux exigences des nouveaux besoins en santé.

* *
*

La conduite de projet, sous sa forme actuelle à l'Institut d'ergothérapie de Bordeaux, a mis en évidence une approche pédagogique qui engage l'étudiant à s'approprier des savoirs pour se construire une nouvelle représentation de son futur métier, une nouvelle lecture de l'environnement et de notre action dans ce système. *"L'apprentissage est un changement qui apparaît dans le processus de communication entre le sujet et son environnement"* (Melese J., 1979, p. 129). Cela demande de la part de l'étudiant un regard critique sur ce qui l'entoure, sur soi et son action, une capacité d'adaptation et d'anticipation et enfin un niveau d'autonomie pour s'éloigner *"du rôle prescrit, [et ainsi se construire] une personne professionnelle dans un processus d'appropriation. ...L'acteur se fait auteur"* (Reneteaud J., 2000). Le changement peut être visible à partir du moment où le processus permet de devenir auteur, c'est-à-dire capable d'inventer sa pratique en référence avec ce qui existe déjà, ce qui a déjà été écrit et pensé, de devenir autonome en gérant ses dépendances vis-à-vis de son environnement, du contexte. L'étudiant peut développer sa capacité à la discrimination et en suivant une démarche méthodologique, à une généralisation dans différents contextes. Cet apprentissage correspondrait au niveau le plus haut selon Bateson qu'il définit comme : *"apprendre comment on a appris à apprendre"*. (Marc E., Picard D., 1984, p. 83). La professionnalisation pourrait se situer dans le champ des valeurs et induire un modèle d'apprentissage socio-constructiviste. *"En effet, le système d'éducation vise une transformation, dans leurs structures cognitives, affectives aussi bien que dans leurs comportements, des êtres humains vivant au sein d'une société et appelés à y jouer un rôle important de citoyens, de décideurs."* (Savoie Zajc L., 1993, p. 33).

ANNEXE 1 : PRÉSENTATION DES PROJETS

Besoins de la population vieillissante, CLIC Gironde et compétences ergothérapiques : La réflexion du groupe s'est centrée dans un premier temps sur le maintien à domicile des personnes âgées et le rôle du réseau dans la dynamique de soin et d'accompagnement. Le groupe a travaillé sur l'expertise de la limitation d'activité et de la restriction de participation de la personne âgée en lien avec son environnement quotidien et ses habitudes de vie. Le groupe, en lien avec le Conseil général (responsable CLIC Gironde, responsable Gérontologie Gironde) et le CLIC de Lorient, a fait un état des lieux des possibilités d'accompagnement de la personne âgée pour le maintien à domicile et a mis en perspective l'intérêt d'une démarche ergothérapique. Lors de l'oral étaient présents des responsables du Conseil général, la perspective de postes d'ergothérapeutes s'est vue renforcée à la suite de ce travail.

La répercussion d'un syndrome dysexécutif dans les activités de la vie quotidienne de la personne âgée dans le cadre d'un retour à domicile : La problématique a été posée par une équipe d'ergothérapeutes travaillant dans un CRF spécialisé en gériatrie. Le groupe a fait une première revue bibliographique de la question en soulignant le peu d'outils d'évaluation disponibles actuellement en France sur ce sujet. La deuxième démarche du groupe a été de choisir un outil qui pouvait répondre à la fois à la problématique de l'évaluation des fonctions exécutives de la personne âgée et du lien avec les risques du domicile encourus par la personne âgée. Le profil des AVQ développé par Dutil E. en 1987 a été choisi par le groupe pour tenter de répondre à cette difficulté d'évaluation. La réalisation d'un film a permis de travailler autour de la pertinence d'un tel outil dans l'expertise des aptitudes de la personne âgée dans le cadre de vie.

L'atelier réminiscence dans le maintien du lien social des patients Alzheimer : L'étude des thérapeutiques favorisant le lien social a amené le groupe à interroger l'opportunité d'un atelier Réminiscence dans le processus d'accompagnement. Des contacts ont été pris avec l'hôpital de Jonzac pour observer concrètement l'animation d'un atelier réminiscence. Au-delà de cette observation, le groupe souhaitait étudier l'inclusion de cette technique dans le processus de soin plus général. La finalité de ce travail a apporté une réflexion large et approfondie sur le concept de vulnérabilité et l'impact dans notre société, mais a permis concrètement de faire une plaquette d'information sur l'atelier Réminiscence. Des professionnels de la région vont utiliser ce travail dans une perspective de création d'atelier en EHPAD.

Etudier la faisabilité de l'ouverture d'un accueil pour personnes handicapées dans un club de tennis : Le groupe est parti d'un projet existant d'un club de tennis du nord du département : TC Vignes à Lussac St-Emilion pour étudier la faisabilité de l'accueil d'une personne handicapée dans le club sportif. Dans un premier temps, le groupe a travaillé sur la connaissance du domaine du tennis en général puis adapté aux situations de handicap. La démarche a été de faire une exploration sur le terrain pour proposer les adaptations nécessaires. Le projet a été véritablement dans une démarche d'inclusion pour tout public. La finalité est de déposer le dossier pour des demandes de financement et accueillir, dès l'année prochaine, toutes personnes désireuses de faire du tennis.

Organisation d'une rencontre sportive handibasket : Le groupe souhaitait organiser un tournoi de basket où se mêlent des sportifs en fauteuil roulant, des jeunes venant d'une école adaptée et des personnes valides. Dans ce contexte, le sport devient un médiateur pour faire tomber les barrières sociales, pour permettre la rencontre humaine et d'ouvrir des possibles pour de jeunes handicapés en devenir. L'organisation de cette journée-rencontre a mis en évidence l'importance du médiateur sport pour favoriser l'inclusion sociale. Un film a été réalisé pour montrer l'impact d'une telle rencontre pour ouvrir des possibles aux jeunes handicapés.

Etudier l'intérêt d'un sport de glisse comme le surf dans l'intégration de la personne handicapée et dans son épanouissement personnel : La rencontre avec Mathilde, enfant IMC de 9 ans et désireuse de faire du surf a amené le groupe à s'interroger sur l'accès à ce sport et les moyens mis en œuvre pour poursuivre une pratique sportive adaptée. Le contact avec l'association "Vagdespoir" de Gironde a facilité l'exploration du milieu associatif dans ce cadre sportif. Le groupe s'est centré sur le mode de transmission des informations sur le surf auprès du jeune public handicapé tout en suivant les démarches de Mathilde et de son père pour aboutir à son rêve. Une plaquette d'information ainsi qu'un film ont été réalisés présentant les témoignages de jeunes personnes handicapées après avoir fait du surf et l'intérêt d'un tel engagement pour le développement personnel.

L'éducation thérapeutique en neurologie aiguë, l'impact dans la préparation du retour à domicile : La prise en charge de l'hémiplégique est un objectif majeur de santé publique de la phase aiguë dite d'urgence jusqu'à la phase de réinsertion socioprofessionnelle. Dans ce contexte, les services d'urgence en neurologie ont pour objectifs d'assurer la prise en charge aiguë du patient mais aussi l'articulation entre les soins aigus et organisation de la sortie. Après la demande d'un service d'urgence au CHU de Bordeaux, le groupe a étudié l'impact de l'éducation thérapeutique sur les aidants et la personne hémiplégique mais aussi sur le réseau d'accompagnement au domicile. Ce travail a donné lieu à la création d'un livret de bord pour faciliter la transmission des informations auprès de la personne hémiplégique et sa famille.

Sensibiliser le monde associatif au traumatisme crânien : Le groupe a débuté sa réflexion autour de l'investissement des personnes handicapées dans le domaine des loisirs. Après avoir exploré le champ de la réinsertion médico-sociale, il a ciblé son projet sur la population des traumatisés crâniens. Avec la participation du RSTC (Regroupement Solidaire des Traumatisés Crâniens) et du CLUB (association accueillant des TC), le groupe a fait une exploration des obstacles et des facilitateurs pour l'inclusion des TC dans des activités de loisirs. Une plaquette a été élaborée pour informer les responsables d'associations en Gironde sur le traumatisme crânien.

La Mesure du Rendement Occupationnel en Santé Mentale : La mesure canadienne de la performance occupationnelle (Law, 1998) est une mesure utilisée lors d'entretien en ergothérapie pour détecter les changements dans le temps de la perception du patient sur ses propres capacités et satisfactions dans le quotidien. Cet outil a été largement étudié en fonctionnel mais peu dans le domaine de la santé mentale. Cette démarche de projet s'est inscrite dans un projet de recherche plus large qui étudie l'impact de l'évolution du modèle canadien sur la pratique professionnelle des ergothérapeutes. Avec l'aide d'une ergothérapeute spécialisée dans la réinsertion en santé mentale, le groupe a suivi le parcours d'une personne schizophrène et a analysé l'apport de l'outil MCRO dans l'élaboration des objectifs et du suivi dans le projet de soin. Cette étude a donné lieu à un film pédagogique sur la passation de cet outil d'entretien.

Références

ARDOINO J. 2000. Les avatars de l'éducation - Problématiques et notions en devenir, *PUF, Paris, 254 p.* — BOUTINET J.P. 1992 Anthropologie du projet, *PUF, Paris, 405 p.* — CHAPPUIS R. 1986. La psychologie des relations humaines, *PUF, Que sais-je ? Paris, 126 p, p 7.* — DOISE W, MUGNY G 2002. Le développement social de l'intelligence, *Paris, Interéditions, 1981 cité par Morandi F p 79.* — DONNADIEU B., M. GENTHON, M. VIAL 1998. Les théories de l'apprentissage, quel usage pour les cadres de santé ? *InterEditions Masson, Paris, 127 p.* — DUBET F 1994. Sociologie de l'expérience, *Paris, Seuil, 277 p.* — GEAY A 1998. L'école de l'alternance, *Paris, L'Harmattan, 192 p.* — HARGREAVES DH, HOSPKINS D 1991. The Empowered School: *The Management and Practice of School Development, London, Cassell.* — LEVY P. 1995. L'Intelligence collective : pour une anthropologie du cyberspace, paris, *La découverte, 243 p.* — MARC E, PICARD D 1984. L'école de Palo Alto, Paris, *Actualité de la psychologie, 189 p.*

MELESE J 1979. Approches systémiques des organisations, *Paris, Editions Hommes et Techniques, 158 p.* — MORANDI F. 2001. Modèles et méthodes en pédagogie, *Paris, Nathan, 2001 (1re éd : 1997), 121 p.* — MORIN, 1973. Le paradigme perdu : la nature humaine, *Edition du Seuil, Points essais, p 127.* — MUCCHIELLI R. 1975. Le travail en équipe, *Ed ESF, Paris, 96 p.* — RENETEAUD J., AYMAR, G. 2000. "Construire un parcours individuel de professionnalisation." *La lettre du CEDIP. N° 12. Pp. 1-4.* — Cité par M-H IZARD 2005-2006 "Formation et Encadrement dans le Secteur Sanitaire et le Travail Social" *Master II, 2005-2006, Université de Provence.* — SAVOIE-ZAJC L. 1993. Les modèles de changement planifié en éducation, Montréal, *Les éditions logiques, 247 p.*

LE MODULE EUROPÉEN ENOTHE D'ANALYSE D'ACTIVITÉ ET DE CARTOGRAPHIE DES ACTIVITÉS SIGNIFIANTES ET SIGNIFICATIVES

M.-C. MOREL-BRACQ*

Depuis fin 2007, un important travail de réingénierie du Diplôme d'état d'ergothérapeute a été entrepris par la DHOS (Direction de l'hospitalisation et de l'organisation des soins) au Ministère de la Santé. L'objectif est d'articuler formation et pratique professionnelle à l'aide d'une méthodologie partagée avec les autres professions de santé, similaire à ce qui se fait au niveau européen. Il s'agit bien de repenser totalement la formation et le Diplôme d'état d'ergothérapeute pour former des professionnels dans une perspective universitaire et d'évolution du monde de la santé.

Le travail a d'abord consisté à décrire les activités professionnelles que devra être capable d'accomplir un jeune ergothérapeute ainsi que les compétences nécessaires pour les réaliser. Des critères d'évaluation des connaissances et des situations-clés ont été repérés. Les savoirs correspondants ont été listés et organisés pour constituer le programme officiel de la formation.

L'objectif de la formation est de mettre l'accent sur le développement des compétences en situation professionnelle et non plus seulement sur l'accumulation de savoirs et de connaissances.

L'analyse de l'activité thérapeutique est au cœur de la formation des ergothérapeutes. Cette analyse ne peut vraiment se faire qu'en lien avec des modèles conceptuels sous-jacents qui guident l'observation. Le premier programme officiel en ergothérapie (1971) était essentiellement fondé sur le modèle de la rééducation-réadaptation à son origine, sur le modèle biomécanique et le modèle psychodynamique. De ce fait, l'analyse de l'activité a été essentiellement travaillée à travers le filtre des modèles biomécanique et psychodynamique. Le programme officiel actuel (1990) s'est ouvert à la réadaptation et a intégré la Classification Internationale du Handicap (CIH, 1988). Toutefois, ces modèles ont évolué. Le Processus de Production du Handicap (PPH, 1998), la Classification Internationale du Fonctionnement (CIF, 2001) et la loi du 11 février 2005 ont intégré explicitement l'aspect social du handicap. Qu'en est-il dans la formation des ergothérapeutes ? Comment pouvons-nous adapter la formation à l'analyse d'activité pour y inclure la participation ? Comment y intégrer les apports de la Science de l'Activité Humaine qui fonde notre profession ?

---

* Directrice, Institut de formation en ergothérapie - CHU Pellegrin, Rue Francisco Ferrer - 33076 Bordeaux

ORIGINE DU PROBLÈME

L'enseignement et la pratique professionnelle en ergothérapie sont bien sûr étroitement liés. Toutefois, les interactions entre la théorie et la pratique sont souvent complexes et nécessitent des ajustements difficiles à mettre en œuvre : la question de l'enseignement pratique en est un exemple évident, celle de l'analyse d'activité est aussi cruciale. Les connaissances liées au monde de la santé se sont développées de façon importante ces dernières années, ce qui a un impact sur la formation des ergothérapeutes. De plus, l'évolution de la pratique professionnelle, pour répondre aux besoins accrus de réadaptation des personnes handicapées, exige une diversification des connaissances vers la sociologie, l'anthropologie, la science de l'Activité Humaine...

Dans ce contexte, les formateurs doivent faire des choix pour orienter la formation (Pierce, 2001), mais un malaise est perceptible en particulier lorsqu'il s'agit de la formation pratique et de l'analyse de l'activité : faut-il encore enseigner toutes ces activités artisanales qui faisaient le cœur du métier il y a 20 ans ? L'analyse d'activité fondée sur le modèle biomécanique est-elle toujours aussi importante ? L'activité comme moyen thérapeutique a-t-elle encore sa place ?

L'évolution du paradigme de l'ergothérapie peut nous aider à comprendre ces questions. E. Ducan (2006) cite Rabow décrivant les caractéristiques essentielles de l'ergothérapie aux Etats-Unis à travers le XXe siècle. Cette évolution se retrouve de façon similaire en France et en Europe.

- *Au début du XXe siècle*, c'est le paradigme de l'activité : le souci central de l'ergothérapie était l'importance de l'activité pour l'être humain. L'objectif principal était d'améliorer la fonction et la performance à travers l'engagement dans l'activité ;
- *Au milieu du XXe siècle*, nous voyons l'émergence d'un paradigme réductionniste : le souci principal était lié à l'importance des systèmes internes dans la réalisation de l'activité (systèmes intrapsychiques, nerveux et musculo-squelettique). De ce fait, l'objectif principal était d'améliorer ces systèmes internes pour faciliter la performance ;
- *A la fin du XXe siècle :* c'est le paradigme actuel qui émerge : le souci central est le lien entre l'activité, le contexte, la santé et la qualité de vie. L'objectif principal est d'intégrer la complexité du lien personne-activité-environnement.

Les différents paradigmes évoluent mais ne disparaissent pas. Il y a une sorte de complexification par intégration au fur et à mesure de l'évolution.

Le malaise ressenti par les enseignants peut provenir de ce changement de paradigme qui se fait petit à petit en France. L'évolution de la Classification Internationale du Handicap (CIH) vers la Classification Internationale du Fonctionnement (CIF) est l'illustration de ce phénomène dans le domaine de la santé. De ce fait, l'analyse d'activité fondée sur le modèle biomécanique (2e paradigme) n'est plus suffisante. Une approche plus systémique doit émerger dans la formation.

DÉMARCHE DU PROJET ENOTHE

A Bordeaux, nous avons très vite perçu qu'il était important d'aller voir en dehors de nos frontières ce qui se faisait dans les autres formations d'ergothérapeutes, en particulier à propos de l'enseignement de l'analyse d'activité. Notre projet a été soumis à Enothe courant 2004 puis validé par le bureau directeur lors de la conférence annuelle permettant ainsi au groupe de se constituer à la fin de cette année-là.

Enothe est un réseau très actif d'Instituts de Formation en Ergothérapie dans l'enseignement supérieur en Europe. Des projets ont été initiés tous les quatre ans depuis sa création en 1995 et ont bénéficié d'aides financières de la Communauté Européenne. Ce projet concernant l'enseignement de l'analyse d'activité faisait suite à un projet centré sur l'enseignement pratique dans la formation d'ergothérapeute. Ce dernier projet avait abouti à cinq recommandations (ENOTHE, 2004, p. 93-95) :

- "*Un :* inclure dans le programme des activités qui développent le savoir-faire dans chacune des catégories d'activité (soins personnels de survie, jeu, travail) ;
- *Deux :* choisir des activités pratiques qui soient particulièrement pertinentes pour le lieu et la culture de l'école ;
- *Trois :* trouver des lieux innovants pour apprendre ces savoir-faire ;
- *Quatre :* la question contrariante du niveau des capacités pratiques à acquérir ;
- *Cinq :* intégrer la pratique et la théorie".

Ces recommandations ont été prises en compte dans notre réflexion pour intégrer la théorie et la pratique à travers l'analyse d'activité.

Notre projet a suivi une démarche de recherche initiée début 2005 pour aboutir à une publication en 2008 lors du Congrès Européen des ergothérapeutes à Hambourg (ENOTHE, 2008).

La démarche a été la suivante :

- *constat* des difficultés rencontrées par de nombreux enseignants en Europe : comment faire évoluer cette formation à l'analyse d'activité ?
- *revue de la littérature* au niveau européen et au niveau mondial. La littérature européenne s'est avérée assez pauvre et surtout dans des langues difficiles d'accès (allemand, danois...). La littérature anglophone nous a tout de suite confrontés à la distinction entre "activity" et "occupation" qui est encore l'objet de grands débats entre ergothérapeutes mais qui n'est pas forcément transposable dans les différentes langues européennes ;
- *élaboration* d'un schéma repérant les compétences nécessaires tout au long du processus d'intervention en ergothérapie, reliées à l'analyse de l'activité ;
- *développement* d'un module d'initiation à l'analyse d'activité et à la cartographie des activités signifiantes et significatives selon le processus TUNING *(Tuning Educational Structures in Europe)* ;
- *expérimentation* sur le terrain du projet de formation ;
- *ajustement* du module et nouvelles perspectives.

Tuning est un regroupement d'universités européennes qui cherche à harmoniser l'enseignement dans les différentes filières professionnelles selon une méthodologie reconnue au niveau européen. Cette méthodologie part de la description des activités réalisées par les professionnels, puis décrit ensuite les compétences à acquérir pour réaliser ces actes. Pour l'élaboration des modules d'enseignement, certaines compétences sont ciblées et adaptées au niveau du module. Les activités pédagogiques sont alors élaborées pour viser ces compétences. Des modalités d'évaluation des compétences sont ensuite définies. C'est la méthodologie que nous avons utilisée pour l'élaboration du module d'analyse d'activité.

C'est aussi cette méthodologie qui est utilisée actuellement pour la réingénierie du Diplôme d'état d'ergothérapeute en France. Il s'agit d'un changement important dans la façon d'appréhender la formation : nous passons d'un système d'enseignement des savoirs et d'évaluation des connaissances à un système qui vise le développement et l'évaluation des compétences de l'étudiant. L'évaluation des étudiants en ergothérapie va ainsi devoir se transformer dans les années à venir.

RÉSULTATS

L'objectif du groupe a d'abord été l'élaboration d'un module d'initiation à l'analyse d'activité et à la cartographie des activités signifiantes et significatives *(occupational mapping).*

L'ensemble du travail a fait l'objet de publications : au fur et à mesure des travaux, des articles en anglais, mais aussi en d'autres langues (français et allemand en particulier) ont été écrits. A l'aboutissement du projet, un livre a été publié par Enothe incluant un CD-Rom. Ce livre veut être accessible au plus grand nombre malgré les barrières de la langue, c'est ce qui explique les traductions intégrées dans l'ouvrage. Le premier chapitre, la présentation du module et le guide de travail sont traduits en français, allemand, danois, néerlandais, lithuanien et portugais. De plus, deux autres chapitres sur les six que contient le livre sont aussi traduits en français dans le CD-Rom.

Le module d'initiation à l'analyse d'activité est prévu pour être mis en place pendant le premier semestre de la première année d'étude. Il correspond à 2 crédits ECTS, c'est-à-dire un volume global de travail de trente à cinquante heures. Il n'y a que très peu de cours magistraux, mais beaucoup d'expérimentations guidées que les étudiants réalisent un peu à l'IFE et beaucoup à l'extérieur de l'IFE. De nombreuses discussions guidées ponctuent ces différentes expérimentations. Enfin, un travail personnel important de lectures, de réflexion et d'écriture est demandé et validé à travers la réalisation d'un port-folio.

Une référence particulièrement importante dans l'avancée de notre travail provient du livre de Willard & Spackman *"Occupational Therapy"* (2003) : il s'agit du chapitre écrit par Elizabeth Crepeau : Analyzing occupation and activity : a way of thinking about occupational performance.

E. Crepeau décrit l'analyse d'activité sur trois niveaux selon la perspective de Doris Pierce :

- l'analyse de l'activité en général, qui est l'exploration des contextes typiques, des exigences de l'activité et de son sens potentiel ;

- l'analyse de l'activité à travers un modèle conceptuel particulier mettant en évidence certains aspects spécifiques de la situation d'activité ;
- l'analyse de l'activité d'une personne donnée, avec ses soucis de santé et ses objectifs thérapeutiques particuliers.

Lors de nos recherches bibliographiques, nous avons perçu le décalage entre ce type d'analyse d'activité et le troisième paradigme de l'ergothérapie visant une prise en compte de la complexité de la situation d'activité intégrant la personne et son environnement. L'histoire de la personne et ses habitudes de vie, l'importance du contexte pour la motivation et la performance dans l'activité sont des éléments qui nous paraissent maintenant indispensables. Toutefois, s'agit-il encore d'une "analyse de l'activité" ? Analyser signifie décomposer quelque chose en ses constituants de façon objective. Dans notre perspective, la perception subjective de la personne en action nous paraît incontournable : le terme d'analyse devient alors insuffisant. C'est pourquoi nous avons ajouté l'expression *"occupational mapping"* que l'on peut traduire par "cartographie des activités signifiantes et significatives" : il s'agit alors, avec la personne elle-même, de repérer l'importance de l'activité par rapport à ses habitudes de vie, l'équilibre entre ses différentes activités, les différentes stratégies qu'elle utilise pour réussir l'activité... autant de compétences que l'ergothérapeute doit acquérir pour travailler avec une approche "top-down", partant de l'activité globale pour aider la personne à récupérer ses fonctions déficitaires sous-jacentes et à développer son autonomie.

Le module d'initiation que nous avons élaboré invite les étudiants à se questionner sur les différences que l'on observe entre les personnes lors d'une activité donnée, sur les dimensions d'une activité largement partagée comme la cuisine, sur ce que l'on peut noter lorsqu'on observe une personne en activité, sur ce que l'on ressent lorsqu'on est observé. Les étudiants, en binôme, s'observent en situation d'activité cuisine (au sens large), chez eux ou à l'institut de formation, de façon habituelle puis en situation de handicap. Ils apprennent à adapter l'activité ou à la graduer selon les cas. Ils notent leurs observations et leurs réflexions dans un portfolio qui sert de guide de travail.

L'activité cuisine (au sens large) a été choisie du fait de son utilisation courante, de sa polyvalence en tant qu'activité de soins personnels, de travail ou de loisirs selon les contextes, de sa sensibilité à la culture, des différents objets utilisables et adaptables, du sens symbolique qui peut s'y rattacher...

Trois cours magistraux ponctuent ce module :

- une introduction à l'analyse d'activité et la proposition d'un modèle pour servir de guide au module ;
- l'adaptation et la graduation de l'activité ;
- une ouverture vers d'autres théories pour élargir la compréhension.

L'ensemble de ce module est décrit selon la méthodologie Tuning: compétences à acquérir, objectifs d'apprentissage, activités pédagogiques, estimation globale du temps de travail, évaluation. Le guide de travail est également disponible sur CD-Rom et peut être utilisé et modifié pour s'adapter à chaque enseignant et chaque contexte.

Qu'y a-t-il de nouveau dans ce module ? Tout d'abord, l'élaboration du module selon la méthodologie Tuning nous a permis d'avoir une démarche plus cohérente dans un objectif de développement des compétences. La nécessité d'utiliser un modèle pour structurer l'observation est cohérente avec une perspective scientifique de l'analyse d'activité comme cela a été repéré par Gary Kielhofner et Renée Taylor. L'accent a été mis sur la structure du module plus que sur son contenu : par exemple, chaque IFE peut y inclure le ou les modèle(s) qui lui semble(nt) pertinent(s) dans son contexte. Une autre dimension a été privilégiée, c'est celle du développement de l'autonomie d'apprentissage de l'étudiant. Ceci est en lien avec le développement des connaissances et la profusion des publications qui exige de la part des étudiants et des professionnels l'acquisition d'une démarche d'auto-apprentissage. Nous savons tous que la formation à l'IFE n'est qu'une initiation et que chaque professionnel devra continuer à se former tout au long de sa vie.

Enfin, l'évaluation du travail des étudiants se fait à travers la réalisation d'un port-folio qui devrait rester un document de référence pour chacun. A travers ce document, l'enseignant peut évaluer l'engagement de l'étudiant dans la compréhension de l'analyse d'activité et de son impact en ergothérapie, dans une réflexion partagée en groupe et dans un travail de lecture et d'approfondissement personnel.

MISE EN PLACE DU MODULE À BORDEAUX

Le projet pilote a été expérimenté en 2006-2007 à Bordeaux et sur huit autres sites européens : cette étape a été décrite en 2007 lors des journées "Expériences en Ergothérapie". Depuis, nous avons mis en place le module dans sa forme définitive fin 2007 et fin 2008. Le module s'étale sur environ deux mois en novembre et décembre avant le stage de première année qui a lieu en janvier. Les étudiants ne rendent leur port-folio qu'après la période de stage. Ce temps leur permet de finir leurs lectures et de faire des liens avec ce qu'ils observent en stage. L'évaluation porte sur les compétences développées par l'étudiant et spécifiées par le module :

- être capable d'expliquer la relation entre la personne, l'activité et l'environnement ;
- être capable d'utiliser une méthode d'analyse pour graduer ou adapter une activité pour une personne ;
- être capable de décrire l'impact des changements sur la performance dans la réalisation de l'activité.

L'évaluation porte aussi sur la capacité de l'étudiant à exploiter ses différentes lectures en lien avec le module.

Globalement, les étudiants apprécient ce module qui fait des liens entre la théorie et la pratique. Ils expriment aussi l'intérêt de cette initiation avant de se confronter au stage : que ce soit pour observer une personne en activité, pour participer à la mise en place d'une activité cuisine ou pour anticiper des difficultés rencontrées par les patients...

A Bordeaux, nous avons choisi d'utiliser le Modèle de l'Occupation Humaine (MOH) de Gary Kielhofner pour cette initiation. Ce choix a été motivé par le fait qu'il s'agit d'un modèle ergothérapique centré sur l'engagement dans l'activité signifiante et significative. Par exemple, parmi les questions initiales posées dans notre guide de travail, nous pouvons citer les questions suivantes qui proviennent du modèle de l'occupation humaine et qui vont orienter les réflexions :

- Comment la personne a-t-elle anticipé et choisi l'activité ? Quelle a été sa motivation, le sens et la valeur donnée à l'activité, son sentiment d'efficacité vis-à-vis de cette activité ?
- Cette activité rentre-t-elle dans les habitudes de la personne, correspond-elle à un rôle social ?
- Quelles sont les habiletés motrices indispensables pour effectuer cette activité ?
- Quelles sont les habiletés opératoires indispensables ?
- Quelles sont les habiletés d'interaction et de communication indispensables ?
- Quelle familiarité la personne avait-elle avec l'environnement physique et social dans lequel s'est effectuée cette activité ?
- Comment la personne interprète-t-elle cette activité après l'avoir réalisée ?

Différentes théories complémentaires sont abordées tout au long du module en lien avec l'utilisation de l'analyse d'activité et de la cartographie des activités signifiantes et significatives en ergothérapie : la théorie de l'activité selon Leontiev (Rochex, 1995), la théorie du Flow de Csikszentmyhalyi (1990, 2004), la théorie de Doris Pierce (2001, 2003) visant le développement du potentiel thérapeutique de l'activité.

Outre la présentation du module et le guide de travail, les étudiants reçoivent différents documents de cours et une liste bibliographique incluant des articles en anglais. Au moins cinq articles devront être travaillés par chaque étudiant, selon son choix, issus de cette liste ou provenant de ses propres recherches.

Dans les années qui viennent, nous allons continuer à mettre en place ce module d'autant plus qu'il correspond tout à fait à l'évolution du programme de formation tel qu'il est envisagé au niveau national par le groupe travaillant sur la réingénierie du diplôme d'état d'ergothérapeute. C'est aussi un module qui s'appuie sur la science de l'Activité Humaine, ce qui est particulièrement intéressant pour la formation des ergothérapeutes.

Une diversification des activités proposées sera à envisager. Quelques ajustements seront à apporter au port-folio pour en faciliter l'évaluation. L'utilisation de l'informatique comme support exclusif du travail pourrait rentrer dans une réflexion de développement durable dans les années à venir.

EVOLUTION DE L'ANALYSE D'ACTIVITÉ VERS UNE "CARTOGRAPHIE DES ACTIVITÉS SIGNIFIANTES ET SIGNIFICATIVES"

L'évolution du monde de la santé et de la société se retrouve bien évidemment en ergothérapie. Le modèle biomédical est encore très présent en France et influence toujours très fortement l'enseignement et la pratique en ergothérapie. La Classification Internationale du Handicap (CIH) publiée en 1988 colore toujours la pratique en institution avec un souci primordial d'évaluation des déficiences et de rééducation, et un souci complémentaire d'évaluation des incapacités et de réadaptation. La prise en compte du désavantage social et donc du handicap se développe doucement. La publication en 2001 de la Classification Internationale du

Fonctionnement (CIF) cherche à intégrer le modèle médical et le modèle social : d'un côté, le handicap est un attribut de la personne, de l'autre le handicap est causé par la société. L'intégration dans ce modèle des facteurs environnementaux ouvre une perspective nouvelle à la compréhension du handicap. La distinction entre les activités dans un milieu normé et la participation en milieu ordinaire de vie est particulièrement intéressante pour les ergothérapeutes. Cette perspective a été reprise dans la loi du 11 février 2005. Notre souci d'élargir la conception de l'analyse d'activité en ergothérapie est en cohérence avec cette nouvelle perspective intégrant l'environnement et la participation.

C'est d'ailleurs cette interaction personne-activité-environnement qui fonde la plupart des modèles développés en ergothérapie, comme le Modèle de l'Occupation Humaine de G. Kielhofner (2008), le Modèle Canadien du Rendement Occupationnel et de Participation (2008) et le modèle Kawa (rivière) de M. Iwama (2006). Il nous semble donc fondamental d'initier très tôt les étudiants à ces concepts qui sont au cœur de notre profession.

Le développement de l'ergothérapie va se faire dans les milieux de vie des personnes en situation de handicap ou fragilisées par la vie. L'activité qui est un moyen thérapeutique selon le deuxième paradigme de l'ergothérapie devient un objectif thérapeutique selon l'évolution actuelle. Le modèle canadien le précise clairement depuis longtemps. Il s'agit pour nous d'aider la (ou les) personne(s) à retrouver ou développer des activités qui vont lui permettre de prendre soin d'elle-même, de prendre du plaisir et de donner un sens à sa vie.

La collaboration avec la personne est une étape indispensable pour développer le potentiel thérapeutique de l'activité (Pierce, 2001, 2003). Outre l'aspect relationnel fondamental, les étudiants doivent aussi développer leurs capacités d'observation. Toutefois, une observation ne pourra être structurée que si elle s'appuie sur un modèle repérant les éléments saillants à observer et les connaissances théoriques sous-jacentes appropriées.

L'observation de la personne en situation peut avoir un objectif d'évaluation des éléments sous-jacents qui pourront faire l'objet d'une rééducation analytique : il s'agit alors d'une approche "botom-up" que l'on rencontre souvent dans la pratique professionnelle.

L'approche "top-down" utilisée par un certain nombre d'ergothérapeutes paraît prometteuse. Il s'agit d'évaluer et d'agir au niveau global lors de la mise en situation d'une activité importante pour la personne. L'observation de la personne en situation vise l'exploration de l'impact des troubles sur la réalisation de l'activité en termes d'initiation, de régulation, de sécurité, d'atteinte de l'objectif, de sens pour la personne et d'impact du contexte. Cette analyse inclut donc l'environnement qui devient fondamental dans la réalisation de l'activité.

La "cartographie des activités signifiantes et significatives" a pour intention de prendre en compte tous ces éléments liés au handicap, à l'environnement et à la participation. La collaboration avec la personne est indispensable pour connaître son histoire, ses habitudes de vie, le sens qu'elle donne à sa situation, le projet de vie qu'elle peut formuler, son environnement familial, social, physique, ses valeurs et ses intérêts, l'équilibre dans ses activités, sa participation sociale et sa qualité de vie. Il s'agit alors d'intégrer la pathologie et son impact dans la complexité de sa vie.

Une autre évolution que l'on perçoit dans certains pays comme le Canada, l'Australie... où l'ergothérapie est bien implantée est le déplacement d'une relation thérapeutique engagée avec un patient dans un contexte institutionnel vers des groupes de personnes fragilisées dans leur milieu ordinaire de vie. Le lien entre l'activité et la santé est toujours fondamental mais ne s'exprime pas de la même façon. Les étudiants devront aussi développer leurs compétences pour s'engager dans des démarches de projet, pour collaborer avec d'autres professionnels et des personnes handicapées ou vulnérables. L'analyse de l'activité dans son sens restreint ne sera plus suffisante. Une cartographie des activités signifiantes et significatives, fondée sur le modèle systémique et sur les modèles ergothérapiques devient maintenant nécessaire.

* *
*

L'évolution de la formation des ergothérapeutes nous oblige à repenser l'enseignement de l'analyse de l'activité tel que nous avons pu le faire depuis la création du Diplôme d'état d'ergothérapeute en France. L'évolution des besoins des personnes handicapées dans la société nous incite à y inclure l'aspect social et la participation.

L'élaboration du module européen ENOTHE d'initiation à l'analyse d'activité et à la cartographie des activités signifiantes et significatives est une première étape dans cette avancée. Nous engageons les formateurs et les référents de stage à s'intéresser à cette évolution importante.

La science de l'Activité Humaine est un domaine de recherche particulièrement utile pour fonder la formation des ergothérapeutes. Ce domaine scientifique reste à exploiter en France dans les années à venir.

RÉSUMÉ

Dans le cadre des projets du réseau européen des écoles d'ergothérapie ENOTHE, nous avons pu travailler sur l'analyse d'activité en ergothérapie et proposer un module de formation selon la méthodologie TUNING (Tuning Educational Structures in Europe). Ce projet a été particulièrement intéressant : d'une part pour faire évoluer l'enseignement en ergothérapie dans une perspective de développement des compétences dans un monde complexe et d'autre part pour les formateurs qui constituaient le groupe projet par la remise en question qu'il a stimulée.

RÉFÉRENCES

ACE. 1997. Promouvoir l'occupation: une perspective de l'ergothérapie, Ottawa, *CAOT Publications ACE, 238 p.* — BRUNEAU S., DUPUY V., CHEVALLIER F., ELDERT G., GUILLEMOT P., MOREL M.C. 2007. Le développement du potentiel thérapeutique de l'activité en psychiatrie in Expériences en Ergothérapie, M.H.Izard (coord) XXe série, *Montpellier, Sauramps médical, p. 302-315.* — CREPEAU E. 2003. Analyzing occupation and activity: a way of thinking about occupational performance in Willard & Spackman's Occupational Therapy, 10th ed., *Lippincott Williams & Wilkins, Chap. 16, p.189-198.* — CSIKSZENTMIHALYI M. 1990. Flow: the psychology of optimal experience, *Harper & Collins, New York, 303 p.* — CSIKSZENTMIHALYI M. 2004 Vivre : La psychologie du bonheur, *Robert Laffont Coll. Réponses, Paris, traduction de Flow: the psychology of optimal experience, 283 p.* — EGAN M., CLARK GREEN M., GAUDET-AMIGO G. 2005. Découvrir l'occupation : *Guide d'apprentissage, Ottawa, CAOT publications ACE, 86 p.* — ENOTHE 2004 Occupational Therapy Education in Europe: Approaches to Teaching and Learning "Practical" Occupational Therapy Skills, sharing best practice, *Enothe Ed., Hogeschool van Amsterdam, Netherlands, 110 p.* — ENOTHE 2008. Occupational Therapy Education in Europe: Teaching and learning: Activity Analysis and Occupational Mapping, *Hogeschool van Amsterdam, Netherlands, Enothe Ed., 104 p.* — HAGEDORN R. (2000) Tools for Practice in Occupational Therapy, London, Churchill Livingstone, 326 p. *Section 4 : Occupational analysis and adaptation, p. 167-257.* — KIELHOFNER, G. 2002. Model of Human Occupation, 3rd edition, Baltimore, *Lippincott Williams & Wilkins, 576 p.*

KIELHOFNER G. 2008. Model of Human Occupation 4e éd., Baltimore, *Lippincott Williams &Wilkins, 565 p.* — LAMPORT N., COFFEY M., HERSCH G. 2001. Activity analysis and application, 4th ed., *Thorofare, New Jersey, Slack, 205 p.* — MOREL-BRACQ M.-C. 2004. Approche des modèles conceptuels en ergothérapie, *Arcueil, ANFE, 176 p.* — MOREL-BRACQ M-C. 2009. Modèles conceptuels en ergothérapie : introduction aux concepts fondamentaux, *Marseille, Solal.* — MOREL M. Ch., BURGESS K., CIRTAUTAS A., FERREIRA M., MAY G., ELLINGHAM B., RANDLOV B. 2006. Evolution de l'enseignement de l'analyse d'activité en France et en Europe, *in ErgOThérapies, ANFE, p. 21-31.* — MOREL M. Ch., BURGESS K., CIRTAUTAS A., MARKET M., MAY G., RANDLOV B., I. WINKELMANN 2006. ENOTHE : le projet TUNING, *in Bulletin de liaison ANFE, n° 3 novembre, p. 25-27.* — MOREL M. Ch., BURGESS K., CIRTAUTAS A., MARKET M., MAY G., RANDLOV B., I. WINKELMANN 2006. ENOTHE : XIIe conférence annuelle, *in Bulletin de liaison ANFE, n° 4 décembre, p. 9-12.* — MOREL M.C, BURGESS K., CIRTAUTAS A., MARKET M., MAY G., RANDLOV B., WINKELMANN I. 2007. La mise en place d'un module expérimental de formation à l'analyse d'activité sur différents sites européens, in Etre cadre et manager dans un système de santé, *Montpellier, Sauramps médical, p. 295-302.* — PIBAROT I. 1982. L'activité, outil thérapeutique, *Journal d'ergothérapie, Masson, 4, p. 28-29.* — PIERCE D. 2001. Untangling Occupation and Activity. *The American Journal of Occupational Therapy, 55(2), 138-146.*

PIERCE D. 2001. Occupation by Design: Dimensions, Therapeutic power, and Creative Process. *The American Journal of Occupational Therapy, 55(3), 249-259.* — PIERCE D. 2003 Occupation by design: Building therapeutic power. *Philadelphia: FA Davis Company, 356 p.* — ROCHEX J.-Y. 1995. Le sens de l'expérience scolaire, *Paris, PUF, p. 33-58.*

ACCOMPAGNEMENT D'ENFANTS PRÉSENTANT DES DIFFICULTÉS D'APPRENTISSAGE DE L'ÉCRITURE, AU SEIN D'ÉCOLES PRIMAIRES À DISCRIMINATION POSITIVE, PAR L'ERGOTHÉRAPEUTE

N. RAMON*, V. VERDIER*

Que signifie échouer ou réussir à l'école primaire ? Comment comprendre les difficultés en expression écrite éprouvées par les élèves ? Comment se construisent, jour après jour, les processus d'échec scolaire en classe ?

Depuis 2007, la section ergothérapie de la Haute Ecole Paul-Henri Spaak poursuit une recherche-action dans le milieu scolaire "non spécial" grâce à un financement obtenu auprès de la Fondation Roi Baudouin. L'appel à projet auquel nous avions répondu était destiné aux Universités et Hautes Ecoles et visait à apporter un soutien au lancement ou au développement d'initiatives de tutorat menées avec des étudiants de l'enseignement supérieur ou universitaire au profit d'élèves de l'enseignement primaire ou secondaire. Notre but principal était d'identifier les compétences que l'ergothérapeute pourrait mobiliser afin de favoriser la réussite scolaire des enfants dits "défavorisés" d'origine belge ou immigrée. Nous avions décidé de cibler nos interventions au sein de leur environnement scolaire et sur des enfants présentant un trouble d'apprentissage de l'écriture dans une optique de travail pluridisciplinaire avec l'instituteur, le psychologue du PMS, la logopède et les parents.

Ce projet s'est inséré dans le cadre de la formation des ergothérapeutes afin d'approfondir un secteur spécifique peu couvert dans l'ensemble du programme. Le dispositif pédagogique mis en place autour de ce projet vise avant tout à permettre aux étudiants d'acquérir un raisonnement clinique spécifique à l'intervention en milieu scolaire. Nous soulignons d'ailleurs toute l'importance pour notre profession : *"Le raisonnement clinique est au cœur de la démarche professionnelle de l'ergothérapeute. Il est le processus complexe de réflexion et de décision, associé à l'action professionnelle. Il sous-tend la démarche d'intervention. Il permet au thérapeute, dans un contexte spécifique, d'obtenir les données nécessaires, de communiquer avec l'usager, de mener des activités de traitement et de les ajuster de la manière la plus adéquate, de s'adapter aux réponses de l'usager."* (Meyer, 2007, p. 154). Aujourd'hui, notre implication et celle des étudiants en ergothérapie ont permis d'inscrire ce projet dans la cellule recherche de la Haute Ecole Paul-Henri Spaak.

Nous allons commencer par quelques références théoriques qui nous ont amenées à choisir de cibler notre recherche sur les troubles d'apprentissage de l'écriture. Ensuite, nous retracerons les démarches entreprises pour le lancement du projet et nous expliquerons le protocole mis en place. Puis, nous vous présenterons les résultats de l'année 2007-2008 et les modifications apportées. Et enfin,

---

* Ergothérapeutes, Maître-assistantes, Haute Ecole Paul-Henri Spaak, ISEK, section ergothérapie – 4, place Van Gehuchten, 1020 Bruxelles

nous terminerons par resituer cette recherche action dans le cadre du programme de formation des futurs ergothérapeutes et montrer comment le dispositif pédagogique mis en place contribue au développement de l'identité professionnelle.

REVUE DE LA LITTÉRATURE ET AVIS D'EXPERTS

POURQUOI RÉÉDUQUER L'ÉCRITURE ?

En France, plus de 20 % des élèves sont dysgraphiques, en majorité des garçons. En Belgique, aucune enquête ne permet de déterminer le nombre d'enfants touchés par cette problématique. Mais nous pouvons nous poser la question suivante : *"combien d'entre eux sont détectés et reçoivent une rééducation adaptée, leur permettant de retrouver l'aisance dans l'écriture et le bien-être ?"*.

Nous avons pu observer à travers nos expériences que dès l'amélioration de son écriture, le comportement de l'enfant change car son problème est dédramatisé. En effet, il prend enfin conscience qu'il n'est ni coupable, ni même responsable de sa mauvaise écriture et que celle-ci peut s'améliorer, même de façon ludique. L'enfant est alors soulagé et peut reprendre confiance en lui. Il va écrire plus vite, de façon plus spontanée, et ne sera plus à la traîne ; il pourra alors mieux se relire et corriger ses erreurs. Enfin, il pourra se détacher de la lettre pour accéder à l'idée. Nous pouvons constater que l'enfant communique mieux et davantage car il n'est plus en échec total ; l'image de soi étant meilleure, l'écriture s'améliore encore.

"Pour lire et écrire, il faut d'abord apprendre à parler. Or, les enfants qui vivent dans l'extrême pauvreté n'apprennent pas suffisamment à parler pour pouvoir lire, écrire et devenir, plus tard, des citoyens à part entière. Ces enfants éprouvent pourtant un immense désir d'apprendre que l'école a parfois du mal à satisfaire". (Lentin, 1995). Pendant plusieurs années, des volontaires du Mouvement ATD Quart-monde et une équipe de praticiennes-chercheuses de l'AsForel *(Association de Formation et de Recherche sur le Langage)*, dirigée par Laurence Lentin, ont mené une recherche sur l'acquisition du langage avec la participation des enfants du quart-monde ainsi que de leurs familles. Les actions racontées et analysées dans cet ouvrage révèlent les difficiles conditions d'existence des familles "exclues" par notre société. Les chercheuses y décrivent avec précision les modalités de l'aide que l'école devrait offrir aux enfants afin qu'ils apprennent à parler et à penser dès la maternelle, et aboutissent à la conclusion que : *"pour lutter contre l'échec scolaire, l'apprentissage du langage doit nécessairement impliquer les familles".*

En cette rentrée scolaire 2008-2009, Hakim Hedia, Président de la FAPEO (Fédération des associations de parents de l'enseignement officiel) fait un constat alarmant : *"C'est notre système scolaire qui est mis en cause. L'enseignement en Communauté française mène à l'échec de par sa structure. Le résultat : redoublement, abandon et décrochage scolaires sont en hausse".* Il dénonce qu'il est devenu très courant dans le paysage médiatique belge de déprécier les résultats scolaires de nos jeunes en mentionnant que les enfants sont nuls en maths, ou encore que leur écriture est mauvaise… *"Cette déconsidération de l'enfant est extrêmement banalisée dans notre société"*, déplore Hakim Hedia. Il est pourtant clair que le problème se situe à la racine. *"Notre enseignement fait partie des systèmes les plus inégalitaires. Non seulement par rapport à nos voisins européens, mais aussi au niveau mondial"*, insiste-t-il. La FAPEO tire donc la sonnette d'alarme et décide de tout mettre en place pour lutter contre l'échec scolaire.

Le fait que la deuxième génération des personnes immigrées fait mieux que celle qui la suit (nouveaux arrivants) est observée en Communauté française. En effet, si l'on fait une distinction parmi les nouveaux arrivants, ce que l'OCDE (Organisation de Coopération et de Développement Economiques) n'avait pas fait, on constate que les immigrés qui sont arrivés avant l'âge de six ans (et qui ont donc parcouru uniquement le système scolaire belge) vont avoir de meilleurs résultats que les nouveaux arrivants qui ont rejoint la Belgique plus tard dans leur vie. Ils concluent en disant que : *"La Belgique a encore pas mal d'efforts à faire en ce qui concerne la démocratisation de son enseignement qui ne sert actuellement plus suffisamment d'ascenseur social. La langue parlée à la maison et la position socio-économique des parents (profession et niveau d'éducation) n'expliquent qu'une partie des différences entre autochtones et élèves issus de l'immigration. Il y a donc encore d'autres facteurs qui jouent et il y a donc bel et bien une problématique spécifique en ce qui concerne les élèves issus de l'immigration"*. (Jacobs D. *et al.*, 2007).

LES PRÉALABLES À L'ENQUÊTE, LES MÉTHODES ET LES PROCÉDURES

QUESTION DE RECHERCHE

Comment l'ergothérapeute pourrait-il contribuer à la réussite scolaire des élèves présentant des difficultés d'apprentissage de l'écriture dans l'enseignement primaire, secondaire et supérieur ?

HYPOTHÈSES

La réalisation d'un bilan initial, en collaboration étroite avec les autres intervenants (psychologue du PMS, instituteur, logopède et parents) permettrait de déceler et de comprendre ce qui se cache sous les difficultés apparentes d'écriture dès la troisième année maternelle voire la première année primaire.

La prise en charge précoce d'un enfant présentant des difficultés d'apprentissage de l'écriture en intégrant l'environnement scolaire, matériel et socio-affectif, dans une démarche multidisciplinaire, permettrait le développement de ses performances scolaires en matière de rapidité et de précision du geste. Cette intervention modifierait de façon positive son rapport général à l'apprentissage du savoir.

OBJECTIFS DE LA RECHERCHE

Ce projet s'inscrit au sein de la Haute Ecole Paul-Henri Spaak, ISEK, dans le cadre de la formation des ergothérapeutes, dans les cours et dans les heures de stage de pédiatrie. Nous avons dû : construire un protocole de recherche (bilan, nomenclature...) ; réaliser une convention de partenariat entre les écoles et l'ISEK ; organiser un plan de formation avec les experts collaborateurs ; utiliser pour la réalisation du bilan des tests et protocoles normés afin de mettre en évidence l'évolution de l'enfant ; organiser des entretiens semi-dirigés avec les intervenants extérieurs (intervisions) afin de favoriser les échanges d'expériences entre étudiants.

LA FORMATION

Les étudiants seront préalablement formés par deux experts extérieurs. Le chercheur/enseignant aura également suivi cette formation afin d'avoir les compétences suffisantes pour corriger les différents rapports. Ces trois personnes superviseront une partie du groupe lors de séances d'intervisions prévues durant l'année scolaire. Nous inscrirons l'accompagnement individualisé dans la pratique de stage de nos étudiants. Ils auront 4 heures/semaine pour effectuer les prises en charge, la recherche de matériel et la rédaction de rapport sur le bilan puis sur les évolutions. Ceci permet à l'enfant d'avoir une personne de référence et aux étudiants de s'investir dans un travail à long terme. La prise en charge durera 45 minutes et sera effectuée chaque semaine du 15 octobre 2007 au 31 mai 2008, ensuite du 15 septembre 2008 au 4 juin 2009.

LA MÉTHODE D'ÉCHANTILLONNAGE

En septembre 2007, nous avons demandé aux instituteurs et aux directeurs de nous transmettre une liste reprenant les enfants en difficultés d'apprentissage de l'écriture (lenteur, cahier illisible et peu soigné, plaintes douloureuses...). Nous nous sommes rendus compte, une fois les tests entrepris, que les enfants ne présentaient pas toujours une réelle difficulté d'écriture mais d'autres difficultés d'ordre sociales, psychologiques, communicationnelles ou comportementales. Nous avons donc envisagé la sélection des enfants autrement l'année suivante. Pour l'année 2009-2010, nous programmons une intervention dans les classes de troisième année maternelle sous forme d'ateliers (expérimentation de différentes préhensions, plans et outils) afin que nos étudiants puissent avoir l'expérience d'une "première observation" des enfants qu'ils suivront en 2009-2010 en première année primaire. La liste des enfants pourra donc être préétablie en fin de troisième année maternelle et remise à jour en début de première année primaire lors de l'observation en classe prévue en septembre.

LES MÉTHODES D'OBSERVATION ET DE MESURES

- *L'anamnèse* – il s'agit d'un document reprenant des questions concernant l'enfant afin de mieux cerner le contexte psychosocial de la problématique.

- *Les bilans* – le bilan se réalisera en trois étapes : analyse des documents écrits, analyse du geste graphique et analyse des rapports que l'enfant entretient avec l'écriture. Il sera effectué en début et à la fin de chaque prise en charge. La passation de tests permettra d'objectiver les difficultés observées chez l'enfant ainsi que dans ses documents scolaires. Il mesurera également les trois critères suivants : lisibilité, confort et rythme.

- *Les questionnaires* – il s'agit surtout de questions d'ordre organisationnel et concernant l'accompagnement de l'enfant.

LES PROCÉDURES DE RECUEIL DE DONNÉES

- *La correction des bilans* – il s'agit de réaliser la correction des bilans réalisés par les étudiants en procédant à la vérification des résultats et l'analyse des documents annexés qui ont été effectués avec les enfants.

- *Les intervisions* – nous avons pu recueillir de précieuses informations lors des séances d'intervisions auprès des étudiants.

- *Les réponses aux questionnaires* – les réponses aux deux questionnaires servent essentiellement à améliorer les modalités pratiques du projet.

LES MÉTHODES D'ANALYSE DES DONNÉES

- *Analyse quantitative* – Nous avons utilisé le logiciel Epi info afin de mettre en relation notre variable dépendante (= la réussite de la première année primaire) avec nos variables indépendantes : durée du suivi, critères de difficulté d'écriture, âge, sexe, score aux tests...

Nous avons établi un score permettant de quantifier la progression relative à l'évolution du graphisme. Pour calculer ce score nous tenons compte de l'âge de l'enfant ainsi que des résultats obtenus au test VMI en début et fin de prise en charge. Le VMI est un livret reprenant des formes géométriques au nombre de trois par page. L'enfant doit copier les formes dans l'ordre, dans la case prévue en dessous, et n'a droit qu'à un essai. Les formes se complexifient au fur et à mesure et sont au nombre de 18. L'enfant n'est pas chronométré. Nous comptons 1 point par figure réussie, après trois échecs consécutifs, la cotation est arrêtée.

- *Analyse des documents remis dans les rapports* – nous avons étudié avec beaucoup d'attention les différents documents que les étudiants ont réalisés avec les enfants. Nous vous en proposons quelques-uns à titre d'exemple dans nos résultats.

LA CONSTRUCTION DE "CONCEPTS"

- *Construction d'une nomenclature* – Les interventions de l'ergothérapeute consistent en une approche globale incluant l'enfant, sa famille, l'interdisciplinarité, la complémentarité et la continuité des actions. Au départ, la nomenclature est un document permettant de donner l'emploi du temps précis de l'ergothérapeute.

- *Définition d'un profil de fonction* – Nous avons organisé des réunions de rencontre avec différents experts de la thématique étudiée dans ce projet depuis début avril 2009. Nous souhaitons sur base de la nomenclature précédemment construite, établir le profil de l'ergothérapeute dans le milieu scolaire ordinaire.

LES RÉSULTATS DE L'ANNÉE SCOLAIRE 2007-2008, 2008-2009
ANNÉE SCOLAIRE 2007-2008

L'échantillon

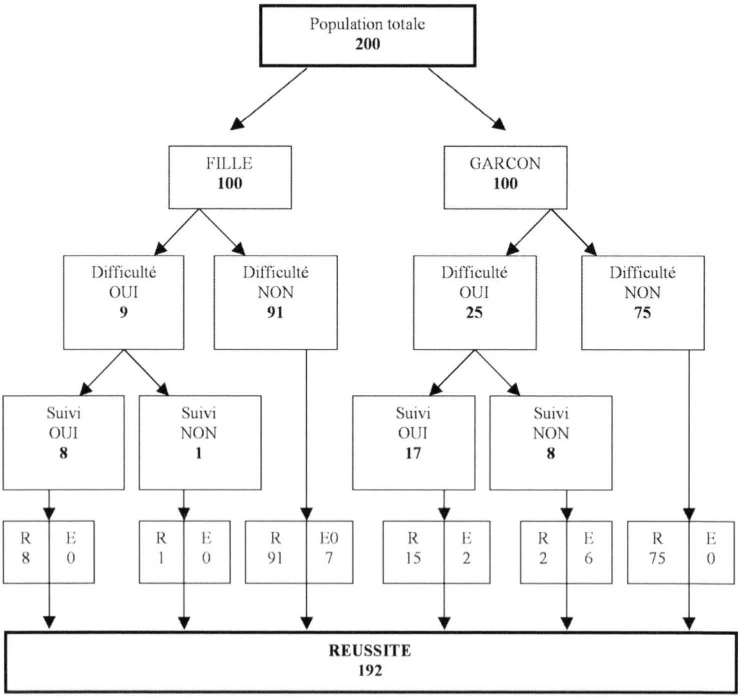

R = Réussite ; E = Echec

Fig. 1 : présentation schématique de la population

Analyse quantitative

Nous constatons que six enfants sur les neuf testés n'ayant pas bénéficié d'un suivi, redoublent leur année. Nous pouvons également remarquer que deux enfants suivis redoublent leur année ; l'échec n'est pas dû à une difficulté d'écriture mais à un retard global du langage et de la compréhension liée à la langue maternelle qui n'est pas le français et une arrivée récente en Belgique.

Fig. 2 : Taux de réussite 2007-2008 en fonction de la durée de la prise en charge.

RÉUSSITE			
Durée de la prise en charge	OUI	NON	**TOTAL**
3 mois	2	**1**	3
6 mois	6	0	6
9 mois	15	**1**	16
aucune	3	**6**	9
TOTAL	26	**8**	34

Nous pouvons également observer que la durée de la prise en charge nécessaire à la réussite de l'enfant dépendra de chacun, étant donné, comme nous l'avons vu dans la théorie, que chaque enfant évolue à son propre rythme.

Analyse des documents remis dans les rapports

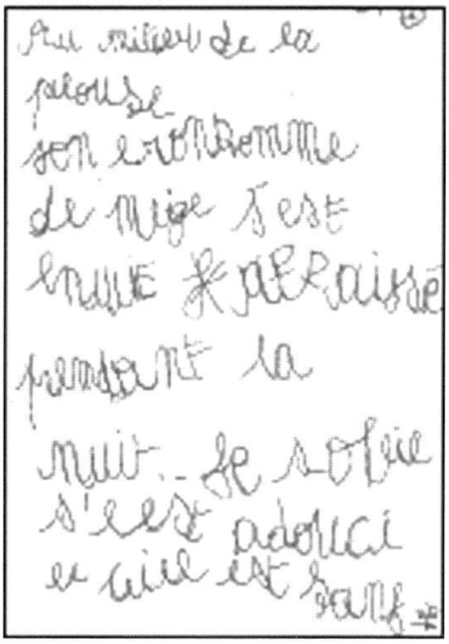

10/01/2008 : Nous observons une écriture grande, illisible, lente, des lettres interrompues, une variation de la hauteur des lettres, des lignes non-planes, des télescopages, une distorsion des lettres, des formes ambiguës, des lettres retouchées, des hésitations ainsi que des tremblements et des douleurs.

01/06/2008 : Nous observons une écriture lisible, de taille moyenne et fluide (sans interruption). La hauteur des lettres est correcte et les lignes sont planes. Notons également une absence d'hésitation, de tremblements et de douleurs.

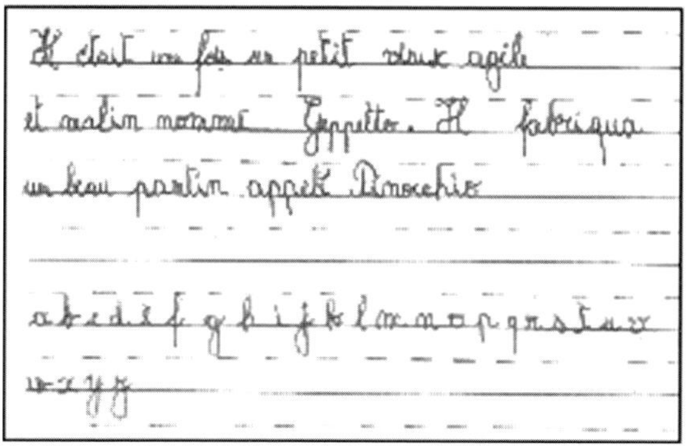

Fig. 3 et 4 : Evolution de l'écriture (Meriyem, fille, 7 ans – 6 mois de suivi).

DÉVELOPPEMENT DE L'IDENTITÉ PROFESSIONNELLE DE L'ERGOTHÉRAPEUTE DANS LE CADRE DE LA RECHERCHE ACTION ENTREPRISE

Un programme de formation initiale construit dans une cohérence visible doit offrir des occasions où l'étudiant peut construire, mobiliser et transformer son identité professionnelle pour se définir en tant que "professionnel". Nous avons complété le modèle de Beckers (2007, p. 240) avec les éléments de notre projet.

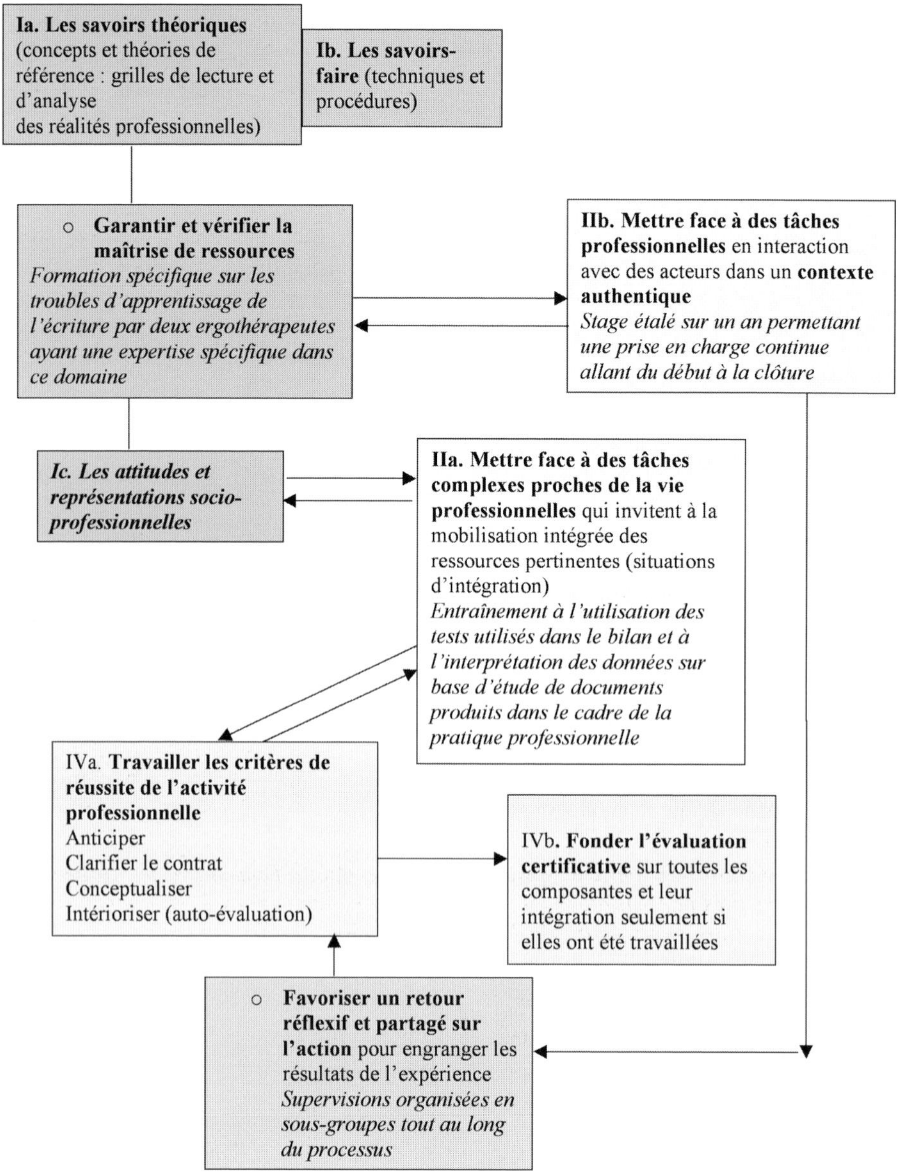

L'auteur souligne l'importance de l'immersion dans un contexte d'action professionnelle et l'interaction avec d'autres acteurs pour la construction de l'identité professionnelle car l'étudiant est confronté à des images réalistes, il acquiert un sens des responsabilités dans un cadre déontologique et est reconnu comme collègue. *"L'apprenant y affronte l'objet de ses désirs et éventuellement, de ses peurs ; il se voit réussir et éprouver des difficultés ; il se crée ses propres significations des autres ; il pilote son processus d'apprentissage plutôt que de dépendre d'autrui ; il intériorise cet apprentissage en développant des habitudes responsables."* (Beckers, 2007, p. 255).

Dans notre projet, les étudiants n'ont pas pu bénéficier d'un modèle à observer car il n'y avait pas de maître de stage ergothérapeute mais l'accompagnement mis en place leur a permis de trouver leurs propres marques et de construire leur propre culture professionnelle. En effet, il est important de bien définir le type de tâches et les rôles que les étudiants doivent remplir au sein de l'école.

Dans le dispositif que nous avons mis en place nous avons réservé une place importante au retour réflexif lors de supervisions collectives. Ce type d'activité a un impact important sur la construction identitaire. (Beckers, 2007, pp. 147-148). Dans notre métier d'ergothérapeute, nous sommes dans l'interaction humaine et sans cesse confrontés à des situations complexes et uniques. Cette dimension demande un travail sur soi important. Les activités réflexives dans un cursus de formation permettent de : - mettre à distance la situation pour identifier des caractéristiques qui peuvent se retrouver dans différentes situations et favoriser ainsi le transfert des compétences ; - prendre du recul sur son fonctionnement pour modifier ses représentations.

Les supervisions ont été animées par les experts jouant un rôle de facilitateur pour aider à rendre explicite ce qui a été observé ou fait, guider les interprétations et chercher des solutions, des alternatives avec le groupe. Ils constituent des espaces de parole et d'échange pour travailler sur l'image de soi en relation avec l'action professionnelle, sur les découvertes et les frustrations qui accompagnent la pratique de stage. La pratique de réflexion sur soi en relation avec l'action professionnelle pourra aider par la suite le professionnel pour faire face à des ruptures identitaires causées par le contexte de travail (Beckers, 2007).

La métacognition fait partie des activités réflexives, c'est un processus que nous devrions davantage développer afin de fournir des outils aux étudiants pour favoriser le développement de leur identité professionnelle car l'entraînement dans ce type de réflexion constituera un pilier important pour l'évolution du futur professionnel après l'école.

La métacognition peut être définie comme étant *"l'ensemble des traitements mentaux effectués par l'étudiant sur les composantes cognitives de son apprentissage dans une situation de formation"*. (Romainville, 1993, p. 16).

Leclercq D. et Poumay (2007, p. 3) proposent une définition plus opérationnelle : pour eux, c'est "un ensemble :

- d'*opérations* (Jugement – Analyse – Régulation),
- sur des *objets* (ses processus ou ses productions),
- à certains *moments* (PRE-PER-POST performance),
- dans certaines *situations* (d'Apprentissage ou d'Evaluation),
- et observables via des *performances* (comportements et/ou conduites)".

Nous devrions donc amener les étudiants à :

- *juger :* évaluer son degré de satisfaction par rapport aux interventions effectuées et aux compétences développées,
- *analyser :* justifier et expliquer la qualité de ses interventions,
- *réguler :* reconduire ou changer ses méthodes de travail, la façon d'aborder les situations complexes.

Ces actions doivent être envisagées selon trois temps :

- la situation *PRE* : prise de décision avant d'avoir une expérience précise,
- la situation *PER* : pendant les interventions,
- la situation *POST* : processus comparatif.

La métacognition peut porter sur :

- *les produits* : les effets des interventions, ce que l'étudiant a proposé comme interventions en terme de qualité (travail de façon autonome, originalité, pertinence des objectifs et des moyens...),
- les *processus d'apprentissage* : besoin d'apprendre, besoin de quelles ressources, la satisfaction ressentie au cours du temps.

* *
*

L'enjeu de la formation professionnelle doit amener à la transformation de l'individu *"qu'il fasse sienne une réalité qui lui est dans un premier temps externe"* (Beckers J., 2007, p. 164). Les étudiants qui ont participé au projet ont mobilisé leurs capacités dans le champ cognitif (savoirs et savoir-faire) et dans le champ socio-affectif (processus d'intériorisation).

Les interventions que nous avons proposées ont permis aux enfants d'intégrer le processus de réadaptation dans leur vie de tous les jours. Nous supposons que, par là, nous leur permettons de mieux appréhender leur rôle d'élèves, ensuite d'étudiants afin de les préparer à leur futur rôle de travailleur.

Nous pouvons également nous appuyer sur le fait que les Etats membres de l'Union Européenne, dans le cadre de leurs politiques éducatives respectives et de leurs structures constitutionnelles, s'efforcent de combattre, de façon intensive, l'échec scolaire et d'orienter leurs actions dans plusieurs directions (Eurydice, 1994).

Il nous est apparu évident qu'il n'est pas possible de lutter seul contre l'échec scolaire : le travail en équipe, les partenariats paraissent donc une nécessité. Mais nous avons également réalisé qu'il n'est pas toujours évident dans la pratique de se concerter, de créer davantage de visibilité et de cohérence.

RÉSUMÉ

Depuis 2 ans, notre section ergothérapie de l'ISEK poursuit une recherche action dans le milieu scolaire grâce à un financement obtenu auprès de la Fondation Roi Baudouin afin d'ouvrir un nouveau champ de la profession et proposer un dispositif qui permet aux étudiants de développer leur identité professionnelle.

A travers cette recherche action, nous avons tenté de mettre en évidence l'intérêt d'intervenir en dépistant les difficultés d'apprentissage dès le plus jeune âge afin d'octroyer aux élèves la possibilité de progresser à leur rythme en leur (re)donnant confiance en eux et en leur permettant ainsi d'augmenter leurs performances.

Références

BAUTIER E. 2006. (sous la direction de), Apprendre à l'école. Des risques de constructions d'inégalités dès la maternelle, *Chronique sociale, 256 p.* — BECKERS J. 2002. Compétences et identités professionnelles, *Eds De Boeck & Larcier, 2007, Bruxelles, 356 p.* — CLERGET N., L'enfant et l'écriture, *Erès.* — HEDIA H. 2008. La FAPEO se lève contre l'échec scolaire, *Compte rendu de La Libre Belgique du 29/08/2008 suite à la conférence de presse de la Fapeo.* — LECLERCQ D. 2007-2008. Psychologie Educationnelle de l'Adolescent et du jeune Adulte, *Editions de l'Université de Liège, Liège, pp. 203-264.* — LENTIN L. 1995. Ces enfants qui veulent apprendre : L'accès au langage chez les enfants vivant dans la grande pauvreté, *Editions de l'Atelier - Editions Quart-monde, Des livres contre la misère, 201 p.* — MEYER S. 2007. Démarches et raisonnements en ergothérapie, *Eds Eésp, Lausanne, 217 p.* — MUCCHIELLI A. 1999. L'identité, *Eds PUF, 4e édition, Paris, 127 p.* — ROMAINVILLE R. Savoir parler de ses méthodes, *Eds De Boeck-Wesmael, Bruxelles.*

Références Internet

ASSOCIATION des parents luttant contre l'échec scolaire, L'échec scolaire en communauté Française de Belgique, 2000 : http://www.echecscolaire.be/belgique_fichiers/echec2.pdf

JACOBS D, REA A et HANQUINET L (Groupe d'Etudes sur l'Ethnicité, le Racisme, les Migrations et l'Exclusion GERME/ULB), Performances des élèves issus de l'immigration en Belgique selon l'étude PISA. Une comparaison entre la Communauté française et la Communauté flamande, Fondation Roi Baudouin, mars 2007, 56 p. Ce document est téléchargeable sur le site de la Fondation Roi Baudouin à la page : www.kbs-frb.be/publication.aspx?id=193678&LangType=2060

DU DESIGN UNIVERSEL AU DIAGNOSTIC EN MARCHANT : UN PROJET DE FORMATION POUR LES ÉTUDIANTS EN ERGOTHÉRAPIE

S. DECLERCQ*, P. MARGOT-CATTIN**, V. VERDIER***

Le champ d'investigation de l'ergothérapeute s'agrandit tout doucement et l'accès au domicile du bénéficiaire se profile soit par la voie du travail en libéral soit par le biais de structures de soins ou de réadaptation. En Belgique, l'expertise de l'ergothérapeute ayant actuellement une activité professionnelle au domicile de la personne est souvent engendrée par une motivation personnelle de formations complémentaires et une expérience de terrain.

Mais devons-nous nous contenter de cela ? Peut-on pour les futures générations d'ergothérapeutes développer ce secteur de travail et s'assurer que les étudiants acquièrent davantage de compétences pour travailler à domicile et dans le domaine de l'accessibilité publique ?

Depuis début septembre 2008, l'équipe d'enseignants ergothérapeutes de l'ISEK, soucieuse de l'évolution de la profession, a introduit dans le cursus plus de place en termes de cours, séminaires et projets pour les apprentissages de compétences reliées à l'action de l'ergothérapeute au domicile de la personne et à l'analyse de l'environnement urbain. Pourquoi avoir fait ce choix ? Tout d'abord nous pensons que l'action sur l'environnement est un champ de l'exercice de la profession d'ergothérapeute à développer davantage car au niveau individuel, comme le souligne Meyer (2007, p. 46), *"agir sur les conditions environnementales devient un puissant instrument de modification de la tâche et donc finalement de transformations de la performance"*. Ensuite dans une vision plus communautaire, actuellement le mot "environnement" est très présent dans le langage des médias et des politiques mais souvent abordé sous l'angle de l'écologie et donc de sa nécessaire "préservation". Si nous l'abordons sous l'angle de la participation sociale ne devrions-nous pas aussi renforcer l'image d'un environnement physique qui pourrait être modifié et adapté pour tous ? Ce thème est donc pour nous l'occasion de projeter les étudiants dans un apprentissage pédagogique mais également dans une réflexion et un engagement social et politique. A l'approche des élections de juin 2007 en Belgique, nous remarquons que la préoccupation de l'accessibilité de l'environnement physique pour tous est mentionnée dans les différents programmes électoraux mais parfois détaillée de façon isolée, parfois uniquement reprise dans un intitulé plus général. Mais par contre si on se ballade dans les rues de Bruxelles, le visiteur averti se rendra vite compte qu'il y a du travail à réaliser en matière d'accessibilité dans notre bonne vieille capitale qui recèle de joyaux histo-

* Ergothérapeute, Maître de formation pratique, Haute Ecole Paul Henri Spaak, ISEK, 4 place Van Gehuchten, 1020 Bruxelles
** Avocat et ethnologue, Professeur, HES-SO//Valais (CH), filière travail social
*** Ergothérapeute, Maître-assistante, Haute Ecole Paul Henri Spaak, ISEK, 4 place Van Gehuchten, 1020 Bruxelles

riques, de milliers de pavés et de magnifiques aberrations en matière d'aménagement de l'espace public... bref nous avons encore du chemin à faire vers le design universel... Nous avons donc sous la main un terrain propice pour que les futurs ergothérapeutes exercent leur sens de l'observation et de l'analyse, proposent des solutions adaptées aux différents contextes spécifiques et mettent en avant leur expertise dans ce domaine pour être associés dans des projets de rénovation ou de construction.

La première partie de cet article rédigée par Pierre Margot-Cattin pose le cadre de notre démarche à travers l'évolution du concept de handicap et à travers les principes du design universel pouvant nous servir de base pour construire une méthodologie utilisée par l'ergothérapeute.

La deuxième partie écrite par Séverine Declercq établira le lien entre le design universel et la pratique d'un diagnostic en marchant réalisé dans le cadre d'une maison médicale en Belgique. Cette expérience permettra de mettre en évidence les compétences nécessaires de l'ergothérapeute pour réaliser ce type de démarche.

Et enfin, Virginie Verdier décrira plus précisément le dispositif mis en place dans la formation des ergothérapeutes et le lien avec le développement de l'identité professionnelle.

LE DESIGN UNIVERSEL

Les années 70 marquent un tournant dans la réflexion sur le concept de handicap. Les mouvements associatifs mettent en exergue les limites du modèle biomédical du handicap reposant sur le concept de réadaptation mis en place au début du XXe siècle. Emerge alors l'idée de l'importance de l'interaction entre un individu et son environnement (contexte de vie). L'adoption de la Classification Internationale des Handicaps (CIH) par l'OMS en 1980 est une première ouverture vers une vision plus écologique du handicap. Sa conception reste toutefois linéaire, basée sur une relation de cause à effet réductrice et centrée uniquement sur l'individu, ne prend pas en considération l'impact de l'environnement dans une situation de handicap, (Fougeyrollas, 2001). De plus sa terminologie, axée sur le dysfonctionnement, est relativement négative.

Bronfenbrenner (Bronfenbrenner, 1981) pose l'idée d'un modèle éco systémique du développement de l'être humain. Ce développement est le résultat des interactions continuelles et réciproques entre l'organisme et son environnement. Ces derniers s'influencent mutuellement et constamment, chacun s'adaptant en réponse aux changements de l'autre. Une bonne adaptation est le reflet du maintien d'un équilibre entre les forces et les faiblesses de l'individu, et les risques et opportunités rencontrées dans son environnement.

En s'inspirant directement de la systémique environnementale de Bronfenbrenner et en contre-pied à la CIH, Patrick Fougeyrollas (Fougeyrollas, 2001) a développé le concept de Processus de Production du Handicap (PPH). Selon ce modèle *"...c'est l'interaction entre les aptitudes de la personne et cet environnement qui va engendrer soit une participation sociale, soit au contraire une situation de handicap"* (Fougeyrollas, 2001 ; Spicher *et al.*, 2001). Il aborde le handicap dans une perspective dynamique tenant compte à la fois des facteurs personnels et des facteurs environnementaux, dont l'interaction est considérée comme déterminant du handicap. Parallèlement l'OMS amorce, en 1993, la révision de la

CIH, devenue CIH2. Ces travaux aboutissent rapidement à la CIF dont la dernière version date de 2001.

Aujourd'hui l'environnement joue un rôle prépondérant dans la définition et la compréhension du handicap. Le choix d'un design particulier a pour conséquence immédiate l'exclusion potentielle d'un certain pourcentage de la population, privée de ses possibilités d'interaction en raison de conditions personnelles particulières. Vue sous l'angle des contraintes environnementales, la vision éco systémique du fonctionnement de l'être humain ouvre la voie à une prise en compte globale des besoins spécifiques de l'ensemble de la population. Les critiques à la notion d'intégration ou d'insertion (dans le sens d'une interdépendance plus étroite entre les membres d'une société) (Lafay, 1987) jugées par trop coercitives notamment en regard à l'assimilation forcée de certaines ethnies (Hamonet, 2004, p 60) ont permis l'émergence des notions d'inclusion (prise de compte des besoins de chacun) et de participation sociale. Dans la même dynamique, le concept même d'accessibilité a été redéfini en un sens plus inclusif sous la forme du Design Universel *(Les terminologies d'accessibilité universelle ou design inclusif (inclusive design) sont également utilisées dans certaines régions du monde.)*. La faiblesse du concept d'accessibilité résidait dans le fait que les adaptations effectuées constituent des solutions particulières à des problèmes particuliers, souvent résolus *a posteriori*, augmentant le risque de stigmatisation du handicap. Le Design Universel, quant à lui, préconise la prise en compte des besoins de toutes personnes, indépendamment de leur genre, leur âge, ou de la situation handicapante dans le design global de base. Concept créé dans les années 90 sur la base des réflexions d'un groupe d'experts américains (architectes, designers, ingénieurs, urbanistes) dont Ron Mance, Elaine Ostroff et Molly Story (Preiser et Ostroff, 2001), il préconise la conception d'un environnement favorable à tous usagers potentiels. Ce concept s'applique aussi bien à des objets et services qu'à des constructions définitives ou provisoires. Il repose sur une approche de type inclusif. Tout un chacun est considéré, quel que soit son âge, sa taille ou ses capacités. L'éventail de la population à qui elle s'adresse est donc infini (Bloomberg et Paradiso, 1997, p 3). Personne n'est mis pas à l'écart ou stigmatisé (Wijk, 2002, pp. 99-100). Le Design Universel cherche à agir sur l'environnement afin de permettre aux gens d'être plus autonomes, d'où la nécessité de rendre l'environnement le plus facilitateur possible (Walker, 2002, p 141). Il cherche à favoriser une participation sociale de qualité, équitable, basée sur le respect mutuel et dépourvu de toute discrimination (Ronnevig, 2002, p 26). La définition donnée par les auteurs de ce concept est la suivante : *"Le Design Universel doit être compris comme une approche pour le développement de produits et environnements pouvant être effectivement utilisés par tout un chacun sans besoin d'adaptation ou de design particulier"* (Margot-Cattin, 2003, p 14). Cette définition est adaptée de la définition de Ron Mance, ancien directeur du Center for Universal Design, North Carolina State University, en, 1977, texte original anglais : *"Universal design is the design of products and environments to be usable by all people, to the greatest extent possible, without the need for adaptation or specialized design"*. Le Design Universel prend en considération l'évolution démographique et l'augmentation constante du pourcentage de personnes âgées et/ou en situation de handicap.

Il repose sur sept principes (Adapté de Story MF. (2001) : *The Principles of Universal Design, in Preiser/Ostroff, (2001) Universal Design Handbook, MacGraw Hill, New-York)*. Le principe d'utilisation équitable stipule que toutes constructions ou produits, doivent être utilisables de manière équitable par tous, et ce, quelles que soient ses capacités. Idéalement, le moyen permettant l'accessibilité d'une construction doit être le même pour tous. Si tel ne peut être le cas, les solutions proposées doivent être équivalentes, en termes de sécurité et de commodité. L'infrastructure ne doit comporter aucun élément d'exclusion, stigmatisant, ou privilégiant un groupe d'usager. Le principe de la flexibilité d'emploi met en avant le fait que la conception d'une construction ou d'un produit doit permettre une utilisation variée des caractéristiques qui la composent (gaucher ou droitier, rythme de l'utilisateur, etc.). La flexibilité porte également sur la possibilité d'utiliser la construction ou le produit même d'une manière inattendue ou peu conventionnelle. Le principe de simplicité et d'évidence stipule que le but et la méthode d'utilisation des diverses caractéristiques d'un produit, doivent être faciles à comprendre, quelles que soient l'expérience de l'utilisateur, ses connaissances, ses capacités de communication, ou encore ses capacités de concentration. Le mode d'utilisation doit être intuitivement évident, de manière à ce que l'usager puisse agir de façon spontanée, sans devoir réfléchir, et que leurs résultats obtenus correspondent à l'effet attendu. En application du principe de la perceptibilité de l'information, toute information nécessaire doit être communiquée de manière simple et efficace, quelles que soient les conditions environnantes et les capacités sensorielles de l'usager. On utilisera divers canaux de communication en parallèle et des contrastes de couleur afin d'assurer la visibilité. Respectant le principe de sécurité d'utilisation, la conception du produit ou de l'infrastructure doit limiter au maximum les risques liés à une utilisation inadéquate ou accidentelle. Si une situation risquée est inévitable, celle-ci doit faire l'objet d'une signalisation claire. Le principe de l'utilisation facilitée stipule que la conception du produit doit permettre une utilisation efficace et aisée, entraînant un minimum de fatigue physique. L'utilisateur doit pouvoir maintenir une posture neutre ou adéquate durant l'action. La force requise ainsi que les actions répétitives doivent être limitées. Le principe de dimensions et espaces suffisants reprend et généralise les normes reconnues en matière de construction adaptée. Les constructions doivent être de taille adéquate. L'espace doit être suffisant et aménagé de manière optimale afin de permettre des déplacements aisés, tout comme la perception, l'approche, l'atteinte, la manipulation ainsi que l'utilisation de l'infrastructure, et ce quelle que soit la taille de l'utilisateur, la position (assis ou debout) ou ses capacités fonctionnelles. L'espace suffisant doit tenir compte de la présence d'appareils d'assistance, de moyens auxiliaires, ou de la présence d'une tierce personne intervenant comme aidant.

Une application stricte et respectueuse de l'ensemble de ces principes conduit à la construction d'un environnement répondant aux besoins spécifiques de toutes les catégories de la population. On ne refait toutefois ni l'histoire, ni la géographie. Aussi un certain nombre de principes généraux complémentaires a été adopté. Le premier repose sur la notion de reconnaissance des besoins et de l'expertise de tout un chacun. Le principe général d'équité met en évidence le fait que l'égalité effective entre les êtres humains relève du domaine de l'utopie. Par contre, l'égalité des chances et l'équité dans la prise en compte des besoins sont un élément fondamental de la mise en pratique des principes de Design Universel. De manière générale, le principe de réalisme doit s'appliquer dans la mise en pratique du Design Universel. Il est, en effet, réaliste d'admettre que l'action de la communauté en faveur des personnes en situation de handicap ne peut être que progressive. Ne pas tenir compte des éléments budgétaires, géographiques et historiques particuliers à chaque communauté en exigeant des mesures importantes pour rendre l'environnement construit accessible aurait pour conséquence négative un rejet politique ainsi qu'une stigmatisation encore plus importante des personnes en situation de handicap. Le principe de collaboration et de partenariat souligne que toute intervention nécessite la reconnaissance et l'implication des personnes directement concernées par les mesures à mettre en place.

Grâce au Design Universel il ne s'agit, en effet, plus de construire adapté pour une minorité de personnes dites handicapées, mais bien plus de prendre en compte les besoins spécifiques de l'ensemble de la population afin de garantir un confort d'usage et d'utilisation optimal. Le sentiment d'agir généreusement pour une minorité de la population disparaît pour faire place à une véritable démarche-qualité des infrastructures et produits basée sur la participation active du citoyen (Margot-Cattin, 2007).

DIAGNOSTIC EN MARCHANT DANS LE CADRE DE LA PRATIQUE D'UN ERGOTHÉRAPEUTE EN MAISON MÉDICALE

"Tous les êtres humains naissent libres et égaux en dignité et en droits" Déclaration Universelle des Droits de l'Homme article 1. L'égalité d'accès pour tous, à tous les domaines de la vie, est une des conditions nécessaires pour que soient respectés les droits et la liberté de chacun.

La philosophie du design universel est de tendre vers une société facilitée pour tous que ce soit en terme d'aménagement, d'adaptation ou de participation sociale. Pour parvenir à cette accessibilité pour tous, le design universel pense les matériaux, les environnements et les outils favorisant l'inclusion et la sécurité pour tous. Tout individu a des droits en terme d'accès aux soins, droit à la santé, droit de participation sociale, intégration sociale. Mais un environnement inadapté est souvent un obstacle à la satisfaction de ses droits fondamentaux.

L'accessibilité doit être considérée comme une démarche de qualité, un confort d'usage pour tous. Il n'est donc plus question de freiner des aménagements et adaptations sur le simple fait d'un coût financier qui ne concernerait qu'une minorité d'individus. Dans la population Européenne, 20 % des individus sont des personnes à mobilité réduite.

L'ergothérapeute, de par ses connaissances et ses compétences, s'avère être un acteur de choix dans le domaine du design universel et de l'accessibilité pour tous, considérant l'individu comme un être en constante interaction avec son environnement social, physique et culturel. Le point commun entre l'ergothérapeute et le design universel est de contribuer à la santé globale ; non pas uniquement comme l'absence de maladie ou de situation de handicap mais bien comme un état de santé et de bien-être global permettant la participation sociale, la gestion des occupations humaines comme les soins personnels, la productivité et les loisirs.

L'ergothérapeute tout comme le design universel base ses actions sur les capacités humaines et s'adapte à celles-ci afin de favoriser plus l'autonomie et de participation sociale. Cela demande une capacité d'expertise et d'évaluation mais aussi une connaissance de la personne tant au niveau psychologique que biomécanique avec les différences d'aptitudes liées aux tranches d'âge. Le diagnostic en marchant comme le design universel prône la participation sociale et l'autonomie de tous. La finalité du diagnostic est de proposer des solutions en terme d'aménagement, de faisabilité, d'adaptation et de participation au plus grand nombre de personnes (universalité), avec le souci d'ouverture à tous, valides ou moins valides.

QU'EST-CE QU'UN DIAGNOSTIC EN MARCHANT ?

Le diagnostic en marchant est une méthode d'observation participative sous la forme d'une visite collective des quartiers. Cette balade active permet de recenser les obstacles, les besoins du quartier mais aussi les points de satisfaction.

L'action a pour principe : de donner et valoriser la parole des usagers d'un quartier ; de reconnaître de la diversité des habitants et de leurs initiatives ; de prendre en compte tous les aspects de la vie quotidienne ; d'amener des pistes de solutions réaliste et durable ; de mettre en contact les usagers et responsables politiques ; de partager différentes visions d'un même quartier *"de capitaliser les observations et les regards croisés"*.

Le diagnostic en marchant a l'avantage d'être un outil simple permettant de travailler ensemble et d'être compréhensible pour tous. L'autre grand avantage de cette méthode est de donner une voix d'expert à l'usager ; expertise habituellement accordée exclusivement au professionnel du secteur. Les usagers sont les meilleurs experts de ce quartier.

QUELLE EST LA MÉTHODOLOGIE POUR RÉALISER UN DIAGNOSTIC EN MARCHANT ?

La méthode consiste à se retrouver dans les quartiers entre habitants, représentants institutionnels et élus, et à ouvrir grands les yeux, regarder, croiser les regards, écouter. Le parcours est préétabli soit en fonction d'un projet de construction dans un quartier soit en fonction de centre d'intérêt dans un quartier. Lors de la balade chaque personne reçoit un paquet de Post-It et un stylo. La personne note au fur et à mesure de la balade les points positifs et négatifs en inscrivant une idée par papier. Les éléments notés sont des faits observés et non des impressions ou des jugements. Un photographe est présent et photographie sur demande les éléments marquants lors du parcours. La mise en commun se fait dans un cadre agréable accompagné d'un rafraîchissement et une collation. C'est aussi un moment d'échanges et de convivialité, le cadre à donc toute son importance.

Lors de la mise en commun, les personnes lisent leurs post-it et ceux-ci seront classés en terme de :

- comportements positifs,
- comportements négatifs,
- matériels positifs,
- matériels négatifs.

La mise en commun faite, vient le temps de la discussion et de la réflexion quant aux propositions de solutions que ce soit en termes de comportements citoyens ou en termes d'aménagements publics. Les propositions de solutions doivent envisageables et réalistes, inclusive et durable dans le temps.

Depuis septembre, deux diagnostics en marchant ont été menés par l'ergothérapeute de la Maison Médicale. Le premier avait comme thème, l'accessibilité des lieux publics dont la bibliothèque et la Commune. Le second, sur le thème de l'accès aux centres de loisirs et aux soins de santé, a été réalisé avec la participation des étudiants en ergothérapie de l'ISEK. Le troisième diagnostic issu de la concertation d'usagers s'est fait dans le cadre d'une étude d'impact par un bureau d'étude d'architecte en vue de la construction d'un site de 450 logements dans un quartier déjà surpeuplé. Un quatrième diagnostic est en cours de préparation et devrait être fait en juillet sur la thématique de l'accès aux commerces et services de la Place Cardinal Mercier à Jette.

En nous référant à la classification de Charlier P. (2003), l'ergothérapeute qui choisit de pratiquer la démarche du diagnostic en marchant doit mettre en œuvre les compétences suivantes :

Activités cognitives :

- Identifier les obstacles et situations facilitatrices pour toute personne en situation de handicap,
- Appliquer les normes d'aménagements de la voirie et des lieux publics,
- Rédiger un rapport d'expertise,
- Etablir des plans architecturaux.

Activités réflexives :

- Organiser et gérer l'événement dans son ensemble,
- Mettre en relation ses connaissances théoriques (structure anatomique de l'être humain, analyse du mouvement, normes),
- Evaluer l'importance des obstacles et des facteurs facilitateurs,
- Analyser les situations rencontrées en impliquant les usagers pour dégager des pistes de solutions,
- Confronter son expertise avec celle des usagers,
- Mettre en relation les différents éléments émergés lors de la balade pour rédiger un rapport,
- D'impliquer les usagers dans les évolutions futures du quartier,
- De sensibiliser à la problématique de la personne en perte d'autonomie ou à mobilité réduite,
- De faire prendre conscience de l'importance de vivre dans un cadre favorable à la santé.

Activités sociales :

- Communiquer avec les usagers et les élus politiques
- Ecouter en limitant ses interventions
- Faciliter les échanges entre les usagers, entre les participants professionnels et usagers
- Animer les discussions de groupe

Activités psycho-affectives :

- Faire preuve de patience

Activités procédurales :

- Mettre en place les différentes étapes de la démarche

DISPOSITIF PÉDAGOGIQUE POUR FAVORISER L'ÉMERGENCE DE COMPÉTENCES CHEZ LES ERGOTHÉRAPEUTES

Depuis septembre 2008, les étudiants de 2e ergothérapie ont dans leur cursus un cours d'ergothérapie et analyse de l'environnement et les étudiants de 1re année, un laboratoire d'analyse de l'environnement.

Dans le cadre d'un dispositif pédagogique intitulé "Semaine Pluriel" (une semaine d'intégration transversale des matières pour les 3 années), l'équipe pédagogique a focalisé trois jours sur l'analyse de l'environnement urbain afin de permettre aux étudiants d'inscrire leurs savoirs directement dans la réalité du terrain.

En mars 2008, les étudiants ont reçu des bases théoriques sur le design universel et ils se sont initiés à une démarche méthodologique d'observation systématique sur le terrain dans différents endroits de Bruxelles. En décembre 2008, nous avons poursuivi le processus en inscrivant le projet dans la démarche de diagnostic en marchant dans le cadre de l'Agenda local 21 de la Commune de Jette (où se situe la section ergothérapie de notre école).

Afin d'améliorer la qualité de notre formation et diversifier les angles de vue, nous avons fait appel à Pierre Margot-Cattin, expert dans le domaine de l'accessibilité. Les étudiants ont effectué les étapes d'un diagnostic en marchant. A l'issue du travail sur le terrain, un rapport a été produit par les étudiants, revus par les professionnels et transmis à la Commune.

Cette dernière étape constitue une finalisation du travail et débouche sur un écrit de type professionnel. Ce rapport visait à décrire le contexte et à présenter une analyse réfléchie d'une situation non satisfaisante pour proposer des solutions aux problèmes rencontrés. (Meyer B., 2007, p 119). Le contenu de ce dispositif est sous-tendu par l'idée d'amener les étudiants à développer un raisonnement clinique. Meyer S. (2007, p 154), nous propose la définition suivante du raisonnement clinique *"il est le processus complexe de réflexion et de décision, associé à l'action professionnelle. Il sous-tend la démarche d'intervention. Il permet au thérapeute, dans un contexte spécifique, d'obtenir les données nécessaires, de communiquer avec l'usager, de mener des activités de traitement et de les ajuster de la manière la plus adéquate, de s'adapter aux réponses de l'usager".* Dans le contexte spécifique de l'analyse de l'environnement physique lors de la semaine "Pluriel", les étudiants ont dû gérer l'ensemble des étapes et mobiliser différentes activités de compétences.

Meyer S. (2007, p. 154) décrit plusieurs formes de raisonnement clinique et bien que l'intitulé de la démarche soit "diagnostic en marchant", les étudiants n'effectue pas de "raisonnement diagnostic" mais ils apprennent à la fois un raisonnement procédural et interactif. Dans le raisonnement procédural, les étudiants ont participé à des étapes bien définies d'un processus pour identifier des problèmes et trouver des solutions. Si nous reprenons la description de Meyer S. (2007, p 165) et que nous les appliquons à notre projet dans une approche communautaire, nous identifions les éléments suivants :

- le cadre de référence sélectionné correspond aux principes du design universel,
- le recueil de données s'est fait de façon systématique à l'aide d'une grille d'observation et des instruments de mesure,
- des hypothèses ont été générées concernant des facteurs environnementaux défavorables à la participation sociale de tous,
- dans la rédaction du rapport, les étudiants ont ciblé les objectifs en termes d'aménagement à réaliser,

- la dernière étape concernant l'évaluation des hypothèses n'a pu être réalisée au cours de cette semaine.

Mais nous n'enseignons pas que des procédures et les étudiants ont aussi été sensibilisés au raisonnement interactif, décrit par Meyer S. (2007, p 170) comme *"la pensée produite par le thérapeute lorsqu'il s'ajuste du point de vue perceptif et comportemental dans des interactions avec l'usager"*.

Notre intention de départ était d'associer des usagers des différents quartiers mais malheureusement ils n'ont pas eu les disponibilités pour se joindre aux parcours. Mais le fait de réaliser le parcours en sous-groupes d'une dizaine d'étudiants a permis de créer des interactions et de s'ajuster en permanence. *"C'est par les échanges en groupe que peuvent se construire les connaissances des étudiants qui y trouvent des occasions pour questionner leurs savoirs et leurs représentations, de se situer en confrontation intellectuelle dans des conflits de savoirs, d'exercer leurs capacités d'actions et d'argumentation et surtout, d'apprendre la coopération et le travail de groupe"* (Charlot 1997, p. 89).

Ces deux types de raisonnement clinique devraient amener le futur professionnel à rentrer dans un mode de pensée propre à un milieu professionnel et contribuer au développement de l'identité professionnelle.

Le dispositif mis en place se rapproche de ce que Beckers J. (2007, p 241) nomme *"situation d'intégration préparatoire à la vie professionnelle"*. L'auteur précise que l'utilisation de situations d'intégration permet de travailler l'identité professionnelle. Les étudiants sont confrontés à une situation complexe qui va leur demander de mobiliser des composantes opératoires (savoir-faire), cognitives et socio-affectives (assumer des responsabilités et collaborer) dans les activités à réaliser. L'engagement dans ce type d'activités peut avoir un effet motivationnel important. Beckers J. (2007, p 246) nous donne des repères pour identifier une situation d'intégration de qualité :

Elle doit permettre la projection dans le métier : par le travail réalisé au cours des 3 jours, les étudiants se sont ancrés dans une réalité professionnelle et un travail utile puisque le rapport a été transmis aux autorités communales.

Elle doit favoriser le transfert des acquis de la formation aux autres familles de taches du métier : dans notre projet, nous avons mis en place une situation "quasi-professionnelle prototypique" pour reprendre le terme de l'auteur. Nous avons proposé une approche de type communautaire et le volet plus individuel d'une intervention est abordé par la suite dans les cours "traditionnels" en lien avec l'expérience de la semaine "pluriel".

Nous devrions ajouter une étape dans notre processus à savoir, le travail sur les représentations du métier que chaque étudiant avait avant, et voir s'il y a eu une modification ou non car la transformation identitaire ne peut se faire qu'en passant pas une affirmation ou déconstruction de ses représentations.

* *
*

Le concept d'un *"urbanisme favorable à la santé"* est actuellement une thématique majeure du Projet Européen des *"villes en santé"* érigées par l'Organisation Mondiale de la Santé. Ce grand projet a pour but d'inclure dans la définition de la

Santé toutes les facettes de l'action sociale. Le comité régional de l'OMS a adopté en 1998 un programme SANTE 21, dans lequel il est stipulé entre autres le droit à *"vieillir en bonne santé"*, *"la création de cadre favorable à la santé"* et *"la diminution du nombre de blessures dues à la violence et aux accidents"*. Pour atteindre ces objectifs, il est temps de penser la société de manière plus équitable, accessible et inclusive. *"Construire ensemble, un avenir pour tous sans exclusion"*.

La philosophie du design universel tend à cette inclusion et à cette accessibilité environnementale et sociale. L'ergothérapeute est un acteur de choix dans le domaine du design universel et doit pouvoir agir en ce sens auprès des acteurs de terrain, des usagers et des élus politiques. Bien des moyens peuvent être efficaces pour faire part des recommandations nécessaires en terme d'aménagement et d'inclusion de tous dans la ville et dans la société mais le diagnostic en marchant, nous semble un moyen efficace d'allier expertise du professionnel et expertise de l'usager. Mais surtout un outil mettant la personne au centre du processus d'expertise et de recherche de solution.

Dans cette optique, la formation des futurs ergothérapeutes devrait leur permettre de développer des compétences en terme de *"raisonnement clinique"* pour être des *"agents de changements"* et les inscrire dès le début du cursus dans une démarche d'apprentissage active et impliquée dans la société afin qu'ils puissent construire leur identité professionnelle en interaction avec les personnes directement concernées.

RÉSUMÉ

Les modèles de conception du handicap intègrent aujourd'hui la dimension de l'environnement. Dans la formation des ergothérapeutes, nous ne pouvons plus faire l'impasse sur les compétences d'analyse de l'environnement que les étudiants doivent développer pour exercer un raisonnement clinique pertinent. L'institut de formation ISEK a choisi l'approche spécifique du design universel et la mise en pratique de ses principes dans le cadre d'une démarche de diagnostic en marchant afin de mobiliser directement les compétences dans un contexte de terrain.

RÉFÉRENCES

APPARICIO P., SEGUIN A-M 2006. L'accessibilité aux services et aux équipements : un enjeu d'équité pour les personnes âgées résidant en HLM à Montréal, in "Cahiers de géographie du Québec", *Volume 50, numéro 139, avril 2006, p. 23-44.* — BARTON H., TSOUROU C. 2004. Urbanisme et santé, Ed. S2D Association internationale pour la promotion de la Santé et du Développement Durable. — BASSEREAU J-F *et al.* 2005 Concevoir et réaliser un produit du "design universel", enfin ? Où, comment doucement orienter le processus naturel de conception de produits pour tous, *Eds ENSAM, Paris, laboratoire CPI, EO EDPS.* — BECKERS J. 2007, Compétences et identités professionnelles, *Eds De Boeck & Larcier, Bruxelles, 356 p.* — BLOOMBERG M.R., PARADISO C. 1997. Universal design New York, *City of New York, New York* — BRONFENBRENNER U. 1981, The ecology of human development: experiment by nature and design, *Cambridge Mass, London: Harvard University press.* — CHARLIER P. 2003, Elaborer une description de fonction et un profil de compétences. *Séminaire de formation et de réflexion. Louvain-La-Neuve, BIEF.* — CHARLOT B. 1997 Du rapport au savoir, *Ed Anthropos, Paris.* — FOUGEYROLLAS P. 2001. Le processus de production du handicap : l'expérience québécoise, in De Riedmatten R. (dir.), Une nouvelle approche de la différence : comment repenser le handicap, *Médecine et Hygiène, Genève, pp 101-122.* — HAMONET C. 2004. Les personnes handicapées, *Que Sais-je, PUF, Paris.*

LAFAY H. 1987, L'intégration scolaire des enfants et adolescents handicapés, *La Documentation française, Paris.* — MARGOT-CATTIN P. 2003, Autonomie et Environnement : de l'accessibilité au Design Universel, *in Actes du 2e Symposium Romand d'Ergothérapie, Puzzle Consulting Sarl, Bollion.* — MARGOT-CATTIN P. 2007, De l'accessibilité au Design Universel, in Borioli & Laub (dir.) Handicap : de la différence à la singularité, *Médecine & Hygiène, Genève.* — MEYER B. 2007 Les pratiques de communication, *EDs Armand Colin, Paris, 240 p.* — MEYER S. 2007, Démarches et raisonnements en ergothérapie, *Eds éésp, Lausanne, 217 p.* — OCDE Staff, OECD, OECD - Organisation for Economic Co-operation and Development (2009), Déficience cognitive, santé mentale et transports: Vers une accessibilité pour tous. *Eds OECD Publishing, 28 p.* — PERRENOUD P. 2007, Développement de compétences, méthodes actives et constructivisme, *Colloque Pédagogies dans l'enseignement supérieur, Louvain-La-Neuve, 26 p.* — PREISER W. & OSTROFF E. 2001, Universal Design Handbook, *McGraw-Hill, Boston.* — RONNEVIG T. 2002, Without Dreams, a New Reality Cannot Be Created, In Christophersen J. (ed.), *Universal design, 17 ways of thinking and teaching, Husbanken, Oslo, pp. 25-42.* — SPICHER C. 2001, Le processus de production du handicap en Suisse , In De Riedmatten, R. (dir.), Une nouvelle approche de la différence : comment repenser le handicap, *Médecine et Hygiène, Genève,155-169.*

VANDERMISSEN M-H 2003, Mobilité, accessibilité et cohésion sociale In "Cahiers de géographie du Québec", *Volume 47, numéro 131, septembre 2003, p. 201-222.* — VISHER J. *et al.* 2004, Mission impossible ou mission accomplie ? Evaluation du confort de la fonction et de la fonctionnalité du poste de travail universel, *Ed. Faculté de l'aménagement, Université de Montréal.* — WALKER A. 2002. Developments Towards Inclusive Design Teaching, in Christophersen J. (ed.), *Universal design, 17 ways of thinking and teaching Husbanken, Oslo, 127-149.* — WIJK M. 2002, If Anything, Call It Ergonomics-in Search for a Word in a World Called Science, in Christophersen J. (ed.), *Universal design, 17 ways of thinking and teaching, Husbanken, Oslo, 81-105.*

Références internet

www.villes-sante.com
Les projets ville en santé : www.villes-sante.com/datas/som01.htm
Consulté le 1er avril 2009

www.capacitation-citoyenne.org/livrets/sienne/diagMarch.pdf
L'animation du réseau Capacitation Citoyenne

- 3 -
REEDUCATION

PRISE EN CHARGE DES LOMBALGIQUES : MODIFIER NOS CROYANCES

D. KUPPER*, J.-P. GALLICE**, S. GENEVAY***

Le mal de dos est un véritable défi de santé publique qui concerne près de 4 individus sur 5. Ses coûts directs et surtout indirects sont extrêmement importants puisque l'incidence maximale concerne les 35-55 ans, soit la population active et ils ne cessent de croître. A l'aube du XXIe siècle, à l'ère d'une médecine basée sur les preuves, nous thérapeutes, ne pouvons faire l'économie d'une profonde remise en question de nos croyances et de nos pratiques. Cependant, par manque de temps et de moyens, il n'est généralement pas facile d'entreprendre l'évaluation à moyen et à long terme de ses propres pratiques afin d'avoir les éléments pour les modifier. Il n'est pas plus facile d'adhérer spontanément aux recommandations émises dans les guidelines. Quatre facteurs ont été identifiés comme pouvant faciliter ou au contraire empêcher l'adhésion des professionnels de la santé à ces recommandations : la compréhension qu'en a le thérapeute, le niveau de compatibilité avec ses propres pratiques, le niveau de pertinence perçu par les cliniciens ainsi que le niveau d'accord [5].

Cet article a pour objectif de faire un survol de l'évolution des concepts entourant la lombalgie, de présenter les grandes lignes des recommandations et de finir par une rapide présentation d'un programme multidisciplinaire de réhabilitation fonctionnelle que nous avons mis en place à la lumière de ces différents éléments.

* Service d'ergothérapie, Département des Neurosciences cliniques
** Service de physiothérapie, Département de Chirurgie
*** Service de rhumatologie, Département de Médecine interne
Hôpitaux Universitaires de Genève, 26 avenue de Beau-Séjour, 1211 Genève 14
Adresse e-mail : daniele.kupper@hcuge.ch

Dans les années 60 à 70, on pensait que le dos était fragile et que la lombalgie était liée à des tâches pénibles, des travaux de force ou des manutentions. La prise en charge de la lombalgie s'appuyait sur des notions telles que repos et absence d'activité. Dans les années 80, l'échec du modèle biomédical appliqué à la lombalgie, a conduit à l'émergence du modèle biopsychosocial. Les thérapeutes se sont impliqués alors dans des programmes de prévention primaire ou secondaire de type "école du dos" [15, 23]. L'objectif visé était, selon le cas, de prévenir l'apparition de lombalgies ou d'améliorer la participation des personnes à la gestion de leurs problèmes de dos. Ces programmes comprenaient généralement un enseignement portant sur des notions d'anatomie et de biomécanique, un conditionnement gestuel, des techniques de relaxation et/ou de biofeedback. Ils étaient fréquemment multidisciplinaires, et s'accompagnaient d'un réentraînement physique et/ou d'un abord psychothérapeutique. Dans les années 90, suite aux campagnes de sensibilisation, la mécanisation des entreprises a fait disparaître peu à peu les travaux pénibles et les salariés ont été formés aux "bons gestes" et aux "bonnes postures". D'un point de vue thérapeutique, l'accent s'est porté sur des programmes intensifs (de 3 à 6 semaines) axés sur le reconditionnement à l'effort mais reléguant souvent l'abord biopsychosocial au second plan. Plusieurs centres ont pu démontrer l'efficacité de ce type de prises en charge à l'occasion d'études randomisées et contrôlées, confirmant l'importance de l'exercice et du reconditionnement physique dans le traitement de la lombalgie chronique [9, 17, 20].

L'ensemble de ces mesures aurait dû permettre de faire régresser l'incidence de lombalgies invalidantes. C'est le contraire qui est pourtant observé puisque les coûts totaux ont continué leur croissance exponentielle. D'après les statistiques de l'Institut National de Recherche et de Sécurité, la durée moyenne des arrêts de travail en France a atteint une moyenne de 50 jours en 2005. La proportion d'arrêts de travail liée à un problème de dos est passée en 50 ans de 14.2 % à 20.6 %. Une étude suisse va dans le même sens, montrant une augmentation importante entre 1983 et 2001 des prestations financières de l'Assurance Invalidité pour cause de rachialgies [22].

Dans le début des années 2000, a été mise en place une action de recherche concertée COST *(Cooperation in the Field of Scientific and Technical Research)* B13 dénommée *"Low back pain : guidelines for its management"* qui avait pour objectif de formuler des directives européennes en matière de prévention et de prise en charge des lombalgies non spécifiques. Sur la base d'une analyse de la littérature et en tenant compte de la qualité méthodologique des études (niveau de preuve), ces groupes de travail ont proposé chaque fois que possible des recommandations [1, 3, 11, 12, 24]. D'autres lignes directrices sont venues compléter ce travail comme par exemple celles sur la prévention de l'incapacité prolongée [21]. Ces recommandations internationales nous permettent d'avoir une synthèse et une analyse de la littérature à disposition, nous offrant ainsi les bases pour l'évaluation de nos pratiques.

De nouveaux concepts ont émergé dans les deux dernières décennies et sont à prendre en considération. Pour rendre compte du cheminement de certains patients de la douleur vers l'incapacité chronique, la perte d'emploi et l'isolement social, Waddell propose de privilégier un modèle multidimensionnel intégrant à la fois les composantes physiques, psychiques, sociales et leurs interactions. C'est la théorie du *Fear Avoidance Beliefs* (attitude d'évitement par peur de créer une lésion ou de se faire du mal) [8, 16]. L'intérêt majeur de ce modèle est qu'il permet de dépister les patients à risque de chronicité. Les signaux d'appel évoquant des éléments non biologiques, liés soit au patient soit à son environnement social et professionnel doivent être recherchés [13, 19].

L'expérience de la douleur se doit par conséquent d'être abordée selon une perspective biopsychosociale. Selon Waddell, l'activation des nocicepteurs (composante biologique du modèle biopsychosocial) serait liée à un dysfonctionnement aigu du système musculo-squelettique. Il n'y a donc pas de structure lésée et rien à réparer, contrairement au modèle précédent où la douleur de la lombalgie est considérée comme un signal d'alarme témoignant d'une lésion ou d'une menace de lésion tissulaire [28]. Une étude IRM prospective a récemment confirmé l'absence de lésion visible lors d'un premier épisode de lombalgie, fut-il très intense [4]. Les croyances du patient prennent également toute leur importance. Vlaeyen [26] suggère que les peurs liées à la douleur jouent un rôle prédominant dans le développement des problèmes de douleur persistante de l'appareil musculo-squelettique et de l'incapacité associée. Il propose un modèle selon lequel un individu face à une expérience de douleur peut adopter un comportement d'évitement ou de confrontation. L'expérience douloureuse peut être, dans certains cas, accompagnée de pensées catastrophistes, c'est-à-dire de croyances et d'attentes pessimistes à propos de soi-même, des autres et du futur, qui peuvent donner lieu à des sentiments d'impuissance quant à ses capacités à faire face aux événements. La conséquence peut être la peur du mouvement et d'une nouvelle blessure et l'apparition de comportements d'évitement [10]. Or, il est maintenant clair que si l'évitement de certains mouvements en phase aiguë est approprié pour l'individu présentant une atteinte musculo-squelettique, il devient néfaste plus le temps passe et risque de devenir un cercle vicieux [27] amenant vers la chronicisation. Lorsque la lombalgie n'est pas associée à des pensées catastrophistes, l'absence de peur permet la confrontation à l'activité et la reprise des activités. D'où l'importance de mettre en place dans les prises en charge des techniques permettant de renforcer le locus de contrôle interne [14].

Les recommandations montrent qu'en prévention primaire (avant l'épisode de lombalgie), il n'y a aucune preuve que des programmes de prévention soient efficaces. Il n'existe pas non plus suffisamment de preuves scientifiques permettant de recommander l'utilisation de matelas spécifiques, de chaises ergonomiques ou de semelles orthopédiques. Il a été démontré que le port de ceintures ou de supports lombaires n'avaient aucun effet. Seule l'information basée sur un modèle biopsychosocial a montré un impact qui se confirme lorsque cette information est dispensée lors d'un épisode aigu. Cette information est très importante car elle doit permettre au patient de comprendre l'enjeu thérapeutique et de s'impliquer dans sa récupération fonctionnelle. Il s'agit en particulier de rassurer le patient quant à la gravité du mal de dos et de l'encourager dans sa reprise d'activité et la poursuite d'une vie normale. Des messages tels que "protégez votre dos" peuvent favoriser des croyances inappropriées (ex. : *"le dos est fragile, certains mouvements risquent de provoquer des lésions graves"*). Les principaux messages [28] à faire passer sont : ***1)*** *Les lombalgies communes ne sont pas psychologiques. Elles sont dues à un phénomène physique, qui peut être influencé par des paramètres psychologiques.* ***2)*** *Les lombalgies ne sont pas une maladie. Dans la plupart des cas, il n'existe aucune maladie grave ou lésion du dos.* ***3)*** *Les lombalgies sont habituellement le symptôme d'un dysfonctionnement physique. Votre dos ne bouge plus comme il devrait. Il peut y avoir des raideurs, des pertes de force, d'endurance ou de coordination des muscles. A la longue, une hypersensibilité du système nerveux s'installe. L'ensemble de ces phénomènes finit par s'auto-entretenir, même si le problème initial a disparu.* ***4)*** *Pour aller mieux, il faut réapprendre à votre dos à bouger et travailler normalement. Ceci nécessite votre participation active. La solution n'est pas une "réparation" par le médecin.*

Plusieurs outils ont été développés et permettent de donner une information validée aux patients lombalgiques. Les travaux de Burton [2] ont donné lieu à la publication du “Back Book” en 2002. La version initiale de ce livre a été traduit en français par Coudeyre *et coll.* [6] et nous nous sommes chargés de l'adaptation française de l'édition révisée en 2005. Les autres mesures signalées comme efficaces en aigu sont l'absence de prescription de repos et l'encouragement à rester actif socialement et professionnellement. Le patient doit être assuré du fait qu'il n'y a aucun danger pour lui à reprendre ses activités physiques au plus vite, sous réserve du respect de certaines règles de comportement, même si elles déclenchent occasionnellement une recrudescence passagère des douleurs. Pour cela, le travail d'information doit englober une discussion sur les principes d'ergonomie. Il n'y a cependant aucune preuve scientifique permettant de recommander un type d'exercice plus qu'un autre. Il n'y a pas non plus de preuve d'efficacité d'une intervention multidisciplinaire à ce stade [24].

Pour les patients souffrant d'une lombalgie en phase subaiguë (6 à 12 semaines), le risque de passage à la chronicité doit être pris en compte. L'accent doit porter sur des programmes d'exercices actifs et la reprise ou le maintien des activités habituelles, professionnelles comprises afin d'éviter la désaccoutumance au travail et le déconditionnement. Une reprise progressive du travail, avec aménagement de la place de travail peut faciliter la réintégration. Un essai de médecine manuelle est recommandé. Une approche multidisciplinaire peut commencer à se discuter en l'absence d'améliorations rapides.

Au-delà de 12 semaines d'évolution, si le patient n'a pas repris ses activités, le thérapeute doit identifier les obstacles qui limitent cette reprise et chercher à comprendre avec son patient pourquoi et comment ces obstacles agissent [7]. Les traitements qui bénéficient des niveaux de preuve les plus élevés sont les programmes d'exercices physiques, les prises en charge comportementales, les interventions éducatives brèves comprenant une éducation du patient et les approches multidisciplinaires. Les prises en charge comportant plusieurs interventions (telles qu'éducation, programmes d'exercices, approche comportementale, relaxation et visite sur le lieu de travail) sont plus efficaces qu'une prise en charge isolée ou une prise en charge classique de type “école du dos” qui n'ont pas montré d'efficacité à long terme. Il en est de même pour les traitements physiques tels que le chaud et le froid, les tractions, le laser, les ultrasons, les ondes courtes, le TENS, les massages et le port d'un corset [1].

UN NOUVEAU PROGRAMME “PRODIGE”

Ces synthèses des évidences scientifiques bouleversent nos habitudes et nos croyances. Il faut donc, en tant que thérapeute, repenser nos interventions. C'est en appliquant ces constatations scientifiques au terreau de notre expérience acquise depuis plus de 20 ans dans le domaine de la prise en charge groupale des patients lombalgiques subaigus et chroniques, que nous avons élaboré à Genève, un nouveau programme baptisé PRODIGE pour *PROgramme Dos des Institutions Universitaires Genevoises*.

Ce programme est assuré par une équipe multidisciplinaire (médecins, psychologues, ergothérapeutes et physiothérapeutes) sur une durée de 4 semaines. Les groupes sont de type fermé, limités à 6 patients avec sélection médicale et physiothérapeutique. L'intégration des nouveaux concepts s'est concrétisée par la mise en place de différents outils : **1)** une évaluation multidimensionnelle initiale regroupant des tests physiques, des questionnaires validés, un parcours fonctionnel filmé, un bilan de la situation professionnelle et la définition avec le patient d'objectifs à atteindre pendant le programme. Ces objectifs font l'objet d'un contrat signé entre le patient et l'équipe ; **2)** l'utilisation d'un carnet de bord permettant au patient de suivre ses acquis et de se constituer une "boîte à outils" utilisable pour gérer une éventuelle récidive ; **3)** le cas échéant, l'adaptation de toutes les séances du programme, y compris celles d'ergothérapie, à la préférence directionnelle déterminée selon le concept Mc Kenzie [18] ; **4)** l'introduction d'éléments de prise en charge cognitivo-comportementale appliquée par l'ensemble des thérapeutes [25] ; **5)** l'évaluation et l'accompagnement à la reprise professionnelle.

Ce nouveau programme a démarré à l'automne 2007. Son évaluation est en cours.

* *
*

L'intégration de ces nouveaux concepts et de ces recommandations dans sa pratique journalière n'est pas chose facile. Ces nouvelles connaissances doivent s'intégrer aux croyances et aux attitudes actuelles. Mais ce changement doit aussi s'inscrire dans un mouvement commun à l'ensemble des thérapeutes de l'équipe multidisciplinaire gravitant autour des patients lombalgiques afin que tous les acteurs transmettent un message cohérent.

RÉSUMÉ

Le mal de dos est un véritable paradoxe. Pendant de nombreuses années, on considérait le dos comme fragile et la prise en charge de la lombalgie s'appuyait sur des concepts tels que repos et absence d'activité. L'échec du modèle biomédical a conduit à l'émergence de nouveaux concepts et à l'utilisation de modèles biopsychosociaux. Parallèlement de nombreux travaux de synthèse des évidences scientifiques ont été mis à disposition. L'ensemble de cette littérature vient bouleverser nos habitudes et nos croyances. Il faut en tant que thérapeute repenser nos interventions.

RÉFÉRENCES

[1] AIRAKSINEN O., BROX J.I., CEDRASCHI C., HILDEBRANDT J., KLABER-MOFFETT J., KOVACS F., MANNION A.F., REIS S., STAAL J.B., URSIN H. AND ZANOLI G. 2006, Chapter 4. European guidelines for the management of chronic nonspecific low back pain. *Eur Spine J, 15 Suppl 2, S192-300.* — [2] BURTON A.K. 2002 The back book, *TSO (The Stationery Office), 25 p.* — [3] BURTON A.K., BALAGUE F., CARDON G., ERIKSEN H. R., HENROTIN Y., LAHAD A., LECLERC A., MULLER G. AND VAN DER BEEK A.J. 2006. Chapter 2. European guidelines for prevention in low back pain : November 2004, *Eur Spine J, 15 Suppl 2, S136-68.* — [4] CARRAGEE E., ALAMIN T., CHENG I., FRANKLIN T., VAN DEN HAAK E. AND HURWITZ E. 2006. Are first-time episodes of serious LBP associated with new MRI findings? *Spine J, 6, 6, 624-35.* — [5] COTE A.M., DURAND M.J., TOUSIGNANT M. AND POITRAS S. 2009. Physiotherapists and use of low back pain guidelines: a qualitative study of the barriers and facilitators. *J Occup Rehabil, 19, 1, 94-105.* — [6] COUDEYRE E., GIVRON P., GREMEAUX V., LAVIT P., HERISSON C., COMBE B., BURTON K. AND POIRAUDEAU S. 2003, French translation and cultural adaptation of the

"Back Book". *Ann Readapt Med Phys 46, 8, 553-7.* — [7] DURAND M.J., LOISEL P., HONG Q.N. AND CHARPENTIER N. 2002 Helping clinicians in work disability prevention: the work disability diagnosis interview. *J Occup Rehabil 12, 3, 191-204.* — [8] FORDYCE W.E., SHELTON J.L. AND DUNDORE D.E. 1982. The modification of avoidance learning pain behaviors. *J Behav Med, 1982, 5, 4, 405-14.* — [9] FROST H., KLABER MOFFETT J.A., MOSER J.S. AND FAIRBANK J.C. 1995 Randomised controlled trial for evaluation of fitness programme for patients with chronic low back pain. *BMJ, 310, 6973, 151-4.* — [10] GENEVAY S. AND CEDRASCHI C. 2008. Practical lessons from group treatment in low back pain patients. *Rev Med Suisse, 4, 147, 604-7.*

[11] HENROTIN Y., ROSENBERG S., BALAGUE F., LECLERC A., ROUX E. AND CEDRASCHI C. 2006. European guidelines (COST B13) for the management of low back pain. *Revue du Rhumatisme, 73, S35-S52.* — [12] HENROTIN Y.E., CEDRASCHI C., DUPLAN B., BAZIN T. AND DUQUESNOY B. 2006. Information and low back pain management: a systematic review. *Spine, 31, 11, E326-34.* — [13] KENDALL N.A. 1999. Psychosocial approaches to the prevention of chronic pain: the low back paradigm. *Baillieres Best Pract Res Clin Rheumatol, 13, 3, 545-54.* — [14] LAFFREY S.C. AND ISENBERG M. 2003. The relationship of internal locus of control, value placed on health, perceived importance of exercise, and participation in physical activity during leisure. *International Journal of Nursing Studies 20, 187-196. Int J Nurs Stud, 40, 5, 453-9; discussion 461-2.* — [15] LANKHORST G.J., VAN DE STADT R.J., VOGELAAR T.W., VAN DER KORST J.K. AND PREVO A.J. 1983. The effect of the Swedish Back School in chronic idiopathic low back pain. A prospective controlled study. *Scand J Rehabil Med 15, 3, 141-5.* — [16] LETHEM J., SLADE P.D., TROUP J.D. AND BENTLEY G. 1983. Outline of a Fear-Avoidance Model of exaggerated pain perception-I. *Behav Res Ther 21, 4, 401-8.* — [17] LINDSTROM I., OHLUND C., EEK C., WALLIN L., PETERSON L.E., FORDYCE W.E. AND NACHEMSON A.L. 1992. The effect of graded activity on patients with subacute low back pain: a randomized prospective clinical study with an operant-conditioning behavioral approach. *Phys Ther, 72, 4, 279-90; discussion 291-3.* — [18] LONG A.L. 1995. The centralization phenomenon. Its usefulness as a predictor or outcome in conservative treatment of chronic law back pain (a pilot study). *Spine, 20, 23, 2513-20; discussion 2521.* — [19] MAIN C.J. AND WILLIAMS A.C. 2002. Musculoskeletal pain. *BMJ, 325, 7363, 534-7.* — [20] POIRAUDEAU S. 2003. Physical fitness reconditioning. *Ann Readapt Med Phys, 46, 4, 205-6.*

[21] ROSSIGNOL M., POITRAS S., DIONNE C., TOUSIGNANT M., TRUCHON M., ARSENAULT B., ALLARD P., COTE M. AND NEVEU A. 2007. An interdisciplinary guideline development process: the Clinic on Low-back pain in Interdisciplinary Practice (CLIP) low-back pain guidelines. *Implement Sci 2, 36.* — [22] STUCKI R.F. 2001. Approche multidisciplinaire de la lombalgie commune subaiguë et chronique : expérience suisse romande. *Revue du Rhumatisme, 68, 178-184.* — [23] TURNER J.A. 1996. Educational and behavioral interventions for back pain in primary care. *Spine, 21, 24, 2851-7; discussion 2858-9.* — [24] VAN TULDER M., BECKER A., BEKKERING T., BREEN A., DEL REAL M.T., HUTCHINSON A., KOES B., LAERUM E. AND MALMIVAARA A. 2006. Chapter 3. European guidelines for the management of acute nonspecific low back pain in primary care. *Eur Spine J, 15 Suppl 2, S169-91.* — [25] VLAEYEN J.W. 2002. Graded exposiure in vivo for pain-related fear, inPsychological approaches to pain management: a practitioner's handbook. *New York, 590.* — [26] VLAEYEN J.W., KOLE-SNIJDERS A.M., BOEREN R.G. AND VAN EEK H. 1995. Fear of movement/(re)injury in chronic low back pain and its relation to behavioral performance. *Pain, 62, 3, 363-72.* — [27] VLAEYEN J.W. AND LINTON S.J. 2000. Fear-avoidance and its consequences in chronic musculoskeletal pain: a state of the art. *Pain, 85, 3, 317-32.* — [28] WADDELL G. 2004. The Back Pain Revolution. *Elsevier Health Sciences, Edimburg, 475 p.*

L'INTÉRÊT DE LA TECHNIQUE F.M. ALEXANDER EN MANUTENTION

C. HOLLENSTEIN*

LES PRINCIPES DE LA TECHNIQUE

F.M. ALEXANDER a toujours présenté sa technique comme "un usage de soi". Pour lui, il ne s'agit pas d'une éducation gestuelle ou posturale, mais bien d'un usage de soi, dans la mesure où tout notre être est engagé dans chacune des actions que nous pouvons mener. Quand je fais un geste, je me sers un verre, j'aide une personne à se lever... j'utilise mon corps dans son entier (de la tête aux pieds), d'une manière personnelle, déterminée entre autres par mes habitudes, ma coordination psycho-sensori-motrice, mon vécu, mes expériences, mes désirs, mes aspirations, ma forme du moment et mes représentations socio-culturelles de la position que j'occupe mais aussi de l'action que je mène et du monde environnant. On réagit de tout notre être à une situation donnée.

Le premier principe de la Technique F.M. ALEXANDER est la prise de conscience du mauvais usage que l'on fait de soi. De cette prise de conscience découle un autre usage de soi. Le second principe se base sur le fait de savoir arrêter de faire le mouvement faux, sans chercher à le corriger afin de permettre aux anciens schémas erronés de s'effacer d'eux-mêmes et de laisser le corps s'organiser plus justement. C'est l'idée de *"désapprendre"*, plutôt que d'apprendre. Le but n'est pas de se focaliser sur le résultat à atteindre mais sur les moyens pour y parvenir.

Pour pouvoir guider le corps vers un autre usage de soi, il faut pouvoir lui donner des directions de construction de soi. Ces directions sont des invitations (et non des injonctions) à rester dans une détente articulaire induisant une économie d'effort musculaire. Mais le corps n'ayant pas encore acquis toutes les conditions de bonne coordination, il faut également savoir lui laisser le temps pour intégrer le nouveau schéma directionnel, qui lui permettra ensuite d'accéder à un meilleur usage de soi. Les directions préconisées correspondent au troisième principe d'usage développé, fondamental pour nous, dans la prévention des troubles musculo-squelettiques et la formation aux ports de charge et à la manutention des personnes.

LA CONSTRUCTION DU SCHÉMA POSTURAL ET GESTUEL

Fort de son expérience, F.M. ALEXANDER insiste sur la position correcte et souple de la tête sur l'atlas. Pour lui, cet équilibre est fondamental car il détermine le positionnement de toutes les autres vertèbres, et la mise en tension (ou non) des articulations. L'objectif est de pouvoir conserver l'espace interarticulaire dans toutes les positions, dans une stabilité rachidienne juste, donc non contraignante.

---

* Ergothérapeute, responsable des formations ERGOCOM - 9, rue Georges Brassens - 67205 Oberhausbergen

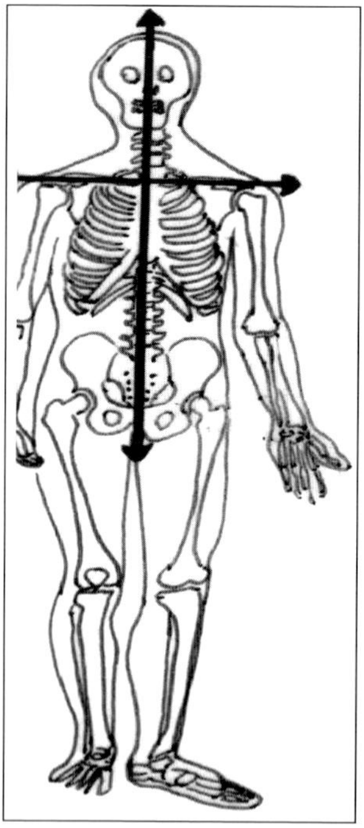

Fig. 1 : Squelette avec les deux axes vertical et horizontal

Pour cela, il construit le schéma postural autour de la détente articulaire, mais également autour de deux axes (fig. 1) qui doivent chacun garder toute leur longueur, qu'elle que soit la position ou les mouvements que l'on décide de prendre dans l'espace. La colonne vertébrale donne l'axe vertical et la ceinture scapulaire fixe l'axe horizontal (ou plutôt un axe perpendiculaire au premier).

La stabilité du rachis s'effectue par un double ancrage souple, au sol et au niveau du crâne. Elle s'établit grâce à l'action naturelle complémentaire et opposée de la gravité, vers le sol, et de l'air, vers le haut. Cette action combinée est systématiquement utilisée pour maintenir n'importe quelle position dans l'espace, comme un bras en l'air, car elle apporte une économie d'effort.

La stabilité scapulaire, quant à elle, s'obtient par la détente articulaire. Le respect des espaces interarticulaires dépend de la détente initiale, et donc des postures de base que l'on prend. Ces espaces sont d'autant plus importants à préserver que l'on a une incidence directe de la tension articulaire sur les tensions et déformations rachidiennes. En effet, rappelons que les muscles principaux des articulations maîtresses telles que la hanche et l'épaule ont une double insertion au niveau du membre concerné et du rachis.

Le fait de parler de *"stabilité"* et non de *"maintien"* de position favorise une souplesse posturale car il ne s'agit plus de bloquer une position (comme par exemple, le verrouillage lombaire), mais d'en accepter les fluctuations d'équilibre autour d'une position centrale. De plus, cette notion permet de rétablir un juste équilibre entre les différents groupes musculaires agonistes et antagonistes. Cet ajustement musculaire redéfinit le processus de construction du geste et du mouvement.

Le sens du mouvement : lorsque nous procédons à une flexion du membre supérieur, nous pensons "raccourcissement" du membre, ce qui crée une rétraction musculaire et un rétrécissement de l'espace interarticulaire. Si nous pensons le mouvement en veillant à respecter la longueur des segments osseux, nous pouvons alors envisager cette flexion, comme étant le fruit d'un allongement des muscles antagonistes. De ce fait, le mouvement n'est plus le même, et la tenue du bras dans l'espace s'en ressent également. Essayez pour voir. Si vous avez essayé, vous avez dû vous rendre compte également que la flexion extrême d'une articulation a tendance à entraîner le jeu des autres articulations dans un geste harmonieux. Une nouvelle coordination s'installe, dans une détente articulaire.

Au niveau des membres inférieurs, lorsque nous devons plier les jambes, nous pensons toujours le mouvement vers le bas, comme s'il s'agissait de se baisser. De ce fait, nous jouons du poids de notre corps et de la pesanteur pour enclencher le processus. Si nous reconsidérons le mouvement de façon mécanique, une flexion de membre inférieur revient au pliage de trois articulations (cheville, genou, hanche), chacune dans une direction opposée de la précédente, à l'image d'un accordéon. De ce fait, le poids du corps ne pèse plus sur la hanche, le genou ou la cheville puisque le haut du corps n'est pas sensé intervenir dans ce mouvement.

Le sens du mouvement se transforme : il n'est plus dirigé vers le bas, mais dans un maintien du tronc dans la position de son choix pour faciliter le mouvement, avec un respect de sa longueur, pendant que les genoux s'orientent vers l'avant, les fesses vers l'arrière, chacun sur une trajectoire horizontale (fig. 2).

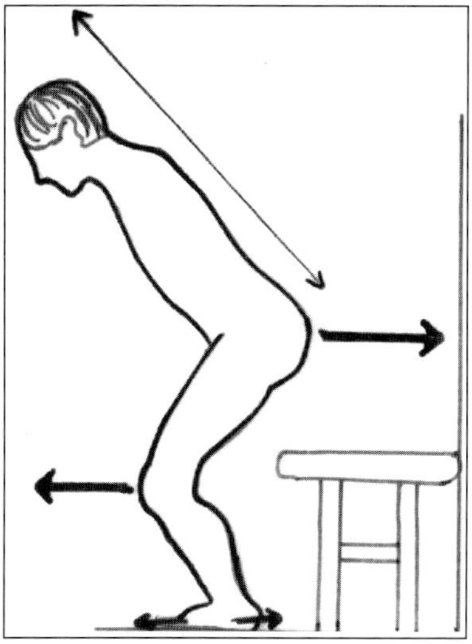

Fig. 2 : Schéma de la personne qui s'assoit avec les flèches directionnelles du mouvement

Suivant ce schéma moteur, ALEXANDER a développé sa technique, axée sur un sens du mouvement qui préserve l'axe rachidien et maintient la tête *"en suspension"* d'une part, et qui conjugue, d'autre part, la mobilité du corps par un ensemble d'éléments qui s'étirent et s'articulent sur des plans apesanteurs. Son modèle de prédilection est celui du singe : en effet, cette image nous renvoie à la notion de souplesse, ainsi qu'à la rectitude du rachis, dans une mobilité exceptionnelle des quatre membres dans l'espace. Ainsi, l'action de se baisser ou de se relever, n'est plus conditionnée par une quête de verticalité mais par la seule fonction des membres inférieurs. Tout le corps s'organise ensuite pour rendre le travail des membres inférieurs le plus léger possible.

Ces éléments sont fondamentaux pour garantir tant le maximum de mobilité dans une économie d'effort et d'énergie, que la détente rachidienne et articulaire, préservant ainsi les articulations d'une usure prématurée. Il nous oblige à revisiter les principes de ports de charge et de manutention.

L'application aux ports de charge et à la manutention : Il est intéressant de revenir sur la représentation du singe, surtout si on la met en comparaison de celle de l'haltérophile. Le singe reflète la détente et la souplesse, quoiqu'il fasse ou qu'il soulève, alors que l'haltérophile est un concentré d'efforts insurmontables. L'haltérophile est encore souvent le modèle suivi (ou pris en exemple) pour parler de la prévention du dos dans les ports de charge. Pour cause... l'athlète désigné au milieu du XIXe siècle pour former les personnes à la manutention, précurseur du "gestes et postures", était un champion d'haltérophilie ! Pourtant, on ne peut effacer la représentation de l'effort qu'il véhicule. Très vite, le lien se fait : manutention = effort. Fatalement, il en découle un certain nombre de tensions musculaires, inconscientes, liées au stress que l'effort génère. C'est un conditionnement dont il est difficile de se détacher. C'est la base de la Technique F.M. ALEXANDER : si nous arrivons à prendre conscience de ces tensions parasites que l'on déclenche dès notre intention de faire, nous les réduisons d'autant. Il nous faut cependant également prendre le temps de ne plus les mettre en route, de "ne pas faire". C'est aussi une façon de rester ouvert à la situation présente, sans représentation préliminaire. Et nous savons à quel point cet aspect est important dans les ports de charge (comme en manutention) où nombre de personnes se laissent impressionnées par le poids qu'elles ont en face d'elles, et qui se tétanisent à l'idée de devoir le bouger.

Par ailleurs, si l'on regarde l'haltérophile en action, son redressement est commandé par la tête qui, la première, dirige le mouvement. De même, lorsque l'on observe les adultes valides dans leur redressement (se lever d'un siège, ou s'asseoir), on constate que bien souvent, dès lors que les membres inférieurs tentent de se déplier, ces personnes ne savent plus comment se redresser : il y a toujours une

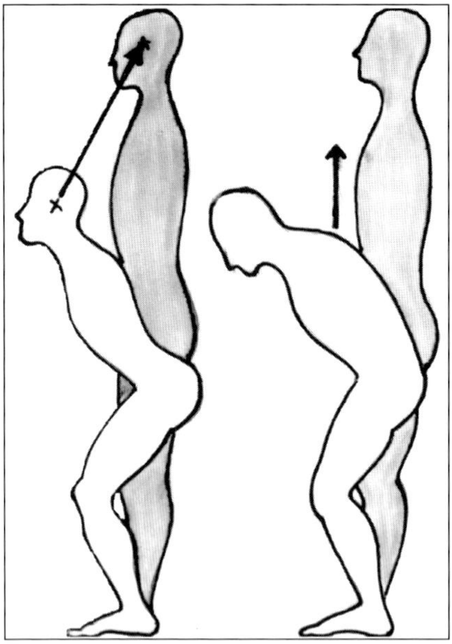

Fig. 3 : Schéma d'une personne se levant : comment rejoint-il le point d'arrivée, à partir de la position de départ ?

intervention du dos (soit de la tête, soit de la courbure dorsale, soit des lombaires ou encore une bascule du bassin, effaçant alors la courbure lombaire). Il leur est particulièrement difficile de se contenter d'une ouverture des hanches qui aura un impact sur le redressement de l'ensemble.

Dans le mouvement de se baisser et de se relever, nous avons bien intégré le résultat escompté (notre point d'arrivée), les façons d'amorcer le mouvement (à partir d'un point de départ), mais il persiste un schéma psychomoteur obscur utilisé pour relier les deux points délimitant l'action (fig. 3).

Pour nous baisser, nous utilisons la pesanteur, ce qui réduit l'espace interarticulaire des plateaux tibiaux, entre autres. De nombreuses personnes le savent par la douleur qu'elles ressentent et qui les fait réfléchir à deux fois pour se baisser ! Pour nous relever, nous recherchons la hauteur en nous hissant par l'action rachidienne, à des étages vertébraux différents pour chacun.

Le singe bouge rarement son rachis. Pourtant, il est en mouvement constant de flexion-extension des membres inférieurs, avec une agilité quel que soit son âge. Chacuns de ses mouvements sont effectués dans un jeu d'équilibres et de déséquilibres consentis, combinant des allongements de tout son corps. Si la tête dirige parfois une action, c'est dans un prolongement du rachis pour utiliser l'énergie de tout le corps (et non d'un segment) et lui assurer ainsi une plus grande propulsion. Enfin, l'action de la pesanteur n'est jamais utilisée pour construire un geste ou un mouvement. Elle est appréhendée pour anticiper les besoins de réception et construire des repères spatio-temporaux. En l'observant, on constate qu'aucun mouvement n'est construit dans un schéma vertical. Tout passe par un plan horizontal, puis par une courbe harmonieuse qui conduit doucement vers le haut, mais qui se construit dans une constante mobilité articulaire allant jusqu'au niveau plantaire.

Enfin, comme il peut indifféremment tenir debout sur ses deux pieds, ou en appui sur les membres supérieurs, il est obligé de garder une stabilité constante de la ceinture scapulaire. L'axe scapulaire conserve toujours la même longueur (sans enroulement de la partie dorsale), le plus souvent dans une parfaite horizontalité, ce qui lui confère souplesse et puissance au niveau des membres supérieurs. Ainsi retrouvons-nous le respect des deux axes majeurs constitutifs de notre mobilité, que F.M. ALEXANDER a décrit. Sa technique nous réapprend à nous redresser par cette même combinaison d'équilibres et de déséquilibres successifs incontournables, utilisant autant la poussée des membres inférieurs que la propulsion de l'ensemble du rachis, dans une trajectoire ample et harmonieuse qui définit le mouvement. Le temps pris à sentir l'économie d'effort dans le mouvement et à organiser son corps en conséquence, nous invite à une autre bienveillance portée à soi-même. Nous apprenons à construire nos mouvements autrement, ce qui a forcément un impact sur la manutention des personnes.

L'INTÉRÊT DE LA TECHNIQUE F.M. ALEXANDER EN MANUTENTION DE PERSONNES : UNE AUTRE RELATION

Le fait de se centrer sur soi et d'éveiller la conscience de son corps en mouvement a pour premier impact de ralentir l'action, ce qui demeure prioritaire pour la personne aidée. En manutention aidée, nous constatons que la personne a besoin de moyens pour se mouvoir : le plus souvent, elle n'a pas oublié le résultat de l'action, le but visé, mais ne sait pas comment y parvenir. C'est généralement dans ce cheminement que le soignant se perd aussi et finit par faire à la place de l'autre. La Technique F.M. ALEXANDER met l'accent sur ces moyens, qu'il appelle l'usage de soi. Lorsque les personnes savent exactement ce qu'elles font pour se mouvoir, il ne leur est pas difficile de l'expliquer ou de le faire avec quelqu'un. Sachant comment s'y prendre, elles peuvent effectuer leurs mouvements au ralenti et rester à la portée de la personne à aider. De même, il leur est plus facile de repérer quelle étape du mouvement pose problème à l'autre, et d'apporter leur aide (verbale ou corporelle) juste à propos.

Rappelons que le sens du mouvement nous est donné par une observation de soi pour se respecter dans son aisance, et par des directions transmises comme des invitations à faire, et non comme des injonctions. Ainsi, la manutention en mode aidée se transforme-t-elle en une expression corporelle (ou en une danse) où nous invitons l'autre à nous accompagner. En aucun cas, il s'agit de forcer sa présence à nous suivre comme un ordre ou une injonction. D'autant que la moindre tension de notre part, qu'elle soit psychique ou physique, se ressent chez l'autre qui, par son immobilité fréquente, a su développer son sens perceptif.

Prendre l'image de la danse en manutention peut surprendre. Dans la danse, il n'est pas question d'effort, même si on y passe la nuit ! Dans la danse à deux, le meneur n'impose rien à sa cavalière, il l'invite à le suivre. Et parce qu'il sait où il va et ce qu'il veut faire, parce qu'il reste centré sur lui et qu'il vit son activité, il peut entraîner sa cavalière qui le suit en confiance. Dans cette détente, nous pouvons construire la manutention en mode aidée. Au pire, comme le cavalier, il nous faudra parfois accentuer un mouvement corporel pour le faire assimiler au patient. Mais en aucun cas, nous ne pouvons nous projeter en l'autre et viser un objectif pour lui. Avoir des intentions pour l'autre, c'est se mettre à sa place, c'est physiquement, se décentrer de son axe et perdre sa stabilité. On s'expose alors à une fragilité périlleuse car l'autre peut nous entraîner dans sa résistance.

L'avantage de la Technique F.M. ALEXANDER est qu'elle nous apprend, par sa construction du schéma postural et de la détente articulaire, à préserver un espace entre soi et l'autre. Nous reproduisons physiquement les fondamentaux de la communication : un espace pour soi, pour l'autre, et un espace commun qu'il s'agit d'habiter ensemble. Sans le respect de cet espace, chacun perd sa stabilité et ses moyens. Grâce à cet espace, aussi minime soit-il, chacun a la place pour construire son mouvement et pour respirer. Il s'installe une autre relation à l'autre, une disponibilité d'esprit qui nous permet de composer chacun de nos mouvements de concert avec ce que l'autre transmet également.

Partant d'un principe d'invitation, il arrive que la personne n'ait pas envie de coopérer. Reste alors les techniques dites en mode passif. Là encore, la Technique F.M. ALEXANDER apporte une plus-value : le fait de respecter les axes posturaux et la détente articulaire confère une énergie qui allège le mouvement. De plus, la personne ressentant toujours notre état de tension par le contact, elle se prête différemment à la manutention : souvent, par notre détente, sa résistance s'atténue ou disparaît.

* *
*

L'intérêt de la technique F.M. ALEXANDER est de nous apporter une autre approche dans la relation à soi tout comme dans la relation à l'autre. Il est évident qu'à partir du moment où nous changeons notre manière de nous utiliser, nous nous exposons à une expérience inconnue de nous-même. C'est paradoxalement ce que nous demandons aux personnes que nous aidons dans leur déplacement. Le fait de le vivre soi-même avec bienveillance nous guide vers une relation plus respectueuse de l'autre, prenant le temps d'installer une confiance corporelle entre les deux.

L'usage de soi se base sur un processus de constante recherche de cohésion corps-esprit, d'harmonie avec soi. Il admet donc les fluctuations de forme que l'on peut avoir d'un jour à l'autre, et se construit hors de toute représentation socio-culturelle de soi ou de l'activité. Cela nous procure une grande liberté d'agir, en souplesse et en puissance, avec une économie d'énergie dont nous aurions tort de nous priver.

RÉSUMÉ

F.M. ALEXANDER a défini "l'usage de soi" comme une entité psycho-somato-pédagogique basée sur des directions posturales et une inhibition mentale. En manutention, cette approche offre une nouvelle liberté d'action du fait de la souplesse articulaire et de la détente musculaire qu'elle génère. Elle permet d'organiser l'activité autrement, en modifiant sa finalité et le sens donné au geste. Il s'en suit un autre rapport à soi et à l'autre.

RÉFÉRENCES

AKNIN G-V. 1995. Une approche de la technique de F. Matthias Alexander (1869-1955), *In Médecine des Arts, Ed. Alexitère, Montauban, N° 14, 21-26.* — ALCANTARA P. 2001. Une leçon pratique de Technique Alexander, *Médecine des Arts Ed. Alexitère, Montauban, N° 41, 9-15.* — ALCANTARA P. 2000. "Technique Alexander pour les musiciens", *Ed Alexitère, Montauban, 364 p.* — ALEXANDER F.M. 1932 "L'usage de soi", *Ed. Contredanse, 2e édition, Bruxelles, 2004, 135 p.* — FELDENKRAIS M. 2005. "La puissance du moi", *Ed. Robert Laffont, Coll. Réponses, 2e édition, Paris, 305 p.* — GALLWEY T. 1989. "Tennis et concentration", *Ed. Robert Laffont, coll. Sports pour tous, Paris, 157 p.* — KLEIN-VOGELBACH S. 2007. Funktionnelle Bewegungslehre, Ed. Springer-Verlag Berlin. *Coll. Rehabilitation und Prävention, 328 p.* — MACDONALD P. 1989. "The Alexander Technique as I see it", *Ed. Rahula Books, Brighton, 172 p.* — SHUSTERMANN R. 2007. "Conscience du corps – pour une soma-esthétique". *L'éclat Paris, 320 p.*

DÉMARCHES DE GESTION DU RISQUE APPLIQUÉES AU DÉPISTAGE ET AU SUIVI DES ESCARRES

C. DANDURAND-TURBELLIER*, M. COLUCCI*, N. CERVANTES**, A.-L. CAMIUL***, M.-C. BERTRAND****, C. RANOVONA***, C. MANGIN*****

L'hôpital G. Clémenceau est un hôpital gériatrique de l'Assistance Publique Hôpitaux de Paris. Il est composé d'un pôle et de trois services cliniques comportant 185 lits de soin de suite et de réadaptation, 171 lits de soins de longue durée et 22 places en hôpital de jour. Les patients hospitalisés ont une moyenne d'âge de 81 ans ; ils sont polypathologiques et à risque de dépendance.

Dès 2003, une enquête un jour donné montre que 50 % des patients hospitalisés sont à risque d'escarre élevé avec un Norton (grille d'évaluation du risque d'escarre) inférieur à 14. En 2005, le groupe "escarre" est réactivé, une enquête de prévalence et un audit au niveau du matériel de prévention et de traitement des escarres sont réalisés. Suite à ces résultats, la direction de l'hôpital lance une politique d'investissements au niveau des matelas de prévention de classe II et des matelas à air dynamique. Fin 2007, notre candidature est retenue pour participer au chantier MEAH "escarres", un groupe projet est créé composé d'un médecin chef de projet, d'une cadre supérieure hygiéniste, d'une infirmière et d'une ergothérapeute.

A l'origine, ce chantier avait pour objectif la production de fiches de bonnes pratiques, tout au long du processus de soin dans la prise en charge des escarres. Les établissements ont été sélectionnés pour représenter un panel significatif de l'offre de soin au niveau national. Tous les deux mois, nous retrouvions les autres centres engagés dans ce projet et nous pouvions ainsi échanger sur nos pratiques et l'avancée de nos travaux.

Notre démarche a été de définir des plans d'actions ; choisir les indicateurs qu'il était possible de recueillir, pertinents de suivre et sur lesquels nous allions pouvoir communiquer. Sur l'établissement, pour ce projet pilote nous avons défini comme périmètre de l'étude, les lits de soin de suite et de réadaptation (SSR) soit 185 lits répartis sur les trois bâtiments du pôle afin de limiter le nombre de recueil et inclure l'ensemble des services dans cette démarche. Après un rappel du contexte et des actions que nous avons mises en place, nous analyserons les résultats et ferons le bilan de cette année d'étude.

* Ergothérapeutes, ** Praticien hospitalier, *** Cadre de santé, **** Cadre supérieur de santé, ***** Chef de service et responsable médicale de pôle, Hôpital G. Clémenceau – 75000 Paris

CONTEXTE ET PLANS D'ACTIONS

Après avoir fait un état des lieux au niveau de l'établissement, nous avons fixé comme objectif de réduire de 50 % le taux d'escarre acquise au-delà du stade 2 (perte de substance impliquant l'épiderme et en partie le derme). Pour y parvenir nous avons défini cinq axes de travail :

- *Manager par les chiffres :* pour nous permettre de visualiser notre progression nous avons choisi de suivre de façon mensuelle le taux de dépistage des patients en SSR dans les 48 premières heures ; l'incidence (le nombre de nouveaux cas dans le mois) et la prévalence (tous les cas présents à un moment donné) ainsi que le stade, la localisation et l'évolution des escarres.

- *Réduire les événements indésirables :* nous avons bien conscience que même si nous mettons tout en œuvre, certains patients développeront des escarres. La constitution d'une escarre n'est pas toujours retenue comme un événement indésirable évitable pour notre établissement. Cependant, nous considérons comme événement indésirable évitable le fait qu'une escarre ne soit dépistée qu'au stade 2, voire plus. Pour ces patients, nous avons mis en place des revues de "morbidité" escarre, ce qui nous à permis de mettre en lumière les dysfonctionnements et les pistes d'améliorations à apporter à notre dispositif.

- *Harmoniser les pratiques :* nous avons actualisé le protocole de prévention des escarres et mis en place un protocole de traitement imagé et identique pour tous dans chaque poste de soin.

- *Développer la formation et la communication :* dans un souci d'amélioration de la qualité et de la diffusion des compétences, nous avons intégré un module de prévention des escarres dans la journée d'intégration des nouveaux arrivants. Des référents escarres ont été formés et identifiés par leurs collègues pour être des personnes ressources au sein de chaque service. L'hôpital dispose également d'un journal interne trimestriel qui nous permet de communiquer les chiffres à l'ensemble du personnel et de valoriser le travail accompli par les soignants.

- *Optimiser la gestion des supports de prévention et de traitement :* nous sommes cinq ergothérapeutes sur l'établissement et nous gérons un parc de fauteuils roulants et un parc de matelas : 107 matelas viscoélastiques et 55 matelas à air dynamique. Nous possédons un outil informatisé qui nous donne, en temps réel, l'état des stocks et la localisation de chaque matériel [7]. Cette gestion était déjà performante au début du chantier, nous avons cherché à l'optimiser en créant un stock tampon, c'est-à-dire une réserve toujours disponible pour répondre aux besoins des patients plus rapidement. Pour y parvenir, nous devions accentuer notre travail sur la réévaluation systématique du matériel préconisé en travaillant en étroite collaboration avec les soignants de chaque unité.

Toutes ces actions ont été menées de front, un responsable était identifié pour chaque action et une échéance lui était fixée. La seconde partie du travail a été le recueil mensuel des données et leurs exploitations.

LES RÉSULTATS

Nous avons fait un recueil mensuel de la prévalence de juillet 2007 à décembre 2008 (fig. 1).

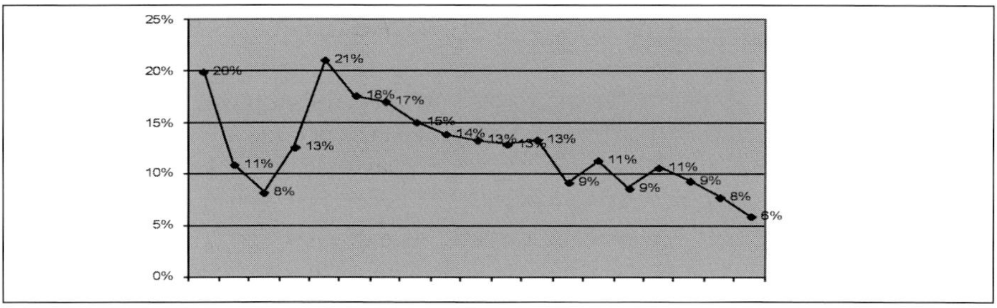

Fig. 1 : La prévalence de juin 2007 à décembre 2008.

De juillet à septembre 2007, nous pensons que les chiffres ne reflètent pas la situation réelle. Nous avons commencé notre recueil durant la période estivale et le personnel devait se familiariser avec la feuille de recueil. Ce qui explique les taux relativement bas. Le pic observé en octobre 2007 ne semble pas correspondre non plus à une augmentation des escarres sur l'hôpital mais plutôt à un meilleur dépistage. En effet, sur ce mois, nous avons eu une augmentation massive des escarres dépistées en stade 1 passant de 7 à 18 escarres. Ces chiffres confirmeraient l'hypothèse selon laquelle les escarres de stade 1 (érythème cutané sur une peau apparemment intacte ne disparaissant pas après la levée de la pression) étaient mal identifiées. Par la suite, nous avons constaté une diminution progressive de la prévalence probablement grâce à l'implication du personnel soignant et un meilleur dépistage des patients à risque. Le suivi du taux de prévalence couplé au recueil de l'incidence nous à permis de définir un seuil d'alerte pour notre établissement, correspondant au nombre maximal d'escarres à traiter afin que le traitement des escarres ne soit pas un retentissement sur la prévention.

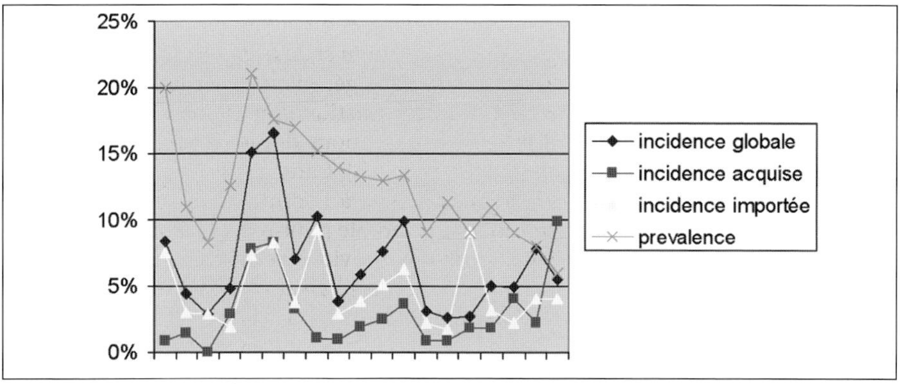

Fig. 2 : Suivi de la prévalence et de l'incidence

Lorsque le taux de prévalence varie entre 9 % et 11 %, nous pouvons proposer un suivi de qualité dans la prise en charge des escarres. Le taux d'escarre acquis sur l'hôpital reste en dessous des 4 %. En revanche, lorsque l'on dépasse 15 % de prévalence, la charge de travail curatif est trop importante pour les infirmières et les soignants et limite le traitement préventif. Par ailleurs, nous ne possédons pas le matériel suffisant pour avoir toujours "le bon support sous le bon patient". Le nombre d'escarre acquis augmente. Ce taux de 15 % est donc une valeur sentinelle pour notre établissement. Si le taux de prévalence varie entre 13 et 14 % les admissions de patients porteurs d'escarres sont rediscutées. Au-delà de la prévalence et de l'incidence, nous avons suivi le stade des escarres (fig. 3).

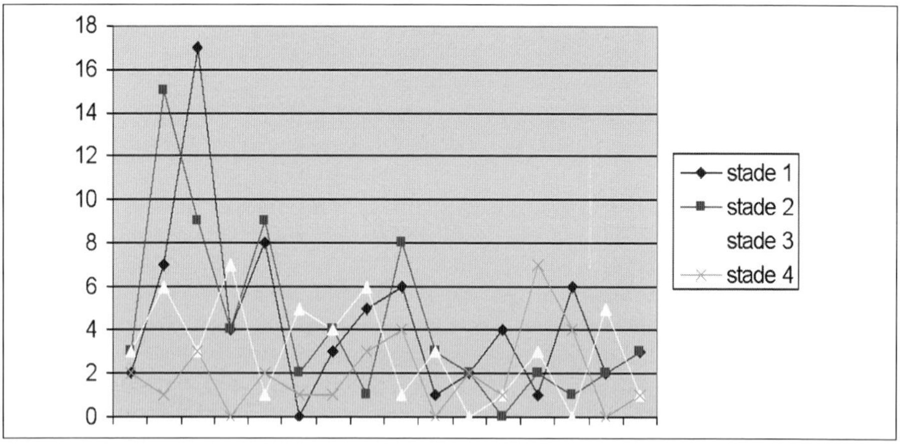

Fig. 3 : Stade des escarres de septembre 2007 à décembre 2008

On retrouve le pic de novembre avec 17 escarres de stade 1, mais ce qui est notable c'est la diminution des escarres de stade 3 et 4. Les pics de septembre pour le stade 4 et de novembre pour les stades 3 correspondent chacun à un patient ayant 4 escarres. Ces deux patients n'ont pas fait l'objet d'une revue de "morbidité escarre" car ils étaient en fin de vie et présentaient de nombreuses pathologies intercurrentes et leurs escarres n'ont pas été jugées évitables.

Enfin, en parallèle au dépistage du stade de l'escarre nous avons suivi la localisation des escarres (fig. 4).

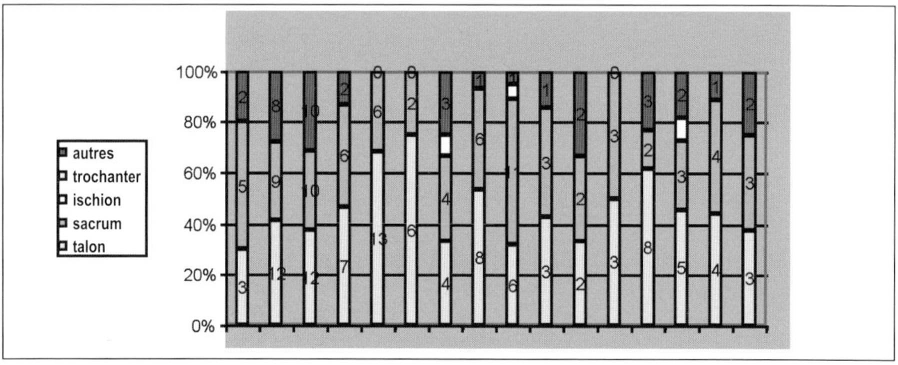

Fig. 4 : Localisation des escarres

Nous voyons donc que les patients présentent surtout des escarres talonnières et sacrées. Ces résultats, couplés aux statistiques issues de notre tableur (fig. 5), en particulier le taux d'occupation des matelas viscoélastique de 93,62 % et à air 95.51 % ci-dessous nous ont permis de justifier nos besoins en nouveaux matériels. Nous avons donc ciblé nos achats sur les décharges talonnières et diversifié nos supports pour pouvoir répondre aux besoins spécifiques des patients artéritiques porteurs d'escarres.

	Nb matériels	Nb bénéficiaires	Nb jour utilisation	Moyenne jour utilisation	Taux d'occupation
FR standard adaptables	**70**	44	2463	55,98	37,13%
- SA		36	2087	57,97	41,79%
- DMC		4	206	51,50	14,93%
- Confort		4	170	42,50	65,38%
FR confort (assist, clematis)	**17**	54	2284	42,30	57,60%
Fauteuil cocooning	**8**	50	2986	59,72	72,09%
Matelas visco	**107**	126	9002	71,44	93,62%
Matelas alpha-relief	**6**	41	1509	36,80	95,51%
Matelas nimbus	**13**	54	2111	39,09	98,51%
Matelas duo	**0**	2	15	7,50	100,00%
Matelas autologic	**6**	21	1012	48,19	85,40%

Fig. 5 : Taux d'occupation des supports de prévention

L'hôpital à également décidé d'acheter d'autres matelas à air dynamique type “autologic” qui peuvent être couplés à des coussins à air dynamique, afin de pouvoir lever dans de bonnes conditions des patients présentant une escarre sacrée de stade 3 ou 4.

DISCUSSION

Au début de ce projet, nous avons eu des difficultés à créer les outils de recueil et d'analyse des données. Après environ quatre mois de mise en place, nous pensons que les chiffres du mois d'octobre correspondent à la réalité de terrain.

Le suivi mensuel de la prévalence, du stade et de la localisation des escarres nous a permis de mobiliser les équipes grâce à la diffusion de ces chiffres sur des tableaux de bords mensuels. La diffusion des chiffres par service à permis une implication forte des équipes. La déclaration et le recueil des escarres ont très vite été intégrés par ces dernières dans la mesure où les médecins s'étaient engagés à réguler les entrées de patients porteurs d'escarres dès que le taux de prévalence atteignait les 14 % et ainsi respecter la charge de travail des infirmières et permettre aux ergothérapeutes de disposer de suffisamment de matériel. Cette démarche s'est accompagnée de formations actions auprès des équipes par les référents Escarres conduisant à une réflexion régulière sur nos pratiques.

Les revues de morbidité escarres ont, elles aussi, été très bien accueillies au sein de l'établissement. Nous en effectuons trois par an, une par service. Les équipes ont bien intégré que le but n'était pas trouver un coupable mais bien de prendre un temps pour réfléchir à notre pratique et améliorer la qualité de notre suivi en ne réitérant pas les mêmes erreurs.

Enfin, nous avons optimisé notre outil de gestion du matériel, l'analyse que nous en faisons tous les ans concernant, par exemple le taux d'occupation, nous a permis d'argumenter de façon significative l'achat de nouveaux matériels pour l'établissement.

* *
*

Après un an, nous avons atteint l'objectif que nous nous étions fixé, c'est-à-dire de réduire de 50 % les escarres acquises sur l'hôpital. Les équipes sont sensibilisées et investies dans cette démarche. Néanmoins notre travail ne s'arrête pas là, il nous faut pérenniser cette démarche. Notre objectif pour 2009 est de continuer le relevé mensuel de l'incidence, de la prévalence et du dépistage des patients à risque à l'entrée, en augmentant notre périmètre à tout l'hôpital. Il nous faudra maintenir un niveau d'investissement important des soignants et lutter contre la perte des savoirs liée au "turn over" des équipes.

Cependant, nos outils sont de plus en plus performants et nos données de plus en plus fiables ce qui nous permet de nous inscrire dans une réelle démarche de gestion des risques et ainsi d'anticiper la troisième de certification de l'établissement qui aura lieu en 2012.

RÉSUMÉ

L'hôpital G. Clémenceau est un hôpital gériatrique ; la population que nous accueillons est à risque d'escarre c'est pourquoi leur dépistage, leur suivi et leur traitement sont des priorités pour l'établissement.

En 2007, l'hôpital est retenu avec huit autres établissements de santé français pour participer à un chantier pilote "escarre" dans le cadre de la mission d'audit et d'expertise hospitalière (MEAH). L'objectif était une amélioration de notre démarche de gestion des risques. Pour notre établissement cela s'est traduit par un diagnostic de nos pratiques, l'élaboration de plans d'actions ainsi que la création d'indicateur de suivi pertinent, l'exploitation et l'analyse de données chiffrées.

RÉFÉRENCES

[1] WW ROBINSON C., GLOEKNER M., BUSH S., COPAS J., *et al.* 2003. Determining efficay of pressure ulcer prevention program by collecting prevalence et incidence data: at unit-based effort. *Ostomy Wound Manage, 49 (5): 773-777.* — [2] LYDER CH. 2003. Pressure ulcer prevention and management. *JAMA. 289: 223-226.* — [3] PASSADORI Y., OTTO-BRUC A., FEUERSTEIN S. 2006. La prévention et le traitement des escarres : du protocole à la prescription anticipée. *L'escarre. n° 29: 9-10.* — [4] BAUWENS J., DAVENNE B. 2003. Organisation d'une "cellule de prêt" de matériel de prévention et de traitement des escarres dans un hôpital général. *L'escarre. n° 17 :7-8.* — [5] MICHEL J.M., TROESCH. C., LOERBER O., GURY H., ROTH B. 2004. Gestion par pool et par secteur des matelas à air motorisés dans un centre hospitalier de 1600 lits : expérience des Hôpitaux Civils de Colmar. *L'escarre. n° 22:27-32.* — [6] www.meah.gouv — [7] TURBELLIER C., CERVANTES N., MANGIN, LE SAOUT N., MERCKLIN C., POUZET M., REBOURS G. 2008. Mutualiser les ressources pour une meilleure gestion du matériel de prévention et de traitement des escarres. *Ergothérapies n° 31 septembre.* — [8] www.has-sante.fr

PRÉVENTION DES CHUTES EN CENTRE DE RÉÉDUCATION ET RÉADAPTATION FONCTIONNELLE

V. JAULIN*, P. LAURENT**, B. VERGUIER***

MISE EN PLACE D'UN GROUPE D'ÉTUDE ET PREMIERS RÉSULTATS

Le centre de soins de suite et de réadaptation *"Les Glamots"* est, comme tous les établissements français, concerné par la démarche de certification. Le critère 45B du manuel V2 de la Haute Autorité de Santé stipule que *"L'analyse des événements indésirables et la mise en œuvre des actions de prévention et d'amélioration correspondantes sont assurées"*. Or, aux Glamots, les chutes étaient l'événement indésirable le plus fréquent (plus de 60 chutes avaient lieu chaque année) et représentaient à elles seules plus de 25 % des événements indésirables. En 2006, dans le cadre de la certification de l'établissement, un groupe pluridisciplinaire (ergothérapeute, kinésithérapeute, infirmière, aide-soignante) a commencé à travailler avec pour objectifs : analyser les causes de chute de patients au centre ; dépister les facteurs aggravants le risque de chute ; déterminer le profil type du patient chuteur et les circonstances de la chute type ; améliorer la prévention de risques de chute au CSSR et lors du retour à domicile.

La première étape a consisté à déterminer les informations nécessaires pour analyser une chute.

Ces informations sont en fait les réponses aux questions suivantes :
- Quelle est la pathologie du patient chuteur ?
- Quel est son âge ?
- Quel était son état au moment de la chute ? (confus, imprudent, fatigué, etc.)
- La chute a-t-elle eu lieu pendant une activité de rééducation-réadaptation ?
- La chute a-t-elle eu lieu en présence d'un soignant ?
- Où a eu lieu la chute ?
- Sur quel type de sol a eu lieu la chute ?
- Quel était l'état du sol ? (le sol était-il mouillé ?)
- Le patient chuteur est-il un "récidiviste" ?

L'étape suivante a été une analyse rétrospective des fiches d'événement indésirable concernant des chutes. Analyse qui s'est avérée très rapidement impossible puisque le taux de présence effectif des informations souhaitées n'était que de 24 %. Une fiche chute reprenant les informations voulues a donc été mise en place le 1er janvier 2007. Informatisée, elle est réalisée à partir de questions fermées reprenant la totalité des informations jugées indispensables pour analyser une

---

* masseur kinésithérapeute
** ergothérapeute
*** cadre rééducateur CSSR Les Glamots - 16440 Roullet St-Estèphe

chute. Le taux de présence des informations souhaitées ne pouvant être, de fait, qu'à 100 %, la fiche chute a été rapidement validée.

En 2007, la baisse du nombre de chutes a été tellement nette (37 chutes) que s'est posée la question d'une sous-déclaration liée à la mise en place de l'évaluation ou de la fiche chute. Tous les éléments dont nous disposons semblent confirmer une réelle baisse des chutes. La simple mise en place d'une évaluation semble encore une fois avoir modifié l'objet de l'évaluation...

En 2008, avec 52 chutes, le nombre est en augmentation sans pour autant revenir au niveau antérieur. L'activité neurologique de l'établissement s'est dans le même temps renforcée et explique probablement en grande partie cette augmentation. En effet, le profil du patient chuteur est maintenant connu et la neurologie occupe les trois premières places. En effet, le "podium" est le suivant : 1er : les hémiplégiques (44 % des chutes en 2008) ; 2e : les blessés médullaires (21 % des chutes en 2008) ; 3e : les traumatisés crâniens (13 % des chutes en 2008, 23 % en 2007). Il est à noter que les patients amputés sont aussi de "bons" chuteurs.

Les circonstances de la chute type sont maintenant clairement connues ; les chutes ont lieu :
- hors activité de rééducation-réadaptation : 69 % des chutes,
- hors présence d'un soignant : 68 % des chutes,
- dans la chambre du patient : 44 % des chutes.

Ainsi près d'une chute sur deux a donc lieu au service de soins infirmiers, ce qui légitime leur présence dans la démarche et la nécessité de les intégrer à la suite :
- sur un sol plat : 88 % des chutes,
- sur un sol type revêtement plastique : 71 % des chutes,
- sur un sol normal (non mouillé) : 92 % des chutes.

Ce point est une grosse surprise puisqu'une des justifications de cette étude était un ensemble de préjugés sur l'aménagement de nos salles de bains et leur sol glissant. Plus généralement, un sol mouillé est un facteur de risque bien connu. Souvent, le chuteur est imprudent (29 % des chutes) ou confus (10 % des chutes). Il semble y avoir moins de chuteurs "récidivistes" que ce que nous attendions (13 % seulement).

Certains risques sont également bien identifiés :
- risques liés à l'utilisation du fauteuil roulant par le patient : repose-pieds (palettes) et freins,
- risques liés au chaussage,
- risques liés aux transferts.

Suite à cette évaluation, qui par ailleurs se poursuit, deux grands axes ont été retenus pour la prévention des chutes au centre :
- la création d'un support type "bande dessinée" pour sensibiliser les patients au risque de chute,
- la mise en place de séances éducatives pour les patients chuteurs ou ayant un profil de patient chuteur.

Entre temps, l'établissement est passé de 65 à 105 lits et places et surtout a diversifié son activité avec 40 lits de soins de suite. La population y est différente, nettement plus âgée donc là aussi, potentiellement "très à risque". Une évaluation des pratiques professionnelles concernant les chutes y a également débuté puisque c'est là aussi l'événement indésirable le plus fréquent. Les chutes y ont lieu surtout la nuit et les risques liés à l'absence d'éclairage ou un éclairage insuffisant ont d'emblée été pris en compte, notamment pour la création du support type "bande dessinée".

CRÉATION D'UN SUPPORT TYPE "BANDE DESSINÉE"

Le premier des deux grands axes de travail pour la prévention a été la création d'un support reprenant les principaux points sur lesquels nous voulions attirer l'attention des patients et de leur famille. En effet, l'idée est d'afficher cette petite bande dessinée dans chaque chambre invitant ainsi le patient à la réflexion mais aussi les personnes qui lui rendent visite et qui seront auprès de lui après l'hospitalisation.

Le support est censé sensibiliser aux risques liés :
- à l'insuffisance de l'éclairage,
- à un mauvais chaussage,
- aux repose-pieds et aux freins sur les fauteuils roulants,
- au sol mouillé lors du nettoyage des locaux.

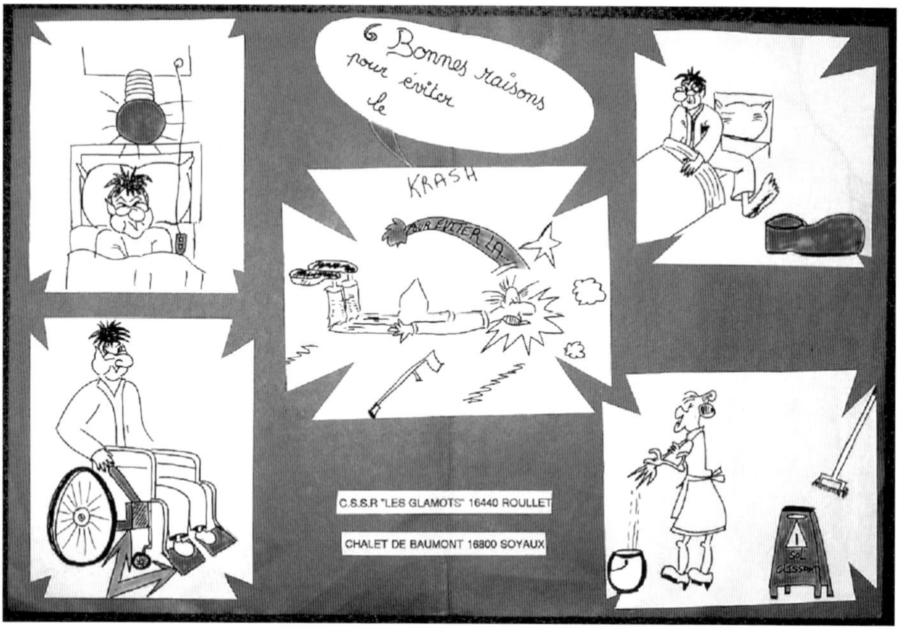

Ce support sera aussi utilisé pendant les séances de prévention afin d'insister notamment auprès des patients ayant des troubles cognitifs.

MISE EN PLACE DES SÉANCES DE PRÉVENTION

Deuxième axe de travail, les séances de prévention des chutes ont débuté en novembre 2008, soit deux ans après le début de l'étude. Les premières séances concernaient les patients ayant déjà chuté dans l'établissement ou à leur domicile ainsi que des patients considérés comme potentiellement chuteur par leur kinésithérapeute référent.

Les séances ont lieu sur prescription médicale. Pour les pathologies ou les patients à risque, la participation aux séances collectives de prévention des chutes fait partie de la prescription initiale, effectuée à l'entrée du patient même si la première séance peut être différée de quelques semaines.

Sur avis des chefs de service concernés, les séances sont hebdomadaires et d'une durée d'une heure. Cela permet aux séances d'être le plus souvent animées par trois thérapeutes :

- un aide soignant (rappel : près d'une chute sur deux a lieu au service de soins infirmiers),
- un ergothérapeute,
- un masseur kinésithérapeute.

Tout en restant sur la base du volontariat, les thérapeutes changent ce qui fait partie de la dynamique à la fois des séances et des services. Néanmoins, deux personnes sont référents puisqu'un des ergothérapeutes a suivi une formation à la prise en charge de groupe de prévention des chutes chez les personnes âgées et qu'un des masseur-kinésithérapeutes est titulaire d'un Diplôme Universitaire sur l'équilibre.

Même avec trois thérapeutes, il a été nécessaire de limiter les séances à 10 participants pour des raisons de sécurité. Avec un seul créneau par semaine, les besoins n'étaient donc pas couverts. Par ailleurs, les niveaux d'équilibre des participants étaient très différents et allaient de patients marchant sans aide technique à des patients quittant peu ou pas le fauteuil roulant. Deux adaptations ont ainsi été nécessaires :

- l'alternance d'exercices faciles et complexes lors des séances (respect des possibilités et de la fatigabilité de chacun),
- la scission en deux créneaux hebdomadaires dès le début de 2009 avec :
  . un créneau pour les patients ayant débuté la marche mais ayant encore besoin d'aides techniques (fauteuil roulant, cannes, etc.),
  . un créneau pour les patients sans aide technique,

Chaque groupe est ouvert puisque des patients peuvent l'intégrer à tout moment. Généralement, chaque patient participe à 6 séances. Les groupes sont donc constitués de patients en début de travail et d'autres ayant déjà un recul de quelques séances. Le passage d'un des créneaux à l'autre est possible et se fait en fonction de l'évolution du patient.

DÉROULEMENT DE LA SÉANCE "PATIENTS AVEC AIDES TECHNIQUES"

- présentation des objectifs des séances,
- rappel des règles préventives à respecter pour éviter les chutes,
- présentation des différents protagonistes, patients et thérapeutes, afin de réaliser un travail en double tâche,
- exercices derrière le dossier de la chaise : appui bipodal statique avec déplacement du centre de gravité en avant et arrière du corps, appui unipodal droit et gauche (fig. 1), descente au sol sur les genoux (selon possibilités du patient).

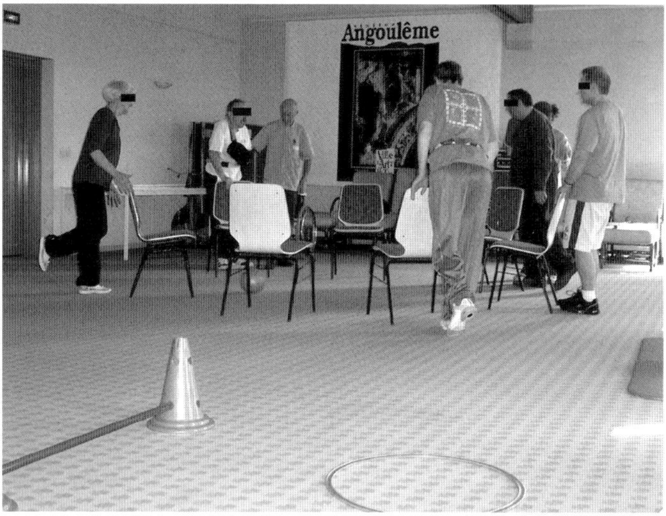

Fig. 1 : Exercice en appui unipodal et maintien sur le dos d'une chaise

- Exercices de déplacements autour des chaises : déplacements frontaux et latéraux, marche avant puis marche arrière.
- Temps de "retour au calme" entre chaque exercice.
- En fin de séance, réalisation d'un parcours de marche (fig. 2) avec surveillance rapprochée d'un thérapeute. Selon les capacités des patients, différents thèmes de parcours peuvent être proposés : franchissement d'obstacles, marche sur différents supports, marche en diminuant le polygone de sustentation (plots, corde…). Un travail plus écologique est également proposé : rapprocher une chaise de la table et s'asseoir, tirer les rideaux, ouvrir une porte…

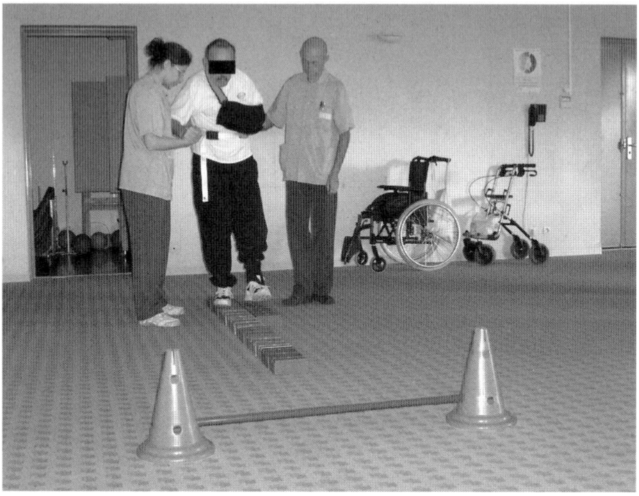

Fig. 2 : Parcours de marche avec aide

- Selon les participants, un film montrant un patient se relevant du sol est projeté avec mise en application immédiate. Ce type de travail permet aux patients les plus craintifs d'essayer de vaincre leur appréhension en jouant pleinement sur l'effet "groupe".

DÉROULEMENT DE LA SÉANCE "PATIENT SANS AIDE TECHNIQUE"

- Travail de l'équilibre à partir d'exercices plus complexes et plus dynamiques.
- Parcours de marche (fig. 3) : marche en équilibre sur des plots semi-circulaires, franchissements d'obstacles, passage sous des obstacles. Ce parcours peut être chronométré, ce qui augmente la difficulté et crée une petite "compétition" au sein du groupe.

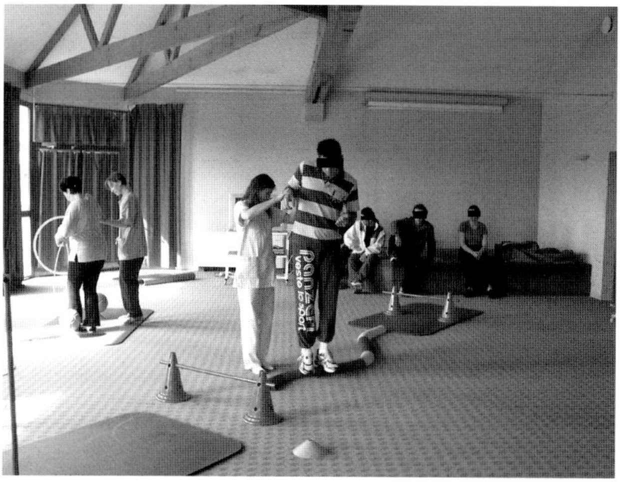

Fig. 3 : Parcours de marche avec obstacles

- Jeux de ballons : en se déplaçant, en appui unipodal, etc.
- Travail de la longueur du pas avec des cerceaux posés au sol.
- Déplacement avec port d'un objet en équilibre sur un plateau.
- Travail du relever du sol.
- Travail de marche sans l'aide de la vue.
- Quand le temps le permet, la séance peut se dérouler en plein air, avec un parcours de marche sur tous types de terrains, des jeux de ballon, des jeux type marelle, etc.

Ces séances varient d'une semaine à l'autre en fonction des possibilités des participants et des thèmes choisis par les thérapeutes.

Dès les premières séances, une fiche de cotation a été mise en place afin d'objectiver les progrès de chaque participant. La cotation se fait seulement sur certains points spécifiques : l'appui bipodal, l'appui unipodal, la position à genoux redressés... L'échelle de cotation est la suivante :

- 0 = impossible à réaliser
- 1 = réalisé avec aide technique et humaine
- 2 = réalisé avec peine mais seul
- 3 = normal.

AVANTAGES ET LIMITES DES SÉANCES COLLECTIVES DE PRÉVENTION DES CHUTES

Les groupes étant ouverts, il est possible de répondre rapidement aux besoins d'un patient à risque ou ayant chuté. Par ailleurs, la disparité des pathologies, des possibilités et des situations, permet à chacun de mieux prendre conscience des situations à risques. Les séances collectives permettent aussi de voir travailler d'autres patients et ainsi de se projeter ou de prendre conscience des progrès accomplis.

Le principal avantage de ces séances légitime à lui seul leur mise en place. En effet, l'émulation positive entre patients est constante ; elle les amène à s'essayer à des exercices qui ne leur auraient peut-être pas été proposés ou auxquels ils n'auraient pas adhéré durant leur séance individuelle de masso-kinésithérapie. Il est ainsi fréquent que ceux qui en ont terminé avec leur exercice encouragent les autres ! Bien que présentant des avantages, la disparité des niveaux sur un même groupe est aussi le principal inconvénient de ce type de travail. Certains patients travaillent plus vite et s'ennuient quelquefois en attendant que les autres terminent.

* *
*

Les mises en place du support type bande dessinée et des séances collectives de prévention sont trop récentes pour mesurer leur impact sur les statistiques. Néanmoins, on peut d'ores et déjà supposer qu'il ne sera pas très important puisque la rééducation (remettre quelqu'un debout, le faire remarcher, etc.) restera une activité à risque. De même, les personnes âgées continueront à constituer une population à risque. Ces éléments seront à prendre en compte pour la pérennité et le dynamisme de cette démarche.

Par ailleurs, les actions préventives mises en place ne répondent que très partiellement aux besoins. Actuellement, les deux séances collectives hebdomadaires ne permettent de prendre que 20 patients, ce qui est insuffisant pour y intégrer tous les patients potentiellement chuteurs. Notamment, les blessés médullaires et les amputés (respectivement 3e et 4e pathologies pourvoyeuses de chutes) n'y participent pas. Par ailleurs, quelle réponse apporter aux chuteurs qui ne sont pas porteurs des pathologies concernées par les séances collectives ?

Un autre axe de travail paraît important : un centre n'est pas un lieu de vie. Or, l'étude en cours s'est focalisée sur les chutes au centre. Il reste donc tout à faire en vue du retour au domicile du patient.

RÉSUMÉ

La chute est l'événement indésirable le plus fréquent au CSSR "Les Glamots". Un groupe pluridisciplinaire a été mis en place. Après avoir défini le profil du patient chuteur et les principaux facteurs de risque, il travaille maintenant sur des actions de prévention : un support type bande dessinée a été créé et des séances collectives de "prévention des chutes et de rééducation de l'équilibre" ont été mises en place.

RÉFÉRENCES

ANAES, Manuel d'accréditation des établissements de santé : deuxième procédure d'accréditation, *ANAES, 2004.* — ANAES, Prévention des chutes chez les personnes âgées, *ANAES, 2000.* — COQUISART L., CZERNICHOW P., Risque de chute chez les personnes âgées en milieu communautaire, in "Kinésithérapie Scientifique", *Masson, Paris, 2008.* — PIERA J.-B., Chutes de la personne âgée : le rôle du médecin rééducateur en milieu gériatrique, *ANMSR, 2001.*

SUIVI DE LA DIMINUTION DES DOULEURS NEUROPATHIQUES PAR LE TEST DE DISCRIMINATION DE 2 POINTS STATIQUES

N. DESFOUX*, C. SPICHER**, L. NOËL***

La rééducation de l'hyposensibilité a pour objectif d'améliorer la qualité de la sensibilité tactile cutanée, voire de la normaliser car diminuer l'hypoesthésie permet de diminuer les douleurs neuropathiques [5, 6]. Cette rééducation passe notamment par l'évaluation régulière de la qualité de l'hypoesthésie, illustrée par le test de discrimination de 2 points statiques [15].

Parfois, lors de la première séance d'ergothérapie, le test de discrimination de 2 points statiques est intestable. L'hypoesthésie n'est pas accessible car la peau est recouverte d'un tacon douloureux : une allodynie mécanique "douleur causée par un stimulus qui normalement ne produit pas de douleur" (IASP). Lorsque cette hypersensibilité au toucher est présente, elle est un frein à tout autre traitement physique car tout contact direct au cœur de ce territoire hypersensible, s'il est en soi, sur le moment, encore supportable, entraîne un post-effet très douloureux de plusieurs heures, voire de plusieurs nuits sans repos [9, 10].

Lorsque le patient ne présente pas ou plus d'allodynie mécanique, la rééducation de l'hyposensibilité, basée sur la neuroplasticité du système somesthésique, va être mise en place, pour diminuer les symptômes neurogènes. On pourra alors évaluer la diminution du test de discrimination de 2 points statiques avec celle du questionnaire de la douleur Saint-Antoine.

Le premier but de cet article est d'expliquer les 2 stratégies thérapeutiques qui nous permettront de traiter l'hypoesthésie. Le second but est de montrer la corrélation entre la diminution du questionnaire de la douleur Saint-Antoine et la diminution de l'hypoesthésie par le test de discrimination de 2 points statiques.

LES DIFFÉRENTS ÉTATS NEUROPATHIQUES

Après des lésions axonales de nerfs cutanés, la peau peut présenter 2 états différents (fig. 1). Soit la peau présente une sensibilité émoussée, c'est-à-dire qu'elle est hypoesthésique, soit la peau est hypersensible, c'est-à-dire qu'elle est *allodynique*.

---

* Ergothérapeute – Centre de rééducation sensitive, Hans-Geiler – 6, clinique Générale, CH-1700 Frigourg
** Ergothérapeute – Rééducateur de la main certifié SSRM, Centre de rééducation sensitive, Hans-Geiler – 6, clinique Générale, CH-1700 Fribourg et collaborateur scientifique Université de Fribourg, faculté des sciences, Département de médecine, Unité de physiologie, Musée 5, CH-1700 Fribourg.
*** Ergothérapeute, CCOM – 10, avenue Baumann – 67400 Illkirch, France

Ces 2 états peuvent générer 8 diagnostics différents (fig. 1) :
- une hypoesthésie qui ne provoque pas de douleur,
- une allodynie mécanique simple qui est responsable de douleurs uniquement au toucher,
- une névralgie intermittente *avec ou sans* allodynie mécanique,
- une névralgie permanente *avec ou sans* allodynie mécanique,
- un CRPS II *avec ou sans* allodynie mécanique.

Symptômes	Signes d'examen clinique	Diagnostic	Stades	Thérapie
Bizarre	hypoesthésie	Faible ou forte hypœsthésie	I	Rééducation de l'hyposensibilité
Douleur au toucher	allodynie	Allodynie mécanique simple	II	1 Contre-stimulation vibrotactile, *à distance*
Douleurs intermittentes	ou	Névralgie intermittente	III	3
Douleurs incessantes	ou	Névralgie incessante	IV	5
Sensation de cuisson	ou	CRPS II	V	7

Fig. 1 : Les 7 différents statuts neuropathiques douloureux

La peau peut présenter 2 états différents ; c'est pourquoi seules 2 techniques de rééducation sont utilisées. Si la peau présente une hypoesthésie, on mettra en place la rééducation de l'hyposensibilité. Si la peau présente une allodynie mécanique, c'est sa rééducation par contre-stimulation vibrotactile *à distance* qui devient alors prioritaire.

LE TRAITEMENT PAR RÉÉDUCATION SENSITIVE

Stratégies thérapeutiques : Il existe 2 stratégies thérapeutiques. C'est l'état de la peau qui nous orientera vers l'une des deux.

Stratégie A (fig. 2) : Si la peau ne présente pas d'allodynie mécanique alors nous pourrons directement pratiquer la rééducation de l'hyposensibilité à raison de 4 fois 5 minutes par jour.

Stratégie B (fig. 2) Si la peau présente une allodynie mécanique alors nous devrons tout d'abord la faire disparaître grâce à la contre-stimulation vibrotactile [2]. Cette technique utilise un agent thérapeutique tactile et vibratoire pour permettre au patient de percevoir un stimulus non-nociceptif de manière confortable sur un territoire initialement allodynique. Elle a pour but que le patient "se réapproprie sa peau cm^2 par cm^2". La contre-stimulation vibrotactile est fondée sur la théorie du portillon de Melzack et Wall [7]. Une fois cette allodynie mécanique disparue, nous allons mettre en place la rééducation de l'hyposensibilité sous-jacente car l'allodynie mécanique n'est pas une hyperesthésie, mais une hypoesthésie douloureuse. Pour le 100 % des allodynies mécaniques disparues, une hypoesthésie, que nous nommons l'hypoesthésie sous-jacente, va apparaître [16, 17] que l'on va traiter par la rééducation de l'hyposensibilité sous-jacente. Il s'agit d'une phase de transition avant de pratiquer la rééducation de l'hyposensibilité, car il n'y a pas si longtemps ce territoire était intouchable, les stimulations tactiles cutanées vont donc être effectuées très progressivement, jusqu'à ce que l'on puisse stimuler la peau à raison de 4 fois 5 minutes par jour. A partir de ce moment on parlera donc de la rééducation de l'hyposensibilité.

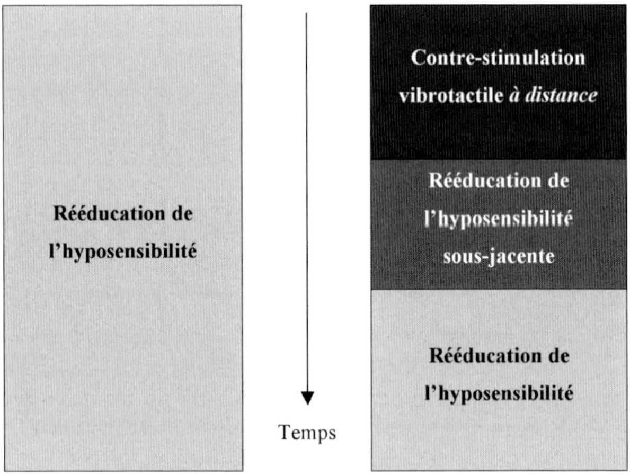

Fig. 2 : Les 2 stratégies thérapeutiques

La rééducation de l'hyposensibilité : La rééducation de l'hyposensibilité est basée sur la neuroplasticité du système somesthésique. Elle ne se base pas sur une régénération axonale mais sur le bourgeonnement des nerfs adjacents, des voies ascendantes et/ou du cortex somesthésique. La rééducation de l'hyposensibilité est pratiquée au moyen de la thérapie du touche-à-tout mais passe également par la reproduction des tests : l'évaluation est déjà en soit une stimulation à la neuroplasticité du système somesthésique. De plus, elle permet d'évaluer l'amélioration de l'hyposensibilité. Pour cet article, l'évaluation est illustrée par le test de discrimination de 2 points statiques [1, 3, 8, 11, 12, 13, 18, 19, 20].

But : Déterminer quelle est la distance minimale entre 2 pointes qui permettent au patient d'identifier la perception d'un point de la perception de deux points statiques.

Matériel : Esthésiomètre à 2 pointes.

Passation :

- ***Position :*** le membre examiné est stable, au besoin la main de l'examinateur le stabilise.
- ***Territoire à tester :*** les deux pointes de l'instrument doivent être placées à l'intérieur du territoire présumé altéré. Autrement dit, à l'intérieur de l'esthésiographie secondaire.
- ***Type de stimulation :*** l'examinateur place l'instrument sur la zone à tester, à une pression inférieure au blanchiment de la peau.
  . La stimulation n'est donnée qu'une fois, sauf s'il y a une erreur de l'examinateur.
  . Lors de la stimulation, les deux pointes sont posées **simultanément** sur la peau.
  . La stimulation sur la peau est de 2 secondes, l'intervalle entre les questions est de 8 secondes. Le temps entre chaque stimulation est ainsi de 10 secondes, à compter lentement mentalement.

Explications au patient :

. 1 pointe est placée sur le membre sain le long de la zone correspondant au membre lésé et il est demandé au patient, sous le contrôle de sa vue, de définir ce qu'il a perçu. Une confirmation est donnée : “C'était un point”.

. 2 pointes sont placées sur le membre sain le long de la zone correspondant au membre lésé et il est demandé au patient de définir ce qu'il a perçu. Une confirmation est donnée : “C'était deux points”.

Il lui est demandé de regarder ailleurs – et ainsi de tourner légèrement la tête de côté. Le patient répond par “un” ou “deux” lorsqu'il perçoit un stimulus ou deux stimuli.

Recherche de la distance de référence : la procédure de recherche de la référence consiste à déterminer rapidement la distance d'écartement des deux pointes à laquelle le patient commence à hésiter entre la perception de deux points ou d'un point. Le test est effectué en procédant d'une distance supérieure à une distance inférieure. Si le patient perçoit rapidement et correctement les changements, la procédure de recherche est poursuivie. Lorsque le patient commence à répondre lentement et à faire des erreurs, le test commence à cette distance.

Le test :

- Dix stimulations d'une ou de deux pointes sont effectuées successivement, mais dans un ordre aléatoire ; autrement dit : 5 stimuli à 1 pointe statique et 5 stimuli à 2 pointes statiques mélangés aléatoirement.
- 7 réponses justes sur 10 sont requises au minimum. Le patient présente alors au moins un test de 2 points statiques de .. mm.
- Ensuite, la distance inférieure **dans la série d'orientation** est testée, et un test est effectué avec 10 questions aléatoires à cette nouvelle distance. Il y a alors deux possibilités :

mm	Ecart entre la position n et la position n-1	Pourcentage entre l'écart et la distance
105	15	14.3 %
90	13	14.4 %
77	11	14.3 %
66	10	15.2 %
56	8	14.3 %
48	7	14.6 %
41	6	14.6 %
35	5	14.3 %
30	5	16.7 %
25	4	16.7 %
21	3	14.3 %
18	3	16.7 %
15	3	20.0 %
12	2	16.7 %
10	2	20.0 %
8	1	12.5 %
7	1	14.3 %
6	-	-

Fig. 3 : La progression de recherche du seuil de discrimination entre la perception d'un point et de deux points statiques ; écarts entre les étapes de 20 à 12.5 % (moyenne : 15.5 %).

1 - Le patient échoue

Il a alors un test de 2 pts statiques à la valeur qu'il avait déjà discriminée auparavant.

2 - Le patient réussit

Le patient réussit au moins 7 réponses justes sur 10 :

Le test est poursuivi encore une fois le test à la distance inférieure **dans la série d'orientation descendante** (fig. 4).

30 mm	oui
25 mm	oui
21 mm	oui
18 mm	oui
15 mm	**lentement**

⇒

2 pts	**« 2 »**	**OK**
1 pt	**« 1 »**	**OK**
2 pts	**« 1 »**	**NON**
2 pts	**« 2 »**	**OK**
1 pt	**« 1 »**	**OK**
1 pt	**« 1 »**	**OK**
1 pt	**« 2 »**	**NON**
2 pts	**« 2 »**	**OK**
2 pts	**« 2 »**	**OK**
1 pt	**« 1 »**	**OK**
8 j. / 10		

Fig. 4 : 10 stimuli aléatoires avec un écartement de l'esthésiomètre à 15 mm

Résultat

La distance minimale où le patient a, au moins à 7 reprises sur 10, identifié correctement la stimulation d'une ou de deux pointes est notée.

Lors de la rééducation de l'hypoesthésie sous-jacente, la passation est raccourcie. Le test est effectué avec 5 questions aléatoires au lieu de 10.

FAITS CLINIQUES : INDICATEUR DE L'ÉVALUATION DU TRAITEMENT PAR LE TEST DE DISCRIMINATION DE 2 POINTS STATIQUES [4].

1er FAIT CLINIQUE AVEC HYPOESTHÉSIE

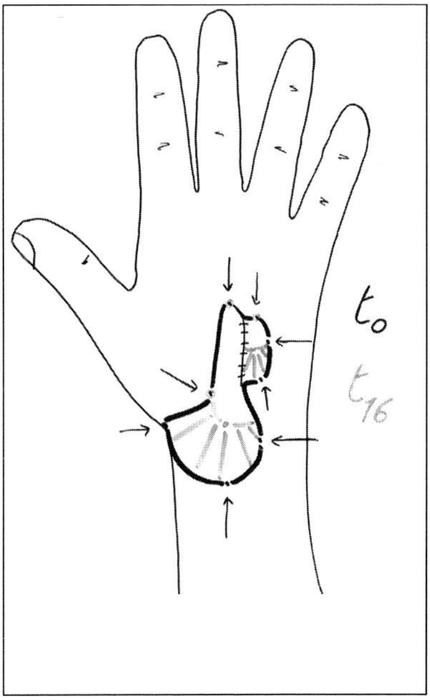

Mme C., 53 ans, caucasienne, maîtresse de travaux manuels, a été adressée au centre de rééducation sensitive, pour des douleurs, post-cure du tunnel carpien gauche, qui durent depuis 6 mois au membre supérieur gauche. Elle présente une névralgie brachiale permanente de la branche cutanée palmaire du nerf médian.

A l'examen, l'esthésiographie des téguments de la face palmaire du poignet et de la main est positive (fig. 5) [14].

Fig. 5 : Esthésiographies successives de la branche cutanée palmaire du nerf médian, testées le 8.4.2008, à t_0) et à t_{16}, avec un esthésiomètre de 0,7 gramme (esthésiomètre de Semmes-Weinstein 3.84) sur la face palmaire de la main. L'esthésiographie circonscrit le territoire hypoesthésique : la portion de peau où cet esthésiomètre n'est pas détecté. Les flèches indiquent les axes le long desquels il est appliqué, de part et d'autre de la cicatrice. Les points indiquent l'endroit où l'application de l'esthésiomètre de 0,7 gramme n'est pas détectée.

Traitement

Le traitement a commencé le 19.9.2006 et s'est terminé le 13.12.2006. Mme C. a bénéficié de 10 séances de rééducation sensitive. La durée de chaque séance a varié de 30 à 60 minutes (en moyenne : 45 minutes)

Chaque séance a été divisée en 3 parties :

1. Evaluation
2. Adaptation des exercices à domicile
3. Rééducation de l'hypoesthésie.

La rééducation de l'hyposensibilité a été faite par la thérapie du touche-à-tout à raison de 4 fois 5 minutes par jour dans l'idéal. Cette thérapie à domicile a été complétée par une stimulation par vibrations mécaniques également dosées.

L'amplitude des vibrations appliquées correspondait au seuil de perception à la vibration augmenté de 0,10 mm. La durée de la stimulation durait au maximum de 10 minutes. Le test de discrimination de 2 points statiques a été effectué toutes les semaines voire toutes les 2 semaines.

Résultats de la rééducation sensitive (fig. 6)

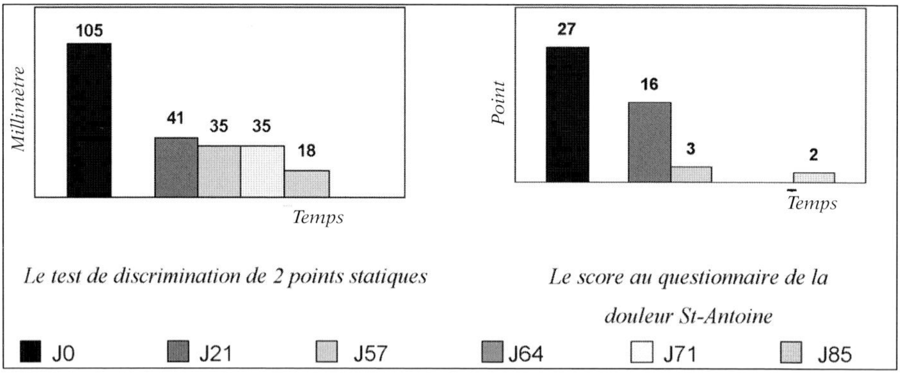

Fig. 6 : La diminution de l'hypoesthésie covarie avec la diminution des douleurs neuropathiques chroniques.

Le test de discrimination de deux points statiques est passé d'une valeur supérieure à 105 mm, à 18 mm en 15 semaines.

Le score au questionnaire de la douleur Saint-Antoine a diminué de 25 points en 17 semaines

2e FAIT CLINIQUE AVEC HYPO-ESTHÉSIE PARADOXALEMENT DOULOUREUSE

Mme J., 47 ans, secrétaire, a été adressée au centre de rééducation sensitive, pour des douleurs, également post cure du tunnel carpien gauche, qui durent depuis 10 mois au membre supérieur gauche. Elle présente une névralgie brachiale intermittente de la branche cutanée palmaire du nerf médian avec allodynie mécanique.

A l'examen, le 20.8.2007 (t_0), l'allodynographie des téguments de la face palmaire du poignet et de la main est positive.

Traitement

Le traitement a commencé le 20.8.2007 et s'est terminé le 18.2.2008. Mme J. a bénéficié de 23 séances de rééducation sensitive. La durée de chaque séance a varié de 30 à 60 minutes (en moyenne : 45 minutes).

Chaque séance a été divisée en 3 parties :

1. Evaluation
2. Adaptation des exercices à domicile
3. Rééducation à distance de l'allodynie mécanique par contre-stimulation vibrotactile puis, à partir du 3.12.2007, rééducation de l'hyposensibilité sous-jacente.

A l'examen, le 3.12.2007 (t_{115}), l'allodynographie est négative (fig. 7) : l'application de 15 grammes au cœur de l'ancienne allodynie mécanique n'est plus perçue comme douloureuse.

L'esthésiographie secondaire (fig. 8) des téguments de la face palmaire du poignet et de la main est mise en évidence le 3.12.2007.

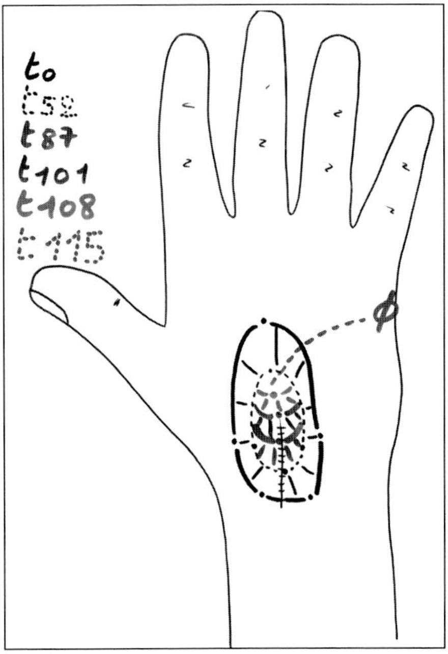

Fig. 7 : Allodynographies successives à 15 grammes de la branche cutanée palmaire du nerf médian à une EVA de 3/10 cm, à t_0, t_{52}, t_{87}, t_{101}, t_{108} et t_{115} de la face palmaire de la main. Les flèches indiquent les axes le long desquels la perception de 15 grammes a été testée. Les points indiquent la localisation où l'application de l'esthésiomètre de 15 grammes est perçue de manière nociceptive.

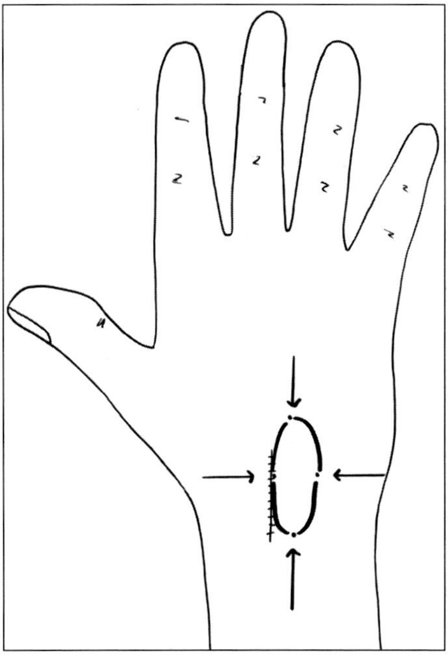

Fig. 8 : Esthésiographie secondaire de la branche cutanée palmaire du nerf médian, testée le 3.12.2007, avec un esthésiomètre de 0,4 gramme (esthésiomètre de Semmes-Weinstein 3.61) sur la face palmaire de la main. L'esthésiographie circonscrit le territoire hypoesthésique : la portion de peau où cet esthésiomètre n'est pas détecté. Les flèches indiquent les axes le long desquels il est appliqué, de part et d'autre de la cicatrice. Les points indiquent l'endroit où l'application de l'esthésiomètre de 0,4 gramme n'est pas détectée.

La rééducation de l'hyposensibilité sous-jacente [2] a été pratiquée au moyen de la thérapie du touche-à-tout avec une posologie très progressive, d'abord souvent et très peu longtemps, puis en augmentant la durée tout en diminuant la fréquence, pour atteindre 4 x 5 minutes par jour, ce qui correspond à la posologie standard du début de la rééducation de l'hyposensibilité.

La thérapie du touche-à-tout à domicile a été complétée par une stimulation par vibrations mécaniques également dosées. L'amplitude des vibrations appliquées correspondait au seuil de perception à la vibration. La durée de la stimulation a été progressivement augmentée : 15 secondes, puis 30, puis 1 minute, puis 3, pour enfin arriver à 5 minutes. Le test de discrimination de 2 points statiques a été effectué toutes les semaines voire toutes les 2 semaines.

Résultats de la rééducation sensitive

Date	Territoire distribution cutanée	Arc-en-ciel	Test de discrimination de 2 points statiques (norme : 3 mm)	Questionnaire de la douleur St-Antoine
10.08.2007	Allodynie	VERT	Intestable	0 à 18 points
01.10.2007	Allodynie	BLEU	Intestable	0 à 14 points
10.12.2007	Allodynie	VIOLET	Intestable	0 à 10 points
07.01.2008	Hypoesthésie sous-jacente	Ø	9 mm	0 à 10 points
14.01.2008	Hypoesthésie sous-jacente	Ø	4 mm	ND
04.02.2008	Hypoesthésie sous-jacente	Ø	3 mm	0 point

Fig. 9 : La disparition de l'allodynie mécanique et de la diminution de l'hypoesthésie covarie avec la diminution des douleurs neuropathiques chroniques.

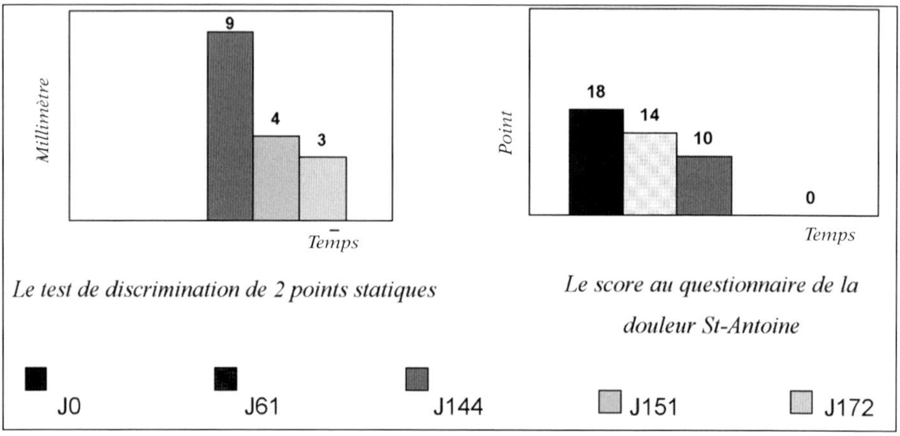

Fig. 10 : La diminution de l'hypoesthésie covarie avec la diminution des douleurs neuropathiques chroniques.

L'allodynie mécanique a disparu en 15 semaines.

Le test de discrimination de deux points statiques est passé d'une valeur supérieure à 9 mm, à 3 mm en 4 semaines.

Le score au questionnaire de la douleur Saint-Antoine a diminué de 18 points en 24 semaines.

* *
*

Diminuer l'hypoesthésie permet de diminuer les douleurs neuropathiques ; ceci est une fois de plus démontré par la corrélation entre la diminution du test de discrimination de 2 points statiques et la diminution du score au questionnaire de la douleur Saint-Antoine.

RÉSUMÉ

La rééducation sensitive a pour but de diminuer l'hypœsthésie pour diminuer les douleurs neuropathiques. Cette rééducation passe par une évaluation rigoureuse de la sensibilité tactile notamment par le test de discrimination de 2 points statiques. Parfois la présence d'une allodynie mécanique empêche d'accéder à la peau, il faudra donc la faire disparaître avant de pouvoir traiter l'hypoesthésie et observer la corrélation entre la diminution du test de discrimination de 2 points statiques et la diminution du score au questionnaire de la douleur Saint-Antoine.

RÉFÉRENCES

[1] COMTET J.-J. 1987. La sensibilité, examen, principes de la rééducation de la sensation, *Ann Chir Main 6, 230-238.* — [2] DEGRANGE B., NOËL L., SPICHER C.J., & ROUILLER E.M. 2006. De la rééducation de l'hyposensibilité cutanée tactile à la contre-stimulation vibrotactile, in M.-H. Izard (Ed.), Expériences en ergothérapie, XIXᵉ série, *Sauramps médical Montpellier, Paris, 207-211.* — [3] DELLON A.L. 2000. Somatosensory Testing and Rehabilitation, *The Institute for Peripheral Nerve Surgery Baltimore.* — [4] DESFOUX N., MATHIS F. & SPICHER C.J. 2007. Diminution rapide par rééducation sensitive de douleurs neuropathiques chroniques d'une névralgie brachiale permanente, *e-News for Somatosensory Rehabilitation 4(3), 123-133.* http://www.unifr.ch/neuro/rouiller/somesthesie/somato.enews.php — [5] MATHIS F., DEGRANGE B. & SPICHER CJ. 2005. La rééducation sensitive soulage les douleurs neurogènes chroniques, *e-News for Somatosensory Rehabilitation 2(4), 68-73.* http://www.unifr.ch/neuro/rouiller/somato.enews.htm — [6] MATHIS F., DEGRANGE B., DESFOUX N., SPRUMONT P, HECKER E., ROSSIER Ph & SPICHER C.J. 2007. Diminution des douleurs neuropathiques périphériques par la rééducation sensitive, *Rev Med Suisse 3(135), 2745-2748.* — [7] MELZACK R. & WALL P.-D. 1965. Pain mechanisms: a new theory. A gate control system modulates sensory input from the skin before it evokes pain perceptions and response, *Science 150, 971-979.* — [8] McDOUGALL W. 1903. Cutaneous Sensations, Reports of the Cambridge Anthropological expedition to Torres Straits, Vol. II, part 2, *Cambridge, 189-195.* — [9] NOËL L. & SPICHER C.J. 2007. L'hypoesthésie douloureuse parasite souvent nos traitements : Définitions, évaluation, rééducation, in F. Morestin & N. Sève-Ferrieu (Eds.), Actes des premières journées européennes et francophones d'ergothérapie, 1ʳᵉ série, *ADERE, Paris, 217-223.* http://www.ifeadere.com — [10] NOËL L., SPICHER C.J., DEGRANGE B. & ROUILLER E.M. 2005. Une esthésiographie intestable signe des lésions axonales ou comment cartographier une hypoesthésie douloureuse, in M.-H. Izard, R. Nespoulous (Eds.), Expériences en ergothérapie, XVIIᵉ série, *Sauramps médical, Montpellier, Paris, 127 -135.*

[11] ÖNNE L. 1962. Recovery of sensibility and sudomotor activity in the hand after nerve suture, *Acta Chir Scand Supplementum 300, 1-69.* — [12] SPICHER C. 2003. Manuel de rééducation sensitive du corps humain, *Médecine & Hygiène, Genève, Paris. [traduit en anglais]* — [13] SPICHER CJ. 2006. Handbook for Somatosensory Rehabilitation, *Sauramps Médical, Montpellier, Paris.* http://www.livres-medicaux.com/livres/?id=00002381 — [14] SPICHER C., HAGGENJOS L., NOËL L. & ROUILLER EM. 2004. Cartographier un territoire hypoesthésique, n'est pas rechercher le seuil de perception à la pression (SPP), in M.-H. Izard & R. Nespoulous (Eds.), Expériences en ergothérapie, XVIIᵉ série, *Sauramps médical, Montpellier, Paris, 161-166.* — [15] SPICHER CJ., HECKER E., THOMMEN E. & ROUILLER EM. 2005. La place du test de discrimination de 2 points statiques dans l'examen clinique, *Doul & Analg, 18(2), 73-76.* — [16] SPICHER C.J., MATHIS F., DEGRANGE B., FREUND P. & ROUILLER E.M. 2008. Static Mechanical Allodynia is a Paradoxical Painful Hypoaesthesia: Observations derived from neuropathic pain patients treated with somatosensory rehabilitation, *Somatsens Mot Res, 25(1), 77-92.* — [17] SPICHER C.J., RIBORDY F., MATHIS F., DESFOUX N., SCHÖNENWEID F. & ROUILLER E.M. 2008. L'allodynie mécanique masque une hypoesthésie: Observations topographiques de 23 patients douloureux neuropathiques chroniques, *Doul & Analg, 21, 239-251.* — [18] WEBER E.H. 1835. Ueber den Tatsinn, Archiv für Anatomie Physiologie und wissenschaftliche Medizin, *Medical Müller's Archives Berlin, 152-159.* — [19] WEBER E.H. 1852. Ueber den Raumsinn und die Empfindungskreise in der Haut und die Auge, Bericht über die Verhandlungen der k. sächsischen Gesellschaft der Wissenschaft. *Mathe-matisch – physikalische Klassen. C1, 85-164.* — [20] WEBER EH. 1978. De pulsu, resorptione, auditu et tactu, Koehler (1834), Leipzig [The 4th section "Tactu" is translated as: Weber, E.H. *The Sense of Touch, Academic Press London, 44–174].*

DE L'ERGOTHÉRAPIE POUR DES TROUBLES DE LA DÉGLUTITION

B. DEGRANGE*, B. FUSTER*

L'alimentation est l'une des activités quotidiennes les plus importantes dans la vie d'un individu, il est donc nécessaire que l'ergothérapeute s'y intéresse. Un très grand nombre de personnes – et beaucoup plus qu'on ne le croit – présentent des difficultés à s'alimenter correctement, à savoir sans risque de fausse route. Les conséquences, parfois vitales, de ces troubles sont souvent sous-estimées.

L'Hôpital Neuchâtelois est l'hôpital du canton de Neuchâtel en Suisse avec 21 ergothérapeutes qui interviennent sur 6 des 7 sites avec trois grandes missions : 2 sites de soins aigus, 4 unités de suite de soins (CTR : Centre de Traitement et de Réadaptation), 1 unité de réadaptation (MPR : Médecine Physique et Réadaptation).

A ce jour, la prise en charge des patients souffrant de troubles de la déglutition est assurée, selon les forces en présence sur les différents sites, par les ergothérapeutes, logopédistes, physiothérapeutes, ainsi que des intervenants extérieurs à l'hôpital sur mandat. Tous ont suivi une formation sur l'évaluation et le traitement de la dysphagie.

Nous n'allons pas vous proposer ici un modèle de pratique, mais une présentation des troubles de la déglutition et les principes de notre intervention thérapeutique.

BREF RAPPEL SUR LA DÉGLUTITION

La déglutition se définit comme *"l'action d'avaler, l'action de faire passer le contenu de la bouche dans le pharynx, puis dans l'œsophage"*. C'est le passage d'éléments solides ou liquides de la cavité buccale vers l'œsophage. Sur le plan physiologique, la déglutition se compose de plusieurs phases d'abord volontaires, puis réflexes (fig. 1, 2, 3, 4, 5).

PLUSIEURS AUTRES FONCTIONS SONT ASSOCIÉES À LA DÉGLUTITION

La respiration utilise la même voie de passage (oro-pharynx). Au début du réflexe de déglutition, la respiration est suspendue ; la déglutition est toujours suivie d'une expiration.

*ergothérapeutes, Hôpital Neuchâtelois, Chasseral 20, 2300 La Chaux-de-Fonds

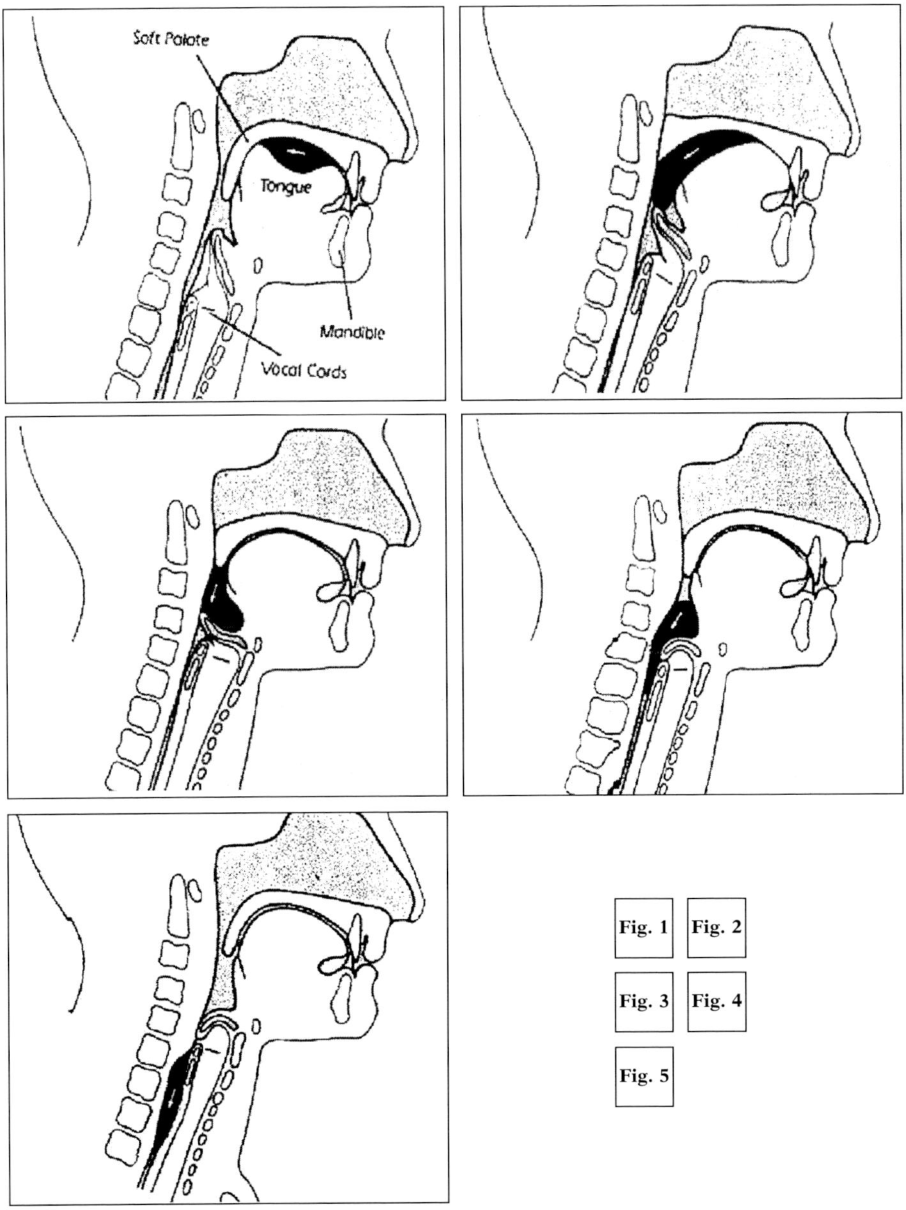

Fig. 1 : Phase orale de préparation du bol alimentaire (volontaire) : mastication, mélange avec la salive
Fig. 2 : Phase orale de transport (volontaire) : pour amener les aliments au fond de la bouche
Fig. 3 : Déclenchement du réflexe de déglutition
Fig. 4 : Phase pharyngée (réflexe) : arrêt respiratoire 0,5 à 0,7 sec.
Fig. 5 : Phase œsophagienne : péristaltisme œsophagien

La toux peut être réflexe ou volontaire, elle permet souvent d'éviter la fausse route. Après une inspiration profonde, elle permet l'expulsion de l'air, et des éventuelles particules alimentaires, sous la pression des muscles expirateurs.

La salive : 1 à 2 litres de salive sont produits quotidiennement par les glandes salivaires. Elle a une fonction de lubrification, de nettoyage mécanique de la cavité buccale et de la dentition, de régulation du pH, de maintien de l'intégrité dentaire, et une action antibactérienne et digestive.

C'est un ensemble de commandes neurologiques de divers niveaux d'intégration qui est à l'origine du bon déroulement des étapes de la déglutition.

Le *tronc cérébral*, avec six paires de nerfs crâniens, organise les actes réflexes de la déglutition.

La *commande corticale* permet les activités volontaires (déglutir, tousser, moduler le souffle...) jusqu'au tiers supérieur de l'œsophage.

Les *noyaux gris centraux* assurent l'aspect automatique de la fonction.

Le *système cérébelleux* a comme fonction d'assurer la parfaite synchronisation des synergies complexes.

LES TROUBLES DE LA DÉGLUTITION OU DYSPHAGIE

Le terme de *"dysphagie"*, souvent pris dans le sens restreint de difficulté d'avaler, désigne tout problème qui survient entre la mise en bouche des aliments et leur passage dans l'estomac. Ces difficultés peuvent aller d'une simple gêne, à une douleur, voire même à un blocage complet et peuvent s'observer dans de très nombreux tableaux cliniques. Nous n'aborderons pas ici les troubles de la déglutition dans le cadre d'atteintes néoplasiques de la sphère ORL car la prise en charge est plus spécifique.

Les troubles de la déglutition peuvent apparaître dans de nombreuses affections neurologiques.

- Dans les *atteintes neurologiques* centrales (AVC, TCC), on peut observer une réduction de la force, de la vitesse, de l'amplitude des mouvements de la langue, une diminution de la sensibilité, un retard du réflexe de déglutition ;
- Dans le cas de *maladies neurologiques dégénératives* (Parkinson, SEP, SLA) les atteintes sont diffuses et les conséquences fonctionnelles sur la déglutition varient selon l'évolution. On observe souvent un retard ou une absence du réflexe de déglutition, des troubles du contrôle lingual, de la préparation orale et du transport du bolus alimentaire ;
- Dans les *lésions cérébelleuses,* c'est la dysmétrie qui gêne considérablement la fonction alimentaire, associée à une hypotonie et à des déficits de synergie de la musculature facio-bucco-linguale ;
- Des *lésions périphériques* isolées de nerfs crâniens participant à la déglutition peuvent en altérer la fonction ;
- Des *troubles des fonctions supérieures* dans le cadre de démences, de lésions frontales ou psychiatriques peuvent induire un comportement alimentaire inadéquat. Même si, souvent, la fonction est correcte, elle est sous la dépendance de la vigilance et de l'attitude du patient ;

- En dehors de toute pathologie, on observe une nette augmentation des dysphagies liées à *l'âge et au vieillissement des structures* ;
- La fonction de l'alimentation est souvent perturbée chez les patients présentant des *difficultés respiratoires, ayant subi une intubation ou une trachéotomie*.

Compte tenu de la multiplicité des fonctions mises en jeu dans la physiologie de la déglutition, les dysfonctionnements peuvent être nombreux et apparaître à toutes les phases.

Voici les *principaux symptômes* rencontrés : reflux des aliments et de la salive par la bouche et/ou le nez, bavage ; difficultés de mastication ; stase, blocage des aliments dans la cavité buccale, le pharynx ou l'œsophage ; impossibilité ou difficulté de déglutir des liquides et/ou des solides ; toux pendant le repas ou juste après (évocatrice d'une bronchoaspiration) ; hemmage fréquent (raclement de gorge), dysphonie (en particulier voix mouillée) ; douleur (odynophagie) ou gêne à la déglutition.

Outre le constat de ces symptômes, une dégradation de l'état général, une perte de poids anormale, l'allongement de la durée des repas, une dyspnée pendant ou après les repas, une pneumopathie doivent aussi nous faire suspecter une dysphagie.

La *fausse route* se définit comme le passage de résidus alimentaires ou de salive dans la trachée, sous le plan glottique, c'est-à-dire en dessous des cordes vocales. On parle aussi d'aspiration, de bronchoaspiration, ou d'inhalation. Si l'aliment reste au niveau du vestibule laryngé, au-dessus des cordes vocales, ce n'est pas une vraie fausse route, il s'agit d'une pénétration laryngée. Il est encore possible d'expulser les aliments par la toux. Attention, une fausse route peut être silencieuse par absence de toux, comme dans les atteintes du nerf vague, ou d'hypoexcitabilité des récepteurs sur stimulation permanente (sonde naso-gastrique, trachéotomie).

La fausse route peut se manifester de différentes façons : par une toux quelquefois (fausse route la plus évidente), mais aussi parfois par des larmoiements, des raclements de gorge, une voix mouillée, une apnée prolongée, une hypersudation, une pâleur, un changement de coloration du visage, des doigts, ou un pic fébrile à 38° le soir. Il existe différents types de fausse route. Celle-ci peut survenir avant la déglutition par absence ou retard du réflexe (souvent en neurologie centrale ou chez les personnes âgées), pendant la déglutition par défaut de fermeture du larynx, ou après la déglutition par stase de particules alimentaires ou de salive dans le pharynx, à cause d'une contraction déficitaire de celui-ci ou d'un manque d'ouverture du sphincter œsophagien supérieur.

L'INTERVENTION THÉRAPEUTIQUE PLURIDISCIPLINAIRE

La complexité et le caractère vital de la fonction de l'alimentation nécessitent l'intervention de professionnels qualifiés dont les spécialités sont complémentaires. Le médecin donne les informations sur le diagnostic, les facteurs de comorbidité, les examens complémentaires, pour le choix d'une alimentation entérale ou parentérale ; c'est lui qui adresse le patient en rééducation.

Toute intervention thérapeutique auprès d'un patient présentant des risques ou des symptômes de dysphagie commence obligatoirement par une évaluation. Le *bilan clinique paramédical* se fait sur prescription médicale. Par exemple, pour les patients AVC, il est réalisé idéalement dans les 48 heures et/ou avant une ré-alimentation per os ; à noter que, en moyenne, 50 % des patients post-AVC font des fausses routes en phase aiguë. Nous vous présentons en annexe l'évaluation utilisée aujourd'hui sur un site de notre hôpital par les ergothérapeutes (tableau). Elle comprend l'anamnèse, le recueil de données, le diagnostic. Nous notons la présence éventuelle de dentiers, d'une trachéotomie, d'une nutrition entérale ou parentérale, d'un encombrement bronchique, et d'une paralysie faciale. Il est également important d'évaluer la qualité de communication du patient, son état de vigilance, sa collaboration et ses capacités cognitives.

Hôpital neuchâtelois
Département des soins
Ergothérapie

Evaluation de la déglutition

Nom, prénom		Date de naissance	
Diagnostic			
Antécédents			
Dentier (sup., inf.)		Trachéotomie	
Type d'alimentation jusqu'à la date du bilan		Type d'alimentation lors du bilan	
Date du bilan		Nutrition entérale	

Conclusion	
Indications pour l'alimentation	
Consistance préconisée pour liquides	Normale / légèrement épaissie / épaissie
Consistance préconisée pour solides	Mixée lisse / mixée / hachée / normale protégée / normale
Positionnement préconisé	assis au lit / au fauteuil / à la table - tête légèrement fléchie en avant tête tournée à gauche / à droite - tête inclinée à gauche / à droite
Moyens auxiliaires proposés	bord d'assiette / anti-dérapant / couverts adaptés
Surveillance	indispensable / nécessaire
Remarques	ôter le dentier supérieur / vérifier que la bouche est vide / faire les soins de bouche avant le repas

Etat général	
Communication	expression normale / aphasie partielle / complète compréhension normale / partielle / impossible
Elocution	normale / dysarthrie
Collaboration	bonne / fluctuante / difficile / impossible
Etat de vigilance	bon / fluctuant / non vigilant
Aspect cognitif	
Encombrement bronchique	oui / non
Paralysie faciale	oui / non / partielle / importante
Positionnement	
Position assise	seul / acquise / avec dossier / avec soutien latéral
Maintien de la tête	
Moyen(s) auxiliaire(s)	
Autonomie	
Remarques	

Observations	
Phase orale	
Phase pharyngée	
Réflexes (réflexe de déglutition, réflexe nauséeux)	
Mécanismes de défense (hemmage, toux volontaire)	
Remarques	

Tableau : Evaluation des troubles de la déglutition

L'examen fonctionnel comprend des observations spécifiques à chaque phase de la déglutition.

Si celui-ci s'avère positif et sans risque, on peut procéder à une analyse de la fonction de s'alimenter par un test avec des aliments. Dans un premier temps ce test s'effectue avec une texture fluide et homogène (crème, flan, yaourt...), ensuite avec de l'eau, et enfin éventuellement avec des solides. De l'examen fonctionnel et des observations lors du test alimentaire vont découler les bases de l'approche thérapeutique.

La prise en charge des patients dysphagiques nécessite une *organisation pluridisciplinaire* bien coordonnée avec différents professionnels spécialisés.

Le thérapeute fait appel à trois types d'interventions.

- *L'intervention indirecte* par l'application de principes ergonomiques de positionnement global. Il est important que le patient soit bien assis à 90°, de façon symétrique, avec un bon alignement tête-tronc-bassin, la tête légèrement fléchie sur le sternum pour ralentir le passage du bol alimentaire à l'arrière de la bouche et augmenter l'espace valléculaire. Nous veillons à l'installer de préférence à table, assis, pieds au sol, avant-bras sur la table, ou dans son fauteuil de chambre avec une tablette.
- *L'intervention directe* par le traitement des déficiences ou l'entretien des capacités restantes. Le thérapeute peut proposer d'exercer les praxies bucco-linguo-faciales, la mobilité, la coordination. Il peut aussi effectuer des stimulations des lèvres, de l'intérieur des joues, des piliers pharyngés avec un glaçon, une petite brosse, un bâtonnet...
- *L'intervention compensatrice* par l'enseignement de postures facilitatrices, l'apprentissage à l'utilisation de moyens auxiliaires ou d'aides techniques et l'adaptation des textures.

Pendant les repas, certaines postures spécifiques peuvent favoriser la déglutition. Chez le patient hémiplégique par exemple, une rotation de la tête du côté déficitaire favorise le passage du bol alimentaire du côté sain. L'inclinaison latérale de la tête favorise le passage du bol alimentaire du côté homolatéral. On peut proposer une double déglutition, quand il reste des résidus dans la bouche ou le pharynx ou une alternance solides-liquides, quand il y a une diminution du péristaltisme pharyngé. Certaines adaptations peuvent permettre une nette amélioration de la capacité fonctionnelle du patient à s'alimenter. L'ergothérapeute définit le matériel le mieux adapté : un simple antidérapant pour fixer l'assiette, un rebord d'assiette, des couverts adaptés (manche grossi, couteau à bascule...), un verre à découpe nasale pour éviter l'extension de la nuque.

L'adaptation de la texture alimentaire constitue un moyen efficace pour palier le handicap lié aux troubles de la déglutition. Il est souvent nécessaire de choisir des aliments ayant le meilleur glissé et la résistance minimale. Au début de la rééducation on privilégie une texture mixée épaisse et lisse, flans, crèmes, aliments solides réduits en purée homogène ; la texture glissante favorise l'écoulement de l'aliment dans le pharynx. Les aliments solides nécessitant une mastication et une salivation efficaces sont à proscrire. En cas de sténose de l'œsophage, on peut proposer des aliments mixés et préparés sous forme liquide ou semi-liquide. Selon l'évolution, les aliments peuvent être hachés plutôt que mixés. On peut augmenter le glissé des aliments par un enrobage avec de la sauce. De préférence on choisit des mets relevés, épicés, salés ou sucrés qui stimulent la salivation et la déglutition.

De la même manière on préfère des boissons bien froides avec du goût éventuellement gazeuses, à l'eau. L'eau à température ambiante, insipide, ne stimule pas suffisamment le réflexe de déglutition qui peut se déclencher à retardement et entraîner une fausse route. On peut également ralentir la progression des liquides vers le pharynx en épaississant les boissons à l'aide d'une poudre ou en utilisant des boissons gélifiées. La suppression de l'alimentation orale, temporaire ou définitive, est parfois la seule solution pour ne pas mettre en péril le pronostic vital.

La présence du thérapeute au cours des repas permet d'évaluer la fonction d'alimentation, d'adapter et de réajuster les textures des aliments et des boissons. Cela lui permet aussi de contrôler le positionnement du patient et éventuellement d'enseigner des postures facilitatrices. Si nécessaire, il peut aussi essayer des moyens auxiliaires et les mettre en place directement.

Chacun se doit également de transmettre ses observations et surtout ses consignes à l'infirmière pour le suivi, au service diététique pour le contrôle des textures *(le service de nutrition a élaboré, en collaboration avec le service hôtelier, un référentiel pour les différentes textures avec leurs définitions, leurs caractéristiques, les méthodes de cuisson et de préparation ainsi qu'une liste des aliments convenant pour chaque régime, et aux autres rééducateurs concernés).* A la fin de l'hospitalisation, il est indispensable de faire une transmission actualisée aux thérapeutes du service de rééducation pour la suite de la prise en charge, ou directement à la famille si le patient rentre à domicile.

Chaque thérapeute peut assurer la fonction générale de "rééducateur de la déglutition" mais aussi les interventions spécifiques liées à sa formation professionnelle.

- *Le physiothérapeute* peut intervenir spécifiquement sur la fonction de la respiration en proposant par exemples des exercices respiratoires pour favoriser le désencombrement bronchique ;
- *Le logopédiste* peut intervenir spécifiquement sur le carrefour oro-pharyngien ;
- *L'ergothérapeute* est en charge d'optimiser les acquis rééducatifs dans les activités de la vie quotidienne et en particulier dans l'alimentation. Il s'intéresse plus spécifiquement aux moyens auxiliaires, adaptations et positionnement du patient.

Le *rééducateur de la déglutition* a aussi pour fonction d'organiser la prise en charge du patient dysphagique, en coordonnant l'intervention du médecin, des thérapeutes, de l'équipe des soins infirmiers et du service de diététique.

L'infirmière se charge des actes de surveillance générale (poids, température, appréciation de l'état général). Elle constitue un intervenant essentiel dans le dépistage et le suivi du patient souffrant de troubles de l'alimentation. Au-delà de l'obligation quotidienne d'alimentation et d'hydratation, elle s'assure de la bonne mise en pratique des consignes transmises par le rééducateur et lui rapporte ses observations.

Le diététicien réalise le bilan nutritionnel, il contrôle si les apports caloriques sont suffisants, et si l'équilibre alimentaire est respecté. Il fait le lien avec la cuisine et s'assure du respect des consignes quant au choix des textures et à l'épaississement des liquides. Il propose également des conseils diététiques au patient et à la famille selon les adaptations alimentaires nécessaires.

L'interdisciplinarité requiert nécessairement l'intégration de l'équipe soignante tant au niveau du dépistage que pour l'application des consignes auprès du patient.

* *
*

Les ergothérapeutes détiennent une expertise dans l'analyse de l'activité – de l'évaluation au traitement des fonctions motrices, sensitives, cognitives et psychiques –, le positionnement, les aides techniques et les stratégies compensatoires. Cela fait d'eux des professionnels recherchés pour répondre aux besoins spécifiques des patients souffrants de dysphagie, au sein d'une équipe pluridisciplinaire.

Ces principes d'intervention thérapeutique pluridisciplinaire sont déjà appliqués depuis quelques années sur certains sites de l'Hôpital Neuchâtelois, et seulement depuis quelques mois sur d'autres. Cependant la prise en charge des patients souffrant de troubles de la déglutition n'apporte pas encore entière satisfaction sur tous les sites. Il apparaît aujourd'hui nécessaire que des thérapeutes supplémentaires soient formés pour répondre aux besoins sur chaque site et développer une intervention thérapeutique pluridisciplinaire. Un groupe de travail formé d'une ergothérapeute (Anne Lachat) et d'une logopédiste (Géraldine Dayer) a été mandaté par la direction de l'hôpital pour établir un état des lieux de la prise en charge des troubles dysphagiques sur chaque site et proposer un projet institutionnel. J'en profite ici pour les remercier de leur relecture pour cet article.

RÉSUMÉ

Comme toute autre activité l'ergothérapeute s'intéresse à la déglutition. Quand la fonction de s'alimenter est perturbée, les conséquences peuvent être vitales. L'ergothérapeute peut assurer la fonction générale de "rééducateur de la déglutition" et proposer une intervention plus spécifiquement liée au positionnement, moyens auxiliaires et adaptations.

Il nous apparaît cependant que l'intervention thérapeutique pluridisciplinaire demeure essentielle dans le traitement de la dysphagie ; elle constitue le modèle vers lequel nous tendons.

Références

GARNIER-DELAMARRE 1980. Dictionnaire illustré des termes de médecine. *Ed Maloine.* — LOGEMANN J. 1983. Evaluation and treatment of Swallowing Disorders, *Pro-Ed, 249 p.* — BLEECKX D. 2001. Dysphagie. Evaluation et rééducation des troubles de la déglutition, *Ed De Boeck, 145 p.* — GUATTERIE M. *& al.* 1999. Troubles de la déglutition après un accident vasculaire cérébral : évaluation et prise en charge, *in "Journal de Réadaptation Médicale", 19, 3, 93-97.* — GUATTERIE M. *& al.* 2000. Les dysphagies des personnes âgées, *in "Diététique et médecine", 45-46.* — LOZANO V. *& al.* 1997. Troubles de la déglutition chez les personnes âgées et adaptations palliatives, in *"Information Diététique", 1, 12-14.* — WOISARD V. *& al.* 2003. La réhabilitation de la déglutition chez l'adulte, *Ed. Solal, 416 p.* — DULGUEROV P., REMACLE M. 2005. Précis d'audiophonologie et de déglutition, *Ed. Solal, 374 p.* — GARO S. *& al.* 2004. Dysphagie et traitement nutritionnel : arbre décisionnel, *in "Revue médicale de la Suisse romande", 124, 625-628.* — OLSON T.R. 2004. Atlas d'anatomie humaine, *Ed. Pradel.*

Références internet

PATTARONI J. L'acte de s'alimenter : approche ergothérapeutique
http://www.asrim.ch/fr-ch/asrim/sla_alimenter.html

Ordre des ergothérapeutes du Québec, Ergothérapie et intervention auprès des personnes présentant des troubles de l'alimentation, Mars 2001
http://www.oeq.org/userfiles/File/Publications/Doc_professionnels/Dysphagie(version_2008).pdf

Ordre des ergothérapeutes du Québec, S'alimenter ou être alimenté : Une activité de la vie quotidienne essentielle à la vie, Septembre 2006
http://www.oeq.org/userfiles/File/Publications/Doc_professionnels/Dysphagie-doc_gestionnaires(sept06).pdf

CAS CLINIQUE : AMNÉSIE ET NOUVEAUX APPRENTISSAGES

C. EXTIER*, C. THOMAS-ANTÉRION**.

Le handicap cognitif des personnes victimes d'un traumatisme crânien est extrêmement fréquent, mais ses caractéristiques varient considérablement dans la littérature. On peut citer un certain nombre de raisons qui expliquent cette variabilité des données : le moment de l'évaluation, le lieu, les intervenants, le choix des outils, le focus du bilan : cognition, comportement, vie quotidienne, etc. et le sujet lui-même. Un point fondamental – peut-être le plus important – est le projet que l'on construit avec le sujet et qui guide l'évaluation [Wilson, 2008]. L'examen peut notamment avoir lieu, très à distance de l'épisode initial et il est classique de réaliser un bilan des fonctions perturbées et des fonctions conservées afin de bâtir un plan de soin, sachant que certains sujets auront déjà eu de nombreuses expertises et de nombreuses expériences de prise en charge. En théorie, le bilan comprend "au moins" l'évaluation systématique de la mémoire, de l'attention, et des fonctions exécutives et instrumentales. L'évaluation neuropsychologique s'oriente de plus en plus souvent actuellement vers une dimension écologique s'attachant à déterminer plus finement les difficultés rencontrées par les personnes dans la vie quotidienne [Le Thiec *et al.*, 1999 ; Rode *et al.*, 2005].

Nous rapportons notre expérience au centre d'accueil de jour de L'ADAPT-Rhône où nous offrons un double objectif : une rééducation neuropsychologique et un accompagnement social (équipe de rééducateurs et de personnels sociaux). Les sujets cérébrolésés sont accueillis 5 jours par semaine (certains à mi-temps), pour une durée de 6 mois renouvelable, le temps d'élaborer et de réaliser le projet. La plupart des bénéficiaires sont reçus à distance de l'épisode neurologique (en moyenne 5 ans) et ont déjà été suivis auparavant par des équipes spécialisées. Ce recul leur permet dans la plupart des cas d'avoir – en ayant été confrontés à bon nombre de situations concrètes depuis l'accident – une relative conscience de leur gêne et ainsi de formuler une demande d'aide personnalisée [Thomas-Antérion *et al.*, 2005].

UN CAS CLINIQUE

C.V. est une jeune femme née en 1966 qui a été victime d'un traumatisme crânien sévère en 1995. Elle était alors architecte et avait travaillé quelques mois dans ce domaine. Après plusieurs mois de coma, elle a intégré un centre de rééducation où elle est restée 1 an. S'en sont suivies de multiples prises en charge dans plusieurs structures. Elle conserve des séquelles d'hémiplégie et un tableau de séquelles cognitives modifiant son autonomie et la conduisant à vivre chez ses parents. Elle

* Centre de Rééducation Neuropsychologique et d'Accompagnement Social. L'ADAPT-Rhône – 39, rue du Père Chevrier - 69007 Lyon.
** Unité de Neuropsychologie-CM2R, CHU de St-Etienne - 42055 St-Etienne cedex 02.

est dépendante pour organiser et réaliser ses activités journalières, domestiques et ses activités de loisirs. Elle intègre le Centre d'Accueil de Jour (CAJ) en 2004 à mi-temps tout en continuant les activités qu'elle a mises en place au fil des années. Le scanner cérébral objective une lésion du lobe temporal polaire droit, des hypodensités dans la partie haute des deux lobes pariétaux ainsi qu'une hypodensité de la capsule interne gauche.

C.V. n'a enregistré que quelques rares souvenirs personnels depuis l'accident. Il s'agit de souvenirs génériques ou de connaissances sémantiques (noms des intervenants médicaux, adresse du lieu où elle habite, etc.). Elle ne sait jamais le matin, son programme de la journée et ne peut jamais le soir raconter celle-ci, hormis quelques détails généraux. Un travail systématique sur l'agenda a été entrepris depuis plusieurs années avec succès. Elle a recours à celui-ci de façon très systématique, méthodique et automatisée. Elle présente peu de difficultés instrumentales ; elle est spontanément lente et persévérante. Le bilan neuropsychologique de C.V. montre un niveau de raisonnement conceptuel dans la norme, un bon niveau de langage et un maintien des savoirs sémantiques. Elle est lente dans les tâches exécutives mais ne présente pas de difficultés de planification spatiale (copie de la figure de Rey), d'alternance (TMT) ou d'inhibition (Stroop). Elle a davantage de difficultés dans le test écologique des commissions, celui-ci démasquant des problèmes d'organisation s'il y a trop d'informations à mémoriser. A l'identique, l'épreuve des errances multiples relève de nombreuses difficultés : pour la phase de génération : omissions, lenteur d'idéation et d'exécution importante, limitation de la quantité d'informations traitées, besoin d'être incitée pour soutenir la prise d'initiative et le raisonnement, difficulté d'attention divisée. Lorsque l'information est traitée, elle fait l'objet d'une analyse correcte avec anticipation et mise en œuvre de stratégies mais sans lien avec l'information précédente ou suivante. Le plan d'actions ainsi établi correspond alors à une succession de tâches à faire sans véritable déduction d'ensemble et sans prise en compte des contraintes (estimer le temps, éviter les trajets inutiles). Lors de la phase d'exécution, CV réalise les différentes tâches en consultant constamment ses notes. On relève : omissions mais avec davantage de vérification et de correction. CV a des difficultés à garder en mémoire le but à atteindre et les mécanismes de reconnaissance sont déficients (CV passe devant l'épicerie sans s'y arrêter alors qu'elle disait vouloir s'y rendre). Il existe une absence totale de prise en compte du temps. Enfin, CV peut identifier un problème sans pour autant le résoudre, difficultés à faire un choix, ayant du mal à mettre en œuvre des stratégies (faire) qu'elle peut énoncer hors contexte (savoir-faire). L'ensemble des tests met en évidence deux déficits majeurs : l'oubli à mesure et un retentissement important sur le processus exécutif.

LA PRISE EN CHARGE EN RÉÉDUCATION – RÉADAPTATION

Le type de prise en charge neuropsychologique que nous abordons ici peut être qualifié d'holistique et répond aux critères de qualité recommandés actuellement, Wilson (2008). La "rééducation" est ciblée sur une activité de vie quotidienne, choisie par la bénéficiaire, évaluée toutefois comme possible par le thérapeute avec une cible précise permettant de mettre en place une méthodologie soigneuse et individuelle pour y parvenir.

Compte tenu de la sévérité des déficiences, du délai écoulé (13 ans de la lésion initiale) qui suppose une longue rééducation antérieure selon les techniques plus traditionnelles, il nous apparaît en effet plus intéressant d'investiguer la situation de handicap (situation d'une personne devant faire une activité dans un contexte environnemental particulier) plutôt que les déficiences neuropsychologiques. En effet, ce travail doit être resitué dans un contexte plus global puisqu'il est en lien avec un projet à caractère social et un projet de développement d'activités, qui parvient à émerger grâce à un travail d'accompagnement pluridisciplinaire associant l'entourage. Ainsi, l'un des axes de travail consiste à aider CV à intégrer en tant que "bénévole" une agence d'architecture grâce au contact d'un ancien collègue. Cette activité s'inscrit dans un contexte de bénévolat, c'est-à-dire sans contraintes de productivité et de rentabilité propre à une activité professionnelle. Une alliance thérapeutique forte est trouvée avec CV, sa famille qui la soutient dans cette démarche (par exemple, du point de vue pratique, à besoin d'être véhiculée pour s'y rendre) et l'équipe (dont la référente NL) qui l'accueille en milieu ordinaire. L'enjeu, pour nous rééducateurs, est de créer un programme de rééducation-réadaptation spécifique, en croisant les exigences de l'activité mettant en œuvre un certain nombre de processus cognitifs, le potentiel de CV, tout en palliant ses difficultés. Il s'agit donc d'une pratique de la neuropsychologie dans une activité de vie quotidienne. Nous cherchons à prendre en charge de manière spécifique, l'ensemble des processus cognitifs exigés dans l'activité. Ainsi, dans le modèle de rééducation des troubles de la mémoire de Van der Linden (1997), on distingue 3 orientations : faciliter l'encodage ou la récupération d'une information ; apprendre au patient des connaissances spécifiques à un domaine en utilisant des techniques d'apprentissage qui exploitent ses systèmes mnésiques demeurés intacts ; aménager l'environnement et confier une partie des fonctions déficitaires à un support physique afin de réduire l'impact des déficits mnésiques. Compte tenu des troubles cognitifs sévères de CV, nous construisons un plan d'intervention autour de 2 axes :

- *développer des aptitudes* permettant à CV de mener une activité informatique à l'agence d'architecture (notons qu'à ce stade, CV ne pratique que très peu l'informatique et jamais spontanément bien qu'elle dispose d'un ordinateur chez elle),
- *garder trace*, grâce à l'écrit, de toutes les activités menées, soit sur un agenda, soit sur un support spécifique à l'activité afin de compenser les troubles mnésiques.

L'ensemble de l'équipe participe au recueil des données, à leur analyse, et propose des moyens d'interventions que nous aborderons en quatre points : le travail de l'agenda, le travail en informatique, les rééducations spécifiques, le travail métacognitif. L'équipe (neurologue, neuropsychologue et ergothérapeute) planifie 4 séances/semaines d'une durée s'échelonnant d'1 heure à 2 heures 30.

L'AGENDA ET LES ÉVÉNEMENTS BIOGRAPHIQUES

CV dispose depuis des années d'un agenda-papier qui est utilisé quotidiennement. Le travail avec la neuropsychologue consiste à optimiser cet outil : pour marquer les choses à ne pas oublier, celles à prévoir (RV chez le kinésithérapeute), le récit des choses faites. Peu à peu, elle arrive à mettre en place une nouvelle rubrique : "choses à faire" et apprend à barrer ce qui est fait pour ne pas surcharger les pages de l'organiseur. Le fait de développer cette rubrique "à faire" va permettre dans un second temps, lors de la mise en place de l'activité de bénévolat, de développer plus facilement une rubrique "à faire pour le bénévolat".

LES RÉÉDUCATIONS SPÉCIFIQUES

Une fois par semaine, pendant 6 mois, une séance hebdomadaire de 1h30 est réalisée par la neurologue autour de la catégorisation et de l'association des mots du domaine de l'architecture. Ainsi, par exemple, on fournit à CV le mot "façade" et celle-ci génère le plus de mots possibles en lien : œil-de-bœuf, vitre etc. Puis le travail se poursuit sur les images de la banque de données du cabinet d'architecte. Elle doit fournir dans un premier temps les indices catégoriels, les plus globaux dans la hiérarchie. Dans une dernière étape, elle classe les mots par ordre d'importance "pour elle" selon le classement qu'elle a choisi de faire. Entre les séances, elle a des exercices de classement papier-crayon à faire. D'autre part, à la fin de chaque séance, on écrit dans l'agenda dans la nouvelle rubrique "bénévolat" ce qui vient d'être fait (ainsi que l'objectif) et ce qui doit être fait dans la semaine à venir.

L'ACTIVITÉ INFORMATIQUE AU CENTRE ET À L'AGENCE

En partenariat avec NL et l'architecte, l'ergothérapeute repère une activité au sein de l'agence qui semble accessible à CV. La tâche proposée est une tâche informatisée de classement et d'indexage de photographies, via le logiciel ACDsee. A l'identique d'une base de données, ce logiciel permet de classer des photos et ainsi de les rendre accessibles, à partir de mots clés qui leurs ont été affectés, à l'ensemble du personnel de l'agence.

DESCRIPTION DE LA TÂCHE ET DU MATÉRIEL À DISPOSITION POUR SON EXÉCUTION

Il s'agit d'une tâche informatique qui consiste à rendre opérationnelle une banque d'images, en affectant pour chacune des photos, des mots-clés crées par CV et ce à partir du logiciel ACDsee. Dans le domaine informatique, diverses aptitudes sont requises pour mener à bien cette activité : **1/** maîtriser le simple clic et le double clic gauche, **2/** utiliser les 2 mains pour lancer le logiciel (ctrl+ alt +suppr), **3/** repérer sur l'écran les indications mentionnées sur la fiche de procédure (l'icône ACDsee sur le bureau, le menu AFFICHAGE et ses différentes options, le bouton SELECTIONNEUR, etc.), **4/** comprendre et suivre l'arborescence des dossiers. Sur le plan neuropsychologique, l'activité requiert : **1/** des capacités perceptives, visuo-spatiales et motrices, **2/** de pouvoir suivre et réaliser un plan d'actions écrit sur une fiche de procédure, **3/** de choisir le dossier et les photos à traiter, **4/** d'évoquer des mots clés en respectant la consigne "un mot-clé doit correspondre à un mot simple, évoquant une seule idée", **5/** de changer de stratégie pour affecter les mots-clés soit en les sélectionnant dans la liste soit en créant de nouveaux mots clés en modifiant la liste, **6/** de traiter les photos et les dossiers dans l'ordre pour éviter les omissions ou les répétitions, **7/** de répertorier par écrit le contenu de l'activité pour pouvoir la reprendre à tout moment, **8/** d'intégrer l'utilisation de l'agenda à cette nouvelle activité.

MÉTHODOLOGIE GÉNÉRALE

La méthode utilisée consiste à croiser les résultats des évaluations neuropsychologiques classiques mais surtout écologiques avec l'analyse des capacités requises pour la réalisation de la tâche informatique. Ceci permet de dégager un profil positif de compétences mis à profit par rapport aux stratégies de compensation, et de repérer les difficultés qu'il faudra contourner à l'aide de moyens de compensation. La tâche informatique composée de sous actions est retranscrite par l'ergothérapeute sous forme d'un script ou fiche de procédure. Juillerat Van Der Linden (2008) analyse les spécificités des 3 niveaux nécessaires à une activité. Dans le niveau inférieur, l'activité est routinière..., le niveau supérieur, le contrôle de l'action concerne des activités familières, complexes ou des activités nouvelles ou non routinières, sous contrôle du *Système Attentionnel Superviseur* (SAS) Shallice (1982)... le niveau intermédiaire concerne des activités courantes, composées de séquences de mouvements brèves, où chaque sous action constitue des unités distinctes, dans un environnement spatio-temporel stable sous le contrôle semi-automatique du *Gestionnaire de conflit* (GC) qui fonctionne comme un réseau structuré et hiérarchisé de schémas d'actions, Norman & Shallice (1986). Ce réseau serait déterminé par les conditions de déclenchement (conditions dans lesquelles le schéma doit être initié), les valeurs d'activation (varie constamment selon l'inhibition mutuelle d'autres schémas) et les seuils de sélection (présence dans l'environnement des conditions de déclenchement du schéma, du déclenchement par des schémas d'ordre supérieur, de la motivation et enfin de l'activation ou l'inhibition directe par le SAS). Nous avons représenté sur la figure 1 ce que pourrait être le modèle de production d'actions séquentielles pour la tâche informatique sur laquelle travaille CV, d'après le modèle d'Humphreys *et al.*, (2000).

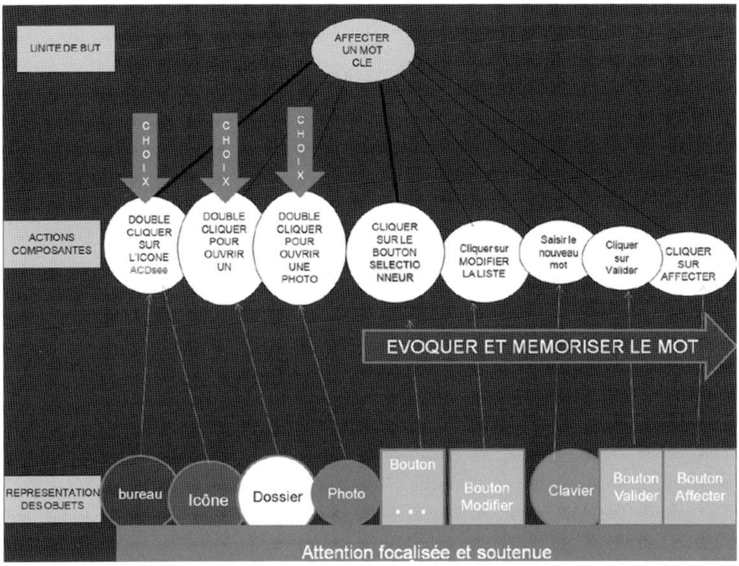

Fig. 1 : Modèle de production d'actions séquentielles dans le cadre de l'activité informatique (selon le modèle d'Humphrey et al.).

Le schéma de haut niveau correspond au but ; ici, il s'agit d'affecter des mots clés à chacune des photos. Il comprend une succession de schémas élémentaires comme "double cliquer sur l'icône ACDSee" pour ouvrir le logiciel. De plus, on admet qu'un schéma d'action peut être partagé par d'autres schémas de haut niveau. Par exemple "visionner les photos" nécessite également d'ouvrir le logiciel ACDsee. L'action "double cliquer" correspond à un schéma plus élémentaire et pourrait correspondre à un schéma de niveau inférieur en lien avec un comportement moteur pouvant devenir par l'entraînement plus automatique, lui attribuant par conséquent une valeur d'activation. Ce comportement automatique n'exclut pas le besoin d'inhiber d'autres actions (p.e : le simple clic gauche ou le clic droit). Ce schéma d'action est également utilisé dans plusieurs schémas élémentaires mais avec différents objets permettant ainsi la généralisation de ce schéma qui s'applique alors à toutes sortes d'objets. Ainsi, au niveau de chacune des sous actions élémentaires correspond un objet permettant un "indiçage spécifique" qui définit un seuil de sélection. L'outil informatique présente également la particularité de faire automatiquement progresser la séquence d'actions : une action entraînant systématiquement un résultat, responsable alors des conditions de déclenchement. La motivation est pointée comme un élément crucial. CV ne demande plus à venir au centre que pour acquérir cet apprentissage et refuse toute autre activité jugée inutile par rapport à son projet. Très rapidement dans l'apprentissage, nous constatons également que CV occupe ses temps libres en s'installant en autonomie sur le poste informatique contenant le logiciel ACDsee (seul un des 6 ordinateurs dispose de ce logiciel) et qu'elle essaie de suivre seule la procédure écrite. Ce comportement exclut, à ce stade précoce de l'apprentissage, l'hypothèse du déclenchement du schéma le plus actif au sein du GC. Humphreys *et al.*, (2000) émettent l'hypothèse que les actions de bas niveaux se déclenchent par un signal "bottom-up" en provenance de l'environnement et des objets. Selon Cooper & Shallice (2000), cette conception du GC permet qu'un contrôle volontaire "top-down" par le SAS soit combiné avec un déclenchement environnemental précis au moment approprié. La motivation ou le fait d'avoir un projet pourrait permettre le contrôle par le SAS. Dans la tâche informatique, nous constatons que l'enchaînement des schémas d'actions suppose de faire un choix ("double cliquer sur un dossier" pour choisir un dossier précis), d'inhiber une séquence d'actions et en activer une autre (sélectionner un mot dans la liste en cours ou modifier la liste pour ajouter un nouveau mot), le maintien en mémoire d'un mot jusqu'à ce qu'il soit affecté et donc l'intervention du SAS. De plus, la succession des sous actions n'est pas dépendante d'un critère temporel, ainsi le ralentissement de CV ne constitue pas une entrave. Enfin, cette modélisation permet de mettre en avant le besoin important de ressources attentionnelles.

L'apprentissage sans erreur par l'entraînement consiste à rendre un schéma d'actions prédominant si les seuils de sélection sont atteints du fait de la présence dans l'environnement d'éléments spécifiques de déclenchement. Le rôle du thérapeute est alors de repérer et de faciliter l'utilisation de ces éléments (objets). Leur spécificité (à un objet correspond une sous action) évite le risque d'hésitation et de choix entre 2 sous actions. Cet apprentissage sans erreur par l'entraînement peut expliquer la progression et l'amélioration en termes de performances dans l'activité (simplification des procédures écrites puis suppression au fil de l'apprentissage, amélioration de la vitesse d'exécution, diminution du nombre d'erreur, diminution de l'intervention du thérapeute).

CONFRONTATION DES RÉSULTATS DES ÉVALUATIONS COGNITIVES AUX APTITUDES NÉCESSAIRES À CETTE TÂCHE SUR ORDINATEUR

Les résultats des évaluations et l'observation dans les activités permettent de mettre en évidence des aptitudes qui constitueront des points d'appui importants aux stratégies de compensation à rechercher, Prigatano (1999). Nous avons ainsi extrait de nos évaluations et observations, des aptitudes ou des dysfonctionnements (tableau 1).

Les points forts	**Les points faibles**
Aptitudes visuo-spatiales	Lenteur d'idéation et d'exécution
Aptitudes d'apprentissage en situation informatique	Absence de véritable planification
Aide de l'indicage dans le rappel verbal	Omissions possibles lors de la réalisation d'un plan d'actions même avec un écrit
Lecture fréquente des notes	Absences d'éléments déclencheurs
Prise de notes spontanée	Difficulté de résolution de problèmes
Ecriture claire et organisée	Difficulté d'attention divisée
Capacité de stratégies	Dépendance fréquente à l'aide
Capacité à réaliser un plan d'actions écrit	

Tableau 1 : Aptitudes ou dysfonctionnements de CV intervenant dans la réalisation de la tâche informatique.

Au vue de l'analyse des points faibles et forts, il est possible de déduire les moyens de compensation à mettre en place (tableau 2).

LES DIFFÉRENTES PHASES DE L'ACTIVITÉ INFORMATIQUE : DE LA MISE EN ROUTE AU MAINTIEN DE L'ACTIVITÉ

On distingue 5 phases à la prise en charge. Tout d'abord, il s'agit d'une phase d'apprentissage, au centre d'accueil de jour, en présence du rééducateur, basé sur la répétition, dans un cadre temps/espace stable, avec la mise en place progressive des sous tâches et l'adaptation des supports de compensations au fur et à mesure de l'apprentissage. Puis se succèdent, une phase de consolidation, au centre d'accueil de jour, avec alternance de temps de travail en autonomie, et de séances supervisées par l'ergothérapeute et le transfert des acquis dans un nouvel espace (sur le lieu du bénévolat) en présence de l'ergothérapeute. Ensuite, se développe l'augmentation progressive du temps de travail en autonomie avec suivi espacé du rééducateur et un maintien du suivi pour évaluation et pour faire évoluer l'activité, est mis en place.

RESULTATS DES EVALUATIONS		MOYENS PALLIATIFS
POINTS FORTS	Lecture Exécution d'un script	Consignes écrites sous forme de fiches de procédures : consignes courtes (une seule idée) rangées dans un classeur spécifique au nom de l'agence
	Prise de notes succinctes	Grilles de suivi des photos traitées à remplir tout au long de l'activité rubrique AGENCE dans l'agenda pour noter le dernier dossier avec la mention "terminé ou à poursuivre"
DIFFICULTES	Acquisition de nouvelles connaissances comme la notion d'arborescence des dossiers	Mise en place d'un classeur dont chaque articulaire correspond à un dossier informatisé. Fiches procédures à suivre
	De planification, de prise de décision, résolution de problèmes	Apprentissage sans erreur Automatiser un type de réponse en cas d'écart "essayer de revenir en arrière pour retrouver la page précédente".
	Pour gérer le temps, pour palier le ralentissement	Absence totale de notion de rendement Aide pour rappeler la fin de l'activité
	Pour suivre les dossiers dans l'ordre d'apparition pour éviter les omissions ou les doublures	Sur les grilles de suivi, les noms de dossiers doivent être saisis
	Difficulté de contrôle et de vérification	Assurer une supervision dont le rythme sera à définir.

Tableau 2 : Moyens de compensation

LES ÉVOLUTIONS À D'AUTRES DOMAINES

Il est intéressant de repérer les généralisations à travers l'usage de l'informatique, dans un autre contexte, ce que nous n'avions pas prédit. CV a pu ainsi acquérir de nouvelles procédures rapidement, pour utiliser un e-mail, transférer ses photos numériques et les classer dans des dossiers, mener des recherches sur Internet, utiliser une clé USB. Ces acquisitions ont permis le développement d'une véritable autonomie d'utilisation. Une évolution favorable sur le plan de l'humeur et sur le plan comportemental est également mentionnée par la famille avec moins de moments d'irritabilité.

Ainsi, même très à distance de l'accident, nous constatons un apprentissage procédural avec généralisation puisqu'il s'accompagne d'une part, d'une progression du niveau d'efficacité au sein même de l'activité et d'autre part de transferts vers d'autres tâches informatiques. Les interruptions momentanées (périodes de vacances) n'altèrent pas les acquisitions. Au-delà de cette généralisation, nous observons enfin, un développement supplémentaire inattendu. CV modifie encore son agenda et adapte son utilisation à ses besoins. Très récemment, elle vient de créer une nouvelle rubrique ! Par ailleurs, il convient de souligner que la patiente à 13 ans du TC ne modifie pas ses performances dans les tests neuropsychologiques y compris dans les épreuves écologiques, que nous avons refaits en 2008. Ceci confirme pleinement la nécessité de juger une rééducation dans la situation de celle-ci, en évaluant la réponse à l'objectif fixé (il est ici dépassé) et éventuellement sa répercussion sur la vie du sujet (elle est ici notable dans le quotidien et concerne la vie sociale, la vie de relation et la thymie de CV), Wilson (2008). Une prise en soin holistique peut donc avoir des impacts focalisés et doit être privilégiée dans une situation de séquelles cognitives sévères.

LE TRAVAIL MÉTA-COGNITIF

Confrontés très rapidement à l'impossibilité d'expliquer ce qu'elle faisait à l'agence, il a été mené, parallèlement à l'apprentissage informatique, des entretiens pour amener CV à échanger sur l'activité pratiquée à l'agence. Sous la forme d'un jeu question-réponses, il s'agit d'entraîner CV à consulter les fiches récapitulatives placées dans la rubrique "Bénévolat" de son agenda. En plus de susciter un entraînement appliqué de l'agenda, de renforcer la mémoire sémantique, ces entretiens permettent un travail méta-cognitif qui a pour objectif d'aider CV à exprimer ses ressentis vis-à-vis de l'activité. Dans ce travail de verbalisation, il est primordial de rester vigilant quant aux motivations et intérêts de CV pour cette activité. Le caractère routinier de la tâche, certes facilitant, peut être source de lassitude.

* *
*

Cette observation présente un exemple réussi de réhabilitation neuropsychologique holistique tel que Wilson le préconise dans sa revue de questions récentes en 2008. CV présente des difficultés cognitives majeures dont le profil est caractéristique des séquelles présentées par les patients TC sévères. Celle-ci n'est possible qu'avec un entraînement soigneux impliquant plusieurs thérapeutes, la supervision constante de l'ergothérapeute, une analyse précise de ce que sera l'environnement de l'activité à venir puis une expertise en conditions réelles sur le lieu de celle-ci. La prise en charge est longue et dure au moment où nous rédigeons cet article

RÉSUMÉ

Présentation d'une méthodologie pour développer des stratégies de compensation mnésique, d'apprentissage sans erreur, d'aide à la planification afin de permettre l'apprentissage d'une activité informatique après plus de 10 ans d'amnésie épisodique sévère.

Références

COOPER R, SHALLICE T. 2000. Contention scheduling and the control of routine activities. *Cognitive Neuropsychology 17 : 297-338.* — GODEFROY O. ET LE GREFEX. 2004. Syndromes frontaux et dysexécutifs. *Revue de Neurologie 160 (10) : 899-909.* — HUMPHREYS GW, FORDE EME, RIDDOCH MJ. 2000. The planning and execution of everyday actions. In: The Handbook of cognitive neuropsychology, B. Rapp (Ed). *Philadelphia : Psychology Press, pp : 565-589.* — JUILLERAT VAN DER LINDEN AC. 2008. Vers une neuropsychologie cognitive des activités de vie quotidienne. In : Neuropsychologie de la vie quotidienne, AC. Juillerat, G. Aubin, D. Le Gall & M. Van der Linden (eds.). *Marseille : Solal, pp : 11-40.* — LE THIEC F, JOKIC C, ENOT-JOYEUX F. 1999. Evaluation écologique des fonctions exécutives chez les traumatisés crâniens graves: pour une meilleure approche du handicap. *Annales Réadaptation Médecine Physique 42 : 1-18.* — MAZAUX JM, MASSON F, LEVIN HS, ALAOUI P, MAURETTE P, BARAT M. 1997. Long term neuropsychological outcome and loss of social autonomy after traumatic brain injury. *Archives of Physical Medicine and Rehabilitation 78: 1316-1320.* — NORMAN DA, SHALLICE T. 1986. Attention to action: willed and automatic control of behaviour. In: Consciousness and self regulation: Advances in research and theory, R. Davidson, G. Schwartz & D. Schapiro (eds.). *New-York : Plenum vol 4, pp : 1-18.* — PRIGATANO G. 1999. Principles of Neuropsychological Rehabilitation. *New York : Oxford University Press.* — RODE G, THOMAS-ANTÉRION C, LUAUTÉ J. 2005. Evaluation des incapacités et de la qualité de vie des patients cérébrolésés présentant des troubles cognitifs. *Annales de Réadaptation et de Médecine Physique 48 : 376-391.* — SHALLICE T. 1982. Specific impairments of planning. *Philosophical Transactions of the Royal Society of London, B298 : 199-209.* — THOMAS-ANTÉRION C, TRUCHE A, SCIESSERE K *et al.* 2005. Auto-évaluation de la gêne physique, cognitive et thymique de sujets cérébrolésés. Effet d'une prise en charge spécifique. *Revue Neurologique 161 (1): 67-73.* — VAN DER LINDEN M. 1997. La rééducation des troubles de la mémoire. In : Rééducation neuropsychologique, F. Eustache. *De Boeck Université.* — WILSON BA, BADDELEY AD, EVANS J. 1994. Errorless learning in the rehabilitation of memory impaired people. *Neuropsychological Rehabilitation 4: 307-326.* — WILSON BA. 2008. Neuropsychological Rehabilitation. *Annu. Rev. Clin. Psychol. 4 : 6, 1-6, 22.*

LA TÉLÉ-RÉÉDUCATION : MYTHE OU RÉALITÉ ? RÉÉMANUELLE, APPLICATION DU LOGICIEL E-LINK À LA TÉLÉ-RÉÉDUCATION

L. EVRARD*, C. KERJEAN*, S. LECLERCQ*,
J.-M. RENARD**, A. TURLURE**, A. THÉVENON***

A l'heure actuelle, de nombreux supports "nouvelles technologies" peuvent être exploités dans le cadre de la rééducation. Ceux-ci permettent d'avoir une approche différente et ludique pour atteindre des objectifs d'amélioration des performances. Ces outils ne nécessitent pas une haute compétence dans leur manipulation, ils sont donc utilisables par quiconque ayant les possibilités motrices et cognitives. Ainsi, la présence d'un thérapeute, pour faire fonctionner l'outil lors de la séance, ne semble pas indispensable. Or, dans toute démarche de rééducation, on ne peut pas nier l'importance de la présence du thérapeute : il adapte en permanence la séance à la personne, l'encourage à l'effort, vérifie que la personne réalise l'exercice dans de bonnes conditions... La question est de savoir si les séances de rééducation à distance pourraient techniquement être mises en place et avoir une efficacité significative. Pour ce faire, nous avons envisagé cette recherche par étape.

Le premier temps a été de réfléchir sur un outil de travail efficace, facilement utilisable par le patient et de plus thérapeutique. Notre réflexion s'est portée sur une comparaison d'utilisation de séances avec et sans thérapeute. Suite à cette première expérience, nous avons réfléchi aux éléments qui nous permettraient de rester dans le domaine du thérapeutique en absence de thérapeute. Enfin, ayant répondu au mieux aux problématiques qui se posaient, la dernière partie aborde le versant matériel pour la mise en place réelle de cette télé rééducation.

On constate tout au long de cette étude que ce type de suivi ne peut convenir qu'à un certain type de patient. On peut néanmoins penser qu'un tel fonctionnement nous permettrait d'envisager, en tant que thérapeute, les suivis de rééducation à domicile adaptés d'une part aux objectifs thérapeutiques du patient mais aussi au quotidien de celui-ci.

MISE EN PLACE DU SUPPORT THÉRAPEUTIQUE

Nous avons d'abord réfléchi au choix de l'outil et nous nous sommes arrêtés sur l'E-link pour le suivi des patients présentant des pathologies de la main. L'E-link s'utilise sur un poste informatique, en l'occurrence un ordinateur portable. Il est composé d'une interface, de diverses commandes, et d'un logiciel. Un support fixe nommé RCU (Résistance Control Unit) sert de point de rotation pour les élé-

* Ergothérapeutes, lise.evrard@chru-lille.fr, porticaro@hotmail.fr, st.leclercq@gmail.com
** Ingénieurs en informatique, jean-marie.renard@univ-lille2.fr, a.turlure@chru-lille.fr
*** Médecin, athevenon@chru-lille.fr

ments variables pour le travail des amplitudes (prono supination, flexion extension...). En plus de ce RCU, nous avons à disposition deux dynamomètres qui mesurent pour l'un la force d'enroulement globale (Jamar) et pour l'autre la force termino latérale (pinch mètre). (Il existe d'autres commandes qui peuvent servir pour la rééducation du membre inférieur par exemple, que nous n'avons pas à disposition) (fig. 1, 2).

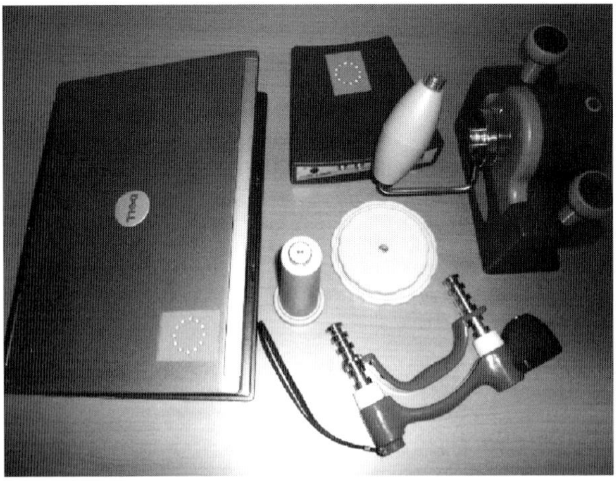

Fig. 1 : Support E-link

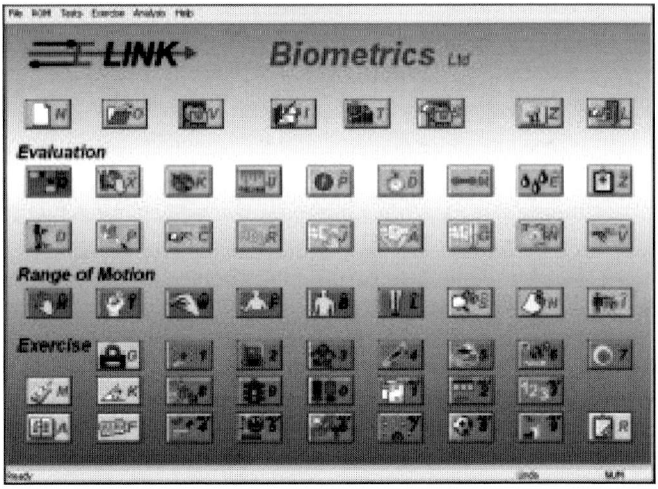

Fig. 2 : Logiciel E-link

Le logiciel est installé sur l'ordinateur et sert à prendre les mesures d'amplitude et de force musculaire par leur utilisateur via les diverses commandes. Ces mesures peuvent être utilisées à titre de bilan comme de support d'exercices. En effet, les exercices proposés dans le logiciel se configurent automatiquement en fonction des mesures prises précédemment. Chaque exercice, pour être réalisé a besoin d'une mesure minimale et d'une mesure maximale (fig. 3, 4).

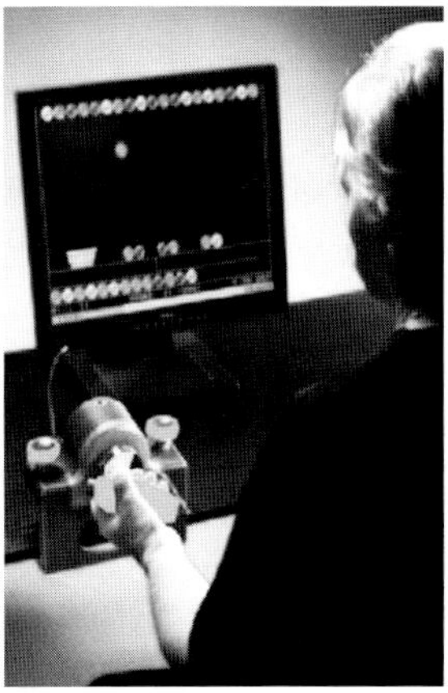

Fig. 3 : Modèle d'utilisation

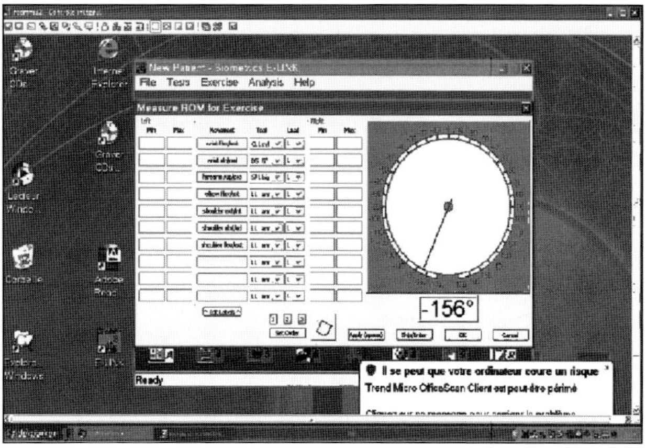

Fig. 4 : Bilan d'amplitudes selon E-link (saisie d'écran)

Les résultats des exercices peuvent être consultés grâce à un tableau récapitulatif des exercices réalisés auquel est associée une courbe de performances (pourcentage des amplitudes ou intensités de force utilisées).

La mallette E-link a été sélectionnée pour quatre principales raisons :

- elle est actuellement utilisée par d'autres centres de rééducations,
- elle permet d'effectuer des séances de rééducation mais aussi de réaliser des mesures précises et régulières nous permettant d'exploiter ces résultats dans le cadre de l'étude,
- il s'agit d'un matériel peu encombrant que les personnes pourraient aisément disposer à leur domicile, nécessitant simplement d'une table où l'installer,
- c'est une interface attrayante pour les patients puisque ludique.

Pour qu'il y soit notion de suivi thérapeutique, il faut avoir la notion de bilans, d'objectifs, de remises en considération de ces objectifs, d'adaptation à l'évolution du patient.

Selon les objectifs thérapeutiques, on choisira le type d'exercice à faire passer avec le réglage qui convient en fonction des mesures prises précédemment, de l'évolution et de l'état du patient. L'E-link nous donne la possibilité de faire évoluer les exercices en effectuant les réglages suivants : rapidité du déplacement à réaliser, précision du mouvement à réaliser, résistance au mouvement, maintien ou non d'une position, amplitude ou force à atteindre, durée de l'exercice. Nous disposons donc, grâce à ce logiciel de possibilités de progressions pour les différents exercices proposés.

PREMIÈRE EXPÉRIENCE : EFFICACITÉ DE L'E-LINK ET VÉCU DU PATIENT AUTONOME

La première expérimentation a donc pour objectif d'analyser d'une part l'efficacité de l'E-link en terme de gain d'amplitude ou de force, d'autre part le vécu des patients lors des séances sans thérapeute.

Les patients sont choisis en équipe en fonction des apports potentiels d'E-link. Il en est de même pour l'objectif global de la séance. Il s'agit de patients motivés par leur rééducation.

Les critères d'exclusion de cette étude sont :

- des difficultés cognitives gênant l'utilisation autonome de l'ordinateur,
- une lésion non consolidée : les personnes, prises dans le jeu, pourraient trop forcer et ce, d'autant plus en l'absence du thérapeute,
- des troubles importants de sensibilité profonde : lors de la réalisation des exercices, la personne regarde l'écran de l'ordinateur et ne peut donc pas avoir de contrôle visuel sur la position de son membre supérieur.

Avant l'essai, le thérapeute aura préalablement étudié le dossier médical du patient. Ensuite, le premier temps de l'expérience est de le familiariser et l'autonomiser à l'E-link. Le thérapeute explique l'objectif de rééducation avec ce logiciel, lui présente le matériel et son utilisation. Il lui montre comment se font les réglages car *a posteriori*, le patient devra paramétrer les exercices de sa séance seule. Le thérapeute doit ensuite le sensibiliser au respect du positionnement correct et des temps de pause. Lors des premières séances, il prend le temps nécessaire pour permettre au patient de repérer les compensations qu'il utilise et apprendre à les corriger. Un travail de prise de conscience, de recherche de ressenti et de critique par surveillance visuelle est effectué. Ainsi, les séances ne débutent pas tant que le patient n'a pas réalisé de prise de mesure dans des conditions correctes. Il est, de plus, corrigé lors des exercices, si besoin est.

Pour pouvoir comparer les résultats avec et sans thérapeute, nous avons réalisé cette expérimentation en deux phases :

- *La première :* le patient réalise la séance en présence du thérapeute. Ce dernier se comporte comme lors de séances de rééducation : il corrige la posture, encourage le patient, insiste pour que celui-ci respecte les temps de pause, ajuste et réajuste les séances en fonction des signes de douleur et de fatigue... La série d'exercices n'est ainsi pas programmée à l'avance, puisque le thérapeute s'adapte, en permanence, au comportement et aux performances du patient ;
- *La seconde :* les séances sont réalisées sans thérapeute. Le thérapeute donne au patient, à chaque début de séance, les exercices à effectuer, accompagnés de mots d'encouragement et de consignes. Le patient réalise ses exercices et donne au thérapeute ses impressions ; il doit, de plus, remplir un questionnaire. C'est l'analyse de ce questionnaire et des résultats aux exercices qui permettent au thérapeute de réajuster les séances de rééducation.

DEUX MÉTHODES DE RELEVÉ DE DONNÉES ONT ÉTÉ UTILISÉES : L'E-LINK ET LES QUESTIONNAIRES

L'E-link nous permet d'observer trois éléments : - la force musculaire et les amplitudes articulaires obtenues lors du bilan ; - celles utilisées lors des exercices, le pourcentage de réussite obtenu lors des exercices : celui-ci est calculé en fonction de la fréquence d'atteinte des objectifs fixés dans l'exercice ; - la courbe du pourcentage des amplitudes articulaires ou de la force utilisée lors de l'exercice.

Deux questionnaires ont été créés pour cette étude : les deux s'adressent au patient, l'un pendant la période avec thérapeute, l'autre en son absence.

Ces questionnaires ont trois objectifs : - lorsque les séances se feront à distance, ils permettront de réajuster les prochaines séances de rééducation ; - par la comparaison des réponses des patients et des observations du thérapeute, on peut savoir si le patient arrive correctement à évaluer ses difficultés et son comportement lors des séances ; - ils permettent d'analyser la faisabilité des séances à distance par le patient.

Ces questionnaires concernent des points importants à prendre en compte lors des séances de rééducation, points qui influencent spontanément l'intervention du thérapeute lorsque celui-ci est avec le patient. Ces points sont : l'utilisation des compensations, le respect des temps de pause, le niveau de difficulté des exercices, la douleur, la fatigue et la motivation. La satisfaction du patient par rapport à la séance effectuée nous est aussi importante. Ces questions ont toutes une approche quantitative et qualitative. En effet, le patient, en plus de ses commentaires, doit donner une note sur 10 grâce à une échelle similaire à l'EVA.

Certaines questions seront posées après chaque exercice, ce qui permettra en plus, d'inciter le patient à faire des pauses.

Par complémentarité, ces deux éléments nous permettent avec et sans thérapeute d'analyser les amplitudes et la force gagnées ainsi que le comportement et le vécu du patient.

Bien que l'expérience soit critiquable sur certains points, on peut néanmoins conclure sur le fait qu'une rééducation sans présence du thérapeute est possible car nous avons mesuré une progression de nos patients. Mais on ne peut envisager cette situation seulement s'il y a en amont un apprentissage ou formation à l'utilisation de l'E-link et du comportement à adopter pendant les exercices (correction des compensations, respects du temps de pause, des consignes...).

Cependant, il reste des points à approfondir. Tout peut ne pas être acquis en totalité pendant cette période d'apprentissage, ou des comportements non adaptés peuvent survenir lors d'augmentation de difficultés. Dans ce cas, en présence du thérapeute, il est aisé qu'il puisse corriger en direct ses réactions, chose impossible si le thérapeute n'est pas là. De plus, on ne sait pas quels types de compensations le patient développe, ni à quel moment de la séance ou de l'exercice. Il en est de même pour la fatigue et les douleurs éventuelles. De ce fait, en plus de donner de mauvaises habitudes au patient en terme de posture, ces attitudes faussent totalement les résultats obtenus. Ainsi, le thérapeute, n'étant pas présent lors des séances, ne peut savoir où sont la part de progression et la part de compensation.

Aussi, le thérapeute au fur et à mesure des séances explique l'évolution, les amplitudes récupérées ou perdues, les compensations qu'il fait ou qu'il ne fait plus. Dans notre expérience, comme le patient ne voit pas le thérapeute, ce dernier n'est pas en mesure de donner ces informations, ni d'expliquer les changements de difficultés des différents exercices. Enfin, le taux de réussite ne permet pas d'expliquer les erreurs faites.

Nous avons tenté dans un premier temps d'imaginer les problématiques qui pourraient se poser. Les questionnaires de fin d'exercice et de fin de séance pallient à certaines d'entre elles, cependant, pour une rééducation à distance, on comprend bien qu'ils ne sont pas suffisants.

VERS UNE RÉÉDUCATION À DISTANCE

Pour poursuivre dans l'objectif d'une rééducation à distance, cette seconde partie nous amène à constituer un cahier des charges en prenant en compte les observations faites de l'expérience précédente et de trouver des solutions afin d'éviter de passer outre les objectifs thérapeutiques fixés.

Un des points les plus importants auxquels le thérapeute prête attention est le contrôle des compensations. A ces compensations peuvent être associées ou non la douleur et la fatigue. Les questionnaires mis à disposition nous précisent ces éléments en terme d'intensité mais ils ne nous précisent en aucun cas le moment d'apparition, les causes et les conséquences de cette douleur (ou de cette fatigue). Le patient lui-même peut nc pas avoir consciencc dc sa mauvaise posture car, étant pris dans le jeu, il n'y prête pas attention ou insiste pour réussir, la douleur se réveillant par la suite. Une web Cam nous permettrait d'enregistrer une vidéo de chaque exercice. Les prises nous indiqueraient plusieurs éléments comme le type de compensations et à quels moments elles surviennent. Dépendant du réglage et paramétrage de l'appareil, le patient pourrait se voir en direct (ou retrouver les vidéos après enregistrement) (fig. 5) et corriger immédiatement et lui-même sa posture. Ce feed-back éviterait au patient d'attendre la séance prochaine pour savoir si sa position était bonne et de passer toute une séance complète en mauvaise posture.

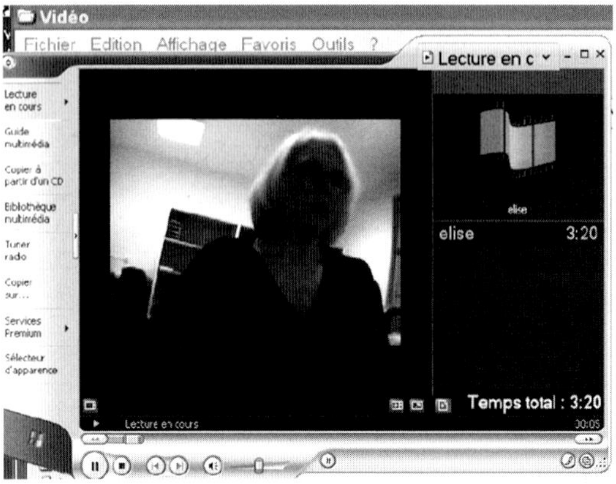

Fig. 5 : Modèle d'utilisation avec Web Cam (saisie d'écran)

Concernant les douleurs, nous observerions les signes éventuels (grimaces, arrêts ponctuels pendant l'exercice, arrêt complet de l'exercice...) et au bout de combien de temps elles deviennent insupportables. Ce système permettrait de faire d'une part la corrélation entre les erreurs commises et l'état du patient, d'adapter d'autre part les exercices en fonction de son comportement et capacités du moment.

Comme nous l'avons vu précédemment, la relation patient-thérapeute est importante. Les informations, le vécu et les appréciations de chacun doivent être transmis à l'un et à l'autre. Il est important que le patient utilisant l'E-link puisse avoir un retour sur ses progrès et évolutions, recevoir conseils et encouragements comme le ferait l'ergothérapeute en séance face à lui. De plus, le thérapeute doit avoir accès aux bilans et résultats du patient, comme ce dernier doit avoir accès aux différents exercices à faire. Pour ce faire, nous pourrions communiquer par e-mail mais il serait difficile de récupérer les données qui se trouvent dans le logiciel E-link à moins de faire des captures d'écran. Cependant, le patient a déjà beaucoup d'éléments à mettre en place : ouvrir le logiciel, faire le bilan articulaire (quand il est demandé par le thérapeute), faire les réglages de l'exercice, mettre en marche la web Cam, faire l'exercice, arrêter la web Cam, répondre au questionnaire de fin d'exercice, changer le nom de la vidéo capturée, répondre au questionnaire de fin de séance. Il serait beaucoup plus pratique afin de ne pas en oublier de choisir un système qui puisse, via le net, être capable d'une part de synchroniser les éléments communs des deux postes informatiques.

Enfin, dans le cadre d'une télé rééducation, les deux thérapeutes ne seront pas au même moment devant l'ordinateur, il faut donc que ce logiciel puisse synchroniser ces éléments, de manière différée.

Il nous paraissait plus convenable, avant d'investir hors des murs de l'hôpital, de faire des essais de rééducation à distance et différée simulée dans nos locaux. Par ces essais, ceci permettrait de se préparer au mieux à la réelle mise en place chez les patients ou hors Centre Hospitalier de la télé rééducation. Les ingénieurs en informatique nous ont conseillé de travailler avec le logiciel "Ultra VNC" qui nous permet de mettre en relation deux ordinateurs simultanément. Nous avons donc mis en place deux ordinateurs connectés par un cordon Ethernet croisé. Le logiciel a été installé sur ces ordinateurs et permet aux deux ordinateurs d'avoir la main sur l'autre (fig. 6).

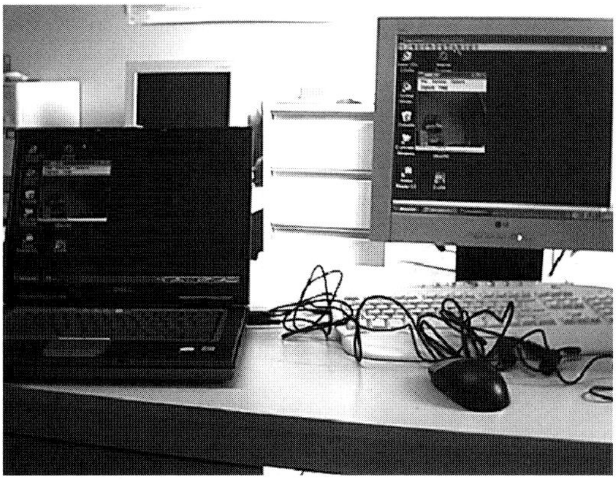

Fig. 6 : Mise en lien des deux ordinateurs (photo)

Une fois les ordinateurs mis en relation (fig. 6), nous avons créé un dossier commun afin d'y laisser les informations qui ont besoin d'être transmises entre le thérapeute et le patient. On y trouvera les consignes, les vidéos et les différents questionnaires. Une web Cam a été installée sur l'ordinateur qu'utilisera le patient, elle est paramétrée de sorte que les vidéos s'enregistrent directement dans le dossier commun. Grâce à ce logiciel, on peut voir en direct la capture de la Web Cam sur les deux ordinateurs et ce, de manière simultanée.

Aussi, si le patient ou son thérapeute souhaite faire part d'informations, il a plusieurs possibilités ; soit ils passent par le fichier commun et l'un comme l'autre pourra consulter l'information en question. Il a comme deuxième possibilité de passer par une fonction du logiciel qui est de transmettre des commentaires simultanés. Enfin, le logiciel permet de transférer un fichier d'un ordinateur à un autre. Il y a donc de multiples possibilités d'entrer en contact avec son thérapeute ou son patient. Concernant leur vécu, les patients sont globalement assez contents de leurs séances sur l'E-link pour leurs rapides progrès qu'ils ont pu observer, et pour l'autonomie qu'ils peuvent avoir pendant les séances bien que les paramétrages soient faits par l'ergothérapeute. Une des patientes appréciait de travailler seule car elle n'aimait pas le regard du thérapeute sur elle.

Aussi, le logiciel ludique faisait qu'elle était concentrée sur le jeu ce qui est beaucoup plus agréable, selon elle, qu'être concentrée sur le membre ou l'activité théorique faite en salle. Le maintien de la manette E-link faisait qu'elle ne ressentait aucune douleur ni fatigue lors de la mobilisation du poignet, alors que la prono supination faite en mobilisation libre sans maintien lui en provoquait toujours. En terme d'amplitude, la course était beaucoup plus importante pendant le jeu que sur simple demande. L'intérêt pour un autre patient était de pouvoir venir faire une séance d'E-link le midi à sa pause. Il venait lorsqu'il le souhaitait et le pouvait. Il avait la possibilité de jongler entre les séances d'ergothérapie et de kinésithérapie à sa guise.

* *
*

En terme de rééducation à distance, notre seconde expérimentation semble nous montrer que nous avions tous les moyens nécessaires afin de rester dans un suivi thérapeutique sans que nous ne soyons présents lors de la séance.

En ce qui concerne le matériel et logiciels utilisés, ceux-ci étaient suffisants pour cette simulation à l'hôpital, mais nous comprenons bien que le système informatique serait inutilisable si le patient avait été à domicile, et ceci pour plusieurs raisons : d'une part, ce système ne permet pas une rééducation de manière différée car si l'un des ordinateurs est éteint il est impossible d'en récupérer les informations. Aussi, les ordinateurs étant en connexion, toutes les informations peuvent être enregistrées mêmes les données personnelles de chacun. Il faut donc trouver un logiciel qui puisse sélectionner les informations à synchroniser afin que des deux côtés, les personnes ne puissent avoir accès en aucun cas aux données personnelles respectives. Enfin, il faut aussi qu'il puisse synchroniser les informations de manière différée sans que les deux personnes soient contraintes d'être connectées aux ordinateurs simultanément.

Ce travail est donc fait à deux niveaux : le premier est le versant thérapeutique auquel nous avons réfléchi. Le second est le versant informatique qui est à approfondir et qui fait intervenir les ingénieurs pour un apport pratique et la mise en lien du thérapeute avec son patient. Toute cette recherche est à titre expérimental et nous avons conscience qu'un tel dispositif ne conviendrait pas à toutes les pathologies ni à tout type de patient. Bien que ce système facilite le quotidien du patient, il s'agit au thérapeute de connaître parfaitement le logiciel afin de pouvoir moduler tous les paramètres qu'offre celui-ci. L'analyse de chaque exercice et le paramétrage des prochains prennent beaucoup de temps, c'est la raison pour laquelle il est intéressant d'utiliser des supports récapitulatifs (réglages des jeux, résultats...). Nous avons tenté en début de recherche de trouver un protocole de suivi commun à chaque patient. Au fur et à mesure des essais, nous nous sommes rendu compte qu'il en était difficile. En effet, le temps d'apprentissage pour la manipulation du logiciel est différent selon les personnes, l'évolution du suivi et de la séance également.

Une telle rééducation n'intervient pas à n'importe quel moment de la prise en charge, ces décisions se prennent en équipe avec des objectifs précis. Les séances E-link ne dispensent pas des séances d'ergothérapie en salle pour le côté fonctionnel car actuellement, le logiciel ne nous donne que les possibilités d'effectuer un suivi strictement analytique.

RÉSUMÉ

L'objectif de cette recherche a été de réfléchir sur les différents moyens que nous pouvons mettre en place afin que le patient souffrant d'une pathologie de la main, puisse bénéficier en ergothérapie, d'un suivi tout en étant autonome et à domicile. Comment pouvons-nous être thérapeutique sans que le thérapeute soit présent ? Quels supports utiliser ? Comment entretenir une bonne relation thérapeute-patient ?

RÉFÉRENCES

Manuel d'utilisation E-link "BIOMETRICS Ltd, Unique solutions for clinical and Research Applications", *United Kingdom, 168 p.*

Deborah A. 2006. Schwartz, Hands across the water: clinical Observations of Hand therapy Practices in Great Britain and Norway, *"Journal of hand Therapy", Volume 19, Issue 3, pages 358-364.*

- Référence iconographiques pour les figures 2 et 3 http://www.dkh.co.jp/product/ctlg2/elink.pdf

- Reference internet : http://www.dkh.co.jp/product/ctlg2/elink.pdf

- 4 -
ETRE ERGOTHERAPEUTE ET RELATION THERAPEUTIQUE

LE CORPS EN ACTIVITÉ : UNE SOMME DE COMPÉTENCES CONTEXTUELLES

C. HOLLENSTEIN*

La recherche universitaire a été menée dans le cadre d'un master en ingénierie de formation et des compétences. Elle s'articule autour d'une question centrale : "comment considérer le corps comme compétences indispensables à l'exercice d'une activité professionnelle, quelle qu'elle soit".

HISTORIQUE

De tout temps, le corps a représenté deux entités distinctes : l'âme, digne d'intérêt, et le corps, instrument d'exécution. Aujourd'hui encore, le corps véhicule des représentations sociales liées aux contraintes matérielles qu'il exige (besoins primaires) et aux frustrations qu'il génère (vieillissement et amenuisement). De ce fait, l'homme cherche sa performance plastique et physique, en repoussant sans cesse ses limites.

L'intérêt du corps en activité remonte à la fin du XVIIIe siècle, à l'époque de la révolution industrielle et plus encore, après la défaite de la guerre de 1870 : face à la misère sociale et à la défaite militaire, l'Etat décide de développer des actions visant à construire une France forte. Ces actions sont de deux types : hygiéniste, pour lutter contre l'insalubrité et l'immoralité (lutte contre l'alcoolisme...), et sportive, pour former les jeunes aux bonnes conditions physiques. Le message est

*ergothérapeute D.E., responsable des formations ERGOCOM – 9, rue Georges Brassens - 67205 Oberhausbergen

simple : développer un corps sain dans un esprit sain. C'est ainsi que sont apparus les premiers cours de gymnastique dans les écoles, dispensés par des militaires ou des athlètes.

Au début du XXe siècle, les savants rationalisent le geste et le mouvement pour optimiser la machine humaine. C'est l'époque de Taylor. Il s'agit de former le corps à une discipline, à un conditionnement selon la tâche à accomplir, indépendamment du contexte de travail et de l'individu. En 1957, apparaissent les formations "gestes et postures" visant l'éradication des troubles musculo-squelettiques pour réduire les coûts de santé. Le principe de la formation est double : rendre les gestes rationnels, efficaces et automatiques, et former les stagiaires (tous professionnels) à devenir eux-mêmes les protagonistes de cette nouvelle hygiène comportementale au sein de leur entreprise, pour les responsabiliser face à une baisse de productivité ou aux accidents de travail. Parallèlement, l'ergonomie se développe et considérant toujours le corps comme une mécanique exécutante, cherche, par l'aménagement des postes de travail et l'amélioration des outils, à rationaliser le geste à son strict nécessaire. Le courant canadien fait apparaître le caractère psychologique de la douleur et propose un conditionnement mental, associé à l'entraînement physique déjà existant.

La performance humaine se construit peu à peu, sur la base du renforcement musculaire (que nous retrouvons également dans les écoles du dos -1970-), de l'automatisation gestuelle, des injonctions mentales et d'une responsabilité psychologique laissée à la charge du salarié s'il se fait mal au travail.

Ainsi, au XXe siècle, sommes-nous encore dans un schéma d'un corps sécable (spirituel et matériel) et dont le corps-outil ne représente qu'un intérêt mécanique pour servir les intérêts de l'entreprise, de l'économique et du politique.

CONSTAT SANITAIRE

Du point de vue économique, nous constatons depuis 10-15 ans une progression constante des maladies professionnelles de l'ordre de 20 %. Les troubles musculo-squelettiques sont devenus le risque professionnel n° 1 en France, malgré l'amélioration des conditions physiques de travail, le développement des actions d'aménagement de postes de travail et des formations "gestes et postures" (elles ont triplé en 10 ans). Le problème de la santé au travail en France est double : il n'existe pas d'épidémiologie des risques du travail et la santé continue à s'organiser dans une logique de gestion du problème (ou palliatrice) et de réparation, mais non de prévention.

Nous savons aujourd'hui que le stress est également générateur de troubles musculo-squelettiques. Il est lié à l'anxiété de performance. La personne y est d'autant plus exposée s'il n'existe pas de lien social, professionnel, ni de reconnaissance morale ou financière. Il est évident que les affections physiques et sensorielles relèvent aussi de composantes psychologiques, organisationnelles et relationnelles. Elles sont, entre autres, liées au degré d'insatisfaction personnelle à la tâche (insatisfaction de réussite de la tâche mais également manque ou absence du plaisir de faire). En effet, la souffrance psychique, liée à l'insatisfaction, augmente la productivité : lorsqu'elle résulte du contenu vide de sens de la tâche, ajoutée au comportement conditionné, elle crée une *"agressivité réactionnelle à la frustration"* (C. Dejours) qui, faute de pouvoir s'exprimer dans la relation à autrui, est déversée comme énergie pulsionnelle au profit de la tâche.

Par ailleurs, les campagnes de prévention du risque au travail et les moyens mis en œuvre pour améliorer les conditions de travail n'ont jamais évacué la peur du risque. Pourtant, les différents dispositifs mis en place pour atténuer ce risque sont autant d'éléments qui rappellent le danger réel existant. Cela rend la tâche plus difficile car elle devient chargée d'anxiété. A l'anxiété s'ajoute l'état d'alerte qui mobilise toute l'énergie mentale. Ceci explique en partie la résistance, ou le déni, opposée par les ouvriers aux campagnes de sécurité. Le risque crée la peur, et pour se protéger de la peur collective, les ouvriers développent des stratégies comportementales pour la sécurité de tous. Cette chaîne de solidarité crée des initiatives au moment opportun et favorise la polyvalence, chère à l'entreprise.

Nos formations de professionnels de santé nous ont appris à déceler les anomalies, les dysfonctionnements, comme autant de défauts "d'incapacités" à réparer et à transformer. Cette démarche discrédite la personne dans ses prises d'initiative antérieures pour s'ajuster aux situations contraignantes, lui faisant perdre confiance en elle, et la rendant inexorablement dépendante de nous, puisque "nous savons". Le corps est maintenu dans une image dévalorisante d'outil de production, certes comme capacité, mais jamais comme valeur à ménager pour mieux mettre à profit sa compétence dans le savoir faire, savoir agir et le savoir y faire.

DÉCLINAISON DES COMPÉTENCES DU CORPS

Reconnaître des compétences au corps, c'est reconnaître un état de tension physique ou émotionnel avec lequel on peut œuvrer, et non contre lequel on devrait se battre pour travailler malgré lui. C'est accepter des fluctuations de forme et faire confiance à son corps dans ses façons de faire et de s'ajuster aux situations, en fonction de l'instant. C'est s'accorder de la gratitude, accepter ses limites pour trouver des solutions palliatrices, optimiser les conditions de confort et s'autoriser différentes façons de procéder. C'est aussi reconnaître les choix fondés comme autant de tentatives réfléchies pour s'ajuster au mieux aux situations, dans un compromis entre soi, le travail prescrit, le travail réel, les représentations sociales et le collectif. Donner une place au corps oblige à prendre, à chaque instant, le temps d'une rencontre – avec soi d'abord, avec l'autre ensuite, puis avec les deux ensemble. Cela nous invite à reconsidérer le corps dans sa globalité (psycho-sensori-motrice, émotionnelle et énergétique), comme un tout, organe vivant qui mène à un usage de soi instinctuel, et donc réfléchi.

La psychopathologie du travail nous donne de nombreux exemples de choix fondés pris par le corps pour résoudre un compromis contextuel, en pleine conscience des risques sanitaires encourus. Le non port du casque en est un : en effet, le port du casque atténue certes l'impact sonore au niveau des oreilles, mais il diminue également la stimulation auditive, ce qui demande une vigilance accrue pour percevoir le risque autrement. Ce nouvel aménagement nécessiterait une nouvelle adaptation corporelle pour appréhender les situations de travail, une exploration psychosensorielle et motrice que l'on voudrait rapidement efficace, alors qu'elle exige du temps avant d'aboutir à de nouveaux repères et à de nouvelles compétences. Aussi, les travailleurs préfèrent-ils se passer de cette protection pour garder la maîtrise de leur corps et de ses fonctions, en situation.

Parler de compétences du corps demande à considérer la complexité du corps, comme un ensemble holistique, constitué non seulement du corps charnel (biologique, physique et mental) mais également de l'être, unique par son vécu, son passé, sa culture, ses émotions, ses valeurs et par la rencontre au présent qu'il fait avec les autres. Le bon usage de soi fait appel à l'unité de la personne qui agit dans son entier, en fonction d'elle, des autres et du regard qu'elle porte sur l'activité et sur le monde. Il se remodèle à chaque situation rencontrée. C'est l'individualité regardée comme une histoire, celle des rencontres indéfiniment renouvelées avec des milieux de vie, qui produisent d'incessantes renormalisations. Elle devient un centre d'arbitrage qui incorpore différentes normes exogènes que sont le social, le psychique, l'institutionnel, les règles, les valeurs (ambiantes et retraitées), le rapport au temps, le rapport aux niveaux de rationalité, etc. Chacun fonctionne avec un certain nombre de "normes endogènes" qui sont celles de son corps-soi, celui-ci les ayant constituées dans l'historique des renormalisations successives. Ainsi, parler du corps, c'est prendre en compte ce débat de valeurs et de normes qui habite l'être et qui le guide dans son activité. Nous sommes bien dans un champ de compétences et non de simples capacités. Mais cette multitude de facettes nous oblige à nous référer à une méthode d'analyse, si nous voulons construire une définition plus précise des compétences du corps, ou du bon usage de soi, et participer à leur développement. Y. Schwartz, par son approche ergologique, a identifié différents "ingrédients" de la compétence du corps-soi qui peut nous servir de grille d'analyse et de structuration.

L'APPROCHE ERGOLOGIQUE

Le processus d'acquisition des compétences du corps n'est pas linéaire. Nous avons vu qu'il renvoie régulièrement à des émotions, des ressentis, à un vécu, une histoire, à des représentations et des règles régulièrement réinterrogées. Il nous montre à quel point rien est figé, rien est acquis, le corps sans cesse se compose et se recompose malgré la similitude de certaines situations. Ces paramètres, inhérents à chacun, déterminent les choix que nous faisons en situation réelle de travail, surtout lorsque nous devons conjuguer contraintes, demandes, aspirations et limites corporelles.

La démarche ergologique désigne six éléments constitutifs de la compétence : les trois premiers ingrédients sont centrés sur la personne, son apprentissage et ce qu'elle en fait par rapport à son vécu, son histoire, et la situation dans laquelle elle se trouve. Ils représentent la base de toute compétence, sans laquelle l'accès à l'activité n'est pas possible. Ce sont les ingrédients repères.

- **L'ingrédient 1** désigne *la technique apprise*, assimilée ainsi que l'ensemble des systèmes formels qui permettent de réaliser la tâche demandée. Il intègre les capacités acquises pour faire. Il correspond à la technique instrumentale, aux capacités corporelles, aux savoirs formalisés donnant accès à l'exécution de la tâche, à la réalisation du travail prescrit. C'est la maîtrise d'une technique.

- **L'ingrédient 2** correspond à *l'expérimentation des capacités en situation réelle d'activité*. Il représente la maîtrise que le professionnel a de la technique, mais également la connaissance et la reconnaissance qu'il a de son milieu d'exercice, de l'histoire qui l'anime et qui le conditionne. Cet ingrédient permet au professionnel de faire des ajustements personnalisés selon la situation présente. Il se construit à partir d'une perception somatique, énergétique et émotionnelle de la situation, en s'appuyant sur le vécu personnel, l'expérience de la singularité des cas et sa mémorisation.

- **L'ingrédient 3** fait le *lien entre le travail prescrit, le travail réel et soi*. Il permet d'être réactif, d'avoir la juste mesure au bon moment. C'est la sagesse du corps-soi qui sait prendre les décisions dans l'occasionnel, dans l'urgence, sans précipitation car il sait avoir la distance suffisante pour mettre en balance tous les éléments en jeu. Il favorise le maintien en santé du professionnel : en conjuguant son être (son histoire, ses compétences multiples, ses limites, ses aspirations, ses désirs, etc.) aux demandes, ainsi qu'aux contraintes extérieures, il cherche des compromis entre les normes exogènes et ses normes endogènes. Cet ingrédient exhibe l'intelligence du corps dans ses ajustements : il permet d'être juste sur l'instant dans sa façon d'opérer. Il révèle une connaissance et une conscience de soi mise au service de soi (sa santé) et de l'activité.

Cette intelligence du corps (ou conscience instinctuelle) ne peut se construire, ni se comprendre, sans une référence au vécu, au passé, aux repères et aux représentations que la personne se construit. Parmi ces représentations, celle qui nous intéresse particulièrement est l'image que les professionnels ont de leur corps et de son usage. Elle nous permet de dévoiler les limites que chacun se fixe par rapport à son propre corps, et de ce fait, la place qu'il accorde à la souffrance au travail.

Ce sont autant de déterminants qui définissent l'identité propre de la personne. Mais ils ne peuvent s'affirmer sans le support des trois derniers ingrédients. Ceux-là mettent la personne en lien avec l'activité et tout ce qui compose la situation : le collectif de travail, l'ordonnance de l'institution. Ils révèlent la confrontation entre soi, sa réalité, et les autres, la réalité objective du monde environnant. Ils aboutissent à des compromis trouvés, permettant de faire coexister ces entités multiples. Ils confèrent à la personne toute sa raison d'être dans l'activité, car par son identité, le sens qu'elle apporte à la tâche, elle offre un nouveau style professionnel utile à tous. Ce sont des ingrédients d'ancrage dans l'activité.

- **L'ingrédient 4** correspond à la *mise en débats des normes endogènes et des normes exogènes* : c'est la confrontation de notre vécu, notre expérience, nos représentations, notre apprentissage, avec les exigences réelles de l'activité, les conditions d'exercice, les attentes de chacun dans le collectif du moment. La stratégie d'entreprise, les valeurs du collectif, les impératifs de résultats se confrontent aux prises de risque, aux notions d'effort, aux exigences biologiques et organiques, aux valeurs individuelles. Par cet ingrédient transparaît l'engagement personnel dans l'activité, comme acte réfléchi.

- **L'ingrédient 5** traduit *l'organisation de soi au travail* : une fois que les différentes normes, représentations et valeurs ont été mises en débat, il en émerge des choix personnels qui vont déterminer notre engagement (actif ou passif) dans l'activité. Pour que cet engagement puisse prendre forme, il faut déterminer des priorités, des façons de faire, il faut savoir s'organiser autrement dans son usage de soi. L'individu peut déployer son potentiel au service de l'activité collective. Selon le jour, selon le moment, selon l'espace et le collectif avec lequel nous travaillons, les conditions varient, notre aspiration à la tâche et notre forme corporelle aussi. Cet ingrédient fait valoir notre compétence à nous organiser en conciliant nos choix avec notre réalité au moment présent à vivre, en conservant une bienveillance vis-à-vis de soi.

- **L'ingrédient 6** illustre *l'interaction et la solidarité avec le collectif*. Selon l'adhésion trouvée avec le collectif, il découle une synergie, une réflexion commune, des évolutions de pratiques individuelles ou collectives, ou des modifications de conditions d'exercice. Il s'agit d'un aller-et-retour constant entre soi et les autres qui apportent une touche spécifique à l'activité, la couleur de l'équipe en place.

Si les trois premiers ingrédients constituent le repérage dans l'activité, les trois derniers favorisent l'ancrage de la personne en situation dans le collectif. Cette superposition intrinsèque construit la compétence.

Pour autant, les ingrédients de la compétence ne définissent pas entièrement les compétences du corps. En effet, les compétences sont généralement définies par des éléments stables, posés. Or le propre du corps est sa vulnérabilité. C'est ce qui lui donne d'ailleurs sa force d'adaptation. Sa fiabilité s'inscrit dans l'atemporalité de l'usage de soi. Les compétences du corps s'affirment dans la fluctuation des moyens mis en œuvre, dans la vulnérabilité de l'être qui est constamment obligé de réinterroger ses repères endogènes et exogènes, à trouver d'autres sens, d'autres valeurs, d'autres règles pour rester en santé, en homéostasie dans ces équilibres instables en présence.

S'il se construit dans l'éphémère, n'oublions pas que l'usage de soi a besoin de temps pour révéler sa justesse, et pour que l'individu puisse valider son bon usage ou non de soi. Il est seul à pouvoir évaluer justement in fine l'usage qu'il a fait de lui, car le tiers extérieur n'aura jamais en sa possession tous les éléments constitutifs du corps-soi de l'autre.

L'INTÉRÊT POUR L'ERGOTHÉRAPIE

Faire valoir les compétences du corps présente des intérêts multiples.

• *En formation comme en rééducation :* cela replace l'individu au centre de son usage de soi, non plus comme seul responsable de ce qui lui arrive, mais comme compétent pour réajuster sa façon de faire ou d'être. Ce qui est plus dynamisant et valorisant. L'approche de l'ergologie comme celle de la psychopathologie du travail nous montre que chaque geste, chaque acte a un sens, souvent juste pour la personne dans l'instant où elle a choisi de le faire. De ce fait, son acte devient respectable et peut devenir riche d'enseignement pourvu que l'on s'intéresse à son fondement.

La déclinaison des différents ingrédients est d'un réel enrichissement pédagogique : lorsque nous constatons un dysfonctionnement, ou si la personne se plaint, nous pouvons examiner quel ingrédient est excédentaire, ou au contraire déficitaire. Le plus souvent, nous avons constaté un excédent d'un des trois premiers ingrédients : la personne est restée centrée sur elle, se culpabilisant, se construisant à partir d'injonctions ("fais ci, fais ça"...), car elle a omis de se tourner vers l'activité et de réinterroger les règles et les représentations qui l'avaient construites. L'excès d'un ingrédient fait généralement écho à la carence d'un autre. Cela nous place complètement différemment : nous devenons (ou redevenons) un médiateur du corps-soi, apportant des outils (des ingrédients) et leur mode d'emploi. Cette analyse nous oblige également à rester prudent quant à nos propositions ou notre regard, distant dans nos appréciations car seul le temps (et l'intéressé) peut donner raison (ou non) à une nouvelle organisation de soi.

• *En santé préventive :* l'usage de soi (ou "le corps-soi") présente le corps dans une globalité holistique dont nous sommes les quelques rares professionnels de santé formés à cette conception. Nous avons normalement les outils de base pour valoriser cette approche et la défendre dans un secteur encore peu développé. Les études ergonomiques actuelles démontrent le besoin de combiner les actions fonctionnelles et psychologiques, l'Etat s'interroge sur les actions à mener pour réduire les dépenses de santé au travail, les travailleurs s'épuisent à chercher des solutions palliatives et les groupes de parole (ou d'analyse de pratiques professionnelles) commencent à perdre leur efficacité faute de pragmatisme. Nous nous sommes construits et fait reconnaître par nos capacités d'adaptation, notre imagination et notre vivacité à transformer une réalité en rêve, une charrette en mobylette, un individu en personne...

* *
*

Par notre pratique et le sens donné à notre profession, nous avons régulièrement fait état de nos compétences corporelles. Nous devrions donc être à même de pouvoir donner cette même confiance corporelle aux autres, en écoutant, observant et faisant valoir leurs initiatives, signe de compétences en activité.

RÉSUMÉ

Les compétences du corps permettent de faire valoir le corps comme un ensemble complexe en relation constante avec soi, l'autre et l'activité qui les lie. L'ergologie nous offre un moyen d'évaluation et d'intervention pédagogique qui peut nous guider tant dans le soin que dans la formation pour aider les personnes dont nous nous occupons à reconstruire (et à développer) une confiance corporelle indispensable à l'exercice de toute activité.

RÉFÉRENCES

DEJOURS C. 2000. Travail : usure mentale – De la psychopathologie à la psychodynamique du travail, *Bayard, Paris, 396 p.* — DEJOURS C. 1998. Souffrance et plaisir au travail : l'approche par la psychopathologie du travail, in Plaisir et souffrance dans le travail, dir. C. Dejours, *Ed de l'AOCIP, Paris, 1, 9-23.* — HOLLENSTEIN C. 2009. Le corps du musicien : d'une technique à des compétences conceptuelles, Mémoire, *Université de Strasbourg 130 p.* — LE BRETON D. 2002. Imaginaires de la fin du corps, *in "Passant", N° 42, 1-2.* — LE BRETON D. 1993, La chair à vif – usages médicaux et mondains du corps humain, *Métayer Ed., Paris, 336 p.* — TEIGER C. Origines et évolution de la formation à la prévention des risques "gestes et postures" en France, *in Relations industrielles, 57, N° 3, 431-462.* — SCHWARTZ Y., DURRIVE L. 2000. Le guide de l'animateur, Rencontres du travail, *Université de Provence, L'Atelier.* — SCHWARTZ Y. 2001. Le paradigme ergologique ou un métier de philosophe, *Octarès, Toulouse, 763 p.*

REGARDS CROISÉS SUR L'IDENTITÉ DE L'ERGOTHÉRAPEUTE ET L'IDENTITÉ DE LA PERSONNE ÂGÉE EN INSTITUTION D'HÉBERGEMENT

V. VERDIER*

"Les personnes âgées souffrent dans les établissements, mais les soignants aussi." [Alaphilippe D. et al., 2007, p 7]. *"L'espérance est nécessaire parce qu'elle permet de compter sur l'autre, d'avoir un sentiment de confiance en l'avenir, et en particulier d'accompagner les désorientations avec moins d'anxiété."* [Alaphilippe D. *et al.*, 2007, p 135]. Les cent trente-deux pages du livre *"Difficultés et réussites de la vie en établissements pour personnes âgées"* nous invitent à cheminer de la souffrance de la personne âgée et du soignant à l'espérance du soignant et de la personne âgée. Comment ne pas souffrir ensemble ? En s'inspirant de la phrase de Gandhi *"Commencez par changer en vous ce que vous voulez changer autour de vous"*, pourquoi ne pas entamer une réflexion en regards croisés sur la personne âgée et l'ergothérapeute en allant décortiquer le concept d'identité ?

Le métier d'ergothérapeute appartient à une famille de métier que Beckers J. (2007) qualifie de "métiers de l'interaction humaine". L'ergothérapeute développe un degré élevé d'autonomie pour gérer les relations humaines dans leur complexité et incertitude. N'est-il donc pas réducteur d'identifier son identité professionnelle uniquement en utilisant le mot "activité" ?

La personne âgée qui entre en institution de long séjour se retrouve soudain dans une vie communautaire. Elle doit mobiliser ses ressources et gérer un ensemble d'émotions liées à ce passage souvent marqué de ruptures brutales. N'est-il pas alors réducteur de définir l'identité de la personne âgée en institution par le mot "dépendance" ?

Alors comment ouvrir la perception de la réalité ? Ne serait-il pas pertinent de se demander comment à la fois l'ergothérapeute et la personne âgée peuvent se (re)construire une identité dans un processus d'interactions et tout en gardant un pouvoir d'action dans un environnement régi par des règles institutionnelles ?

Cet article n'a pas la prétention d'apporter une totale révolution de la profession mais propose de s'interroger sur les intentions thérapeutiques, d'identifier les différents champs d'action et de susciter d'autres questionnements.

---

*Ergothérapeute, Maître-assistante, Haute Ecole Paul Henri Spaak, ISEK, section ergothérapie - verdier@he-spaak.be

L'IDENTITÉ : UN ENSEMBLE DE SENTIMENTS IMBRIQUÉS DANS UN PROCESSUS

Mucchielli A. [1999, p. 66] propose un modèle pour approcher l'identité, un concept tellement vaste et impalpable. L'identité est décomposée en différents sentiments qui peuvent prendre sens autant dans l'expérience de la personne âgée que dans celle de l'ergothérapeute. Ces sentiments s'articulent les uns aux autres pour former un état. Mais l'identité est loin d'être figée et peut également être envisagée comme un processus dans une vision systémique [Beckers, 2007, p 142]. Le schéma (fig. 1) présente les différents sentiments, imbriqués les uns dans les autres, formant un nuage compact qui se veut mobile et influencé par l'environnement dans lequel il évolue. Ces différents sentiments s'influencent mutuellement pour former l'identité qui pourra s'exprimer et se consolider au travers de compétences psychoaffectives, réflexives et sociales mobilisées aussi bien par l'ergothérapeute que par la personne âgée.

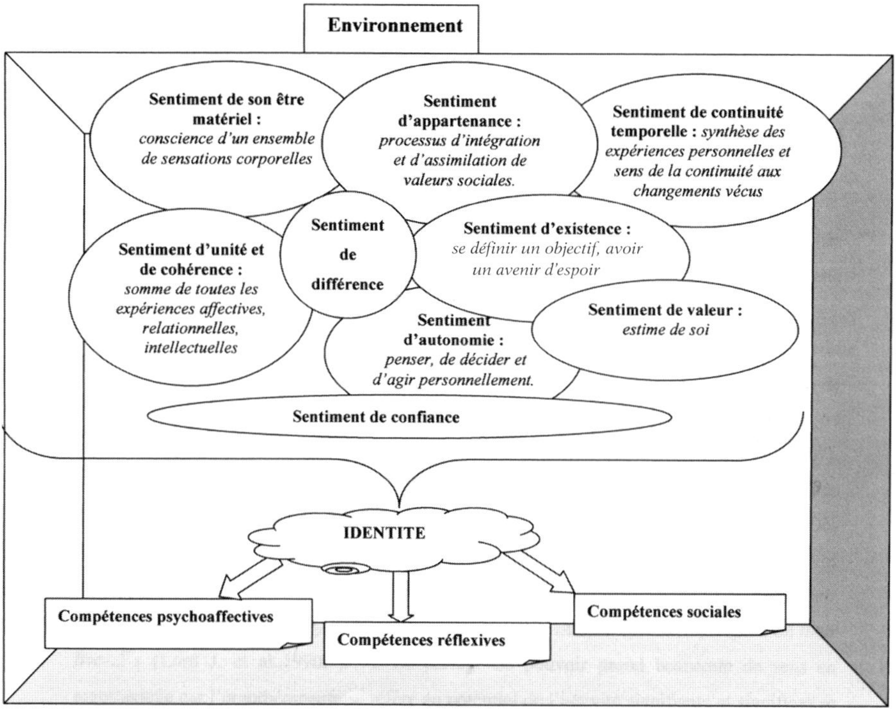

Fig. 1 : Modèle du processus identitaire

Cette conceptualisation peut servir de base pour élaborer un raisonnement clinique et justifier ses modalités d'interventions.

En tant qu'*agent d'évaluation*, l'ergothérapeute peut mettre en évidence les besoins identitaires de la personne âgée en institution et utiliser ce même modèle pour évaluer ses propres besoins professionnels nécessaires pour assurer la qualité de son travail. En tant qu'agent de *prévention de la fragilité* [Nouvel F.,

Jouaffre V., 2009] l'ergothérapeute peut agir sur l'ensemble des sentiments composant l'identité pour renforcer la structure interne de la personne en interaction avec son environnement.

SENTIMENT DE CONFIANCE : UNE BASE INDISPENSABLE

Ce sentiment fondamental représente un socle sur lequel l'identité se construit grâce aux interactions relationnelles stables et authentiques. La confiance se vit dans une dimension affective, dans l'ici et maintenant et la présence de l'autre représente un soutien. Il ne s'agit pas de "s'abandonner" à l'autre. La personne âgée suffisamment confiante pourra mettre en œuvre ses ressources pour trouver une place au sein de l'institution. L'ergothérapeute suffisamment confiant dans ses compétences pourra développer ses différents champs d'action.

SENTIMENT D'AUTONOMIE : RAPPORT AU CADRE INSTITUTIONNEL

Il existe un grand paradoxe : l'institution prend en charge des personnes pour pallier leur manque d'autonomie, or l'institution devient elle-même un espace de contraintes de cette même autonomie. [Alaphilippe D., 2007, p. 81].

Pour mieux comprendre les enjeux de cette ascension vers l'autonomie, l'approche du concept d'empowerment, de plus en plus présent dans les discours relatifs à la promotion de la santé, notamment dans la Charte d'Ottawa met en évidence l'importance de la notion de pouvoir dans les relations entre bénéficiaires et professionnels [Ridde V., 2007]. L'empowerment met l'accent sur la capacité d'auto-détermination en lien avec les possibilités d'expression, la liberté d'exercer ses propres responsabilités et de prendre des décisions. Dès lors, les professionnels de la santé devraient prendre le rôle de "facilitators of empowerment" au lieu de "teachers of health" : *"When people feel more control, their stress level is reduced and they are freer to make decisions that we will have a impact on their live-..."* [Lord J. *et al.*, 1990, p. 7]. Le partage de pouvoir prend beaucoup de sens en ergothérapie car l'ergothérapeute se réfère au potentiel de l'activité signifiante et significative dans un modèle qui place la personne en interaction avec son environnement. *"Le bénéficiaire des services en ergothérapie est considéré comme étant l'expert de sa propre histoire en lien avec ses activités et l'acteur de changement le plus significatif. De ce fait le rôle du professionnel se transforme en facilitateur, permettant de rééquilibrer la relation de pouvoir."* [Whiteford G., 2008, p 305].

Pour se sentir autonome dans son cadre de vie, la personne âgée devrait avoir les capacités de faire des choix de vie et avant tout que le cadre lui donne les moyens pour exercer ses choix. Jusqu'où le cadre institutionnel est-il prêt à laisser ce champ de libertés, à changer le rapport de pouvoir entre les acteurs et risquer d'influencer son fonctionnement ?

Le type de fonctionnement de la structure influence directement le sentiment d'autonomie. [Leleu M. 1999, p. 39] s'interroge sur le caractère démocratique des institutions. Elle développe le concept d'institution totalitaire. *"Elles appliquent à l'homme un traitement collectif conforme à un système d'organisation bureaucratique qui prend en charge tous ses besoins, quelle que soit en l'occurrence la nécessité ou l'efficacité du système."* Ce type d'institution entraîne une déculturation suite à un isolement et une dépossession des rôles de l'individu qui peut perdre tout pouvoir d'action. Pour contrer ce processus d'aliénation, l'individu peut développer quelques stratégies d'adaptation comme choisir de collaborer avec l'institution ou au contraire prendre distance en se repliant sur soi, en s'opposant... Les structures classiques d'hébergement pour personnes âgées fonctionnent davantage sur un mode de fonctionnement de type "totalitaire". Si nous examinons les structures alternatives de type habitat réaménagé, évolutif, coopératif intégré et les communautés intergénérationnelles, nous pouvons constater qu'elles ont été construites pour répondre à des besoins spécifiques en laissant plus de place à la participation de tous. Les philosophies sous-jacentes à la construction de ces institutions reconnaissent davantage la signification du rôle que chacun peut jouer.

Le sentiment d'autonomie s'inscrit dans les rôles que nous pouvons choisir ou être obligés de remplir. La personne âgée qui entre dans une institution classique de type communautaire devra remplir un rôle de résidant qui lui confère une série d'obligations et de règles à respecter. Mais devrait-t-elle pour autant exercer un rôle de résidant "passif" et "obéissant" ? Pour favoriser l'autonomie du bénéficiaire, l'ergothérapeute peut devenir un *agent de liaison* entre l'environnement et la personne âgée afin de repérer ou créer des zones de liberté et lui permettre d'exercer un ou plusieurs rôles significatifs en termes de pouvoir de décisions et de responsabilités. L'ergothérapeute créera un cadre pour actualiser les trois conditions pour être véritablement autonome : avoir la capacité de s'autodéterminer, vouloir exercer cette capacité, pouvoir exercer cette capacité [Pichaud C., Thareau I., 2007, p. 56]. Il existe un lien entre activité, sécurité et autonomie [Margot-Cattin I., 2009]. Limiter la participation sociale de la personne risque de créer un vide qui pourrait se remplir par des troubles du comportement.

La question des zones de liberté et de responsabilités se pose également en termes d'autonomie professionnelle car l'ergothérapeute est aussi soumis au rythme et aux règles institutionnelles. Quelles sont les zones de liberté où il peut prendre des décisions, quelles sont ses responsabilités ? Dans quelles situations est-il dépendant des autres ? Comment gère-t-il cette dépendance ?

SENTIMENT D'UNITÉ ET DE COHÉRENCE : RAPPORT À L'ESPACE ET AU TEMPS

L'ergothérapeute qui exerce son métier dans une institution d'hébergement se rend sur un lieu de travail qui correspond au lieu de vie de la personne âgée. Il va donc travailler chez la personne âgée, dans des espaces de vie privée associés à l'idée d'intimité et d'autres communautaires. L'espace prend ici une dimension physique mais aussi relationnelle et donc créatrice de liens affectifs. Le logement pour la personne âgée ou le lieu de travail pour l'ergothérapeute correspond à un paysage interne qu'il est important de personnaliser pour assurer une fonction de protection et permettre de trouver ses repères.

La question centrale pourrait être la suivante : comment pouvons-nous nous approprier respectivement l'espace en respectant l'autre et les règles de l'institution afin de favoriser notre enracinement ? En tant que personne âgée, comment se créer un chez soi tout en se sentant en sécurité et suffisamment libre ? La reconnaissance et le partage de pouvoir permettront à la personne d'investir son lieu de vie et personnaliser son espace [Margot-Cattin I., 2009, p. 132]. En tant qu'ergothérapeute, quel est l'espace à investir pour avoir un certain degré de maîtrise sur les éléments qui le composent et quelle est la liberté que la personne âgée peut prendre pour l'occuper comme elle le souhaite ?

Le rapport au temps est plus complexe car moins visible. Quelle peut être l'attitude face au temps qui s'écoule ? Courir derrière ou essayer de le remplir à tout prix ? Comment ne pas subir le temps institutionnel ? Lors de l'entrée en institution, le temps peut prendre un autre aspect pour la personne âgée. Le temps peut se ralentir car la personne a perdu ses repères et habitudes mais le temps peut aussi s'accélérer car la personne a besoin de deux fois plus de temps pour effectuer une tâche. L'entrée en institution est souvent associée à un arrêt du temps. Comment la personne âgée pourrait-elle dès lors continuer à identifier et s'approprier le temps qui s'écoule et le rythme de vie qui lui est soudain imposé ?

Face au rapport à l'espace et au temps, l'ergothérapeute peut prendre la place d'un *agent d'enracinement*. Il dispose d'une série d'outils et techniques et le choix dépendra des objectifs individualisés pour chaque résidant. Par exemple, pour des personnes présentant des troubles cognitifs, il choisit de se référer soit à l'approche de l'Orientation vers la réalité (ROT) en agissant sur le cadre pour remettre la personne dans la réalité (personnaliser l'espace privé, l'espace communautaire, éliminer les obstacles, installer des facilitateurs, favoriser une utilisation autonome et adaptée de l'espace, installer des repères pour la gestion du temps chronologique...) soit aux principes de la validation de Naomi Feil. [Feil N., 1997] en privilégiant l'approche relationnelle pour donner du sens au passé. La question de la gestion du temps est primordiale pour le travail de l'ergothérapeute afin de trouver un équilibre en fonction des priorités : comment va-t-il répartir son temps de travail entre les résidants ? Doit-il privilégier les interventions de groupe au risque de tomber dans des séances où le but est avant tout de prendre un maximum de personnes pour montrer que "l'institution est en activité" ? ou privilégier les interventions en individuel au risque d'avoir une action thérapeutique destinée à une minorité de personnes ?

SENTIMENT D'EXISTENCE : NOTION DE BILAN DE VIE

Sentir que l'on existe peut passer par un temps où l'on s'arrête et où l'on réfléchit sur le sens de son existence. *"Le bilan sanctionne et illustre un parcours en faisant vivre ou revivre, de sorte qu'émergent les points saillants qui lui donnent son sens. Un bilan est toujours ancré dans une histoire, c'est-à-dire un passé qui lui confère à la fois sa raison d'être et sa véritable dimension"* [Vercauteren R. *et al.* 2001, p. 39]. Il existe différents types de bilan : le bilan de vie (analyser son parcours sous forme d'étapes), le bilan existentiel (rechercher son utilité, le sens de sa vie), le bilan de transmission (faire l'inventaire de ce que l'on va laisser après et à qui). L'auteur du bilan peut en tirer lui-même les enseignements ou chercher à se faire reconnaître. Si la personne âgée cherche un interlocuteur auprès de son entourage, le bilan devient un espace de communication.

L'ergothérapeute peut devenir un agent *facilitateur d'expression* en utilisant différents supports tels que la réminiscence et le Bilan de vie. [Kalfat H., 2008, pp. 117-118]. Il peut accueillir l'histoire de vie de la personne et garder une trace. Le sentiment d'existence est envisagé ici pour l'ergothérapeute comme un temps d'évaluation de son parcours professionnel : prendre le temps de questionner le sens de ses interventions, resituer et/ou consolider sa place dans l'institution, dans ses collaborations dans le travail d'équipe.

SENTIMENT DE CONTINUITÉ TEMPORELLE : TRANSITION COMME UNE CRISE, UN PASSAGE

Les théories psycho-sociales du vieillissement telles que la théorie de l'activité de Havighurst et Albrecht et la théorie du désengagement d'Elaine Cumming et de William Henry ont été élaborées selon un paradigme fonctionnel et universel. La théorie de la continuité d'Atchley apparue plus récemment met davantage en avant le processus d'individuation de la personne et différencie deux types de sentiments : la continuité interne et externe. L'entrée de la personne âgée en institution représente un événement marquant dans la continuité d'une vie tant au niveau de l'environnement que de son paysage interne. *"En effet, les personnes âgées qui sont forcées de faire cette migration de leur domicile habituel vers une institution spécialisée dans le traitement de la vieillesse et de la dépendance vivent souvent cette transition de façon pénible, sinon dramatique dans la mesure où le "vivre en institution" s'oppose au "vivre chez soi", et où l'établissement collectif n'est généralement par perçu comme assurant la continuité avec l'habitat "originel", mais comme un lieu de substitution où l'individu n'est que de passage, tout en sachant que l'issue finale est pratiquement toujours la mort."* [Vercauteren R., 2001, p. 15].

Comment la personne pourrait-elle vivre cette transition de façon plus harmonieuse et "saine" ? Chaque personne peut vivre différemment le passage d'un lieu de vie à un autre mais nous pouvons souvent constater qu'il engendre souvent beaucoup de souffrances causées par certains facteurs comme : l'impact des représentations sociales négatives sur les structures d'hébergement collectif, un travail de deuil des pertes liées au déménagement qui se rajoute au travail d'acceptation inhérent au vieillissement, le conflit existant entre la nécessité raisonnable de quitter son domicile et le désir intense d'y rester... Si l'entrée en institution est source de traumatismes, la personne âgée risque de choisir une attitude de révolte, d'hostilité, de retrait, de soumission, de démission ou encore de lassitude.

L'ergothérapeute pourra jouer le rôle d'un *agent producteur de sens* afin d'accueillir, reconnaître la crise et créer des ponts pour atténuer les ruptures dans toutes les sphères de la vie de la personne. La question de l'insertion et de la place réservée dans l'institution au réseau social existant avant l'entrée en institution prend tout son sens afin d'accueillir, de reconnaître les sentiments parfois ambivalents des familles et de favoriser des interactions de qualité. Quant à l'ergothérapeute, il devra pouvoir s'adapter aux changements institutionnels qui peuvent survenir parfois liés à des contraintes socio-économiques tout en préservant une continuité dans son approche thérapeutique et du sens de ses interventions.

SENTIMENT D'APPARTENANCE

La personne âgée entre en institution, un milieu souvent clos marqué par un ensemble de stigmates négatifs [Lelleu M., 1999, p. 78]. Comment est-il possible de se sentir intégré dans un environnement stigmatisant, un monde restreint qui ne comprend plus que des personnes vieillissantes et des professionnels de la santé et dans lequel les personnes sont catégorisées en fonction de leur niveau de dépendance ? Quels liens créer ?

Pour faire émerger un sentiment d'appartenance positif, l'ergothérapeute peut devenir un agent créateur de liens. Il pourra favoriser la conscience de l'autre, l'"orientation relationnelle" de la personne âgée avec les autres bénéficiaires, le personnel, la famille, développer le sentiment de solidarité et maintenir des liens vers l'extérieur pour éviter le sentiment de n'appartenir qu'à un milieu clos.

L'ergothérapeute appartient à une équipe qui partage des valeurs communes. La valeur de la dignité humaine représente une base commune "consciente" qui devrait guider le professionnel dans son implication afin de répondre le plus "adéquatement" aux besoins individuels des bénéficiaires et s'inscrire dans la démarche qualité. *"La qualité est l'aptitude d'une organisation (association, établissement, service, dispositif, etc.) à répondre aux besoins exprimés, implicites et potentiels de l'usager, de sa famille et des acteurs avec lesquels elle entre en coopération, en vue de maintenir ou d'améliorer sa santé (au sens bio-psycho-social), son autonomie sociale et sa dignité humaine."* [Ducalet P., Laforcade M. 2008, p. 129]. Adhérer et participer au processus qualité d'une institution nécessite un certain degré d'implication. *"L'expérience de terrain montre que l'implication personnelle est indispensable. Elle est facteur d'identité, les professionnels voulant innover se construisant eux-mêmes dans l'implication. En outre ils souffrent beaucoup de conditions où ils se ressentent comme un simple instrument de travail."* [Alaphilippe D., 2007, p. 33].

Au sein d'un travail d'équipe où le sentiment d'appartenance est suffisamment stable et présent, l'ergothérapeute, au même titre que les autres membres, peut prendre le rôle d'un agent de qualité. Tout professionnel doit avoir la possibilité de porter un regard critique et constructif sur son travail [Agaësse M., 2004, p. 454]. L'ergothérapeute peut proposer certains outils auxquels il aurait pu être sensibilisé pendant sa formation initiale ou en formation continue dans le but d'améliorer la cohérence de l'institution. Il peut par exemple, proposer des méthodes d'ergomotricité visant au confort et à la sécurité [Nouvel F., 2009], la Validation de Naomi Feil pour diminuer l'agressivité dans les relations…

SENTIMENT DE LA DIFFÉRENCE

Si l'individu estime avoir une identité personnelle, il doit se sentir différent d'autrui. Dans un environnement fait de catégorisations et de prises en charge standardisées, la personne âgée aura-t-elle des occasions pour oser affirmer ses besoins, ses opinions, son histoire de vie… ? En tant que professionnel, il est important de se différencier de la personne âgée et ne pas lui coller ses propres désirs.

L'ergothérapeute peut jouer le rôle d'un *agent libérateur de forces créatrices* par le biais de dispositifs à médiation thérapeutique qui pourront permettre à la personne d'exprimer qui elle est et de ressentir la permanence de son sentiment de valeur personnelle [Donaz M., 2009]. La formation de l'ergothérapeute l'amène à développer des compétences pour s'adapter mais aussi créer et innover. Si le cadre institutionnel favorise la prise d'initiatives et l'émergence d'idées nouvelles, il pourra adopter la position d'un agent de changement et par exemple, il pourra participer à la recherche d'alternatives à la contention [Ackermann M., 2009], mettre en place la stratégie SOBANE de gestion des risques professionnels (développée par le Prof. J. Malchaire, Directeur de l'Unité Hygiène et Physiologie du travail de l'Université catholique de Louvain).

SENTIMENT DE VALEUR

Selon Mucchielli A. [1999, p 73], l'estime de soi est un *"sentiment fondamental concernant la force vécue de l'identité"*. Les personnes âgées sont confrontées au regard de la société qui valorise la jeunesse, l'efficacité et le dynamisme. De plus, l'entourage proche peut plus ou moins involontairement renvoyer des images d'incompétences, de capacités amoindries et perdues [Bazerolles, M.-C., 2009]. Et face aux situations de pertes : *"La personne a tendance à se perdre avec ce qu'elle perd"* [Cuisinier B. 2008, p. 70]. Comment la personne âgée peut-elle créer ou mobiliser ses ressources pour se protéger de ce qu'autrui lui renvoie et maintenir un sentiment d'estime de soi suffisamment élevé ?

L'ergothérapeute joue ici un *rôle d'agent mobilisateur de ressources*. Le modèle Kawa [Morel M.-C., Iwama M.K., 2008] est un outil récent et pertinent à investiguer. Son objectif est de faciliter l'introspection. La personne représente et interprète sa rivière à partir de l'expérience vécue et de sa réalité. Ce modèle véhicule la notion de force de vie et permet de mettre en évidence les ressources internes de chacun.

SENTIMENT DE SON ÊTRE MATÉRIEL

Ce sentiment repose sur la conscience d'un ensemble de sensations corporelles perçues depuis la tendre enfance. Le processus de vieillissement peut déconnecter la personne de son corps car elle n'accepte pas les modifications corporelles, elle ressent des sensations corporelles douloureuses... Le corps fait mal et ne répond plus comme avant. Comment la personne âgée peut-elle continuer à "habiter son corps" ? L'ergothérapeute en tant *qu'agent d'expérimentation sensorielle* peut offrir un cadre où la personne aura l'occasion de sentir, ressentir des sensations agréables, agir avec son corps, prendre soin d'elle et se (re)connecter au plaisir corporel. Il pourra s'inspirer du *snoezelen*, une philosophie de stimulation sensorielle [Hulsegge J., Vergeul A., 1989] et utiliser le toucher "sensitif" pour redonner vie au corps de l'autre. Pour lui-même, l'ergothérapeute doit apprendre à écouter ses propres sensations corporelles afin de trouver, par exemple, la juste distance face au bénéficiaire et prendre des postures adéquates pour se protéger de douleurs physiques.

* *
*

"Redonner le contrôle de sa vie à une personne déracinée demande un effort de décentration de la part des entourages familiaux et professionnels, afin de l'aider à trouver de nouvelles solutions dans cet espace, ce temps et même ce corps inconnu que lui impose la maladie" [Vercauteren, 2007, p. 30]. Certains éléments se révèlent importants pour assurer la construction identitaire de la personne âgée lors de son entrée en institution : évaluer les besoins spécifiques en lien avec le processus identitaire, concevoir les interventions dans une visée thérapeutique mais aussi préventive, ancrer la personne dans son environnement physique et social, accueillir le passé sans jugement pour lui donner sens dans une continuité de vie, utiliser le potentiel créateur, reconnaître la place et le rôle du corps en étroite connexion avec le psychisme.

Pour l'ergothérapeute, il est important de prendre le temps d'analyser le fonctionnement institutionnel pour repérer les zones de liberté, de prises de décision pour se situer, de définir les besoins de base et les besoins identitaires des bénéficiaires, leurs priorités, de rencontrer chaque membre de l'équipe et identifier ses responsabilités, d'expliciter ses propres critères pour un travail dans une démarche qualité. Apprendre à argumenter et négocier font aussi des tâches professionnelles : négocier un temps pour les prises de contacts avec les résidants et l'entourage, un temps de préparation, un budget détaillé, des possibilités de formation continue...

Pour conclure, le paysage identitaire de chacun est unique, il demande à être reconnu et accepté par le milieu institutionnel.

RÉSUMÉ

Cet article propose de s'interroger sur les intentions thérapeutiques, d'identifier les différents champs d'action et de susciter d'autres questionnements.

Un regard croisé sur le processus identitaire de la personne âgée et de l'ergothérapeute en institution d'hébergement nous permettra de dégager à partir des besoins identitaires, certains rôles de l'ergothérapeute : agent d'évaluation, de prévention de la fragilité, de liaison, d'enracinement, de qualité, de changement, d'expérimentation sensorielle, facilitateur d'expression, producteur de sens, libérateur de forces créatrices, mobilisateur de ressources.

RÉFÉRENCES

ABRIC M., DOTTE P. 1998, Gestes et activation pour personnes âgées, *Eds Maloine, Paris, pp. 231-232.* — ACKERMANN M. 2009. Les alternatives à la contention au fauteuil en institution, in Trouve E., Ergothérapie en gériatrie : approches cliniques, *Eds Solal, Paris, pp. 233-242.* — AGAËSSE M., 2004, Guide de la création et direction d'établissement pour personnes âgées, *Eds Dunod, Paris, p. 454.* — ALAPHILIPPE D. *et al.* 2007, Difficultés et réussites de la vie en établissements pour personnes âgées, *Eds Eres, Ramonville Saint-Agne, 142 p.* — BAZEROLLES M.-C., 2009, Les spécificités de l'intervention à domicile auprès des familles et des aidants, in Trouve E., Ergothérapie en gériatrie : approches cliniques, *Eds Solal, Paris, pp. 63-84.* — CHARLIER P. 2003. Elaborer une description de fonction et un profil de compétences. Séminaire de formation et de réflexion. *Louvain-La-Neuve, BIEF.* — DE BRABANDERE L., MIKILAJCZAK A. 1994, Le plaisir des idées, *Ed Dunod, Paris, 223 p.* — DELVECCHIO L., PINCE J. 2000, Les soins en institution, *Eds Kluwer, Bruxelles, 172 p.* — DONAZ M. 2009, Vieillesse, créativité et vie psychique, in Trouve E., Ergothérapie en gériatrie : approches cliniques, *Eds Solal, Paris, pp. 159-192.* — DUCALET P., LAFORCADE M. 2008, Penser la qualité dans les institutions sanitaires et sociales, *Eds Seli Arslan, 320 p.*

FABRE-MELLINI A., 2009, L'intervention auprès des personnes âgées présentant des troubles du comportement et des troubles psycho-affectifs, in Trouve E., Ergothérapie en gériatrie : approches cliniques, *Eds Solal, Paris, pp. 137-157.* — FEIL N. 1997, Validation, mode d'emploi, *Eds Pradel, Rueil-Malmaison.* — FONTAINE P. *et al.* 1999, Empowerment et choix de vie des personnes âgées, *Eds La Gerbe, Bruxelles, 68 p.* — HULSEGGE J., VERHEUL A. 1989, Snoezelen, un autre monde, *Ed. Erasme S.A., Belgique.* — KALFAT H. 2008, La démarche thérapeutique en ergothérapie : outils concepyuels, diagnostic et organisation du processus de soins, in Trouve E., Ergothérapie en gériatrie : approches cliniques, *Eds Solal, Paris, pp. 85-98.* — KALFAT H. 2008, L'intervention auprès des personnes âgées présentant des troubles psycho-cognitifs, in Trouve E., Ergothérapie en gériatrie : approches cliniques, *Eds Solal, Paris, pp. 113-124.* — LE BOSSE Y., LAVALLEE M. 1993, Empowerment et psychologie communautaire, *in Les Cahiers Internationaux de Psychologie sociale, n° 18, pp.7-20.* — LE BOSSE Y., LAVALLEE M. 1996, Le vécu d'empowerment, *in Les Cahiers Internationaux de Psychologie sociale, n° 31, pp. 62-90.* — LELEU M. 1999, Vivre en Maison de repos ou ailleurs, Les cahiers du troisième âge, *Eds Luwer, Diegem, 125 p.*

LORD J. *et al.* 1990, A study of personal empowerment : implications for health promotion, *in Health Promotion, pp. 2-8.* — MOREL M.-C., IWAMA M.K. 2008, Un nouveau modèle en ergothérapie: le modèle Kawa (Rivière), in Expériences en Ergothérapie, XXIe série, *Eds Sauramps, Montpellier, pp. 23-30.* — MARGOT-CATTIN I. 2009, La place de l'activité dans l'intervention auprès des personnes âgées présentant une démence, in Trouve E., Ergothérapie en gériatrie : approches cliniques, *Eds Solal, Paris, pp. 125-136.* —

PERSONNE M. 1996, La désorientation sociale des personnes âgées, *Eds Eres, Ramonville Saint-Agne, 134 p.* — PICHAUD C., THAREAU I. 2007, Vivre avec des personnes âgées, *Eds Chronique Sociale, Lyon, 200 p.* — NOUVEL F., JOUAFFRE, V. 2009, le positionnement des personnes âgées, in TROUVE E., Ergothérapie en gériatrie : approches cliniques, *Eds Solal, Paris pp. 223-232.* — NOUVEL F. 2009, La prise en charge des troubles moteurs et posturaux du sujet âgé fragile, in Trouve E., Ergothérapie en gériatrie : approches cliniques, *Eds Solal, Paris, pp. 193-201.* — RIDDE V. 2007, Réduire les inégalités sociales de santé : santé publique, santé communautaire ou promotion de la santé ? *in Promotion et Education, vol. XIV, n° 2, pp. 111-115.* — SEBAG-LANOE R. 2006, La souffrance dans le grand âge, *in Objectif Soins, n° 142, pp. 26-30.* — TROUVE E., HYNAUX I. 2009, Prévenir et soigner les escarres, in Trouve E., Ergothérapie en gériatrie : approches cliniques, *Eds Solal, Paris, pp. 243-265.* — VERCAUTEREN R. *et al.* 1999, Construire le projet de vie en maison de retraite, *Eds Eres, Ramonville Saint-Agne, 217 p.* — VERCAUTEREN R. *et al.* 2001, Pour une identité de la personne âgée en établissements: le projet de vie, *Eds Eres, Ramonville Saint-Agne, 198 p.*

VERCAUTEREN R., CHAPELEAU J. 2000, Evaluer la qualité de la vie en maison de retraite, *Eds Erès, Ramonville Sainte-Agne.* — WHITEFORD, G., 2008, Sciences de l'Activité Humaine: développement, contribution et futur, in Nouveau guide de pratique en ergothérapie: entre concepts et réalités, *Eds Solal, Marseille, pp. 304-309.*

Site internet

http://www.sobane.be/fr/ele_obs.html, Professeur J. Malchaire, A. Piette, consulté le 20 mai 2009.

RELATION THÉRAPEUTIQUE : UN DÉBUT... ET UNE FIN ! LA QUESTION DE LA SÉPARATION

DANS L'ACCOMPAGNEMENT THÉRAPEUTIQUE DU PATIENT

S. BERNET*, F. LASCAUX**, M. VUJANOVIC***

Que nous intervenions en fonctionnel, en psychiatrie, auprès d'adultes, de personnes âgées, ou encore d'enfants, un suivi en ergothérapie s'articule autour d'un médiateur et de la relation thérapeutique engagée avec le patient. Ainsi, un premier contact, informel ou non, engagera une éventuelle rencontre, à partir de laquelle le lien thérapeutique pourrait se tisser et le processus thérapeutique se dérouler. Mais au delà de la rencontre, la question de la relation pose aussi celle de sa fin, et d'une séparation à venir, inévitable.

En psychiatrie, les temps d'hospitalisation se font aujourd'hui de plus en plus courts, et l'instauration d'une relation thérapeutique entre patients et ergothérapeutes se réalise souvent dans des conditions d'urgences. Toute l'attention semble alors se focaliser sur une entrée en relation. Et pourtant, toute hospitalisation, toute prise en charge, même courte, sera marquée d'une fin. Et donc d'une séparation. Si le suivi est effectivement jalonné de séparations "intermédiaires" (congés, fin de séance, fin d'hospitalisation avec reprise du suivi a l'extérieur, etc.), c'est bien de la fin de la relation liée à l'arrêt du suivi ergothérapique que nous souhaitons évoquer ici.

Nous nous faisions la remarque qu'il est facile de se faire l'économie d'une analyse des séparations avec nos patients. L'hospitalisation s'achève, le patient quitte le service, la rationalisation de l'événement est alors facile, tout comme le déni de l'attachement qui nous lie. D'autres fois, le départ se réalise dans une opposition du patient, une agressivité qui nous amène à penser que "décidément, il ne sait pas se séparer autrement que dans l'hostilité !". Quelle que soit la forme qu'elle revêt, cette séparation nous semble finalement tout sauf anodine. Au vu des expériences professionnelles qui sont à l'origine de ce questionnement, nous avons choisi ici de nous intéresser à la question de la séparation dans le cadre de prises en charge de patients schizophrènes. Avec l'idée de s'intéresser également à ce qu'un tel fonctionnement psychique peut induire sur le vécu d'une séparation. Alors comment aborder cette étape pour ne plus la subir comme résultante d'un fait qui nous échappe, mais au contraire s'en saisir comme d'une phase importante dans le suivi que nous proposons ? Nous vous proposons donc de nous arrêter un peu sur cette fameuse séparation...

---

* Ergothérapeute, EPS Maison Blanche - CATTP La Chapelle Goutte d'or – 28, rue de la Chapelle - 75018 Paris — bernet.sabrina@gmail.com
** ergothérapeute, EPS Maison Blanche - Avron, 129 rue d'Avron - 75020 Paris — fabiennelascaux@hotmail.com
*** ergothérapeute, EPS Maison Blanche - Bichat, 4 avenue de la Porte de St-Ouen - 75018 Paris — svujanovic@yahoo.fr

Sandra est hospitalisée depuis de nombreuses années dans le service. Nous connaissons très peu de choses sur son histoire personnelle. Schizophrène paranoïde, Sandra est extrêmement persécutée par ce qui l'entoure. Alors pour leur première rencontre, l'ergothérapeute lui est présentée par la psychologue, qui la suit depuis longtemps. Très méfiante, Sandra reste cependant ouverte à la proposition d'un suivi en ergothérapie. Repoussant toujours sa venue dans l'atelier, le suivi prendra la forme d'une suite d'entretiens préliminaires très réguliers que la patiente semble investir. Pendant de longs mois, elle ne cessera d'attaquer et de tester la relation et le suivi qui se mettent en place d'une façon dès lors fragile. Les entretiens sont éprouvants, pour Sandra comme pour l'ergothérapeute, mais la relation semble se consolider dans cette dynamique. Lorsque se dessine un projet d'une structure dédiée aux longs séjours, les entretiens se font plus espacés, sans que des mots ne soient mis sur ce changement de rythme. Sans avoir pu aborder la séparation à venir, l'ergothérapeute va à la rencontre de Sandra le jour de son départ, pour ce qui sera leur dernier entretien. Alors que l'ergothérapeute s'assoit près d'elle, comme à son habitude, lui disant bonjour, Sandra détourne lentement la tête, se lève sans un mot, et part. L'ergothérapeute décide de ne pas la suivre. La relation se termine là.

Si le moment de la séparation semble avoir été un moment important, nous ne pouvons que nous interroger : que s'est-il joué pour la patiente et l'ergothérapeute pour qu'elles ne puissent "parler" de la fin du suivi ? La séparation aurait-elle pu se passer autrement ?

Pour Ph. Vaur [1], la séparation est une étape critique. Il questionne dans son article les difficultés auxquelles sont confrontés malades et soignants lorsqu'ils se séparent, et les réactions qu'un tel événement peut susciter : négation du lien établi, agressivité, projection des sentiments du patient qui les attribue dès lors au soignant, isolement du patient, régression, ou encore rationalisation de la séparation. Ph. Vaur interroge alors l'opportunité de la séparation dans la relation thérapeutique comme *"une source d'expérience enrichissante pour les deux personnes"*. Comment pouvons-nous dès lors la préparer, ou du moins l'envisager, pour mieux s'en saisir comme telle ?

Jean est suivi depuis près de vingt ans. Aujourd'hui stabilisé, il participe activement aux activités du CATTP. Dans l'échange, il vient à la rencontre des soignants et particulièrement des nouveaux venus pour les connaître. Il ne participe à aucun groupe tenu par l'ergothérapeute : ils se croisent et échangent en apparence de manière informelle, en dehors de tout cadre repérable. Alors que la relation ne semble pas engagée, un jour Jean interpelle l'ergothérapeute et lui demande : "Vous partez quand ?". Il est visiblement étonné par la réponse : l'ergothérapeute ne prévoit pas de partir, elle prévoit même de rester ! "C'est une bonne nouvelle" dit-il, tout en restant étonné, voire... sceptique.

Sceptique, c'est aussi ce que nous sommes, après coup, en réfléchissant à ce moment précis où quelque chose semble s'être joué à un endroit où nous ne soupçonnions pas encore de lien. Alors que l'attachement ne semble pas encore engagé, ce patient nous amène déjà la question de la séparation. Plus intriguant encore, cet événement constituera par la suite un des premiers balbutiements d'une relation thérapeutique qui se poursuit encore aujourd'hui.

Alors que s'est-il passé à ce moment précis ? Les hypothèses sont légion, avec une idée qui se dessine : attachement et séparation semblent intimement liés, leurs phases respectives semblant parfois pouvoir se chevaucher dès la rencontre, avant même l'établissement véritable de la relation thérapeutique. Avec cette idée supplémentaire que l'attachement nécessiterait des conditions particulières, propres à la problématique de chacun.

En travaillant avec des enfants carencés à Londres, suite à la deuxième guerre mondiale, J. Bowlby [2] place l'attachement dans les besoins primaires de l'enfant, nécessaire dans le développement émotionnel. Pour s'éveiller, le bébé doit explorer le monde qui l'entoure dans un espace sécuritaire, sous-tendu par un lien privilégié avec l'adulte et sur lequel il pourra s'appuyer. C'est en fonction des soins que l'adulte lui apporte, de la réassurance qu'il en tire, que l'enfant sera capable de se construire des stratégies adaptatives face aux nouveautés du monde qu'il explore. Et finalement, plus l'attachement à l'adulte sera sécure, plus l'enfant parviendra à se réguler émotionnellement, explorer plus avant le monde et ainsi parfaire son développement. Dans les régulations émotionnelles de l'enfant qu'évoque J. Bowlby, nous imaginons qu'il s'agit bien là de faire face, entre autre, à la séparation d'avec l'adulte porteur de l'attachement sécure. M. Ainsworth [3], suite aux travaux de J. Bowlby, a d'ailleurs exposé trois catégories d'attachement, qu'elle définit justement selon les réactions de l'enfant face à la séparation :

- Un attachement sécure, où lors du départ de la mère, l'enfant se met à jouer, et l'accueille chaleureusement à son retour. Le départ de la mère est ressenti, mais l'enfant, dans un contexte d'attachement sécure et de confort, arrive à réguler ses émotions.
- Un attachement insécure-évitant, où le départ de la mère n'est ponctué d'aucun ressenti manifesté, et où l'enfant évite sa mère à son retour.
- Un attachement insécure-résistant, où l'enfant reste préoccupé par sa mère lors de son absence, et ne pourra être calmé émotionnellement qu'à son retour.

M. Ainsworth nous propose donc ici d'identifier l'attachement via l'analyse de la capacité de l'enfant à se séparer de manière sécure. Ces expériences d'attachement dans la petite enfance vont ensuite colorer, dans la vie de la personne, ses capacités à s'attacher à un autre. Il nous apparaît alors judicieux, dans les relations que nous entretenons avec nos patients, de repérer quelles peuvent être leurs réactions aux événements qui pourront être vécus comme des séparations, afin de préciser la façon dont ils vont pouvoir s'attacher, et ainsi orienter nos positions à venir dans la relation.

Un attachement insécure-évitant, tel qu'il est décrit par M. Ainsworth, nous rappelle par exemple ce patient qui ne dira rien de nos absences, prévues ou non, ne réagira pas à notre retour, et que nous devrons aller chercher. Pour un patient qui ne semble pas s'attacher, nous pouvons nous demander si l'attachement est possible et sécure pour lui.

Djibril, jeune schizophrène à tendance psychopathique, multiplie les hospitalisations qui se terminent généralement par une fugue. Malgré un bon contact, il se montre d'abord réticent au soin et dénigre l'intérêt d'un suivi en ergothérapie. Après un temps de rencontres informelles, il accepte de venir dans l'atelier d'ergothérapie et, investit de plus en plus le suivi, pour parler finalement "d'un vrai travail de collaboration". Tout au long du suivi, Djibril ne dit rien des absences de l'ergothérapeute, ne réagit pas à ses retours de congés, et incite toujours à ce qu'elle vienne le chercher dans le service au moment des séances. La fin de l'hospitalisation et donc du suivi est abordée régulièrement avec lui, ce qui semble le laisser indifférent. Il refuse d'ailleurs toute poursuite du suivi à l'extérieur. La question persiste toujours : y a-t-il eu attachement ? Ce n'est qu'à la dernière séance, lorsque l'ergothérapeute lui signifie la fin du suivi ce jour, que Djibril s'interroge : "Mais, on ne va plus jamais se revoir alors ?". Il fuguera la veille de son départ, laissant son objet fini dans le service.

Les réactions de Djibril aux premières expériences de séparation nous font d'abord douter de son attachement. C'est finalement sa réaction face à l'arrêt du suivi qui nous amène à penser qu'un attachement fut effectivement possible pour lui.

L'attachement se dévoile parfois lors d'expériences de séparation, elle-même n'est effective que si attachement il y a eu. Ces deux expériences nous semblent donc difficilement dissociables, ce qui nous conforte dans l'idée que la question de la séparation se pose bien avant que celle-ci ne s'impose à nous – thérapeutes et patients – au moment de sa réalisation concrète. La séparation se travaille finalement déjà dans l'établissement de la relation, et du cadre dans lequel celle-ci s'instaure.

La particularité des expériences de séparations que nous avons choisies comme point de départ à notre questionnement réside dans la nature du fonctionnement psychique de nos patients. Schizophrènes, ils nous imposent de nous interroger plus précisément sur ce qui pourrait d'emblée entraver leur capacité à se séparer.

Dans un premier temps, les travaux de M. Malher [4] nous interpellent. En partageant les premières années de la vie de l'enfant en trois phases, elle identifie :

- L'autisme normal, où règne une indifférenciation totale du monde extérieur et du monde intérieur ; la mère n'est alors pas identifiée comme objet distinct, seul le sein maternel est considéré comme objet extérieur, mais dans un système d'autosuffisance.
- La phase symbiotique normale, où la mère est un objet partiel dont l'enfant est dépendant, mais avec qui il va progressivement faire l'expérience d'un extérieur grâce aux comportements et réactions maternels.
- La phase de séparation-individuation, où l'enfant accède à la relation d'objet extérieur, dont il est finalement distinct, séparé.

Ces différentes phases nous éclairent quant à ce qu'il peut se jouer lors de la relation thérapeutique, que ce soit lors de son établissement, de sa réalisation, mais aussi de son achèvement.

Roger est un patient schizophrène paranoïde hospitalisé depuis maintenant plus d'un an. D'un contact très difficile, il impose aux personnes souhaitant entrer en relation avec lui beaucoup de patience, de persévérance, et de fiabilité. Suivi en ergothérapie depuis plusieurs mois, il bénéficie de séances en individuel avec un ergothérapeute dans une relation quasi-exclusive. Très investi dans l'activité d'expression picturale, il fait la demande de bénéficier d'un temps d'ergothérapie supplémentaire dans la semaine. Ne pouvant matériellement pas répondre à cette demande, l'ergothérapeute qui le suit, saisit là l'occasion d'ouvrir Roger à une relation avec une autre ergothérapeute. Les présentations sont faites, le contact est très réduit : regard fuyant, visage fermé. Ce deuxième temps de prise en charge dans la semaine sera orchestré selon les mêmes modalités de celui dont il bénéficie déjà. Pendant plusieurs mois, Roger ne vient pas, mais passe fréquemment devant l'atelier, comme pour vérifier que l'ergothérapeute est là, garante du temps et de l'espace qui lui sont réservés. L'échange verbal reste très réduit, mais un lien se tisse. Puis, c'est au détour d'un couloir que l'ergothérapeute et Roger se trouve une passion commune : Pink Floyd. A partir de ce jour, Roger vient régulièrement aux séances. Mais dans cette passion commune, Roger ne reconnaît pas la subjectivité de l'ergothérapeute. Il semble s'être reconnu dans l'évocation de ce qui constitue une partie de lui, et a pu dès lors consi-

dérer l'ergothérapeute, non pas dans l'altérité, mais dans une relation fusionnelle où l'autre est comme lui, animé de la même passion – voire animé de SA passion.

Cet exemple nous évoque cette phase symbiotique décrite par M. Malher que nous mettons en lien avec ce qu'évoque H. Searles [5] dans "L'effort pour rendre l'autre fou", en identifiant la relation thérapeutique comme le premier passage, pour le patient psychotique, du moi morcelé à une relation de symbiose avec le thérapeute.

Mais la suite du processus décrit par M. Malher – cette dernière phase de séparation-individuation – peut s'avérer défaillante pour le patient psychotique pour qui le moi morcelé rend compliqué voire impossible d'envisager la moindre altérité. C'est bien ça qu'il s'agira de travailler, dans la relation thérapeutique que nous proposerons à nos patients. Pour se séparer, il faut bien sûr être deux. Avant d'être deux, nous l'avons vu, il est déjà nécessaire d'accepter une phase symbiotique. Mais comment imaginer pouvoir dépasser ce stade ensuite ?

Une des premières reconnaissances de l'autre passe généralement par l'identification. Or, dans la psychose, celle-ci est essentiellement projective. Ainsi, nous ne sommes pas, en tant que thérapeutes, considérés comme des individus à part entière porteurs d'une subjectivité propre, mais au contraire comme support de projection, sur lequel le patient va projeter des morceaux de lui pour se reconnaître mais aussi pour tenter de contrôler l'objet que nous sommes à ses yeux. Ce qu'il semble s'être passé pour Roger, qui ne considère au départ l'ergothérapeute que comme un objet, idéalement propice à la projection d'une passion qui l'anime et le constitue. L'altérité est donc moindre, et la séparation d'autant plus difficile. Tout l'intérêt d'un travail thérapeutique serait-il donc de passer d'une identification projective à un type d'identification à un objet extérieur, total, donc à un autre reconnu dans son individualité ? Ceci pourrait s'éprouver lors de la séparation : se séparer nécessite de s'attacher, puis ensuite de se différencier, afin que les deux parties puissent se séparer sans que cela ne s'apparente à une expérience de négation de l'autre ou d'arrachement d'une partie de soi.

Avec Roger, le suivi se poursuit pendant une année supplémentaire, dans cette relation exclusive, très fortement investie de part et d'autre. Cette phase symbiotique est évidente, et l'ergothérapeute tente de s'en servir pour amener Roger vers une ouverture. Rapidement, il accepte d'intégrer un groupe à l'extérieur de l'hôpital, basé autour d'une activité d'écoute et de découverte musicale. Lors de ce groupe, Roger entretient encore cette relation particulière avec l'ergothérapeute (choix quasi-systématique de chansons de Pink Floyd). Celle-ci rentre dans sa demande perpétuelle d'échanger verbalement sur leurs chansons, tentant de saisir là l'occasion de marquer sa différence et sa subjectivité propre. Mais les arguments et préférences de l'ergothérapeute sont niés en ce qu'ils ont de différents de ceux qui animent Roger. Il n'entend et ne considère que sa passion, qu'il prête à l'ergothérapeute comme étant également sienne.

La fin du suivi est amenée par un projet de lieu de vie à l'étranger. Une semaine avant la séparation, Roger demande à l'ergothérapeute de lui procurer un enregistrement de son disque fétiche pour son nouveau lieu de vie. Il lui confie alors deux disques vierges, laissant le choix du deuxième enregistrement à l'ergothérapeute. Celle-ci accepte et profite de ce qu'il propose plusieurs disques pour lui enregistrer également le disque qu'elle préfère, sur lequel ils avaient échangé plusieurs fois et qu'il a toujours nié.

Le jour de la séparation, après avoir pris les deux enregistrements, Roger reviendra quelques minutes plus tard voir l'ergothérapeute : "le deuxième disque, je ne le connais pas, c'est celui que vous aimez ?". Il précise alors qu'il l'écoutera, "pour voir".

Pour la première fois, au moment même de la séparation, Roger semble reconnaître l'existence d'une partie inconnue de lui, propre à l'ergothérapeute, qu'il est prêt à aller voir.

Se pose alors la question : en reconnaissant ce disque comme élément extérieur amené par l'ergothérapeute, Roger a-t-il pu ainsi se séparer sans pour autant vivre la douloureuse expérience de perdre une partie de lui-même ?

Cette hypothèse nous mène alors sur la piste de l'introjection. La séparation évoque naturellement la question de la perte, et du deuil. Le travail de deuil implique généralement une introjection de l'objet aimé et perdu comme défense contre l'angoisse de séparation. Elle permet de garantir une certaine conservation de la relation qui lie cet objet à celui qui en subit la perte, et de résoudre à terme le conflit psychique posé par la séparation imposée. En emportant le disque qu'il reconnaît comme étant celui de l'ergothérapeute avec qui il était en relation, Roger a-t-il, à sa manière si particulière, emporté un peu de la personne dont il se sépare, à la manière de l'endeuillé introjectant l'objet aimé pour en résoudre la perte ? Une chose reste finalement sûre : lors de cette séparation, Roger a reconnu de la différence, de l'inconnu dans cet autre avec qui il était en relation. La séparation nous apparaît comme une phase dans la construction de la notion de différence. Un argument de plus en faveur de cette thèse qui fait de la séparation une étape particulière dont il est intéressant de se saisir comme d'un véritable moment thérapeutique, pour un patient psychotique difficilement accessible à l'individuation.

Pénélope souffre d'une schizophrénie grave entravant toute vie hors institution. Très prochainement, elle sera admise dans une unité de séjours prolongés. Son départ du service se prépare. Au cours de ses séances, l'ergothérapeute aborde cette séparation à venir, cette nouvelle vie. Le défaut de représentation ne permet pas à Pénélope de se créer une projection dans le futur. L'ergothérapeute aborde l'attachement qui les lie avec trois ans de suivi. Celle-ci écoute avec attention, exprimant une perplexité intense. L'ergothérapeute devine que la séparation ne va pas être simple, au regard d'expériences de séparations antérieures qui révèlent une incapacité de la patiente à éprouver la perte. Quelques années plus tôt, la mort de sa sœur la met dans un état d'angoisse intense. Par la suite, Pénélope ne peut se fier à la parole qui annonce la mort de sa sœur, et reste dans le doute quant à sa disparition réelle : sa soeur pourrait lui rendre visite, elle a disparu, ce qui ne sous-tend pas l'idée de la mort réel. De même, le bail de son appartement dans lequel elle ne pourra pas retourner a été rendu. Pénélope poursuit pourtant l'idée d'y retourner, sans concevoir la perte effective de cet appartement. La notion de perte semble inaccessible pour la jeune femme. Il est a remarquer que dans ces deux expériences antérieures de perte, la sœur comme l'appartement n'avaient pas été revus par Pénélope. Ces pertes se sont passées hors de sa portée, des séparations non concrètement éprouvées. Cette séparation à venir entre le service, les thérapeutes, les soignants, le lieu et Pénélope, sera peut-être l'opportunité d'une expérience en voie de représenter l'absent, dans une distinction intérieur-extérieur.

Cet exemple révèle l'importance de se saisir des expériences antérieures de séparation dans l'histoire de vie du patient, afin de voir comment celles-ci vont colorer notre séparation à venir. Ph. Vaur rappelle que le vécu des séparations actuelles s'inscrit dans la répétition du vécu des séparations antérieures. S'en saisir pourra nous aider à mieux comprendre le fonctionnement du patient face à la séparation, l'intensité d'angoisse que cela soulève chez lui, pour finalement nous positionner de la manière la plus thérapeutique qui soit, et très spécifique au patient.

Dans l'histoire de vie, la toute première séparation commence d'ailleurs par celle du bébé avec sa mère. Ceci n'est pas sans nous rappeler ce qu'évoque D. Winnicott [6] dans ses travaux concernant le passage de l'enfant de la phase d'illusion à la phase de désillusion qui colore cette première séparation. Dans un premier temps, sûr de son omnipotence sur le monde, le bébé baigne dans l'illusion qu'il créé l'objet de son plaisir, tel que le sein maternel. Cette expérience est possible grâce au comportement suffisamment bon de la mère. Le bébé acquiert peu à peu la capacité à gérer les frustrations liées aux contraintes extérieures et fait l'expérience de la séparation d'avec le corps maternel. La mère devient alors objet total, distinct du bébé. Cette séparation se passe donc dans des expériences de perte de cet objet partiel, de deuil. Parallèlement, il commence à attraper des objets eux-mêmes extérieurs mais qu'il ne perçoit pas encore comme séparés de lui. C'est à cette époque que l'enfant acquiert une première possession "non-moi" : l'objet transitionnel. Celui-ci appartient à la fois à la réalité interne de l'enfant et à la réalité extérieure. Ces phénomènes transitionnels permettent alors à l'enfant d'éprouver la désillusion de son omnipotence sur ce qui l'entoure et gérer l'angoisse lié à la perte de ces objets extérieurs. Le caractère non-conflictuel de cette étape est garanti par le lieu de la mise en scène du processus : une aire intermédiaire. Dans cette aire intermédiaire, l'enfant va pouvoir expérimenter la séparation et se défendre contre l'angoisse qu'elle suscite, dans un cadre sécure, permis par la bienveillance des parents et leur capacité à être "suffisamment bons".

Même s'il n'est pas explicitement question d'attachement dans les travaux de Winnicott, nous voyons bien ici tout l'intérêt d'un lien privilégié avec l'adulte/le thérapeute pour l'enfant/le patient, dans un espace sécure. Grâce à ce lien, l'établissement d'une aire transitionnelle est possible, dans laquelle le patient pourra mettre en scène la séparation dont l'ergothérapeute tentera d'en faire une expérience opportune. Au sein de l'aire intermédiaire, que constitue l'espace d'ergothérapie, le travail de la séparation avec les patients psychotiques, consisterait déjà à décoller de la symbiose et de la projection, afin de construire des images internes.

Louise est dans un état catatonique important alors qu'elle rencontre son ergothérapeute et qu'elle la suit deux fois par semaine dans un groupe d'ergothérapie à l'unité fermée. Le suivi dura deux ans et demi au cours duquel l'ergothérapeute a été son témoin, son guide pour certains apprentissages manuels, son étayage pour affronter le monde extérieur. Leurs expériences communes se sont déroulées sur fond d'altérité, de confidence, de solitude et de rituels. Selon Louise, elle peut se permettre, dans cette relation, de s'exprimer librement sur son intériorité qui fait beaucoup rire à l'extérieur. Au moment où il s'agit pour Louise de quitter l'hôpital pour un foyer à l'autre bout de la ville, les séances se centrent autour de sa couture à finir. Les échanges s'amenuisent. Une première séparation, pendant des congés, leurs donnent l'occasion de retrouvailles avant une séparation définitive pour sa sortie. Ils restent alors quelques séances où elles retrouvent les liens existant avant l'annonce de la sortie prochaine. Pour autant, la séparation n'est que très peu abordé. Elles finissent la couture, et… bonne continuation ! La veille de son départ, Louise demande à revoir son ergothérapeute une dernière fois pour un entretien. Ainsi, elle vient témoigner de son expérience pendant ce long temps d'hospitalisation. Sa lecture personnelle de ses troubles psychiques prennent sens dans une pensée empreinte de croyance spirituelle et de formation délirante. Elle tient à les partager avec celle qui l'a accompagné avec bienveillance durant tout ce temps. Cette discussion vient clore cette relation, chacune emportant une part de l'autre.

* *
*

La relation thérapeutique instaurée entre ergothérapeutes et patients vient soutenir le soin médiatisé que nous proposons au malade. Le caractère délicat de l'entrée en relation avec un patient psychotique requiert bien souvent toute notre attention. Il nous semble désormais important de ne pas écarter pour autant cette réalité de séparation à laquelle nous ne pourrons échapper, thérapeutes comme patients.

Quand et comment se saisir de la séparation pour qu'elle devienne un moment thérapeutique prenant sens pour le patient, le thérapeute et la relation qui nous lie ? Comment l'inscrire dans le cheminement de soin du patient, en lien sensé et cohérent avec son histoire et sa problématique ?

Des pistes de réflexions se dessinent pour faire de cette séparation une expérience sécure : favoriser l'attachement, au travers d'un lien spécifique et adapté, dans un cadre sécurisant ; être vigilant quant aux attaches et aux réactions du patient face aux situations de séparations ; tenir compte de ses expériences de séparations antérieures. ; s'interroger sur la façon dont nous, thérapeutes, nous attachons et réagissons ; être attentif aux jeux d'identification…

Ce travail de réflexion a permis de mettre en lumière des expériences de séparation et leurs enjeux. Autant de pistes qui s'enrichiront au gré des questionnements qu'elles ne manqueront pas d'entraîner, tout au long de nos pratiques singulières, pour tenter de faire de cette étape un moment clé dans l'histoire qui nous lie… et nous délie.

RÉSUMÉ

Tout ergothérapeute éprouve avec ses patients un jour ou l'autre des situations de séparation qui semblent nous échapper. Comment les aborder pour ne plus les subir ? Pour tenter de répondre à ce questionnement, nous nous sommes intéressées aux théories de l'attachement, de l'individuation et de l'aire transitionnelle. A la lumière de ces concepts théoriques étayés de plusieurs anecdotes cliniques, nous discuterons de notre accompagnement dans ces situations de séparation avec des patients schizophrènes, pour tenter de s'en saisir comme d'un moment thérapeutique.

RÉFÉRENCES

[1] VAUR Ph. - La terminaison de la relation soignant-malade et l'anxiété à la séparation, Journal d'Ergothérapie, MASSON, Paris, 1999, 21, pp. 166-168. — [2] BOWLBY J. 1978. Attachement et perte, *PUF, Le Fil Rouge, Paris.* — FREUD S. 1981. Essais de psychanalyse, *Petite bibliothèque Payot, Paris pp. 187-195.* — FREUD S. 1968. Métapsychologie : Deuil et mélancolie, *Folio Essais, Paris pp. 145-172.* — [5] SEARLES H. 1965. L'effort pour rendre l'autre fou, *Folio Essais, Paris.* — [6] WINNICOTT D.W. 1971. Jeu et Réalité, *Folio Essais, Paris, pp. 26-64.* — AVIS M. et WALLBRIDGE D. 2005. Winnicott, Introduction à son œuvre, *PUF, France, 2e édition.*

RÉFÉRENCES MULTIMÉDIA

[3] Documentation sur les travaux d'AINSWORTH (stades d'attachement) : http://www.psynem.necker.fr /PedopsychiatriePsychanalyse/Dossiers/Attachement/BowlbyAinsworthMain/index.htm

[4] Documentation sur les travaux de MAHLER (développement de l'enfant) : http://psychiatriinfirmiere.free.fr/infirmiere/formation/psychiatrie/enfant/therapie/margaret-mahler.htm

Documentation sur les travaux de FREUD (La négation, 1925) : http://www.megapsy.com

ELADEB : ÉCHELLES LAUSANNOISES D'AUTO-ÉVALUATION DES DIFFICULTÉS ET DES BESOINS

C. REYMOND*, V. POMINI**

Les patients souffrant de troubles psychiques chroniques présentent des difficultés pouvant compromettre l'ensemble de leur fonctionnement psychosocial. Des interventions multimodales et intégrées sont souvent nécessaires pour répondre à leurs multiples besoins et stimuler ou relancer le processus de rétablissement.

L'évaluation des difficultés et des besoins est une activité essentielle en réhabilitation. Elle trouve sa place aussi bien lors d'investigations approfondies destinées à fixer les objectifs et les stratégies d'intervention, qu'à l'occasion de bilans réguliers plus brefs. En tous les cas, la démarche doit s'avérer motivante pour les patients. La réhabilitation psychosociale ne peut être imposée mais doit s'inscrire dans un processus de décision partagé.

A cette fin, il est indispensable de pouvoir disposer d'outils d'auto-évaluation des difficultés et des besoins utiles sur le plan clinique, simples à l'usage, accessibles à tous et psychométriquement valides. ELADEB a été développé afin de permettre une telle mesure subjective des difficultés et des besoins.

La méthode d'évaluation s'appuie sur une tâche de tri de cartes (Q-Sort). Dix-huit cartes constituent les items de l'échelle (fig. 1). Elles illustrent les principaux domaines de vie (finances, travail, santé psychique, relations sentimentales, etc.).

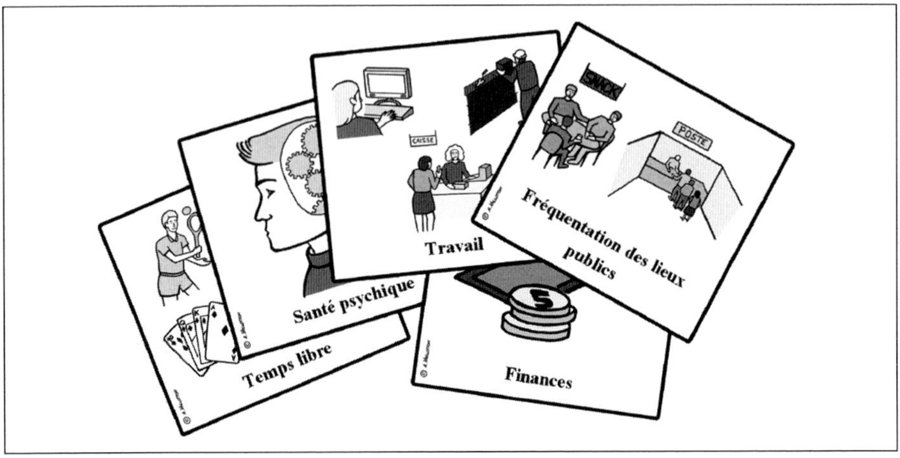

Fig. 1 : Quelques-unes des 18 cartes de l'échelle

* Psychologue,
** PhD, MER, Psychologue adjoint, Département de psychiatrie, Service de psychiatrie communautaire, CHUV - Unité de réhabilitation, Site de Cery, 1008 Prilly, Suisse.

Les patients sélectionnent parmi ces 18 cartes celles qui représentent les domaines où ils estiment avoir des difficultés. Dans un second temps, ils hiérarchisent leur choix en répartissant les cartes retenues en fonction de l'importance des problèmes rencontrés. La même opération est répétée pour l'évaluation du besoin d'aide. A l'issue de chaque tri une discussion est ouverte pour permettre d'éclaircir et de préciser les difficultés et les besoins exprimés.

Une première étude de validation a porté sur 94 patients psychiatriques évalués deux fois à une semaine d'intervalle. Les résultats indiquent une bonne validité apparente ainsi qu'une bonne validité de construit avec les autres mesures de la qualité de vie et du fonctionnement social retenus (WHOQOL-BREF, QFS). Conformément à nos attentes, une corrélation importante avec la dépression (BDI-II & MADRS) a également été observée. La fidélité test-retest à une semaine s'avère satisfaisante. Les échelles ELADEB ont franchi avec succès le premier cap de la validation.

* *
*

L'outil permet de dresser rapidement un profil psychosocial des difficultés et des besoins. Il s'avère particulièrement intéressant auprès des populations de personnes présentant des difficultés cognitives, en particulier sur le plan verbal, avec lesquelles l'usage des échelles classiques d'évaluation basées sur des questionnaires ou des entretiens structurés se révèle souvent d'un intérêt et d'une fiabilité mitigés.

RÉSUMÉ

L'échelle lausannoise d'auto-évaluation des difficultés et des besoins (ELADEB) est une nouvelle échelle de mesure subjective des difficultés et du besoin d'aide. Sur la base d'une activité de tri de 18 cartes effectuée par la personne évaluée, il est rapidement possible de dresser son profil de difficultés psychosociales, et de mettre en évidence les domaines dans lesquels elle estime avoir besoin d'une aide supplémentaire par rapport à celle qui existe peut-être déjà.

Références

APA. 2003 DSM-IV-TR. Manuel diagnostique et statistique des troubles mentaux. *Paris : Masson.* — BARTRAM D. 1994 Fidélité et validité. In J.R. Beech & L. Harding (Eds.), Tests, mode d'emploi : Guide de psychométrie (pp. 65-100). *Paris : Editions du Centre de Psychologie Appliquée.* — BECK A.T. 1991 Cognitive therapy: a 30-year retrospective. *American Psychologist, 46, 368-375.* — BECK A.T. 1996 Manuel du BDI-II. *Paris : Editions du centre de psychologie appliquée.* — BREWIN C.R., WING J.K., MANGE S.P., BRUGHA T.S., & MACCARTHY B. 1987 Principles and practice of measuring needs in the long-term mentally ill: the MRC Needs For Care Assessment. *Psychological Medicine, 17, 971-981.* — BROWNER W.S., BLACK D., NEWMAN T.B. & HULLEY S.B. 1988. Estimating sample size and power. In S.B. Hulley & S.R. Cummings (Eds.), Designing clinical research: an epidemiological approach (pp. 139-150). *Baltimore : Williams & Wilkins.* — GOLDBERG J.F., & HAROW M. 2005. Subjective life satisfaction and objective functional outcome in bipolar and unipolar mood disorders: a longitudinal analysis. *Journal of Affective Disorders, 89, 79-89.* — GRASSET F., H. VEILLON & MEYLAN C. 1996. L'unité de réhabilitation: un dispositif institutionnel au service d'une psychiatrie intégrative d'orientation sociale. *Revue médicale de la suisse romande, 116, 679-685.* — HANSSON L., BJÖRKMAN T. & SVENSSON B. 1995 The assessment of needs in in psychiatric patients. Interrater-reliability of the Swedish version of the Camberwell Assessment of Needs instrument and results from a cross-sectional study. *Acta Psychiatrica Scandinavia, 92, 285-293.* — KATSCHNIG H., FREEMAN H. & SARTORIUS N. 1997 Quality of life in mental disorders. *Chichester: Wiley.*

KORKEILA J., HEIKKILÄ J., HANSSON L., SORGAARD K., VAHLBERG T. & KARLSSON H. 2005. Structure of needs among persons with schizophrenia. *Social Psychiatry and Psychiatric Epidemiology, 40, 233-239.* — LESAGE T. & LECLERC C. 2004. Manuel de réadaptation psychiatrique. *Montréal : Presse Universitaires du Québec.* — MONTGOMERY S.A. & ASBERG M. 1979. A new depression scale designed to be sensitive to change. *British Journal of Psychiatr, 134, 382-389.* — PHELAN M., SLADE M., THORNICROFT G., DUNN G., HOLLOWAY F., WYKES T., STRATHDEE G., LOFTUS L., MCCRONE P. & HAYWARD P. 1995. The Camberwell Assessment of Need: The Validity and Reliability of an Instrument to Assess the Needs of People with severe Mental Illness. *British Journal of Psychiatry, 167, 589-595.* — SARACENO B. 1995. Préface. In Vidon, G (Eds). La réhabilitation psychosociale en psychiatrie (pp. 17-26). *Paris : Editions Frison-Roche.* — VIDON G. 1995. La réhabilitation psychosociale en psychiatrie. *Paris : Editions Frison-Roche.* — WHOQOL GROUP 1998. Development of the World Health Organization WHOQOLBREF Quality of Life assessment. *Psychological Medicine, 28, 551-558.* — ZANELLO A., WEBER-ROUGET B., GEX-FABRY M., MAERCKER A. & GUIMON J. 2006. Validation du Questionnaire de fonctionnement social (QFS), un auto-questionnaire mesurant la fréquence et la satisfaction des comportements sociaux d'une population adulte psychiatrique. *L'Encéphale, 32, 45-59.*

ECHELLE D'ÉVALUATION MULTIFOCALE DE L'ACTIVITÉ (EMAE)

A.C. PFISTER EL MALIKI*

L'échelle d'évaluation multifocale de l'activité (EMAE) est un instrument qui permet d'évaluer les compétences globales du client à travers 45 items regroupés spécifiquement.

Cet outil sert à documenter le comportement du client de manière quantitative et qualitative à travers un bilan de synthèse rédigé par l'ergothérapeute. Le bilan permet d'objectiver les difficultés du client, de même que ses ressources. Ainsi, l'élaboration des objectifs de traitement est plus facilement réalisable.

L'évaluation aboutit à des scores qui expriment le degré d'habilité et d'autonomie atteint par le client dans chacun des 9 domaines évalués ci-dessous :

1) le respect du cadre,
2) l'orientation spatio-temporelle,
3) les capacités cognitives de base (attention, mémoire, etc.),
4) les capacités cognitives complexes (liées au raisonnement),
5) la capacité à élaborer et à effectuer des choix,
6) la motricité,
7) la motivation, l'indépendance et les attitudes face aux difficultés et frustrations,
8) la conscience de soi et l'expression de la vie mentale,
9) le rapport à autrui et l'intégration sociale.

Cet outil a été créé en 1998 par deux ergothérapeutes et le concours de deux psychologues, travaillant dans une Unité de Réhabilitation œuvrant dans le champ de la psychiatrie sociale et communautaire avec le modèle d'intervention bio-psycho-social.

Cet outil s'inscrit actuellement dans une investigation globale et pluridisciplinaire où interviennent les professionnels suivants selon leur domaine de compétences : médecins, psychologues, infirmiers, musicothérapeutes, assistants sociaux et ergothérapeutes.

L'objectif visé est un bilan des plus complet sous forme d'intervision et de conseil pour une orientation concernant le futur du client dans les domaines de la vie personnelle (lieu de vie, traitement, thérapie), professionnelle (travail, formation, bénévolat) et des loisirs.

---

* Ergothérapeute, Unité de Réhabilitation du service de Psychiatrie Communautaire du Département de Psychiatrie du CHUV - Site de Cery, 1008 Prilly

Le public concerné par cet outil est principalement les ergothérapeutes travaillant dans le champ de la santé mentale avec une population d'adultes, mais il peut être utilisé aussi dans les soins à domicile.

* *
*

Les ergothérapeutes, de plus en plus souvent, sont amenés à motiver leur traitement auprès des payeurs. Il est essentiel de professionnaliser la démarche thérapeutique et cet outil, d'une certaine manière, peut être un facilitateur de la réflexion ergothérapique.

RÉSUMÉ

Présentation et découverte d'un outil d'évaluation des compétences d'individu dans l'activité en ergothérapie. Outil d'évaluation standardisé avec cotation quantitative et description qualitative dans une synthèse à vision ergothérapeutique qui comprend les sphères du cadre, de l'activité et de la relation. Description du protocole de passation, ainsi que le contexte dans lequel cet outil est utilisé.

HANDICAP PSYCHIQUE ET ÉVALUATION DES CAPACITÉS DE TRAVAIL

F. BALDRAN*, M. MORAIN*, M.E. PARMENTIER*

"Vouloir travailler, c'est vouloir faire comme les autres et être comme les autres" explique C. Bonnet, psychiatre, responsable de l'ASM13 (Association de Santé Mentale dans le XIIIe arrondissement) [2]. Toutefois, la réinsertion professionnelle des personnes atteintes de handicap psychique se heurte à une multitude d'obstacles, qu'ils soient inhérents à la maladie (troubles cognitifs, difficultés relationnelles, effets secondaires des traitements médicamenteux) ou bien qu'ils relèvent de l'environnement (manque de structures adaptées, manque de moyens...).

Afin d'offrir les meilleures chances de réinsertion professionnelle à ces personnes, il existe des structures intermédiaires qui préparent les patients, qui n'ont pas eu d'activité professionnelle depuis un long moment, à l'admission au sein des ESAT (Etablissement et Service d'Aide par le Travail), ou à l'embauche en milieu protégé voire en milieu ordinaire dans le meilleur des cas. Nous travaillons actuellement au sein d'une telle structure à l'atelier thérapeutique de Colombes (92) qui dépend de l'association de l'Elan Retrouvé. Notre structure accueille actuellement 40 patients souffrants de troubles psychiques de type psychotique plus ou moins invalidants (majoritairement de schizophrénie). Une grille d'évaluation est utilisée afin d'observer les progrès des patients, de les accompagner dans leur processus de réadaptation et d'ajuster notre prise en charge en tant qu'ergothérapeute.

LES SOINS DE RÉADAPTATION DANS LE CADRE DU HANDICAP PSYCHIQUE

L'atelier thérapeutique de l'Elan Retrouvé est un hôpital de jour. Cette notion de soin est importante et nous différencie des lieux de travail adapté. Cette structure, véritable passerelle entre le monde hospitalier et le monde professionnel, a une visée de réadaptation. La conférence de consensus "Stratégie thérapeutique à long terme dans les psychoses schizophréniques" de 1994 établit que : *"La réadaptation peut être définie comme l'ensemble des soins spécifiques s'adressant à des malades pour lesquels, après une période de soins curatifs adéquats, une insertion ou une réinsertion sociale et professionnelle suffisante apparaît comme problématique, mais pour lesquels on peut espérer une évolution positive à moyen terme afin qu'ils participent de façon libre, spontanée et responsable, à toute forme de vie sociale"* [3].

La réadaptation psychiatrique est aussi essentielle que la chimiothérapie pour les personnes ayant des troubles mentaux graves. Le soin s'adresse à leur réalité psychique tandis que la réadaptation concerne leur adéquation plus ou moins grande aux objectifs de la réalité externe. La réadaptation tend à améliorer à long terme les capacités nécessaires pour s'adapter, apprendre, travailler, se socialiser et

* Ergothérapeutes, Elan retrouvé – 240, rue Gabriel Péri - 92700 Colombes
colombes-elan@elan-retrouve.asso.fr

vivre de la façon la plus "normale" possible. Comme l'écrit J.M. Havet *"le travail est indissociable de la condition de l'homme sain comme celle du malade mental... de nos jours la reprise d'une activité professionnelle reste souvent considérée comme témoin d'une évolution positive..."* [4]. La réadaptation doit restaurer ou créer une qualité de vie acceptable pour la personne ; elle nécessite une approche individuelle et personnalisée. Les patients sont pris en charge dans leur globalité, en lien avec les différents facteurs ou intervenants extérieurs (situation familiale et économique, suivi psychiatrique...). Bien qu'ils bénéficient d'un soutien de la part de l'équipe, ils sont encouragés à se responsabiliser, à s'autonomiser et à être acteur de leur soin. La prise en charge institutionnelle joue alors un rôle indispensable.

La notion de handicap psychique n'apparaît dans aucun texte officiel : la loi de 1975 utilisait les notions de déficience sans notion de handicap. La loi du 11 février 2005 [9] ne cite pas clairement la notion de handicap psychique car *"constitue un handicap au sens de la présente loi, toute limitation d'activité ou restriction de la participation à la vie en société subie dans son environnement par une personne en raison d'une altération substantielle, durable ou définitive d'une ou plusieurs fonctions physiques, sensorielles, mentales, cognitives ou psychiques, d'un polyhandicap ou d'un trouble de santé invalidant".* D'après cette loi, il conviendrait donc mieux d'utiliser la formulation de handicap d'origine psychique. Cependant, l'évolution des notions de handicap dans le domaine de la santé, depuis les années 70, conduit de nombreux intervenants du monde de la psychiatrie à utiliser ce terme de handicap psychique.

On peut parler de handicap car il existe une répercussion de la pathologie psychiatrique sur le fonctionnement global au quotidien ou dans l'insertion professionnelle de la personne. L'EGF (Echelle Globale de Fonctionnement) permet de mesurer le retentissement des symptômes sur la vie socio-professionnelle du patient, c'est la raison pour laquelle nous l'utilisons dans le dossier patient.

LA PRISE EN CHARGE DES TROUBLES DES FONCTIONS COGNITIVES

Une des conditions principales d'admission à l'atelier thérapeutique est la stabilité de la pathologie psychiatrique. Malgré un traitement adapté et un suivi psychiatrique régulier, des symptômes peuvent persister et des troubles de cognition venir perturber la reprise professionnelle. Ces troubles cognitifs ont fait l'objet d'études utilisant des évaluations exhaustives qui ont permis d'identifier un profil cognitif assez spécifique de la schizophrénie. En effet, à partir d'une méta-analyse portant sur 204 études, Heinrich et Zakzanis [1] (1998) ont montré que le déficit cognitif dans la schizophrénie était caractérisé par des altérations importantes au niveau de l'attention, de la mémoire et des fonctions exécutives.

Les fonctions exécutives sont nécessaires à la planification d'une action, à l'auto-régulation lors de la réalisation et à la gestion des conséquences via un autocontrôle. Elles incluent la capacité à initier, planifier et hiérarchiser les réponses, la capacité d'abstraction, de résolution de problème et la flexibilité cognitive qui est nécessaire à l'adaptation aux changements de situation. Les déficits sont variables d'un patient à l'autre et aucun profil ne peut être attribué à une région cérébrale particulière. Les déficits cognitifs mis en avant chez les personnes schizophrènes ont des répercussions certaines sur la vie quotidienne que ce soit lors des activités journalières, au sein du milieu professionnel mais également au niveau des interactions sociales. Les troubles cognitifs et plus particulièrement la désorganisation représentent un versant de la pathologie psychiatrique au même titre que les symptômes positifs ou négatifs, d'autant plus qu'ils peuvent être une composante du syndrome déficitaire de part leurs conséquences sur la difficulté à produire un comportement finalisé et motivé.

Ces troubles des fonctions supérieures ont tendance à persister après la stabilisation de la maladie. Il est donc primordial de les prendre en considération lors de la période de réhabilitation car ils sont de réels facteurs limitants. Lors des mises en situation de travail à l'atelier, les troubles cognitifs sont d'autant plus mis en évidence. C'est une des raisons pour laquelle, l'évaluation utilisée en ergothérapie s'intéresse particulièrement aux répercussions de ces difficultés, majorées à la suite de plusieurs mois, voire d'années d'inactivité.

LES ACTIVITÉS DE L'ELAN RETROUVÉ

Les conditions de travail en atelier tendent à être le plus proches possibles de celles du monde professionnel. Différentes activités sont proposées aux patients, elles ont chacune des objectifs thérapeutiques spécifiques et permettent de travailler de façon différente l'insertion professionnelle. Par exemple, se préparer aux exigences professionnelles qui attendent les patients en ESAT ou en milieu ordinaire et/ou de découvrir le travail qu'ils vont exercer plus tard. Les activités sont encadrées en co-thérapie par les ergothérapeutes, garants du soin et des progrès individuels, et les moniteurs d'atelier pour l'aspect technique et professionnel. L'adaptation des patients au sein de ces activités fait régulièrement l'objet d'évaluation que nous développerons plus loin.

L'équipe encadrante est constituée de personnels soignants (2 médecins psychiatres, 1 infirmier, 3 ergothérapeutes et 1 assistante sociale) et techniques (1 coordonnateur des ateliers, 4 moniteurs d'atelier dont 2 qui encadrent l'activité façonnage, 1 artisan relieur pour l'activité reliure, 1 monitrice formée à l'informatique pour l'atelier bureautique). Mais également 1 encadrante pour l'activité service en salle ainsi qu'1 cuisinière détachée de la Sodexo pour l'activité cuisine.

L'atelier thérapeutique comprend deux ateliers principaux de mise en situation de travail : un atelier de façonnage/conditionnement et un atelier de restauration. Ces ateliers sont proposés à plein-temps (28 heures de travail effectif pour 35 heures de présence par semaine).

FAÇONNAGE

Le travail de façonnage est un travail de sous-traitance des imprimeries du département, il comprend tout ce qui intervient après l'impression de papier : formation de pochettes publicitaires, assemblage de carnets ou de brochures. Cette activité, plutôt répétitive, permet d'améliorer les capacités d'attention, le soin apporté à son travail, le contrôle de la qualité et la mise en place d'automatisme grâce à l'organisation systématique de son plan de travail. Il est facile de varier les activités en fonction des capacités de travail du patient (ordre croissant de difficultés), de sa lassitude et de son endurance. Le façonnage améliore la polyvalence car il regroupe des tâches simples (insertion d'un document dans une brochure), des tâches fines et minutieuses (pliage suivant un modèle précis), ou des tâches complexes (conception de travaux nécessitant une série d'étapes, suivant une numérotation précise...). Il prépare également au travail sur machine (bruit, mesures de sécurité, station debout...) et aborde les appréhensions liées à ce type d'activité. Dans les ESAT comme la blanchisserie ou les espaces verts, les travailleurs utilisent quotidiennement des machines.

RESTAURATION

Cette activité est décomposée en deux parties : l'activité cuisine et l'activité service. En cuisine, les patients préparent une cinquantaine de repas qui seront servis aux patients ainsi qu'au personnel de l'Atelier. En service, ils s'occupent de la distribution des repas, de la plonge et de l'entretien de la salle. Ces deux activités nécessitent et entretiennent l'autonomie, l'organisation et la planification des tâches, l'intégration dans un travail d'équipe et le respect d'autrui. Les notions d'hygiène sont particulièrement mises en avant et il est indispensable, avant de commencer cette activité d'avoir déjà un bon respect des consignes et de l'encadrement. C'est un travail plus physique puisque les patients travaillent debout toute la journée et les temps de pauses sont réduits et décalés dans le temps. C'est une mise en situation utile pour préparer les patients à des activités nécessitant de la résistance et de l'endurance comme les activités de restauration ou de rénovation d'appartement par exemple.

D'autres activités viennent compléter l'action des ateliers principaux de mises en situation. Elles sont facultatives, choisies par les patients et s'inscrivent dans le projet de l'équipe. Elles ont lieu quelques heures par semaine en groupe restreint (2 à 5 personnes) et pendant une durée limitée (sessions de 6 mois pour la bureautique par exemple).

BUREAUTIQUE

Les groupes d'initiation ont lieu une fois par semaine durant une heure. Les patients y découvrent l'outil informatique et se familiarisent avec les fonctions les plus courantes (saisie de texte, enregistrement d'un document, insertion d'une image...). Les groupes de perfectionnement abordent des notions informatiques plus complexes (Excel, tableau dans Word, Photoshop...) ; ils ont lieu deux fois par semaine pendant une heure et demie. Lors de cette activité, la concentration est particulièrement sollicitée et soutenue dans le temps. De plus, la mémorisation progressive des procédures et les prises d'initiatives adaptées sont développées. Grâce aux connaissances qu'ont pu acquérir les patients, les candidatures d'embauche, la conception de CV peuvent être préparées, ce qui est concret et valorisant.

RELIURE

Lors de cette activité, les patients sont accompagnés pour rénover et relier des livres suivant une méthode artisanale. C'est une activité à long terme qui nécessite un travail sur plusieurs séances, demande de la patience et de l'investissement. La reliure est une suite de tâches simples et précises qui nécessite organisation et minutie. Les patients participent à toutes les étapes de restauration d'un livre et peuvent apporter une touche personnelle : choix du papier marbré, choix du type de couverture... Le résultat est souvent très valorisant.

ESPACE VERT/JARDINAGE

Cette activité a lieu une fois par semaine pendant une heure et demie, de mars à octobre. Il s'agit d'un travail physique en milieu extérieur qui prépare à un travail debout et qui permet aux patients d'améliorer leur endurance. Les notions de manutention sont abordées : positionnement du corps dans l'espace, préservation du dos et utilisation adéquate des outils. Une recherche de documentation sur la plantation, la taille des arbustes, les insectes rencontrés en extérieur a été mise en place pour permettre d'entretenir la curiosité et l'implication des patients.

BIBLIOTHÈQUE

Les patients gèrent la bibliothèque et l'ouvrent à toutes les personnes de l'atelier. Ils travaillent leur organisation dans les tâches imparties : fabrication de fiches, gestion des livres sur informatique, rangement dans la bibliothèque, accueil des “emprunteurs”. Le travail d'équipe est important. Cette activité encourage la lecture ainsi que les notions temporo-spatiale (rangement par ordre alphabétique) et thématique (gestion des dates d'emprunts et de retours des livres).

JOURNAL

Un journal est édité tous les deux mois. Deux étapes se succèdent : une étape d'écriture et une étape de conception sur ordinateur. C'est une activité transversale en lien avec l'activité bureautique puisque la maquette, réalisée sur informatique est validée par les “auteurs”. Cette activité permet de travailler l'écriture. Ils ont libre expression pour partager leurs idées allant des expériences de travail antérieures ou actuelles (comme un stage en ESAT), de leurs passions ou la critique d'un livre ou d'un film. Les notions de planification et d'organisation sont présentes et nécessaires au bon déroulement de l'activité.

L'ACCOMPAGNEMENT DES PATIENTS PAR LES ERGOTHÉRAPEUTES DANS LES ATELIERS DE MISE EN SITUATION DE TRAVAIL

Les ergothérapeutes contribuent, avec les moniteurs d'atelier, à la mise en place, à l'organisation et à la gestion du travail proposé au patient. L'action des ergothérapeutes est basée sur un principe d'adaptation/réadaptation développé par Paul Sivadon [7]. Il s'agit de permettre aux patients de s'adapter à un environnement de travail : dans un premier temps ils doivent respecter les consignes et dans un second temps ils sont sollicités à développer leur autonomie. Nous les accompagnons dans leur appropriation des consignes et des techniques de travail en les encourageant à développer leurs prises d'initiative et trouver leurs propres méthodes de travail.

Une autre part de notre action est de les accompagner, en lien avec l'assistante sociale, dans une étape d'insertion de travail et de candidatures auprès des ESAT qu'ils ont choisis quand ils se sentent prêts à vivre une vie professionnelle.

L'action de l'ergothérapeute varie en fonction du projet du patient, de ses progrès et aussi en fonction de ses capacités et de ses difficultés. Nous sommes souvent amenés à trouver des solutions pour adapter le travail en fonction de nos objectifs : ajustement des consignes, mise en place d'étapes intermédiaires, répartition du travail en équipe...

Intermédiaire entre une structure de soin et le milieu professionnel, nous sommes également les garants de la continuité du cadre thérapeutique. Notre rôle par rapport aux moniteurs d'atelier est de prendre en compte le retentissement des symptômes de la maladie sur l'implication dans le travail du patient.

L'ergothérapeute constate les difficultés et les capacités du patient grâce à son Evaluation des Capacités de Travail, ses observations au sein de l'atelier et sa relation thérapeutique. Cela lui permet de déterminer la pertinence d'une activité plutôt qu'une autre en fonction des objectifs thérapeutiques de l'équipe et des projets professionnels du patient. Ainsi l'équipe peut lui proposer une activité adéquate. Par exemple, un patient très ponctuel et respectueux des horaires de travail sans problème notable d'hygiène, mais qui s'endort sur un travail trop répétitif se verra proposer d'intégrer l'activité restauration. Il aura le choix d'accepter ou de refuser.

L'Evaluation des Capacités de Travail : l'évaluation a été mise en place par le Docteur SERRA, psychiatre chef d'établissement et les ergothérapeutes en 2001 pour compléter leur pratique et objectiver leurs observations, mais aussi pour affiner les objectifs d'insertion professionnelle. En effet, elle a été réajustée grâce à une grille utilisée en ESAT pour évaluer les progrès des travailleurs admis dans ces structures médico-sociales.

Les objectifs et la passation : l'évaluation des Capacités de Travail que nous avons mise en place à l'atelier thérapeutique de l'Elan Retrouvé est un outil qui permet d'apprécier les difficultés et les aptitudes d'un patient afin de l'aider à cerner ce qui doit être amélioré et/ou maintenu tant au niveau des capacités de travail, qu'au niveau comportemental et relationnel. Elle mesure l'impact de la maladie et des symptômes sur l'insertion professionnelle et permet de visualiser l'évolution de leurs capacités. Ainsi elle participe à la mise en place d'un projet professionnel adapté au patient et nous aide à déterminer les objectifs thérapeutiques. Les buts de cette évaluation sont : d'avoir une image des capacités de travail à un instant T, de suivre l'évolution du patient dans ses acquisitions et sa stabilité et de le confronter à la réalité de son projet.

Ce bilan n'est pas validé et n'a pas de fonction prédictive. En effet, les résultats de cette évaluation ne permettent en aucun cas de déterminer le devenir du patient. L'insertion professionnelle d'un patient est liée à de nombreux facteurs qui n'apparaissent pas toujours dans l'évaluation. L'adaptation d'un patient au travail ne prédit pas sa motivation à élaborer un projet professionnel ni le retentissement de la maladie sur son insertion. Cette évaluation est passée une première fois dans le mois qui suit l'admission, puis elle est renouvelée tous les 6 mois. Cette grille d'évaluation est divisée en deux grandes catégories :

- *Les capacités de travail :* avec les fonctions cognitives (compréhension des consignes, la mémorisation, la prise d'initiative, l'organisation...) et les compétences générales au travail (la qualité d'exécution, les notions de sécurité...).
- *Le comportement :* l'intégration à l'atelier, le respect, la politesse, le respect du cadre (horaires, pause)... (fig. 1).

Dans un premier temps la grille d'évaluation est remplie par l'ergothérapeute et le moniteur de l'atelier où le patient va passer la majorité de sa mise en situation de travail. Chaque item est discuté et ponctué d'exemples concrets. Les capacités du patient sont alors évaluées entre *faible, moyen, bien* ou *très bien* (cotation intermédiaire possible).

Dans un second temps, la vision conjuguée de l'ergothérapeute et du moniteur d'atelier va être confrontée à la vision personnelle que le patient peut avoir de ses aptitudes sous la forme d'une auto-évaluation. Le cadre de la passation est clairement défini : le patient est reçu dans le bureau des ergothérapeutes avec pour seul interlocuteur son ergothérapeute référent qui va lui présenter une grille

1 Mois ☐ Bilan ☐ Sortie ☐
Concerne :
Date :

Professionnel(le) de l'activité :
Ergothérapeute référent :
Activité évaluée :

Travail	Très bien	Bien	Moyen	Faible	Observations
Compréhension des consignes					
Exécution des consignes (respect procédure)					
Mémorisation des consignes					
Qualité de l'exécution					
Rythme de travail					
Polyvalence					
Concentration					
Endurance					
Notion de sécurité					
Propreté, ordre					
Initiatives, anticipations adaptées					
Intégration à l'atelier					
Respect du matériel					
Relation avec l'encadrement à l'atelier					
Autonomie					
Notions de manutention					

Comportement social	Très bien	Bien	Moyen	Faible	Observations
Respect des horaires, ponctualité					
Motivation pour le projet professionnel					
Respect du cadre professionnel (pause, propos…)					
Politesse et respect d'autrui					
Relation avec l'encadrement hors atelier					
Capacité à travailler en équipe					
Maîtrise de soi					
Relations avec les collègues					
Hygiène corporelle					
Tenue vestimentaire					
Participation aux autres activités proposées à l'atelier					
Autonomie dans les transports					

Observations complémentaires :

Fig. 1 : Fiche d'évaluation

d'évaluation vierge où il lui sera demandé de s'évaluer sur chacun des items présentés. Elle a lieu à un moment calme et sera effectuée d'une seule traite dont la durée varie de 40 mn à 1 heure.

Ensuite nous comparons ses résultats aux nôtres, chaque item est repris et fait l'objet d'une discussion sur le ressenti du patient. Quand les écarts sont trop importants, avec une sur-estimation ou une sous-estimation, nous essayons de comprendre la raison de ce sentiment en parlant d'exemples concrets de situations auxquelles le patient a pu être confronté. La prise de conscience du patient de ses réelles capacités permet d'ajuster au mieux son projet professionnel et un meilleur accompagnement de la part de l'équipe.

Cette évaluation est un support à la relation et permet de préciser notre rôle au côté du patient. C'est un moment privilégié d'échange où le patient va pouvoir exprimer ses craintes, ses espoirs, ses envies, ses impressions et également ce qui peut lui poser difficultés tant au niveau de l'environnement de l'atelier qu'au niveau de la relation avec les autres patients et l'encadrement technique ou soignant. Ainsi chacun des éléments qu'il aura pu nous donner sera un indice pour réajuster nos objectifs ergothérapiques pour l'accompagner dans ses difficultés et le soutenir dans ses efforts.

Le dernier temps que comporte notre évaluation est celui où elle est reprise en entretien médical avec le psychiatre et les autres référents pour fixer les objectifs de travail en ergothérapie et redéfinir les projets du patient afin de les adapter à ses réelles capacités.

Les limites : cette évaluation rencontre certaines limites liées à différents paramètres. Tout d'abord elle ne rend compte que d'une vision des patients à un instant donné, limité dans le temps. Ainsi, une évaluation réalisée au début de l'admission est souvent plus optimiste (car les critères de qualité ou d'attention attendus pendant le premier mois ne sont pas ceux demandés par la suite, quand les patients ont pris leurs repères et leurs habitudes dans l'atelier) et n'est pas représentative des réelles capacités de travail. De plus, elle est réalisée tous les six mois ce qui ne permet pas toujours d'appréhender les étapes intermédiaires (perte ou progression des capacités). Enfin, elle n'est pas toujours objective du fait de l'interprétation personnelle des items par les différents cotateurs et de l'importance des informations que regroupent ceux-ci.

L'évolution de l'évaluation : depuis 2006 au vu de la certification, nous avons réalisé une Evaluation des Pratiques Professionnelles sur la “prise en charge à visée de réadaptation professionnelle des patients schizophrènes”. De ce fait, la grille d'évaluation a été repensée et complétée par un diagramme, inspiré par ce qui se fait à l'Unité de Réadaptation Socio-Professionnelle du Vinatier [8]. Le diagramme reprend chaque item de l'évaluation et les regroupe en 8 grandes caractéristiques (motivation pour le projet professionnel, adaptation au travail, adaptation à l'environnement du travail, investissement dans la vie de l'atelier, relation avec l'encadrement, relation avec autrui, stabilité adaptée, hygiène adaptée et notion de sécurité). Il s'y détache toujours l'aspect social de l'aspect travail (4 grandes caractéristiques pour chacun des aspects). Les cotations d'item ont été retranscrites en chiffre, allant de 0 à 6. La valeur affichée sur le diagramme est égale à la moyenne des items appartenant à chaque grande caractéristique (fig. 2).

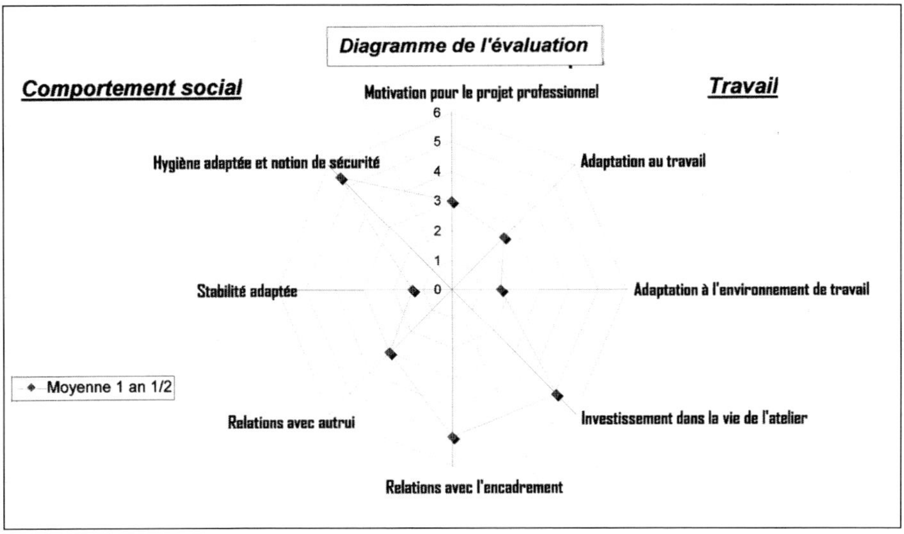

Fig. 2 : Diagramme de l'évaluation

Cette représentation graphique est souvent plus parlante. Elle permet de pointer plus précisément les faiblesses ou points forts de la personne et de visualiser son fonctionnement global (plutôt régulier ou au contraire très déséquilibré). Ce diagramme sert également à objectiver, par un rendu visuel, une prise en charge subjective puisque basée sur la relation. Cette trame commune à tous les patients et à tous les thérapeutes de l'institution permet une analyse de la situation la plus objective possible et permet également de donner une image la plus significative et synthétique d'un patient à des personnes extérieures à la prise en charge directe (équipe traitante du CMP par exemple). De plus, la gestion informatique de ces données permet, rapidement et facilement, une comparaison dynamique des différentes évaluations dans le temps. La superposition des graphiques renseigne sur l'évolution de la personne au sein de l'atelier.

Pour certains patients, il peut être également pertinent de représenter leur auto-évaluation pour se rendre compte de l'amplitude du décalage qui existe entre leur estimation de soi et leurs réelles capacités de travail.

Une des limites auxquelles nous sommes parfois confrontés dans la réalisation de ce diagramme est la disparité du nombre d'items par caractéristique. A certains groupes sont associés 4 items alors que d'autres n'en ont qu'un. Par exemple pour la caractéristique "motivation" qui n'a qu'un item, on pourrait l'améliorer en créant de nouveaux items comme : adaptation du projet professionnel, implication dans les démarches.

D'autre part, certaines caractéristiques regroupent des items qui peuvent s'annuler par une mauvaise association entre eux. Par exemple, dans la caractéristique "hygiène adaptée et notions de sécurité", un problème d'incurie important peut être masqué sur le diagramme par de bonnes notions de manutention. Nous pensons à développer certains items et à les regrouper différemment pour les rendre visibles et significatifs sur le diagramme.

Pour l'évaluation, nous parlions précédemment d'une interprétation différente des items suivant le cotateur. Nous essayons de trouver un nouveau système de présentation à la place de celui déjà existant. Car un item court du type : "rythme de travail" aborde beaucoup de notions (rapidité, régularité, adaptation…) et il est difficile de l'évaluer juste avec des côtes allant de *très bien* à *faible*. La cotation chiffrée induit une notion de valeur et de scolaire, la notion de pourcentage de capacité ou de réalisation est peu parlante, les niveaux de compétences de savoir être ou de savoir faire, pas toujours transposables à chaque item. Nous nous orientons plus vers un descriptif succinct de chaque item, par exemple pour l'"initiative" on peut décomposer en 6 points *(aucune initiative, prend rarement des initiatives, prend peu d'initiatives adaptées, prend des initiatives pour certains travaux, prend souvent de bonnes initiatives, prend des initiatives et entraîne les autres)*. Ceci limiterait l'interprétation des cotateurs, les recentrant sur des éléments plus concrets. Les commentaires et observations en fin d'évaluation permettraient quand même d'affiner l'analyse des points forts à travailler.

Toujours dans le but de donner une représentation la plus précise du patient, d'autres aspects d'évaluation pourraient être développés comme la présence des symptômes cliniques. Cette évaluation clinique permet de préciser les causes des différentes difficultés de travail. Par exemple : une personne restant très hallucinée expliquerait en partie sa difficulté de concentration. Dans cette perspective, on pourrait répartir les symptômes cliniques en 9 items (hallucination, idées délirantes, troubles affectifs, plaintes somatiques…) avec des cotations allant de *symptôme absent, présent sans gêne notable, gêne rarement, gêne par moment, gêne constamment, rend impossible*. Avec ce type d'évaluation, il nous serait difficile d'en faire une auto-évaluation directe mais cela peut tout de même servir de support à discussion (suivi du traitement, rapport avec le médecin traitant…). Il ne pourrait pas non plus exister de transcription en diagramme car ce ne serait pas significatif. Enfin, nous réfléchissons à insérer dans l'évaluation la notion d'acquisition de compétences techniques. Cette partie serait adaptée à l'activité analysée (cuisine, informatique, façonnage…) et reprendrait les différents apprentissages, spécifiques à l'activité et non plus les valeurs globales du travail. On pourrait noter si le savoir faire est *acquis, seulement dans les situations courantes, uniquement avec une aide extérieure ou non acquis*. Par exemple pour la cuisine : maîtrise de la méthode HACCP, taillage des légumes, compétence pour les techniques au froid/chaud… et pour le façonnage : utilisation de la filmeuse (entrée et sortie), encollage, enroulage d'affiche, dénombrement…

L'évaluation que nous avons mise en place à l'Atelier Thérapeutique de l'Elan Retrouvé nécessite encore des améliorations qui lui permettraient d'être mieux adaptée à nos objectifs de soin. Nous travaillons à rendre l'évaluation la plus objective possible sur la capacité effective de travail d'une personne et non sur sa potentialité relative.

Pour autant, elle est mise en place de manière efficace et soutient notre pratique en tant qu'ergothérapeute. Nous ne souhaitons pas évaluer la maladie psychique du patient mais bien le retentissement de celle-ci sur son insertion professionnelle. Nous travaillons en lien avec la MDPH pour permettre un projet professionnel plus adapté aux attentes du patient. Nous complétons les demandes d'orientation professionnelle auprès de la CDAPH par des rapports socio-éducatifs.

Ainsi, nous soutenons les projets des patients grâce à des observations concrètes de leurs aptitudes, basées sur les résultats de l'évaluation [5]. Enfin, pour améliorer notre prise en charge thérapeutique et pour mieux répondre aux demandes des ESAT quant à l'adaptation des patients au travail, nous avons pris contact avec eux pour comparer notre évaluation et leur vision des patients.

Les évaluations ergothérapiques en psychiatrie existent depuis peu de temps. Auparavant, nous ne voulions pas objectiver une prise en charge basée sur la relation thérapeutique et une adhésion du patient au soin, donc considérée comme éminemment subjective. Pourtant, les évaluations se développent de plus en plus. En effet, l'arrivée des certifications dans les hôpitaux et avec elles la mise en place des Evaluations des Pratiques Professionnelles (EPP) a remis en question bon nombre de nos positionnements. Les directives de l'HAS font la part belle aux évaluations. L'avenir de celles-ci est donc assuré. Comme soutient F. Platz [6], l'ergothérapeute doit se situer dans la dynamique actuelle et réaliser des évaluations pour argumenter sa pratique, pour qualifier l'évolution des patients voire quantifier le coût de ses soins.

Afin d'évaluer notre exercice professionnel, les EPP nous incitent à rendre compte de notre pratique et pour ce, à mettre en place des outils de comparaison sous forme de recueil de données. Les ergothérapeutes, par l'apport de leurs notes d'observation, peuvent difficilement contribuer aux dossiers du patient. Les évaluations peuvent donc être un réel soutien pour illustrer la pratique de l'ergothérapeute et bien souvent de l'équipe. Pour être efficace et représentative, une évaluation doit considérer tous les aspects de la vie du patient (évaluation bio-psychosociale).

* *
*

Ce type de grille rend compte de l'action de toute une équipe pluridisciplinaire : l'infirmier par rapport à l'hygiène, ou la prise des médicaments, le psychiatre par rapport à la compliance au traitement, le psychomotricien par rapport à l'image du corps, l'assistante sociale par rapport à la stabilité d'hébergement... C'est pourquoi les évaluations ne doivent pas appartenir aux seuls ergothérapeutes mais rendre compte d'un travail d'équipe coordonné autour du patient en gardant en tête son intérêt et son devenir. Enfin, l'évaluation ne doit pas faire disparaître les spécificités de chaque professionnel et les sensibilités de chaque intervenant. Elle doit être un support et un outil pour améliorer notre pratique.

RÉSUMÉ

Cet article présente le bilan d'Evaluation des Capacités de Travail réalisé par les ergothérapeutes à l'Hôpital de jour avec Atelier Thérapeutique de l'Elan Retrouvé à Colombes (92). Cette structure de soins de réadaptation aide à l'insertion ou la réinsertion professionnelle de patients psychotiques souffrant de handicap psychique.

RÉFÉRENCES

[1] AMATO T. D', SAOUD M. 2006. Troubles cognitifs dans la schizophrénie in "La schizophrénie de l'adulte: Des causes aux traitements", *Masson Ed, pp. 41-81.* — ARVEILLER J-P., BONNET C. 1991. Au travail... Les activités productives dans le traitement et la vie du malade mental, *Eres Ed. Toulouse, 222 p.* — [2] BONNET C. 2004. Vouloir travailler, c'est vouloir faire comme les autres et être comme les autres, *in "Lien Social" n° 725, pp. 5-6.* — [3] COLLECTIF FEDERATION FRANÇAISE DE PSYCHIATRIE ; UNION NATIONALE DES AMIS ET FAMILLES DE MALADES MENTAUX 1994. Conférence de consensus : stratégies thérapeutiques à long terme dans les psychoses schizophréniques, *textes des experts Frison-Roche, Paris.* — CHARZAT M, BARRES M, GOURIOU MF. 2007. Rapport à Madame Ségolène Royal Ministre Déléguée à la Famille, à l'Enfance et aux personnes Handicapées pour mieux identifier les difficultés des personnes en situation de handicap..., Ministère de l'emploi et de la solidarité, Ministère de la Famille, de l'Enfance et des Personnes Handicapées, (2002) Paris. — DA SILVA K., L'ergothérapie : au cœur de la réadaptation, in "Ergothérapie en psychiatrie : de la souffrance psychique à la réadaptation", *SOLAL éd., Marseille, pp. 205-219.* — DUPREZ M. 2008. Réhabilitation psychosociale et psychothérapie institutionnelle, Dossier Réhabilitation psychosociale in "l'information psychiatrique", *John Libbey eurotext, Vol. 84 n° 10, pp 907-912.* — GAUTHIER S. 1996. Soins et actions de réadaptation. Réflexions critiques à partir d'une expérience en atelier thérapeutique, *in "L'information psychiatrique", 2, pp 113-121.* — [4] HAVET J.M. 2008. Travail et maladie mentale : un aperçu historique, *in "La Lettre du Psychiatre" vol IV n° 5.* — LECOMTE T., LECLERC C. 2004. Manuel de réadaptation psychiatrique, *Presse de l'université du Québec Ed, Sainte Foy, 461 p.* — [5] PACHOUD B. & NASCIMENTO STIEFFATRE M. 2005. Psychopathologie et réinsertion professionnelle : une clinique pluridimensionnelle requérant des ressources théoriques pluridisciplinaires, in "Clinique Méditerranéennes". — [6] PLATZ F., Quelles bases conceptuelles pour l'évaluation en psychiatrie ? Quand l'ergothérapeute évalue (est "value"), *Centre Hospitalier Spécialisé de Fains Veel (55).* — [7] SIVADON P. 1981. Conclusion du colloque sur la réadaptation des malades mentaux, *Billier in «"Actualités Psychiatriques" 11, pp. 109-113.* — [8] TRUFFET-BEDJAI E. 1991. Réinsertion socio-professionnelle du malade mental, *in "Expériences en ergothérapie" Masson Ed, 6e série, pp. 59-70.* — [9] Loi du 11 février 2005 - http://www.legifrance.gouv.fr/affichTexte.do?cidTexte=JORFTEXT000000809647&dateTexte=

PSYCHOPATHOLOGIE SYSTÉMIQUE DU TRAUMATISÉ CRÂNIEN

J.-C. COLOMBEL*

Quel que soit notre domaine professionnel, lorsque nous voulons mieux comprendre les conséquences lointaines d'un traumatisme crânien grave, nous avons conscience d'aborder un territoire complexe et bien malaisé à définir de manière satisfaisante. Nos schémas de prise en charge accusent le fait que la plupart des troubles du comportement relèvent des lésions traumatiques et de leurs conséquences neurologiques, cognitives et affectives. Mais nous savons que cette stratification savante n'est autre qu'une commode mise en pièces de groupes de symptômes où le sujet ne se reconnaîtra pas, au risque de ne jamais retrouver son unité perdue.

En effet, non seulement ces trois niveaux cliniques sont loin d'être étanches, mais ils se combinent dans des proportions diverses et variables, créant un redoutable système d'interférences. L'intrication entre les troubles lésionnels, qui concernent les déficits neurologiques, les troubles personnels qui atteignent l'image de soi et les troubles relationnels, qui compromettent le lien à autrui, crée par conséquent des zones aux limites brouillées et fluctuantes.

En outre, dans le domaine de la psychopathologie, notre approche est rendue plus difficile encore parce que ces troubles sont capables d'exercer sur nous une réelle fascination, même si nous nous en défendons. La question que se pose tout thérapeute est donc celle-ci : comment intervenir, comment être efficace auprès de sujets dont les déficiences, les incapacités et les désavantages sont dans une continuelle osmose entre eux et avec leur environnement.

L'HISTOIRE NATURELLE DU TRAUMATISME

Nous devons admettre qu'une autre partie des troubles observés provient des interférences à l'intérieur de la famille, qui s'alimentent aux perturbations et aux déficits post-traumatiques, ainsi qu'au choc émotionnel considérable qui a frappé la famille lorsque l'accident s'est produit. Le terme de choc est d'ailleurs bien incapable de rendre compte de ce qui s'est passé. Même s'il dit la brutalité de la violence subie, il semble ne parler que du moment du traumatisme, laissant de côté non seulement les liens éventuels avec une histoire, mais également la profondeur et la durée du bouleversement qui s'est creusé à l'intérieur de la famille. Le choc n'est pas qu'un événement ponctuel. Il est une blessure à la fois spatiale et temporelle, qui démembre une structure et une dynamique. Il déchire le lien entre un avant et un après, il coupe en deux la vie d'une famille. De ce fait, il mettra beaucoup de temps à trouver sa place dans l'histoire familiale, s'il la trouve un jour.

* Médecin, IFE, 1672 rue de Saint Priest, Parc Euromédecine - 34097 Montpellier Cedex 5

Au début, ce bouleversement se traduit, on le sait, par une désorganisation complète du fonctionnement familial. On y voit exploser l'angoisse, la détresse et l'égarement, plus souvent encore un état de désarroi ou d'hébétude, au point que l'on est porté à évoquer parfois un état de confusion mentale ou de sidération affective. Du reste, on peut se demander si ces comportements de confusion ou de sidération ne constituent pas déjà un phénomène de mimétisme [1] dont le but serait de s'opposer à la perte relationnelle et de maintenir le patient à l'intérieur du corps familial. Bien que cette question ne soit que pure hypothèse, elle souligne cependant l'intensité et la permanence des phénomènes de réverbération qui s'y produisent et qui lui donnent sa résistance dans le temps. En effet, le devenir des familles de traumatisés crâniens est lourdement marqué par les effets traumatiques à distance. Si l'on ne peut pas parler de processus de deuil au sens strict du terme, il n'en est pas moins vrai que les familles se trouvent confrontées à l'expérience intime d'une souffrance de perte qui met chacun à l'épreuve de ses ressources personnelles d'adaptation, qui met à vif ses forces et ses faiblesses et qui remodèle profondément tous ses équilibres antérieurs. La vie avait suivi son parcours logique jusqu'à la survenue du traumatisme, qui n'a pas été seulement le choc d'un événement, mais qui d'emblée s'est installé pour toujours comme l'épreuve du non-sens. Et la famille peut revenir à l'endroit où tout s'est brisé, retrouvant ainsi l'espace où est née sa souffrance, elle ne peut jamais retrouver un temps passé, sauf à nier le temps présent, quelles qu'en soient les conséquences.

Lorsque l'on suit assez longtemps le devenir de sujets ayant subi un traumatisme crânien grave, on constate que cinq pour cent environ des patients ne vont pas s'éveiller, restant dans ce qu'il est convenu d'appeler des états végétatifs chroniques de divers niveaux, mais où la vie relationnelle demeure quasi absente ou vraiment minime.

Soixante-dix pour cent des patients vont rester dans un état de dépendance partielle ou totale, ce qui signifie que leurs déficits neurologiques, ou l'insuffisance de ce que l'on nommait autrefois les fonctions supérieures, les rendent tributaires d'une assistance plus ou moins spécialisée. Enfin, quinze pour cent de ces anciens traumatisés crâniens conservent ce que l'on appelle peu élégamment des troubles résiduels [2], terme dont le sens ne rend pas compte du sort qui va être le leur. Ce sont des sujets qui ont échappé aux troubles neurologiques et aux déficits cognitifs que l'on sait parfaitement mesurer. Leurs séquelles concernent surtout leur vie relationnelle. Elles se résument à des perturbations inconstantes ou suffisamment ténues pour ne pas être facilement quantifiables, car elles ne s'inscrivent pas dans le corps et ne constituent pas, de ce fait, des handicaps *visibles*.

Cependant, des statistiques existent. Elles montrent qu'il est possible d'indiquer des dominantes, même si on peut en contester le caractère abrupt. Elles mettent en valeur la superposition de plusieurs types de troubles chez ces sujets.

Sur un plan psychopathologique, on admet : 70 % de troubles comportementaux ; 50 % de troubles mentaux ; 30 % de troubles frontaux, tandis que 10 % sont exempts de troubles permanents [Barat *et coll.* 1995].

---

[1] La question du mimétisme renvoie à la question du sens et au-delà, à la théorie du "bouc émissaire" mise en lumière par Frazer dès 1911 puis largement reprise et développée par Girard à partir de 1972.

[2] Le premier sens donné par le dictionnaire Bordas pour le terme résidu est : "ce qui reste après les opérations d'élimination : les chiffonniers récoltent les résidus". Pour le Robert, le résidu est "un reste peu utilisable, sans valeur. Voir déchet, détritus".

Par troubles mentaux, il faut comprendre les états dépressifs [3], les manifestations anxieuses ou hypochondriaques et les rares états psychotiques (moins de deux pour cent). Par contre, on voit combien il est difficile de démêler troubles comportementaux et troubles frontaux, sachant que ceux-ci entraînent bien souvent ceux-là et que les troubles frontaux des traumatisés crâniens sont en général diffus et se prêtent mal aux subdivisions anatomo-cliniques établies par les recherches expérimentales. Je n'insiste pas sur la fréquente confusion entre troubles dépressifs et labilité de l'humeur [Colombel, 1999], le terme d'humeur étant un lointain mais tenace héritage de la doctrine hippocratique, ce qui ne devrait pas autoriser les cliniciens à en faire un vaste fourre-tout comme nous le constatons trop souvent. Enfin, ces statistiques souffrent aussi du fait que beaucoup d'anciens traumatisés crâniens demeurent adynamiques ou impulsifs, que la maîtrise de leurs pulsions est imparfaite, et que leur vie relationnelle est sensiblement appauvrie. Tels sont les sujets dont les troubles sont qualifiés de résiduels.

LES INCLASSABLES

C'est de tous ceux-là que je voudrais parler. Qui sont-ils ? Ils sont parfois sujets à des débordements qui réduisent leurs capacités d'intégration ou qui peuvent les faire sombrer dans les marges de la société.

Si l'on élargissait le champ de notre réflexion, pourrait-on parler à leur sujet d'interférences systémiques ? Sans aucun doute (et sans tomber dans la critique des excès normatifs du behaviorisme), puisque toute société développe des mécanismes de protection à l'égard ou à l'encontre de ceux qui troublent son ordre public. De fait, lorsqu'ils ne sont pas dans leurs familles, on les trouve tantôt dans les hôpitaux psychiatriques, tantôt dans les commissariats, selon la polarité comportementale ou psychopathologique des troubles qui sont les leurs [4]. Ou encore, ce sont eux dont la trace se perd, soit qu'ils mènent une existence plus ou moins clochardisée, soit qu'ils disparaissent tout à fait d'une société dont l'ordre public n'est pas à même de tolérer ce qu'ils lui renvoient. L'errance devient ainsi une troisième voie lorsque la société ne sait que punir ou soigner, c'est-à-dire contenir. On parle parfois, à leur sujet, de handicap invisible, un peu comme si leur chemin les conduisait à s'effacer d'une société qu'ils seraient invités à ne plus déranger.

Je prendrai pour exemple les troubles préfrontaux, dont on connaît l'intensité et la fréquence au sortir des comas traumatiques. Qu'en reste-t-il après quelques semaines ou quelque mois d'évolution et de prise en charge en rééducation ?

On sait qu'une perte d'initiative demeure très souvent présente à la suite d'un traumatisme crânien, et qu'elle entrave fortement l'autonomie du patient en ce qui concerne ses activités de la vie quotidienne telles que faire sa toilette, s'habiller, participer à la préparation des repas, développer des relations extérieures à la famille, etc. Lorsqu'elles se manifestent, ses décisions sont rarement fondées, rarement opportunes et souvent abruptes, bien qu'elles soient la plupart du temps,

[3] La plupart des études étrangères effectuées à l'aide du BDIO (Beck Depression Inventory) donnent des pourcentages voisins de 60 % (Kans et coll. 1998).

[4] Les experts butent en particulier sur la difficulté à évaluer leur degré de responsabilité, qui se définit par rapport à ce que les juristes situent entre la capacité de manifester leur volonté et l'état de démence, deux concepts qui ne correspondent en rien aux composantes de leur personnalité ni de leur comportement.

entravées par d'innombrables préalables (procrastination). Certes, les gros troubles neurologiques de la série préfrontale (grasping, groping, sucking, aimantation du regard de l'éveil des comas) se sont amendés ou ont bien diminué, mais nous sommes devant un patient qui semble ralenti, qui reste fatigable et distrait, et dont le langage n'a pas retrouvé sa fluidité. Les troubles du raisonnement et du jugement persistent et ses erreurs de jugement sont d'autant plus choquantes qu'elles vont et viennent avec autant d'entêtement que d'inconséquence. Non seulement sa mémoire est incertaine, mais il ne s'intéresse pas à grand-chose, ce qui réduit considérablement ses capacités d'apprentissage. Du point de vue de son comportement, on voit encore quelques persévérations gestuelles. Il n'a pas retrouvé sa spontanéité motrice ni émotionnelle, bien qu'il soit toujours un peu tendu mais surtout extrêmement irritable et sujet à une véritable inadéquation émotionnelle. Mais il peut nous surprendre encore par des moments de jovialité naïve où fleurissent les inépuisables calembours de la veine scato-sexuelle, qui nous révèlent certainement la part pulsionnelle de l'homme, une fois dissout le vernis de la civilisation. Ses brusques saillies *moriatiques* nous heurtent d'autant plus qu'elles sont en complète contradiction avec son aboulie, son apathie et son adynamie ordinaires. Elles sont tellement surprenantes que l'on a tendance à l'identifier en entier au mécanisme pathologique qui les détermine : *"c'est un frontal"* [5]. Une telle dénomination, qui est partout en usage, prend les autres à témoin d'un jugement qui n'est pas dénué de condescendance. Elle est une forme de violence qui s'ignore, car elle stigmatise un sujet en le résumant pour ainsi dire, aux aspects dérangeants de son comportement. On ne peut que dénoncer cette commodité de langage, qui ne facilite pas les rapports humains dans la mesure où elle contient déjà la mise en garde de tous ceux qui vont approcher un individu estampillé anormal, tout en se fermant aux aspects de sa personnalité qui pourraient avoir échappé à cette pathologie. En même temps, cette catégorisation rejaillit sur la famille et justifie des attitudes plus défensives de la part des proches, tout en étant illusoirement rassurante pour eux. En effet, elle donne enfin sa consistance et sa signification au sentiment de rupture et de discontinuité qu'éprouvent la famille et le sujet lui-même.

Je voudrais montrer combien une interprétation systémique peut être éclairante, en insistant en particulier sur deux de ses incidences, qui sont le rapport à soi-même et la réponse des proches au sujet.

UNE MALADIE DE LA RELATION

Si nous rapprochons ses troubles contrastés de son incapacité à évaluer son propre comportement (anosognosie), nous constatons que ces manifestations obéissent à un mécanisme de renforcement d'autant plus inquiétant que les troubles sont imprévisibles et déconcertants. En effet, le manque d'élan et d'harmonie ne lui fait pas défaut. Il apparaît pour ainsi dire consubstantiel à l'être frontal. Rien ne l'intéresse de ce qu'il aimait auparavant, ou bien il se met à collectionner compulsivement des choses dérisoires, bouts de ficelles ou clous tordus

[5] En psychiatrie, les troubles du comportement se définissent par un groupe de troubles tels que les propose la dernière livraison du DSM (DSM IV, 1994) : personnalité antisociale (transgression et mépris des droits d'autrui), troubles des conduites (agressions, destructions, fraudes, violations des règles établies), troubles du contrôle des impulsions (kleptomanie, pyromanie, pulsions sexuelles, etc.). Beaucoup de ces troubles se trouvent à des degrés moindres dans les syndromes frontaux.

par exemple. Et parce que cette évidente mutilation n'en est pas une pour lui, sa famille veut nous parler de son *"je-m'en-foutisme"*, de son *"indifférence"* ou de sa *"paresse"*, comme nous savons lui répondre *"anosognosie"*, ce qui est aussi une manière efficace de ne pas être confrontés à ce qu'il renvoie à chacun, c'est-à-dire l'image de notre propre mort.

Par contre, s'il est en mesure de s'exprimer, lui-même éprouve un sentiment de décalage, de défaut de cohésion existentielle et de porte-à-faux dans son identité. Cet indéfinissable mal-être ne semble pas permanent, il apparaît surtout dans des moments de crises conflictuelles ou de conduites inadaptées. Il peut se rapprocher d'un sentiment de dépersonnalisation lorsqu'une partie, qu'il croyait lui appartenir et lui être intérieure de plein droit, se dérobe, lui échappe et lui devient extérieure, tandis qu'il a conscience de ne plus parvenir à la récupérer. D'autant qu'il n'a aucun souvenir de son coma et que son mal-être le pousse à croire, depuis le retour de sa conscience, à une malveillance discrète qui serait orientée contre lui. Il ne conteste pas le fait qu'il a dû se passer quelque chose, puisqu'on le lui a dit, bien qu'il n'en détienne aucune preuve. A la place du coma, il existe un trou à l'emporte-pièce comme si, partageant son histoire en deux, il s'était produit une véritable syncope du temps. Ce passé n'a pas de consistance et ne lui laisse aucune prise, car sa mémoire s'est éteinte. Dès qu'il tente d'approcher ce qui résiste à toute figuration, il a le sentiment désespéré qu'une force l'a expulsé de son histoire et que quelque chose d'essentiel lui échappe. Mais quoi ? Le temps du coma est un endroit qui n'a pas de substance ni de lieu dans sa mémoire parce qu'il est fait de vide, c'est-à-dire de néant, mais c'est un endroit où il a sans doute été *"dénaturé"* [6]. D'où le lien de causalité évidente qu'il établit entre le néant du coma et les altérations de l'image de soi. En témoigne la phrase étrange et si souvent entendue : *"je crois que je suis quelqu'un d'autre qui s'est mis à ma place"*.

C'est en cela que tout syndrome frontal est une maladie de la relation, et d'abord une maladie de la relation à soi-même. Quelle que soit son expression dominante, le syndrome frontal recèle toujours une composante persécutoire. Non seulement il brouille subtilement toutes les références intérieures et le dialogue avec soi-même, mais il altère la personnalité du sujet dans le sens où il le rend *autre*. Le syndrome frontal le *projette sous la domination d'un autre* (traduction littérale du mot latin *alienatio*) qu'il ne connaît pas et qui a le pouvoir d'infléchir ses pensées, ses paroles et ses actes vers des aboutissements dont il n'a ni la connaissance, ni la maîtrise. Dans le même mouvement, il lui impose une autre perte, au moins aussi grave, en rompant avec ses codes éducatifs et les empreintes culturelles qui ont été les siennes et celles de son groupe familial. C'est cette expression tellement courante : *"on ne le reconnaît plus, il n'est plus comme avant"*. Mais cela signifie aussi qu'une part de sa personnalité est devenue étrangère, à la famille comme à lui-même.

Cette mise à l'épreuve est d'autant plus douloureuse que beaucoup de ces anciens patients n'ont pas de séquelles physiques visibles. Eux-mêmes n'ont pas la possibilité ou le prétexte d'invoquer une maladie de leur corps pour en faire le premier inculpé : leurs divers organes sont hors de cause en tant que support matériel

---

[6] D'où la terreur qu'éprouvent les anciens traumatisés crâniens si des crises d'épilepsie viennent à se produire ultérieurement (où, pour certains, lorsqu'ils doivent subir une anesthésie générale). Bien plus qu'une coupure temporelle, elles actualisent le scénario de la rupture identitaire qui les a soumis au néant et a induit le trouble identitaire.

de leurs altérations comportementales. Quant à l'entourage immédiat, un comportement à la fois égocentrique, imprévisible et sans limites est encore moins supportable avec une apparence normale. Je veux dire que, d'une manière générale, il serait moins épuisant pour les proches de s'occuper d'un sujet handicapé, même si le handicap rendait la charge plus lourde, que d'essayer jour et nuit d'éviter les explosions de colère inattendues, les conflits pour des futilités, les conduites inconvenantes, tout en essayant toutes les ruses possibles pour s'opposer à l'inertie ou à l'inefficacité pour les choses les plus banales et à l'incapacité de se prendre en charge. Dans le groupe familial, l'explication donnée spontanément repose d'abord sur une interprétation symbolique, avec tous les fantasmes du trou dans la tête qui sont impliqués dans un traumatisme crânien. Le cerveau n'est pas un organe ordinaire. La tête, c'est l'esprit, c'est l'âme, et *"tomber sur la tête"* ne peut pas être un accident quelconque.

C'est ce que veut dire l'expression : *"il lui manque une case"*, ou encore : *"on a peur qu'il ait perdu la tête"*, autant d'images très organiques d'amputation ou de morcellement, mais qui toutes renvoient à la castration ou au déchaînement de l'animalité comme si la blessure à la tête relâchait cette part mauvaise tapie sous la bonne éducation. Plus grave encore, le spectre de la folie, cette chose qui échappe à toute raison et qui produit toutes les extravagances, toutes les aberrations, toutes les fureurs et toutes les chimères. On se rappelle que le terme de "folie" vient du latin *folliculum*, qui désignait la vessie de mouton gonflée d'air avec laquelle jouaient les enfants de Rome. On ne pouvait pas en prévoir les caprices ni en maîtriser les trajectoires fantasques. D'où l'image de la tête rendue infirme parce que l'air en a chassé la substance. Ainsi, il y a matérialisation du lieu de la faute, ce qui permet à la famille de désigner comme seul responsable l'organe amputé ou l'organe devenu fou. Pour ainsi dire, le patient est devenu la victime d'une destruction.

VERS UN NÉO-SYSTÈME

Cette destruction est également ressentie comme responsable de la contestation des codes ou de la distorsion des *positions* respectives de chaque individu. Au niveau de l'individu, cela signifie la perte de la place occupée, mais aussi la perte de la contre-poussée réciproque qui assurait l'étayage de chacun. Par métaphore, on pourrait dire que chaque groupe familial constitue un système planétaire où chaque élément assure la cohésion de l'ensemble et l'identité de chacun. C'est-à-dire qu'au-dessous de toute compréhension claire de ce qui se passe, chaque membre de la famille renvoie à l'autre, par une transmission la plupart du temps non verbale (regard, mimique, attitude, geste...) le premier degré du contenu des émois qu'il ressent dans une situation donnée. Il en résulte des interférences à forte valeur affective et de niveau phénoménologique [7], dans la mesure où chacun s'en remet à tout le monde. Il y a toujours l'énergie d'une chaîne circulaire dans ces interactions, puisque personne ne cherche véritablement à "comprendre" ce qui est ressenti, mais à *le partager* instantanément avec les autres et à s'y ajuster. On pourrait parler tout aussi bien d'interférences systémiques, puisque les interactions vont autoriser chacun à développer des comportements censés représenter le

---

[7] "Il ne s'agit pas du tout ici du phénomène au sens kantien, simple apparence d'une "chose en soi", inaccessible, mais de la façon dont l'objet pensé est donné à la conscience. Mais ces choses, ces données sont ici des réalités intelligibles" (Cuvillier A., 1990).

consensus de toute la famille à un moment donné. C'est dire l'importance des forces de rappel qui s'étaient constituées sur le capital d'une histoire commune, et qui deviennent le plus douloureux aliment à la souffrance de perte lorsqu'elles n'ont plus de prise sur tel ou tel comportement. C'est dire aussi la capacité d'ébranlement que peuvent acquérir ces phénomènes de réverbération pathologique dans un système où chacun a la garantie de trouver sa sécurité et son identité en miroir de l'autre. Lorsque le sujet traumatisé crânien fait un écart, tout l'ensemble est menacé, ce qui "dénature" à son tour chaque membre de la famille et sa dynamique systémique, tout en le projetant dans une situation de crise.

De tels écarts pourraient le rendre étranger à sa famille et on pourrait donc s'attendre à des réactions d'expulsion ou de mise à distance. Or il n'en est rien. Dans cette situation, et autant que le Patient, chaque membre souffre de cette défaillance par manque de l'autre, par dérobement ou désinsertion de ses points de raccordement et par la vacance d'énergie qui en résulte [8]. Mais au niveau individuel, et de façon plus intime encore, nous pouvons noter deux phénomènes traumatiques immédiats, dont témoignent le comportement des familles et ce qu'elles expriment. Tout d'abord, c'est l'effondrement de cette idée vague mais confortable de complétude, de sécurité, et même d'invulnérabilité, parce que les éléments aléatoires augmentent brusquement de nombre et d'intensité (leur importance et leur représentation), comme dans toute situation débridée. Et surtout peut-être, c'est la remise en question pour chacun, de ses propres valeurs conscientes et inconscientes, c'est-à-dire ce sur quoi s'était édifiée sa personnalité à l'intérieur du système familial. D'où la détresse et l'urgence à la fois de sortir de l'impasse et de trouver une issue. On assiste à la mise sous tension de l'ensemble constitué par les membres de la famille, qui passent beaucoup de leur énergie à essayer d'endiguer les écarts de conduite, qui ne trouvent jamais de repos et qui sont, en définitive, toujours sur la défensive sinon sur le qui-vive. Chacun fait comme il peut selon ses relations avec le sujet, sa position dans le groupe et sa personnalité. Il en résulte des discussions souvent conflictuelles, mais sans issue et donc sans espoir d'un avenir meilleur.

Les conséquences les plus fréquentes sont d'énormes problèmes pour la vie conjugale et pour l'équilibre de la fratrie. Ce sont d'ailleurs ces problèmes (malentendus et frustrations en tous genres) qui vont le plus contribuer aux réactions d'angoisse, de culpabilité, de désarroi ou d'épuisement que l'on rencontre parmi les membres de la famille. Il a été démontré que des niveaux cliniquement significatifs d'anxiété et de dépression sont présents chez plus d'un tiers des membres de la famille. Tandis que vingt-cinq pour cent d'entre eux se disent incapables de conserver une bonne adaptation sociale [Marsh et coll. 1998].

D'une manière générale et peut-être parce que huit traumatismes crâniens sur dix concernent un garçon entre quinze et vingt-cinq ans, il est rare que le père s'implique directement dans ces problèmes. Il l'est par ricochet lorsqu'il n'a pas été en mesure de s'adapter au bouleversement de l'organisation et de la vie affective de toute la famille et qu'il s'est désengagé des problèmes quotidiens. Le risque pour lui, est de dévitaliser, de déshumaniser sa relation à son fils et par ricochet à sa famille tout entière. En général, c'est la mère qui échange son travail et ses loisirs contre le bonheur douloureux de rester auprès de son fils comme elle l'a fait depuis

---

[8] Pour simplifier et par analogie avec les phénomènes mécaniques, on pourrait parler de rupture du phénomène de couple. Voir Bateson (1937) et son concept de schismogenèse.

le début. Elle s'offre corps et âme pourrait-on dire, victime désignée de tous les débordements et de tous les chantages. En échange, elle reprend possession de la part d'enfance qui fut celle de son fils autrefois, formant parfois un autre emboîtement avec son enfant retrouvé. [On pourrait parler longuement de la reconstruction d'une situation fusionnelle, qui correspond à un mécanisme de défense proche du déni de l'accident, mais qui prend des résonances assez ambiguës pour l'entourage proche ou lointain. *"En se réorganisant ainsi sur un mode massivement régressif, la famille peut réincorporer le Patient tout en effaçant symboliquement les traces du traumatisme et de ses causes réelles"* (Colombel 2001)]. Quant aux frères et sœurs, la plupart du temps, on voit de leur part un véritable mimétisme de ce que font les parents : la fille consacre ses loisirs à son frère, le fils sort le plus souvent possible de la maison, et tout cela crée d'autres problèmes, qui menacent d'éclatement la structure familiale... Il faudrait ajouter que le traumatisé crânien dans cette situation est un sujet que l'on ne "montre" pas, parce qu'on a peur de ce qu'on appelle un esclandre. Le comportement d'évitement légitime de la part des voisins est bien souvent le même que celui que l'on connaît à l'égard de tout ce qui dérange le petit confort de chacun. Tout cela contribue à la mise à l'écart et à la rupture des liens de voisinage. La famille se retrouve bien vite isolée, sinon rejetée et ce rejet atteint aussi les membres de la fratrie du traumatisé crânien.

VERS QUELS ÉQUILIBRES ?

Plus le temps passe, moins la famille devient capable de se séparer du sujet, en partie parce qu'elle trouve une justification à le conserver "dedans" à cause de ses lacunes et de sa dépendance, en partie aussi parce qu'elle se referme sur elle-même et qu'elle recrée une forme de contenant de type utérin autour de celui qui ne peut plus venir au monde en quelque sorte. Tout se ramasse dans l'intimité de mécanismes archaïques de rejet et d'absorption, dont les confins sont particulièrement ambigus. En s'appuyant sur ces mécanismes, chacun cherche à fonctionner comme une paroi, pour conjurer le risque de devenir un passage, une sorte de brèche qui serait le point d'expulsion du sujet, peut-être aussi celui de la désintégration de l'ensemble familial. La famille cherche ainsi à constituer un système clos, dont le dénominateur commun est la fermeture au monde et dans lequel se répercutent à l'infini le désir de protéger et celui de retenir un être qui n'est plus reconnaissable ni dedans ni dehors. Le paradoxe de cette recherche est qu'en cherchant à le garder à l'intérieur, c'est-à-dire à une certaine distance de ce qui la structure, tout se passe comme si la famille l'exilait à l'intérieur d'elle-même, pour préserver cette forme de vivre-ensemble où chacun est appelé à devenir le témoin de la souffrance de l'autre. Je veux dire que dans cette épreuve de la perte, chacun emploie toutes ses forces pour retrouver une fonction essentielle, qui est de restaurer des liens affectifs face au traumatisme de l'isolement et de la rupture. Mais la construction d'un système le plus stable possible indique de manière assez claire combien la place assignée au sujet traumatisé risque de figer et de récuser toute idée d'évolution, ressentie comme impossible ou illusoire.

Cet aspect réactionnel semble assez particulier aux aidants naturels des traumatisés crâniens. En effet, à la différence des personnes qui entourent une personne âgée ou un malade dément par exemple, les familles de jeunes traumatisés crâniens n'imaginent aucune perspective, aucune issue qui pourrait leur venir en aide et les sortir de cette impasse (ni mort ni amélioration). Les parents se posent très vite la question de leur propre mort et de ce que deviendra le sujet traumatisé crânien, d'où une atmosphère de résignation et de culpabilité rampante qui n'épargne personne. Mais à part des réponses administratives ou juridiquement correctes, ils ne trouvent pas de véritable réponse à cette question.

Une telle configuration laisse deviner l'importance des phénomènes de réverbération affective ou même d'osmose entre tous les membres de la famille. Il s'est effectivement créé une situation de résonance qui conduit le patient à se projeter ou à s'identifier à celui qui lui est le plus proche. Dans le contexte débridé du traumatisé avec lésions frontales, projeter veut dire expulser de soi tout ce qui représente le monde pulsionnel, en général sans mesure, sans contrôle et donc avec le risque d'accroître les conflits. S'identifier, c'est prendre l'aidant pour modèle au risque d'y perdre sa propre personnalité à force de vouloir être lui. Chez le traumatisé crânien, cela peut signifier qu'il trouve son repos et son bénéfice dans l'attitude régressive qui lui convient, ou dont il a besoin momentanément.

En ce qui concerne l'aidant, la violence subie peut le décourager ou être génératrice d'angoisse, à moins que l'identification dont il est l'objet ne l'aveugle en raison du sentiment narcissique d'être un bon modèle. Dans ce cas, la puissance des liens qui "aimantent" l'aidant et le patient, les réunit l'un à l'autre dans des attitudes de déni parfaitement symétriques. Ces perturbations se répercutent directement sur les proches. A moins d'accepter également d'entrer dans le déni, ils vont se sentir exclus de cette relation tellement fusionnelle, dans laquelle se trouve un couple clos sur lui-même et qui fonctionne comme un système intrasystémique.

QUELLE PLACE POUR L'ERGOTHÉRAPEUTE ?

Tous les intervenants constatent que l'ébranlement et la réorganisation de l'ensemble familial n'épargnent jamais l'aidant principal, d'autant qu'il s'est spontanément désigné comme étant le plus investi auprès du patient. S'il est lui-même en difficulté, sa relation avec le patient va entraîner chez ce dernier les mêmes réactions, que l'on peut appeler mimétisme, osmose ou contamination, toujours à cause des mécanismes d'identification.

Ou bien le désarroi de l'aidant va faire naître des réactions de violence qui vont se retourner en priorité contre lui, justement parce qu'il est le plus investi (et à la façon dont l'enfant frappe sa mère parce qu'il s'est fait mal en tombant). Le comportement du patient, surtout dans ses manifestations les plus amplifiées, est toujours un bon indicateur de l'équilibre émotionnel de l'aidant. Mais dans la famille, les comportements d'inertie sont également ressentis de façon très péjorative, comme des preuves d'une absence de motivation, d'un manque d'intérêt ou même d'ingratitude. Dans la mesure où les problèmes de motivation sont des séquelles fréquentes dans les syndromes neurologiques, le risque est grand de considérer le patient adynamique comme un sujet "paresseux" ou peu reconnaissant. La frustration de ne pas être remercié peut aussi être déclenchée par le sentiment que le patient ne comprend rien, pas même les choses les plus simples que l'on s'acharne à lui répéter (un esprit fermé, un esprit obtus). Il est parfois utile d'expliquer que, bien que son désir de pratiquer diverses activités puisse être intact, la partie du cerveau dont le rôle est d'entreprendre ces activités a été endommagée, ce qui a pour conséquence que le sujet apparaisse comme peu motivé. Toutefois, il serait regrettable de se contenter d'une explication qui ne parlerait que d'une panne de l'homme-machine. En effet, l'interprétation qu'en donnerait logiquement la famille serait celle d'une débilité mentale ou d'une démence possible, puisqu'il lui manque un morceau de cerveau", c'est-à-dire deux types de handicaps définitifs et sans espoir d'amélioration.

Bien que l'un des buts majeurs de la rééducation soit de rendre les sujets conscients de leurs déficits et les leur faire accepter, il faut donc être très mesuré quant à des explications trop mécanicistes dont le risque est de donner corps à tous les fantasmes d'amputation (anatomique et systémique), ce qui équivaut à ramener les conséquences neurologiques, cognitives, affectives et comportementales à un mécanisme unique de type pavlovien. D'où l'importance d'informer au plus vite les membres de la famille pour éviter de les laisser faire des erreurs qui seront génératrices de violences ou de blocages de la part du patient. C'est-à-dire : resituer l'événement choquant dans le contexte de la durée de la prise en charge et d'une évolution ultérieure encore possible.

C'est peut-être là que se situe la place de l'ergothérapeute, à la charnière entre une vision purement lésionnelle du syndrome et une approche mésologique d'orientation holistique.

L'ergothérapie est un métier de réflexion, d'organisation, de développement et de changement. Ne serait-ce que parce qu'elle propose des activités directement tournées vers l'avenir (familial, scolaire, social ou professionnel), cette discipline prend efficacement le relais des rééducations cognitives souvent assez abstraites, et des programmes de rééducation standardisés de l'hôpital. Peut-être faut-il parler de thérapie systémique, s'il s'agit de modifier un équilibre douloureux (la pathologie frontale de l'un des membres risque de faire se disloquer tout l'ensemble familial) et de peser sur des symptômes actuels, en essayant d'ouvrir son observation sur l'ensemble des perturbations induites par cette pathologie. [A la différence de la psychanalyse (qui va fouiller dans le passé pour faire émerger les racines anciennes de la souffrance actuelle du patient), la thérapie systémique va solliciter le patient, le groupe et jusqu'à la personne la plus investie pour tenter de faire adopter des comportements qui vont produire un autre équilibre dans la famille].

On peut dire que toute évaluation à partir d'un modèle systémique a pour but d'étudier à quel endroit, comment et par quel moyen l'ergothérapeute va pouvoir proposer un "remodelage" acceptable de la situation actuelle, de façon à découvrir un autre point d'équilibre dans la famille.

En fait, l'ergothérapeute va agir dans deux champs indissociables. En ce qui concerne le traumatisé crânien, il va puiser dans tous les temps de son existence de sujet. Il va l'aider à utiliser toutes les ressources de son milieu de vie pour l'aider à mieux s'y réintégrer en y retrouvant ses ancrages personnels, avec des contenus qui n'appartiennent qu'à lui et à son milieu familial. Il va s'appuyer sur les témoignages des membres de la famille pour entendre parler de sa personnalité, de ses traits de caractère, de ses valeurs, de ses goûts, de ses loisirs, des événements de sa vie, etc. Le fait d'utiliser un milieu chargé d'histoire, de sens et d'affects favorise la résurgence d'automatismes conscients ou inconscients, participant ainsi à restaurer les supports de cette mémoire si mal qualifiée d'épisodique, alors qu'elle ne s'est nourrie que des valeurs affectives et émotionnelles les plus importantes pour une personne. Tout le travail de l'ergothérapeute peut donc avoir une incidence favorable sur les troubles du comportement, qui sont aussi réactionnels au sentiment de vide qu'éprouvent tous les traumatisés crâniens, et au-delà, sur la recomposition des équilibres systémiques.

Mais cette évaluation ne peut être valable que si elle pense le patient comme faisant partie du système, et c'est le deuxième champ où il va porter son action.

Dans son approche systémique, l'ergothérapeute a bien conscience que le fonctionnement de la famille est altéré parce qu'un "maillon" de la chaîne en a bloqué ou déplacé le mécanisme (perte de l'harmonie). Il a bien conscience : - que la famille fonctionne selon un modèle systémique qui lui donne un "style", avec une empreinte et une signature qui lui sont propres ; - que les anomalies de comportement que lui impose le sujet excluent ce sujet de ce que l'on pourrait appeler la charpente du système. En fait, cette absence virtuelle augmente la souffrance de chaque individu qui compose la famille. Chacun a donc tendance à faire pression sur le système pour revenir au modèle antérieur ou lui trouver un nouvel équilibre, qui peut aller de l'expulsion pure et simple du patient à l'adoption de modifications dans le fonctionnement de tout le groupe. D'un côté, le patient sera réintégré dans un système modifié. De l'autre, s'il perd sa place dans le groupe, il sera responsable de l'amputation qu'aura subie sa famille et c'est toute l'ambiguïté des sentiments des uns et des autres. Entre ces deux extrêmes, l'ergothérapeute va travailler concrètement pour essayer de trouver des solutions tournées vers un équilibre acceptable par chacun des membres de la famille.

En quelque sorte, on peut dire qu'un regard peut devenir *systémique* dans la mesure où il est capable de considérer le patient comme le symptôme ou comme le lieu d'expression privilégié des relations pathologiques au sein du groupe familial. Mais il ne peut y parvenir que s'il est en permanence capable de redonner sa place à chacun et en particulier à la fonction parentale. On voit que le but direct n'est pas de supprimer le symptôme, mais de rechercher un nouvel équilibre dans lequel le symptôme ne sera pas autre chose que la manifestation d'une pathologie lésionnelle et non plus la résultante d'une intolérance complémentaire à l'expression de ce symptôme. À travers l'approche ergothérapique, toute action systémique doit donc être considérée comme le premier temps (mais un premier temps non évitable) d'une entreprise thérapeutique qui se conjugue à l'action d'une équipe auprès d'un sujet.

* *
*

Pour l'ergothérapeute, l'intérêt de ce type d'approche vient de ce que le projet de réadaptation va se fonder sur des activités concrètes et qu'il va opérer de manière progressive, par petites touches successives, pour que l'équilibre espéré ne bouscule pas, mais accompagne les changements de tout le système. Il s'inscrit par conséquent dans la durée (observation, recueil de données, analyse et interprétation du fonctionnement de la famille, puis élaboration d'une méthode de travail et enfin mise en place de propositions qui vont être à leur tour vérifiées, critiquées et améliorées). C'est pour toutes ces raisons que l'ergothérapeute doit être en mesure de partager une relation de confiance avec chaque aidant qui devient tour à tour son intermédiaire entre le sujet et la famille. C'est dire combien il doit lui-même travailler au sein d'une équipe ouverte sur l'extérieur [dans la mesure où l'activité de l'ergothérapeute se situe principalement dans la période de réadaptation, les structures associatives d'assistance et de réinsertion sont un indispensable prolongement au travail du centre de rééducation fonctionnelle] et dans laquelle la parole a toute la place nécessaire pour circuler.

RÉSUMÉ

Les traumatismes crâniens graves entraînent souvent des déficits multiples dont le devenir à long terme dépend en grande partie de l'évolution des combinaisons entre déficit et récupération. Dans le domaine psychopathologique, et singulièrement en ce qui concerne les syndromes préfrontaux, la complexité et la variabilité des troubles perturbent grandement la vie des sujets et de leur entourage. D'où la recherche de nouvelles valeurs systémiques fondées sur un équilibre particulièrement fragile. Le rôle de l'ergothérapeute va donc s'établir sur la nécessité pour le sujet de retrouver ses ancrages personnels avant de s'ouvrir au monde des autres.

RÉFÉRENCES

BARAT M., MAZAUX J.-M. *et coll.* Aspects cliniques du traumatisé crânien en rééducation. In Bergero C., Azouvi P. : Neuropsychologie des traumatismes graves de l'adulte, *Frison Roche, (1995) Paris.* — BATESON G. 1972 Steps to an Ecology of Mind, Chandler Publ. Co., New York. Traduction française "Vers une écologie de l'esprit", *Vol. I, vol. II, 1980, Seuil.* — COLOMBEL J.-C. 1996. Etats dépressifs précoces de l'éveil des comas traumatiques (1986). *Publié dans Les cahiers du Réseau (REIRPR) VI, 29-60. http://reirpr.chez-alice.fr* — COLOMBEL J.-C. 1999. Syndrome frontal et dépression : leurs territoires communs. *Revue Synapse CLII, 13-20 ; avec bibliographie ; NHA Paris, éditeur.* — COLOMBEL J.-C. 2001. Syndromes frontaux : aspects psychiatriques et troubles psycho-comportementaux. *Revue "Synapse" N° 181, 20-31. NHA Paris, éditeur.* — COLOMBEL J.-C. 2003 Lésions préfrontales et troubles comportementaux. Revue "Neuronale" *Novembre-décembre N° 13, pp 6-15 ; L.E.N. médical éditeur.* — CUVILLIER A. 1990 Précis de philosophie, Tome II, *p. 423. Armand éditeur.* — DSM IV. 1994 Manuel statistique des troubles mentaux. *Trad. Française 1996, Masson.* — FERREY G. 1996 Dépression et syndromes dépressifs post-traumatiques. *1 vol. 250 pages ; Ardix médical édit.* — FONTAINE A., AZOUVI Ph. *et al.* 1995 In Bergego C. et Azouvi Ph. Neuropsychologie des traumatismes crâniens graves de l'adulte. *Frison Roche édit.*

FRAZER J.G. 1983 Le Rameau d'or. (1911-1915) Trad. Française Nicole Belmont et Michel Izard, T III, 880 pages : Esprit des blés et des bois ; le bouc émissaire ; pp 215 sq. ; *collection "Bouquins", Robert Laffont.* — GIRARD R. 1° La violence et le sacré, (1972) Grasset ; voir surtout les pages 27 à 47 sur la violence. 2° Des choses cachées depuis la fondation du monde, (1978) Grasset ; *voir pp33 sq. sur la crise victimaire et 307-319 sur le désir mimétique.* — KANT R., DUFFY J.D. et PIVOVARNIK A. 1998. Prevalence of apathy following head injury. *Brain Injury, 12 (1): 87-92.* — MARSH N.V., KERSEL D.A., HAVILL J.H. et SLEIGH J.W. 1998. Caregiver burden at 1 year following severe traumatic brain injury. *Brain Injury, 12 (12) : 1045-1059.* — MAZAUX J.-M. et DESTAILLATS J.-M. 1995 Des troubles cognitifs aux troubles comportementaux. In Bergego C., Azouvi P. : Neuropsychologie des traumatismes graves de l'adulte, *Frison Roche, Paris.* — MAZAUX J.-M. et RICHER E. 1998. Rehabilitation after traumatic brain injury in adults. *Revue Disability and Rehabilitation, 20 (12) : 435-447.* — SMOUCOVIT I. 2008. Comment mieux communiquer entre ergothérapeute et aidant familial pour une prise en charge adaptée au patient traumatisé crânien atteint de syndrome frontal. *Mémoire de fin d'études. Institut de Formation en ergothérapie, Montpellier.* — WATZLAWICK P. et WEAKLAND J. 1981 Sur l'interaction. *Seuil édit.*

UN GRAIN DE SABLE BLOQUE LA MACHINE PSYCHIQUE AVENTURE CLINIQUE ET THÉORIQUE

F. LASCAUX*

Notre quotidien d'ergothérapeute est une succession de séances, de patients, d'expérience de vie. Les suivis dans lesquels nous nous engageons, contiennent une multitude d'anecdotes. Quelques-unes d'entre elles font l'objet d'élaborations plus approfondies, comme celle que je vais présenter. Les psychanalystes se sont attachés à étudier ce type de petites histoires du quotidien pour mettre en évidence les origines de nos comportements. C'est auprès d'eux que j'ai étayé ma réflexion.

Les relations qui nous lient au patient nous placent à la fois dans une proximité, et dans une distance. Cette position thérapeutique nécessite de rester ouvert, réceptif, de conserver une mobilité psychique qui permette au patient d'évoluer. Cependant, elle n'est pas toujours simple à garder. Toute étude clinique passe par l'analyse du fonctionnement du patient et de ses problématiques, mais aussi par l'analyse de cette relation, creuset des processus thérapeutiques en œuvre. C'est ainsi que travailler sur une problématique pour un patient revient aussi à définir la position de l'ergothérapeute.

Dans ce sujet, l'anecdote est tirée d'un instant de séance avec Martin, où le temps s'est arrêté au profit d'un cercle vicieux dans lequel je suis piégé. Il me faut alors comprendre ce qui se passe pour lui, et pour cela, explorer ce qui se passe pour moi. Je vous convie à me suivre dans cet exposé clinique, dont le raisonnement se nourrit de théories et de lien transférentiels.

Martin est un jeune homme de 26 ans au physique aussi imposant que nonchalant. Son allure infantile s'accompagne d'une petite voix, parfois stridente, et d'un regard rivé au sol. Les échanges avec Martin ressemblent à des caprices d'enfants agaçants, qui l'entraînent vers des relations dans lesquelles il est soit rejeté soit maltraité. Par ailleurs, sa vie est envahie par ses comportements obsessionnels. Pour exemple, il possède une valise dans laquelle il collectionne une multitude de photocopies de documents d'informations militaires. Une nouvelle copie est toujours justifiée par un grain noir sur la feuille ou une micro-froissure sans pour autant qu'il se sépare de l'ancienne.

Suite au déménagement familial sur Paris, Martin est transféré dans notre service. Son hospitalisation fait donc suite à celle entamée en province auparavant. Ses troubles remontent à l'enfance et évoluent vers une psychose avec un fort automatisme mental. Tout projet de sortie de l'hôpital est compromis par la survenue régulière de crises d'agitation. La violence de ce mouvement mobilise l'ensemble de son corps et sa force est à l'opposé de son attitude lymphatique quotidienne. L'intervention de plusieurs membres du personnel est nécessaire pour le contenir et s'ensuit souvent un séjour en chambre d'isolement.

---

* Ergothérapeute, EPS Maison Blanche – 129, rue d'Avron - 75020 Paris
fabiennelascaux@hotmail.com

Comme il aime particulièrement dessiner, le médecin m'adresse Martin en ergothérapie, afin de construire un espace propice à cette activité. Ce dernier ne perd pas de vue qu'à plus long terme il sortira de l'hôpital et que son travail en ergothérapie pourrait participer à construire son projet de sortie. D'emblée, notre rencontre se fait sur fond d'activité de plaisir et de construction d'autonomie. Rapidement, je découvre ce qui semble être au premier plan de ces relations, ses attitudes obsessionnelles. De cette façon, lorsqu'il remarque une tâche sur son vêtement, sur sa pochette, sur la table, il se fige sur ce problème et entraîne l'autre dans cette impasse angoissante. La répétition de ce genre de scène finit par exaspérer l'entourage. Lorsque celui-ci atteint ses limites, les relations deviennent maltraitantes à l'égard de Martin qui ne peut pas s'en extraire. La communication n'est plus efficace et chacun campe sur ses positions : Martin dans son tourbillon angoissant, l'interlocuteur dans la tentative de s'en défaire. C'est justement ce qui s'est passé lors d'une séance d'ergothérapie, que je voudrais présenter dans cet écrit.

Au cours des premières séances d'ergothérapie, les dessins de Martin sont des reproductions de paysage de sa région d'origine, continuant à faire vivre ses attaches antérieures. Ses tentatives de maîtrise d'un environnement se retrouvent dans ses dessins ultérieurs, tels que le Mont-blanc, site qu'il affectionne particulièrement depuis qu'il a effectué un séjour d'été. Ses dessins commencent par la quête d'une reproduction à l'identique et évoluent vers une image du souvenir et de l'affect lié à ces lieux. Autrement dit, Martin passe progressivement de la contrainte de la perfection à la construction d'une image intérieure détachée de l'objet : *"Chaque mise au travail de l'objet renvoie à une activité psychique de transformation"* [Chouvier, 2004]. Aussi, Martin expérimente autrement son rapport au monde.

L'introduction de chaque séance nécessite toujours une entrevue où il me raconte ce qui lui est arrivé dernièrement : la télé lui parle et les autres ne comprennent pas ! il veut aller à la maison, mais ses parents ne veulent pas ! il a donné tout son argent à un SDF en rentrant de l'hôpital de jour et il n'a plus de sous ! ... Sa présentation infantile et son goût pour la persévérance dans les voies sans issues irritent toute personne prise dans ses filets. Je suis le témoin de ses anecdotes de vie, interpellée pour écouter. Il dépose d'abord son contenu puis se met au travail.

Nous travaillons ensemble depuis 18 mois, alors qu'il revient sur le sujet du Mont Blanc, suite à la réception d'une carte postale d'un patient rencontré dans une clinique en Savoie. Nous entreprenons à nouveau la réalisation d'une vue du Mont-blanc, mais cette fois, l'autre versant. Nous parvenons à lâcher la carte postale quand l'environnement est posé sur sa peinture et il se permet même à sa guise le rajout de chalets de montagne.

Chaque séance comprend un long temps de nettoyage qui attaque ma patience et mon organisation. Il apparaît que Martin repousse la fin de la séance. A défaut de se représenter la séparation, il tente de la maîtriser. Armé de sa panoplie de défenses obsessionnelles, il nettoie, frotte les pinceaux et la table pendant de longues minutes. La recherche de l'exactitude inatteignable me semble permettre de maintenir en tension son activité. Chaque séance est une quête de compromis.

Ce jour-là, la fin de séance n'est pas possible, le temps s'arrête, Martin est pris d'une angoisse qu'il me tend : une tâche s'est immiscée sur le bord de sa peinture. Cette tâche se concentre sur un bord de la feuille qui sera découpé à la fin du travail, et je tente de le rassurer par ces explications afin de terminer pour aujourd'hui. Mais Martin n'est pas dans cette optique, je perçois d'ailleurs rapidement qu'il n'est plus dans un espace de pensée, de raisonnement. Il est angoissé et veut me faire entendre "Mais Fabienne, l'important c'est la tâche !". Pendant quelques minutes, chacun est resté bloqué dans son système : moi dans une intense rationalité à la hauteur de l'attaque, lui fixé sur cette tâche. Cette peinture a une tâche, c'est insupportable. La continuité du temps et de l'espace se sont stoppés, rien ne peut advenir.

Je saisis l'importance de cette tâche dans les mots de Martin et stoppe mes explications. Il me faudra comprendre le sens de cette expérience dans un second temps. Dans l'immédiat, il s'agit de permettre à Martin de reprendre le cours du temps et finir la séance. Pour ce faire, je lui signifie notre capacité dans notre travail commun de s'occuper de cette tâche lors de la prochaine séance. Martin prend soin de mettre de côté précautionneusement, sa peinture en attendant la séance suivante.

Le médiateur est support de mouvements internes du patient. Sa manipulation le transforme à l'image des changements internes qui s'opèrent dans sa psyché. Or, dans cette situation, tout s'arrête. Il apparaît que Martin est bloqué dans une tâche qui nécessite mon intervention pour ré-engranger un processus dynamique d'évolution. Je dois donc travailler sur ses mots : "Mais Fabienne, l'important c'est la tâche !". Dans cette interpellation, que dois-je entendre de sa demande ? Ce *"détour par le manifeste qui rend public la réalité incommunicable"* [Chouvier, 2004] fait appel à quel sens caché ? Autrement dit, *"le détour par le manifeste correspond à la double référenciation caractéristique de la bipolarité constitutive du symbole"*. Ainsi, l'autre pendant de ce manifeste, donc le latent, doit être exploré pour permettre au processus de symbolisation de ne pas se figer. Je m'appuierai sur la théorie du signifiant pour comprendre le sens dans cette tâche, afin d'avoir des pistes sur ce qui immobilise Martin à ce moment-là et d'en dégager des orientations thérapeutiques.

Le signifiant a été exploré par Lacan comme signe linguistique ouvrant vers des sens inconscients. L'inconscient est une chaîne de signifiants définie comme *"un rapport entre une image acoustique ou 'signifiant' et un concept ou 'signifié'"*. Par exemple, dans les rêves, *"le sujet devient ainsi la proie des signifiants sans avoir accès à la signification qu'ils délimitent"* [De Mijolla, 2002] et l'on retrouve des mécanismes identiques notamment dans les signifiants. Je reprendrai celui de la condensation où : *"chaque élément du contenu du rêve est* ***surdéterminé*** *par le matériel des pensées du rêve, il ne dérive pas d'un seul élément des pensées du rêve mais de toute une série d'entre eux, lesquels n'ont nullement besoin d'être proches les uns des autres dans les pensées du rêve mais peuvent appartenir au domaine les plus divers du tissu des pensées"* (Freud). Ainsi, plusieurs signifiés sous-tendent un signifiant. Je vais proposer trois pistes de signifiés pour ce contenu manifeste que représente cette tâche.

Tout d'abord, la tâche m'apparaît comme une "tâche à accomplir", un travail, une mission à laquelle on est assigné. En effet, Martin part prochainement en stage pour deux semaines, dans un foyer occupationnel pour jeunes adultes, afin d'évaluer ses compétences pour travailler dans un Etablissement et Service d'Aide par le Travail (ESAT). Que va-t-on lui demander de faire ? Va-t-il y parvenir ? Quelle tâche devra-t-il accomplir ? Qui sera-t-il dans ce travail ? Sa vie sera amenée à se modifier, mais ses représentations limitées ne lui permettent pas d'appréhender avec suffisamment d'assurance ce futur, sur lequel il vient alors me questionner.

Le deuxième sens qui me vient rapidement est la question de la tâche en tant qu'"attache". Notre relation depuis des mois s'est construite avec des affects qui nous attachent l'un à l'autre. Je peux m'interroger sur le type d'attache qu'il met en jeu. Ses reproductions à l'identique font appel à une attache qui se colle au réel. J'ai pu constater ses difficultés de séparation dans diverses situations passées. Martin s'attache en s'agrippant. Se détacher devient une expérience d'arrachement mobilisant des épreuves de maîtrise de ce qui échappe. Aujourd'hui, ce projet d'ESAT implique une future séparation, qui se vivra transitoirement avec ce départ en stage de deux semaines. Notre attachement est donc en danger. Comment allons-nous nous séparer ?

Ce qui m'amène au troisième signifié : la tâche, apparentée à la souillure, celle qui gêne, est sale, celle qui porte la tare. Martin s'identifierait à une tâche, ce que l'on retrouve dans ses relations aux autres où il suscite le rejet. Collé à ce statut de déchet, il met en œuvre cette place dans sa famille comme dans le service. Vais-je moi-même m'en débarrasser comme d'un simple déchet ?

Cette anecdote met en jeu un rapport plus ancien de Martin aux tâches. Ses traits obsessionnels, présents dans sa manie de l'ordre, ses entêtements, et sa manière de déposer à l'autre son contenu de paroles agaçantes, se retrouvent dans cette identification au déchet, donc à la matière fécale. Comme je l'ai exposé plus haut, il est continuellement bloqué par des tâches. Il tente alors de les annuler tout en leur donnant simultanément une place importante. Il harcèle ainsi les secrétaires pour ses photocopies, les infirmiers par ses demandes exaspérantes. Cette répétition est une compulsion qui le contraint. A l'image d'un grain de sable qui bloque la machine, Martin est coincé dans cette situation. Ses demandes incessantes tentent de nous adresser une demande de réamorçage. L'interlocuteur embarqué dans une situation enrayée, s'en défend et la demande de Martin n'aboutit pas. La répétition prend toute la place, renforçant l'inefficacité de la demande. La relation thérapeutique permet de mettre en scène les fonctionnements de Martin et de tenter de les jouer autrement. Le travail du thérapeute est alors de construire un "signifiant-clé" à partir d'un "signifiant-bug" dans la psyché de Martin. Cette compulsion de répétition est *"une tendance inconsciente à détruire, à souffrir, entraînant une satisfaction supérieure à toutes les autres, issue d'un temps où l'on n'avait pas le sens de la réalité"* [De Mijolla]. Chez Martin, la répétition joue un rôle important dans la formation réactionnelle. Il se défend d'une motion pulsionnelle qui se dirige *"à l'égard de la personne aimée qui est soumise au refoulement"* [De Mijolla]. Lorsque la formation réactionnelle n'est plus efficace, Martin entend des voix, et explose dans une crise où il part détruire une personne proche. Cette crise est une décharge émotionnelle débordante dont l'effet cathartique non cadré est pathologique. Ce phénomène traduit un conflit ambivalent où, quand cette décharge ne déborde pas, la pulsion est déviée par la formation réactionnelle contre lui, mettant en scène ses comportements obsessionnels à répétition.

Me voici avec un matériel intéressant qui me donne quelques pistes pour la suite. Je devrais porter mon attention à cette séparation future dont nous allons en faire une expérience partielle par son départ en stage. Les fins de séances sont également des expériences d'arrachement, dont nous allons tenter de nous décoller. Les ritualisations de Martin en fin de séance, lui permettent d'affronter son départ de l'atelier. Cela *"évoque a priori l'idée de la répétition, de l'action itérative, de la réalisation et de son recommencement, bref de cette boucle ininterrompue d'un moindre engagement dont nous connaissons la portée 'rassurante' : quoi de plus bouleversant en effet que le changement quel qu'il fût ?"* [Berges]. Enfin, je garde en tête ce vécu de déchet auquel nous savons que les patients psychotiques s'apparentent souvent. Cette exploration du signifiant "tâche" amené par Martin, va me servir par la suite afin de m'aider à redéfinir ma position de thérapeute et éviter des réactions négatives d'un contre-transfert agressif.

LA SITUATION DE MARTIN SIX MOIS PLUS TARD

Le stage pré-ESAT aura finalement conclu que Martin n'est pas prêt à cette tâche. Cependant, les crises clastiques ayant presque disparu, il passe de plus en plus de temps dans sa famille. De même, il doit intégrer progressivement le foyer de post-cure qui dépend de notre service, avec des activités en hôpital de jour auquel il participe deux fois par semaine. Plus tard, il devra quitter l'hôpital et parvenir à s'autonomiser par rapport à sa famille. Visiblement plusieurs séparations se préparent.

A ce stade du suivi, nos séances sont consacrées à la réalisation d'un labrador en modelage. Cette activité a commencé, comme toutes les autres, par un désir de reproduire à l'identique le modèle puis s'est progressivement personnalisée. Comme six mois auparavant, cette réalisation n'est possible qu'après un temps important de discussion. Au début de chaque séance, il me raconte son week-end en famille et ses pérégrinations dans le quartier. Par exemple : à quatre heures du matin, il allume la lumière dans la chambre qu'il partage avec sa sœur pour vérifier pendant une demi-heure ses photocopies dans sa valise, ce qui énerve sa sœur et réveille toute la famille qui lui en veut ; à la recherche d'une nouvelle photocopie, il se rend dans un cybercafé, rend confus le vendeur avec des demandes incompréhensibles et finit de l'énerver lorsqu'il lui annonce qu'il n'a pas d'argent pour payer ces feuilles obtenues, ce dernier le renvoie en lui criant de ne jamais revenir. Les expériences se répètent toujours dans la même inefficacité chaque semaine. Ainsi s'énumèrent toutes les situations où son attitude irritante et envahissante pour les autres, les contraint au rejet voire à des conflits figés. A l'écoute de ces discours, je prends conscience sur un plan contre transférentiel qu'il suscite chez moi un élan de rejet en voulant lui renvoyer l'insupportable de ses comportements. Autrement dit, lui confirmer son statut de "tâche". Pour ne pas mettre en œuvre mon contre transfert négatif et adopter une position thérapeutique, je choisis de ne pas répondre à Martin. De plus, je reviens à cette étude du signifiant de cette "tâche" et perçois alors chez Martin davantage la répétition d'un cercle vicieux. C'est face à mon silence et mon écoute qu'il a à faire. Pour faire face aux mouvements agressifs que suscitent les précisions exaspérantes de ses récits, je recentre mon écoute sur ce qui pose problème dans ses relations aux autres. Ces récits sont les démonstrations de sa problématique. Me voici alors en train de créer un lieu pour parler, pour déposer ses mouvements internes agressifs, sans qu'il en soit limité par l'autre, mais écouté. Effectivement Martin ne me demande pas de répondre, il n'a d'ailleurs pas de question. Son ton interrogatif ne sous-tend pas un contenu interrogé. J'entends de son attitude ce que je pourrais formuler ainsi : *Voilà Fabienne ce que j'ai à dire, ce qui se rumine en moi, ce que je répète inlassablement et que je ne peux déposer que dans un cadre thérapeutique, en dehors de la réalité extérieure qui ne peut pas le supporter*. Ma tâche est donc de recevoir ce contenu et de le rendre communicable. J'accepte cet espace de parole et je le soutiens par mon écoute attentive. Ses comportements répétés sont renforcés par les effets de l'entourage, d'où le cercle vicieux, ce que nous allons tenter de jouer autrement en ergothérapie.

Une fois cette introduction de séance réalisée, il peut se mettre à son modelage. Son chien l'attend et le met au travail. Que peut-on dire de cet espace de parole qui inaugure toute période d'activité ? Après avoir mis en dépôt son contenu, le voilà rassuré, prêt à affronter ce labrador qui ne correspond pas à ses exigences de maîtrise, mais avec lequel il parvient à s'accommoder. Un processus de médiation se poursuit dans son activité, alors qu'il arrive à ses séances dans tous ses états suite à ses drames quotidiens. L'entrée dans l'aire intermédiaire de ces séances ne se fait pas sans transition. Le temps de discussion ouvre la séance et permet de rentrer dans l'aire d'expérience de la médiation.

Cependant, il me semble que l'espace de parole libre ainsi créé n'a pu advenir qu'à partir de ma capacité à rester mobilisée dans l'écoute sans me figer dans l'insupportable répétition des faits racontés. Cette position m'a été possible à la lueur de ce que le signifiant "tâche", quelques mois plus tôt, m'avait fait parcourir dans ces problématiques. Je pouvais alors m'attacher à ce qui s'enraye en lui plutôt qu'au manifeste de son discours. Ma mobilité psychique a été mise à mal, et par là même, ma capacité à jouer au sens Winnicottien. Jouer ensemble n'est pas évident, malmené par cette attache-agrippement. *"Le processus pathologique entame la capacité de jeu"* [Menil, Drusiani] et rend difficile de conserver la mienne. Prise dans la contamination de l'attache en collage, il m'a fallu le mettre en évidence pour retrouver mon espace potentiel dans cette relation. La capacité à jouer de l'ergothérapeute est un moyen d'amener le patient à un état où il puisse jouer également. Cette position n'est pas simple à soutenir. Elle nécessite parfois de s'y attarder pour en prendre la mesure, par exemple, dans ces situations où nous connaissons depuis longtemps le patient et où notre capacité à nous laisser surprendre s'en trouve réduite. Le matériel amené par le signifiant m'a permis de me détacher du manifeste, et de rétablir mon aire de jeu. Martin a besoin que je sois disposée à lui prêter mon espace potentiel pour faire évoluer ce qui s'est figé. Nous allons alors pouvoir jouer ensemble dans un espace commun autour de ce labrador notamment. L'expression d'une réaction agressive face à son attitude n'aurait que renforcé ce cercle vicieux où il est coincé.

Qu'en est-il de cet espace de parole ? Martin me raconte des anecdotes de vie dont le point commun, nous l'avons constaté, est la répétition de son comportement et les élans agressifs qu'il suscite. Ces dépôts de morceaux de vie semblent ne pas trouver de représentation pour Martin. Les déposer consiste déjà à leur trouver un lieu. *"Ce n'est pas parce que quelque chose a eu lieu 'en soi' que cette chose trouve une représentation 'pour soi', qu'elle trouve dans l'espace psychique un lieu pour être représentée"* [Roussillon R.]. Avant tout, cet espace de parole est le lieu pour déposer des fragments de lui qui ne trouvent pas asile en lui. Une étape nécessaire dans l'appropriation subjective est d'*"être indéterminé (...) encore informe, incertain, face à l'inconnu de soi à découvrir, à produire (...) être "libre" de ce qui va pouvoir advenir mais n'est pas encore là, inconnu mais non chaotique, non terrifiant"* [Roussillon R.]. Dans cet espace j'accepte de contenir ses paroles de vie dans une expression libre, mais dont la liberté réside également dans ce qu'il adviendra de lui. Si la pensée en face de lui le fige dans une représentation déjà toute faite, son travail de symbolisation primaire ne pourra pas se faire. Je retrouve ma créativité thérapeutique propre à l'espace potentiel, ce qui me permet de me laisser surprendre, de le voir changer, de ne pas l'étiqueter dans ce comportement répété. Cette créativité crée l'espace où les processus de changements prendront appui.

Roussillon R. m'ouvre une autre piste concernant ma fonction d'ergothérapeute à ce moment-là : *"D'une manière générale on considère que le 'stade du miroir' dans lequel le sujet se 'reconnaît' lui-même dans le miroir est un bon indicateur du début de cette acquisition"*. Le stade du miroir permet une perception de soi qui passe par l'autre. Winnicott, en reprenant les théories de Lacan, propose aux thérapeutes de réfléchir en miroir ce que le patient apporte. *"C'est dans le regard et dans le dire de l'autre qu'on vérifie son unité"* [Winnicott D.W.]. Etant donné ma position silencieuse dans ces moments-là, mon regard et mon attention soutenus, je lui renvoie une image de lui, certes sans forme, mais reconnue comme en devenir. Dans cette relation, il rencontre et peut se saisir d'une image de lui que je lui réfléchis en miroir.

Les prémices du décollement sont à l'œuvre. L'espace potentiel se met en place. C'est ainsi que nous nous mettons à la tâche après ce temps de parole. Ce travail de médiation qui s'accompagne toujours de beaucoup de précautions, mobilise des phénomènes de différenciation. Ainsi, la médiation en cours mobilise Martin dans des processus complexes. Les séances commencent par un espace de parole libre dans lequel il dépose ses histoires et vient trouver un regard dans lequel il va se saisir une image de lui, laissant libre cours à un devenir non établi. Une fois la sécurité interne vérifiée dans notre relation, il se met au travail dans la tâche qu'est la sienne de s'approprier une subjectivité, un statut de sujet.

Finalement, cette aventure est partie d'une situation où Martin m'a présenté un "bug" que j'ai été amené à résoudre. Cette exploration de sa problématique s'est ouverte par la fenêtre du signifiant. Au-delà d'une mise en lumière sur Martin, ce travail m'a inévitablement conduite à définir ma position à son égard. En effet, nous analysons les problématiques de nos patients, pris dans des relations transférentielles. C'est de cette manière que nous vivons leur appréhension du monde. Le jeu thérapeutique est bien d'en disposer autrement. Pour ce faire, il est indispensable de rester créatif psychiquement, ainsi de conserver une mobilité intérieure. Celle-ci peut être entravée par un contre transfert négatif pour lequel nous utilisons notre énergie afin de le réfréner.

L'intérêt de travailler sur ce signifiant s'est donc poursuivi quelques mois plus tard. Il m'aura servi à rétablir mon espace potentiel en dépassant le manifeste de son discours. Cet exposé démontre qu'il n'est pas toujours facile de conserver cette position. Aussi, prendre le temps de comprendre nos patients n'est pas sans lien avec un éclairage sur la fonction de thérapeute que nous habitons. C'est cette attitude thérapeutique qui permet de créer et de garantir l'aire intermédiaire comme lieu où se déroule la relation et la médiation. Cet espace est un entre-deux, mêlant réalité interne et réalité externe en vue d'un processus de changement.

Les temps nécessaires, pour entrer en séance comme pour en sortir, montrent l'importance des rituels et d'un temps formalisé pour passer de la vie extérieure à l'espace thérapeutique et sa médiation. *"Que dire enfin de la particularité ritualisante du cadre de prise en charge (le rite a besoin d'une mise en scène) qui, s'il est une proposition faite au patient d'un espace d'expérience, devra intégrer sans doute la notion de 'déstabilisation transitoire' (qu'est le propre de la relation médiatisée), à savoir une autre lecture de l'objet réalisé qui ne remette pas en jeu l'intégrité de son auteur"* [Berges L.]. Passer du monde extérieur à un espace intermédiaire ne se fait pas sans transition. Les processus de changement qu'implique la médiation nécessitent un espace sécuritaire, contenant, dont chaque séance commencera par le rappeler. De la même manière, chaque fin de séance est une préparation à un retour dans le monde extérieur.

* *
*

Mon aventure clinique et théorique à partir d'un signifiant m'a permis trois avancées. D'une part, j'ai pu comprendre l'origine du "bug" de Martin et ainsi ouvrir des pistes pour la suite. D'autre part, j'ai pu rétablir ma capacité à jouer avec lui grâce à la reconquête de mon espace potentiel. Enfin j'ai pu mettre en évidence l'importance des entrées et sorties de séances.

C'est enrichie par cette expérience, et le partage que j'en fait, que je continue à faire évoluer l'ergothérapeute que je suis.

RÉSUMÉ

Notre clinique quotidienne regorge d'anecdotes dont la psychanalyse se plaît à en chercher les sens cachés. Je vous invite dans cet exposé à me suivre dans cette expérience exploratrice d'un signifiant qui m'a été imposé au cours d'une séance. Au détour de l'éclairage rendu sur les problématiques du patient, mes positions de thérapeute vont s'en trouver enrichies afin d'éviter des contre-transferts négatifs. Enfin, à partir de cette situation abordée ici, je vais mettre en évidence ces moments particuliers de nos séances que sont les débuts et les fins : frontière entre le monde extérieur et l'espace thérapeutique.

RÉFÉRENCES

BERGES L. 1996, Le rite ce n'est pas du toc ! Quelques réflexions sur l'objet, *in "Journal d'ergothérapie", 18, 1, pp. 23-25.* — CHOUVIER B. 2004, Les fonctions médiatrices de l'objet, *in "Les processus psychiques de la médiation", Dunod, Paris, pp. 29-59.* — DE MIJOLLA A., 2002 Dictionnaire international de la psychanalyse, *Hachette Littératures, Millau.* — FREUD S. 1900, Sur le rêve, *Folioplus, Espagne.* — MENIL A, DRUSIANI C., 2005 Jouer, proposition pratique ? *in "A propos de nos pratiques de soins en psychiatrie", pp. 18-25.* — ROUSSILLON R. 2004 Le transitionnel et l'indéterminé, *in "Les processus psychiques de la médiation", Dunod, Paris, pp. 61-80.* — WINNICOTT D.W., 1999. Le rôle de miroir de la mère et de la famille dans le développement de l'enfant, in *"Jeu et réalité", Gallimard, pp. 153-163.*

LA MALADIE ALCOOLIQUE EN ERGOTHÉRAPIE : TRAVAIL SUR LE COMPORTEMENT ET DÉVELOPPEMENT DES HABILETÉS SOCIALES

C. LABEYRIE*

"L'homme a besoin de communiquer avec autrui
pour parvenir à la conscience de lui-même"
Watzlawilk

"Le patient alcoolique ne méconnaît pas seulement son corps malade ;
c'est son corps qui lui est inconnu, dans son unité, son rapport à la personne ;
le corps est réduit à une sorte de tube à deux orifices, sans valve...
c'est la symbolisation du corps, sa représentation qui sont altérées chez ce patient"
Descombey

Dans cette intervention sur le comportement et le développement des habiletés sociales, je vous propose, dans un premier temps de rencontrer l'individu malade alcoolique, d'écouter son discours et de voir de quelle façon il peut se reconstruire. Dans un second temps, je vous parlerai de sa prise en charge en ergothérapie et des différents ateliers thérapeutiques vidéos, affirmation de soi, journal et groupe de parole.

L'INDIVIDU

On ne peut pas donner le portrait type du malade alcoolique car il n'existe pas réellement de personnalité alcoolique. Ce que l'on remarque c'est une personnalité peu homogène, une initiative réduite, de la serviabilité, un manque de confiance en soi, une peur du projet d'avenir, souvent un défaut d'identification ou un *"déficit narcissique dans la construction du modèle de lui-même"*. L'alcool sert alors à *"faire coller les morceaux d'un Moi qui n'a pas encore trouvé sa globalité"*.

Le malade alcoolique a du mal à assurer sa singularité, à se reconnaître sujet avec une histoire, un corps, des désirs, des frustrations et une insertion dans la réalité avec ses contraintes et sa temporalité. Aux prises avec sa consommation d'alcool, incapable de la maîtriser, encore moins de s'arrêter, le malade prend peu à peu conscience du "prix à payer" pour pouvoir continuer à boire et, s'il l'estime trop destructeur, trop élevé, trop envahissant ou trop invalidant, il va faire une démarche de soin... Non sans avoir auparavant perdu beaucoup de choses : permis, travail, famille, santé.

---

* Ergothérapeute, clinique de Montberon - 31140 Montberon

SON DISCOURS

La demande de soin est souvent ambivalente : il vient se soigner mais il minimise, banalise, ne se reconnaît pas vraiment comme dépendant du produit. Il parle peu de lui ; ses propos tournent autour des copains, du travail, des enfants, de la société... Sujets écrans qui remplissent sa vie mais occultent sa véritable demande et lui permettent de s'évader de lui=sujet.

Dans son discours, le malade alcoolique traverse des stades successifs, nous demandant alors vigilance, adaptabilité et patience ; le stade le plus durable est, en général, celui du déni, correspondant à un mode de défense visant à protéger son intégrité psychique. La répétition de ce comportement de déni pousse le patient vers l'incapacité de se percevoir, de s'analyser ; c'est l'apsychognosie que Fouquet a décrite comme un trait psychique fondamental de l'alcoolique. Ce déni n'est ni un mensonge ni une dénégation (levée partielle et négative d'un refoulé) ; il s'agit de nier une réalité insupportable, réalité extérieure mais surtout réalité psychique intime, le personnage qu'il nous montre est comme le masque à travers lequel l'acteur tragique se fait entendre – dit Descombey. C'est cette image que le malade alcoolique a besoin de nous offrir avant de pouvoir révéler son identité profonde.

Si la demande d'aide est biaisée, la parole difficile, l'élaboration psychique réduite, cela ne veut pas dire qu'il y ait absence de demande, incapacité à s'exprimer ou insuffisance intellectuelle. Le malade alcoolique n'a pas appris à bien verbaliser ; c'est un "handicapé de l'expression" qui utilise l'alcool comme lien, comme véhicule de la parole, la bouteille devenant objet fusionnel rassurant.

"La bouteille a toujours la même fonction, c'est réussir à calmer le corps et l'esprit que le sujet n'arrive pas à calmer en ayant recours à ses objets internes" Joyce MacDougall.

Le malade alcoolique joue souvent le rôle du clown social ; il est celui qu'on aime bien, qui amuse par ses bévues, ses ratés et les pertes de contrôle de lui-même ! L'étiqueter comme alcoolique c'est se positionner soi-même par rapport à l'alcool, le mettre à distance de nous. Cette négation s'adresse certes au soignant mais aussi au patient qui cherche à cacher sa souffrance, souffrance physique (alcoolopathies), souffrance psychique (anxiété, honte, culpabilité), souffrance socio-familiale (conjugopathie, difficultés financières ou professionnelles). Il lui faut du temps, de la détermination et de l'énergie pour mesurer la gravité de ses problèmes et pour commencer à avoir le désir de s'en sortir. A travers l'alcool, le malade alcoolique se fuit, il boit et son but – nous dit Nadeau *"est alors de vivre la vie pour éviter de la penser, pour échapper à cette perception angoissante de se retrouver face à soi-même"*. Marguerite Duras parle de l'alcool en ces termes : *"je n'ai plus d'âge, je suis sans amour... l'alcool supprime l'effroi du face à face avec moi-même"*.

Dès que ce stade de déni est passé, on peut parler de Reconstruction. La reconstruction passe par l'abstinence. Arrêter de boire pour le malade alcoolique dépendant, c'est d'abord stopper sa consommation et commencer un travail psychique.

Ce travail va se faire par étapes, sur du long terme, et le malade alcoolique va passer d'un état dans lequel il associait boire et rester en vie, arrêter de boire et mourir, à une nouvelle perspective : cesser de boire et pouvoir vivre ou boire et risquer de mourir – *"victime et complice d'une représentation saugrenue de la virilité, l'alcoolique boit au-delà du raisonnable pour se dépasser au lieu de s'accepter avec ses limites"* Maisondieu.

Se réconcilier avec lui-même, ne plus se sentir écrasé par la honte, par le passé, par un avenir gris, penser et construire sa vie au lieu de la subir, tels sont les objectifs proposés au malade alcoolique. Tout l'accompagnement tend vers la reconquête de lui-même, la recherche de sa voie personnelle, de son identité, le réaménagement de son existence, sans l'aide de l'alcool ; transformer le "on" impersonnel du début de la prise en charge au "je" du sujet pour lui permettre de reconstituer et d'assumer son histoire personnelle et sa filiation.

L'ERGOTHÉRAPIE : UN ESPACE... UN MOYEN... UNE PRATIQUE...

Au cours de la prise en charge en ergothérapie, le sujet alcoolique, en marche vers l'abstinence, va redécouvrir les fonctions du jeu, du plaisir, de l'imaginaire, parallèlement à la réévaluation des valeurs de l'engagement, de la loi et du symbolique.

Le travail de la matière va lui permettre de retrouver l'unicité de son corps, d'expérimenter et d'appréhender ses limites, de donner lieu à des expériences variées, de trouver les mots pour parler de ses ressentis... tant de domaines jusque-là noyés par et dans ses consommations répétées. La mise en action des différents outils, interfaces entre le corps et la matière, nécessite un contrôle relatif du geste et une bonne gestion de l'espace et du temps, ce qui manque au malade alcoolique. Le plus important n'est pas le matériau mais ce qui se passe autour de lui, à travers lui, qui permet de créer des liens, d'exprimer un mal être, de se sentir exister, de faire jaillir des affects. Par le travail en ergothérapie, le malade peut être reconnu, exister d'une autre façon et surtout sans alcool. *"L'acte de boire*, dit J. Vergne, *c'est sans doute la seule façon que l'alcoolique a trouvé pour affirmer : je suis, j'existe ; c'est sans doute le premier acte, le premier comportement où le JE apparaisse"*.

Autour de l'objet, la relation verbale peut s'installer progressivement, sans gène, sans trop de réticence. L'important est alors de réaliser des ponts pour permettre la diversité et la multiplicité des échanges afin de redonner au patient une véritable place, de l'amener vers une réassurance et une meilleure estime de lui-même. Il s'agit de renforcer les liens sociaux et relationnels pour favoriser la ré-identification et le retour de la confiance en soi.

Dans l'activité, le patient va être confronté à la notion de temps : les heures d'ouverture de l'atelier, les rendez-vous dans les ateliers thérapeutiques spécifiques (vidéo PHARE, affirmation de soi, journal, carnet de route) dont nous parlerons plus tard, le temps de séchage de la peinture ou de la colle, le temps d'une cigarette, le temps vide du week-end. Or, chez la personne alcoolique dépendante, le temps est circulaire, improductif ; il va d'un verre à l'autre, d'une bouteille à une autre ; l'élaboration, la construction et l'anticipation n'ont pas leur place. De plus, le malade qui s'engage dans l'abstinence a du mal à gérer son temps libre, le temps laissé par le non boire et le temps non travaillé. Sa vie est souvent remplie par la recherche du produit, sa consommation, ses obligations et son travail... Très peu par des activités personnelles de loisir... Le patient alcoolique a oublié d'exister pour lui-même !

M. Monjauze décrit l'espace créatif de l'alcoolique comme : *"un espace transitionnel permettant aux alcooliques un accès à l'expression préverbale, un renforcement de l'enveloppe, une valorisation ; l'écorché vif y est enveloppé, sécurisé pour installer une relation de confiance suffisante à la libre expression"*. On le voit, la finalité de l'ensemble des activités proposées en atelier d'ergothérapie est d'amorcer et de développer un parcours de rencontre avec soi-même et l'autre.

DISPOSITIF D'ACCOMPAGNEMENT EN ALCOOLOGIE

La démarche d'accompagnement commence dès que le médecin psychiatre nous sollicite ; nous rencontrons alors le patient, nous lui proposons un contrat sur lequel il inscrit lui-même son projet de soin et où il s'engage à participer à l'ensemble des ateliers spécifiques : dans ces ateliers, j'anime personnellement un atelier vidéo, un atelier d'affirmation de soi, un atelier bilan de la semaine et une activité journal.

Cet accompagnement est un processus qui dépasse le simple sevrage ; il concerne à la fois l'aspect social, corporel et psychique de la personne. L'existence d'un planning des différentes activités réintègre la notion de temps dans la vie psychique du patient et redonne un rythme actif aux journées, avec des temps libres, des temps de parole, des temps d'action et de réflexion. Les objectifs de ce dispositif sont d'aider le malade à reconnaître sa difficulté de séparation avec l'alcool, de rechercher avec lui l'expression de ses envies d'alcool, de lui permettre le réapprentissage de la parole individuelle, de renforcer ses capacités décisionnelles.

L'Atelier vidéo PHARE : ce sont des cassettes vidéo élaborées par le laboratoire Merck qui regroupent différentes situations auxquelles le malade alcoolique abstinent peut être confronté : savoir refuser l'alcool ; travail sur les pensées dangereuses ; gérer les critiques liées à l'alcool ; petites décisions lourdes de conséquences ; avoir un plan d'urgence dans la gestion d'un faux pas. Un débat ouvert fait suite à ces vidéos.

L'Atelier d'Affirmation de soi : il s'organise autour d'un jeu basé sur l'apprentissage des habiletés sociales. De nombreux malades alcooliques abstinents ont un répertoire d'habiletés sociales déficient ; l'alcool apparaît alors comme "un lubrifiant des relations sociales difficiles". Cette méthode d'entraînement au relationnel et d'affirmation de soi a pour but d'obtenir une efficacité sociale non agressive et non frustrante, d'augmenter les capacités à refuser, d'apprendre à résister aux éventuelles actions désagréables ou conflictuelles

Sur le principe du jeu de l'oie, chacun joue et parle tour à tour ; à tous moments quelqu'un peut argumenter ou proposer un exemple personnel. Les premières compétences à entraîner sont de savoir écouter, comprendre ce que l'autre a dit, reconnaître l'existence du problème soulevé et trouver une solution gratifiante pour soi et convenable pour l'autre. Les situations exposées sur les cartes à jouer concernent le fait de savoir refuser, savoir nouer de nouvelles relations dans différents contextes, accepter ou faire un compliment, savoir demander et répondre de manière adaptée, savoir faire des critiques constructives et savoir en recevoir, etc.

Dans cette activité, le phénomène de groupe est largement exploité ; J.-P. Descombey nous dit : *"chez les alcooliques, le groupe est un acte symptôme collectif, qu'ils créent pour réparer un narcissisme en péril"*. Autour de ce jeu, plusieurs mécanismes agissent : l'identification, l'étayage, la chaleur collective, le dialogue avec des "pareils/pas pareils" qui comprennent (je veux parler des différents participants qui sont semblables de part leur maladie et leur vécu de dépendance mais différents dans leurs histoires de vie). La confrontation à l'autre est toujours difficile pour le malade alcoolique : bloqué entre la crainte d'exister comme sujet et l'envie d'être quelqu'un de moins médiocre, le patient utilise l'anonymat du groupe pour se fondre dans un grégarisme sécurisant. N'osant ou ne pouvant exister par lui-même, il recherche son identité dans le regard des autres (souvent d'ailleurs, être alcoolique, alcoolique abstinent ou ancien alcoolique leur permet d'acquérir une identité sociale). *"Quand mon verre est plein, je le vide ; quand il est vide je le plains... clament souvent les buveurs impénitents. Au fond du verre sont la tristesse et le désespoir car le fond du verre vide est un miroir... miroir où chacun cherche désespérément le reflet de son identité"* J. Pon.

Cette activité rend possible ce que les psychosomaticiens appellent "la relance énergétique du dialogue" en offrant au patient un cadre où il peut s'exprimer sans crainte, un groupe où il peut se reconnaître, un lieu rassurant où le silence et le vide sont gérés, un médiateur convivial, ludique et vivant.

L'Atelier Bilan de semaine ou Carnet de Route : il s'agit d'un outil élaboré au sein de notre établissement, qui consiste en un petit livret dans lequel, en fin de semaine, le patient auto-évalue ses progrès, ses capacités relationnelles et son rapport à l'alcool. C'est également un moment où chacun peut parler de ses inquiétudes, de ses projets de week-end, de ses difficultés au sein de la cellule familiale.

Le Journal : ouvert à tous (mais souvent construit à partir de textes écrits par des patients dépendants), le journal "Eclats de dires" est mensuel ; sa première parution date de février 2003 ; de format A4, il est tiré à près de 70 exemplaires dont une quinzaine est expédiée à des patients déjà sortis, servant ainsi de lien. Un temps hebdomadaire informel y est consacré. L'utilisation d'un journal comme médiateur thérapeutique permet aux auteurs de poser des mots, de témoigner, de réfléchir. Son champ d'action est à l'image des difficultés du malade alcoolique, médico-psycho-social.

La demande des lecteurs, leur attente et leurs commentaires après lecture font de cette activité un réel travail de réhabilitation. L'image du malade alcoolique, hospitalisé, déprimé, dépendant, non productif et assisté, est cassée par la dynamique de l'effort fourni et la qualité des textes. Le patient a le sentiment d'effectuer quelque chose d'important pour lui, pour la clinique, pour les autres. Par ses mots, ses phrases, il témoigne et laisse une trace de son évolution, de ses réflexions... il s'engage.

L'élaboration des textes participe aussi à la récupération des fonctions cognitives altérées par l'intoxication éthylique : orthographe, syntaxe, dextérité au clavier, réorganisation de la pensée... La maladie alcoolique est une maladie du temps... le premier verre, appelant tous les autres parce qu'il est finalement toujours le même, immobilise un temps où rien ne s'inscrit. A la chronicité du temps figé de l'alcoolisme, le journal oppose la périodicité et l'anticipation. Le désir de participation du patient nécessite sa projection et son organisation dans le temps (le journal de Janvier se prépare en décembre !). S'inscrire dans la publication du journal oblige le malade alcoolique à faire un dépôt de mémoire, dépôt qui le protège de la perte de lui-même. Ses écrits sont des moments de son parcours, des traces de sa souffrance psychique, des instants de rencontre avec lui-même, avec les autres, ensemble de miroirs de son rapport à l'alcool et de son rapport à la vie. Bien qu'il soit issu d'un lieu de souffrance et souvent de désespérance, le Journal est à l'image de la vie, riche d'émotions plus ou moins bien exprimées, envahissantes ou refoulées, miroir de l'extrême sensibilité et de la soif d'idéal caractéristiques des malades alcooliques.

* *
*

Se réconcilier avec soi-même, ne plus se sentir écrasé par la honte, par le passé, par un avenir gris et flou, penser et construire sa vie au lieu de la subir, tels sont les objectifs proposés. Tout l'accompagnement tend vers la reconquête de lui-même, la recherche de sa voie personnelle, le réaménagement de son existence, sans l'aide de l'alcool. *"L'espérance, je ne l'ai trouvée qu'à partir du moment où je me suis rendu compte que je m'aimais bien et que je pouvais trouver quelque chose en moi : et tout est parti de là ; j'ai essayé alors de construire quelque chose"*.

L'accompagnement en ergothérapie offre aux individus en *"souffrance d'être"* que sont les malades alcooliques, des possibilités de faire, d'être, de mieux-être, des possibilités de renaître... L'ergothérapie agit comme un sémaphore, permettant aux pensées égarées, dispersées, aux désirs noyés, aux rêves déchirés de converger vers un point d'ancrage. Tout travail est un lien, lien entre soi et soi-même, entre soi et les autres, tout agir est une présence au monde, un signe d'existence.

RÉFÉRENCES

ANDRÉ C. 1999. L'estime de soi, *Ed Odile Jacob, Paris.* — DESCOMBEY J.P. 1998. L'homme alcoolique, *Ed Odile Jacob, Paris.* — GRODDECK G. 1985. La maladie, l'art et le symbole, *Ed Gallimard, Paris.* — MAISONDIEU M. 1992. Les alcooléens, *Ed Bayard, Paris.* — MONJAUZE M. 2002. La part alcoolique du soi, *Ed Dunod, Paris.* — PEDINELLE J.-L. 2004. Psychopathologie des addictions, *PUF, Paris.* — CUNGI C. 1996. Savoir s'affirmer, Ed Retz, Paris.

ERGOTHÉRAPIE EN PSYCHIATRIE : MISE EN PLACE D'UN PROGRAMME DE RÉHABILITATION

B. PÉREZ*

Depuis une vingtaine d'années, on observe une modification radicale des conditions d'accompagnement hospitalier notamment des patients atteints de troubles psychotiques. L'hospitalisation devient un épisode relativement bref dans la vie d'un individu. Elle le conduit de façon quasi systématique, et dans un temps relativement court, à réintégrer une structure alternative extérieure voire son lieu de vie. Ces conditions conduisent les acteurs du soin à se repositionner et à proposer des alternatives visant la réhabilitation du patient psychiatrique dans son environnement de vie. Travailler sur la base d'un programme de réadaptation est habituel pour tout ergothérapeute d'une discipline classique.

La mise en place d'un programme de réadaptation est beaucoup moins courante concernant l'accompagnement des populations de santé mentale. Malgré tout, beaucoup d'ergothérapeutes se sont déjà positionnés sur une démarche de réadaptation en psychiatrie et accompagnent le passage du patient psychiatrique de l'hôpital à son lieu de vie. Les difficultés que l'on peut fréquemment rencontrer à mettre en place un programme sont d'intégrer aux démarches de réadaptation proposées, les conditions relatives à la qualité de vie et au maintien, dans la durée, du patient dans son environnement.

Une ergothérapeute (K. Da Silva) du C.H. Sainte Anne de Paris, propose une réflexion intéressante sur le positionnement de l'ergothérapeute face au processus de réhabilitation mais également une mise à jour de l'ensemble des stratégies proposées et validées dans ce domaine.

Le document qui suit a pour vocation de proposer une façon d'aborder en ergothérapie la question de la réadaptation en psychiatrie. Le modèle proposé est un peu plus adapté à des patients atteints de troubles psychotiques. Il nous arrive malgré tout d'utiliser ce programme pour accompagner des patients présentant d'autres types de pathologies.

LE CONCEPT DE RÉHABILITATION PSYCHOSOCIALE

La réhabilitation psychosociale se définit comme le processus qui facilite le retour d'un individu à un niveau optimal de fonctionnement autonome dans la communauté. Le concept de réhabilitation comprend la combinaison de deux grands types d'actions:

- des actions de *réadaptation* visant à apporter au patient un niveau de fonctionnement favorisant son inclusion dans la communauté. Ces actions comprennent des activités, des programmes de re mobilisation et/ou des modules d'entraînement ;

---

* Ergothérapeute, CHU- Hôpital la Colombière - 34295 Montpellier Cedex 5

- des actions de *réinsertion* permettant au patient de s'inscrire socialement et de se détacher progressivement du réseau institutionnel.

Le concept de réhabilitation bouscule les positionnements traditionnels et fait passer le patient du statut de soigné à celui de collaborateur ayant une place active dans les décisions et actions relatives à son projet de soin.

EXPÉRIENCE DANS UN SERVICE UNIVERSITAIRE (Pr J.-P. Boulenger – Hôpital la Colombière – CHU – Montpellier)

Le service d'ergothérapie travaille, depuis quelques années, à la mise en place d'un programme de réhabilitation par l'activité spécifique au patient psychiatrique. Nous sommes partis sur la base de grands principes :

- En ce qui concerne les projets, partir des choix du patient ;
- Utiliser le projet comme un médiateur d'expériences. Ces expériences vont être le support de l'accompagnement en ergothérapie ;
- Sécuriser les expériences induites :
  . projets de vie et non projet unique,
  . travail des alternatives.
- Faire avec les contraintes de fonctionnement des hospitalisations actuelles.

PROJET DU PATIENT ET PROJET DE VIE ?

On peut remarquer que plus la situation de soin est critique et tendue, plus les différents intervenants (patient, famille, soignants) vont avoir tendance à rechercher LA solution, LE projet sur lequel vont être forgés tous les espoirs de rétablissement. Le projet sur lequel les équipes travaillent est souvent orienté sur les grands domaines du travail ou du domicile. Dans le cas de pathologies chroniques, la re mobilisation d'un seul des domaines de vie est souvent infructueuse. Si elle fonctionne, c'est à court terme. De ce constat, nous pouvons définir 2 grands principes régissant le programme de réadaptation proposé en ergothérapie :

- la pathologie va avoir des répercussions dans tous les domaines de vie. Ils doivent donc tous être potentiellement revisités ou modifiés pour une réadaptation au long court (approche holistique) ;
- le patient mobilisé a souvent un point de vue faussé de ses fonctionnements. Il faut donc sécuriser les actions de réinsertion :
  . *le raisonnement* peut être une piste exploitable et efficace. Ainsi, le préalable à toute mobilisation est de faire imaginer au patient les différents scénarios de l'action à venir et d'en prévoir les alternatives.
  . *le fait de travailler* en paliers ou en étapes progressives permet d'utiliser les expériences.

Nous avons mis en place dans le service un outil permettant d'accompagner la démarche de réflexion permettant au patient de mieux définir ses projets. Cet outil s'inspire des habitudes de vie du modèle du processus de production du handicap.

QUESTIONNAIRE D'AUTO-ÉVALUATION DES HABITUDES DE VIE (fig. 1)

Le principe est assez simple : le participant est amené à réfléchir sur ses fonctionnements dans tous les domaines de vie : loisirs, occupations (actives, passives), gestion des actions relatives à l'entretien du domicile, vie quotidienne, relations (familiale, amicale, amoureuse), domaine professionnel, santé/entretien de soi... Ce questionnaire n'est qu'un outil utilisé dans le programme de réadaptation mais il mériterait d'être développé plus précisément.

<table>
<tr><td colspan="2">Avant les crises</td><td>Pendant les crises</td><td>Projets</td></tr>
<tr><td colspan="2">"Je faisais du ping-pong"</td><td rowspan="3">Arrêt depuis
5 ans</td><td rowspan="3">Reprise de
cette activité</td></tr>
<tr><td>Avantages</td><td>Inconvénients</td></tr>
<tr><td>Fort plaisir
Relations
Contacts sportifs</td><td>Compétition</td></tr>
</table>

Exemples de questions à poser pour chaque domaine :

- *consigne type :* (Ergo) "je vais vous poser des questions pour qu'on évalue ensemble ce qui a éventuellement changé dans votre vie de tous les jours depuis que vous connaissez des moments d'hospitalisations. Si c'est le cas, nous réfléchirons ensemble à des solutions. Êtes-vous d'accord ?".

– Première colonne : état des lieux antérieurs

ex : domaine du logement :

(Ergo) :

- A quelle période de votre vie a eu lieu votre première hospitalisation ?

- Nous allons donc parler d'avant cette période.

- Où viviez-vous ? Que faisiez-vous dans ce domicile ? Quel était votre rythme de vie quotidien ? Avez-vous vécu dans d'autres types de logements ? Ce qui se passait bien, ce qui était plus délicat ?

(Patient) "je faisais des balades tous les matins" : avantages, goût pour le rythme du matin, etc.

– Deuxième colonne : fonctionnements perturbés par la maladie

Proposer une nouvelle fois les actions du patient et lui demander de réfléchir si elles ont été modifiées.

– si je comprends bien, vous n'aviez pas de difficultés particulières à cette période ; peu avant votre hospitalisation, où étiez-vous ? Avez-vous remarqué des changements par exemple : vous me disiez qu'avant vous sortiez en balade tous les matins, comment ça se passait à cette période ?

– "je ne sortais plus que pour faire les courses"

– etc.

– Troisième colonne : formulation des projets de vie dans tous les domaines.

Patient : "j'aimerais reprendre, ou pas, les balades du matin", et continuer avec les autres domaines.

Modalités : Cet outil se fait passer au cours de séances individuelles dont la durée varie en fonction du niveau de concentration de l'intéressé, plusieurs séances sont généralement nécessaires, dépendantes de la rapidité avec laquelle les informations utiles sont apportées.

Intérêt : se poser et réfléchir, faire le point sur les changements de fonctionnements.

Percevoir qu'il y a eu changement, faire le tri pour chaque expérience, entre les éléments ou facteurs (+) et (-), "appréciés" ou "gênants".

Evolution : lorsque tous les projets sont définis, on va réfléchir aux priorités d'interventions en fonction du mode de vie et des besoins du patient.

Fig. 1 : Modèle de l'échelle d'auto-évaluation des habitudes de vie [1] utilisée dans le service

Domaines	*Avant les 1res hospitalisations*	*En phase de crise*	*Actuel*	*Projets*
Scolarité				
Travail				
Gestion domicile				
Déplacements				
Occupation domicile				
Occupations extérieures				
Loisir, passion				
Soins personnels				
Relations famille				
Relations amicales				
Relations amoureuses				
Santé générale				

[1] Habitude de vie : Classification québécoise du Processus de production du handicap: une habitude de vie est une activité courante ou un rôle social valorisé par la personne ou son contexte socioculturel selon ses caractéristiques (âge, sexe, l'identité socioculturelle, etc.). Elle assure la survie et l'épanouissement d'une personne dans sa société tout au long de son existence. (Catégorie H) Les habitudes de vie comprennent : 1-nutrition ; 2-condition corporelle ; 3-soins personnels ; 4-communication ; 5-habitation ; 6-déplacements ; 7-responsabilités ; 8-relations interpersonnelles ; 9-vie communautaire ; 10-éducation ; 11-travail ; 12-loisirs ; 13-autres habitudes.

PROGRAMME DE RÉHABILITATION EN ERGOTHÉRAPIE

Généralement, le parcours de réhabilitation du patient en ergothérapie est organisé autour de 3 grands axes de prise en charge.

• *Un accompagnement d'urgence* essentiellement réalisé en institution et dont l'objectif principal est la prise en charge d'une répercussion massive de la pathologie sur les fonctionnements de l'individu. A cette phase la stratégie généralement utilisée en ergothérapie est de maintenir les niveaux de fonctionnement "résiduels". L'évaluation ou les différents moyens d'obtenir de l'information sont incontournables à cette phase. Ils nous permettent, et permettent surtout au patient, d'utiliser les expériences des mises en situations pour cerner les domaines fonctionnels, de ceux sur lesquels l'impact de la pathologie est fort. Permettre au patient de mieux comprendre les répercussions engendrées par la pathologie sur ses fonctionnements nous aide à donner du sens aux actions mises en place.

• *Un accompagnement intermédiaire*, dont l'objectif est essentiellement la prise en charge des symptômes résiduels (gênant les processus d'insertion). C'est en général à cette phase que l'on va évaluer les fonctionnements du patient dans son environnement de vie (échelle des habitudes de vie). Le programme d'ergothérapie va s'organiser à cette phase autour d'activités significatives permettant d'apporter au patient les niveaux de fonctionnement favorisant la mise en place de ses projets, voire d'envisager les réajustements nécessaires (ex : travail sur la communication, sur la gestion du groupe et sur l'expression pour un patient ayant le projet de réinscrire dans son emploi du temps une activité de loisir).

• *Un accompagnement centré* sur le retour au lieu de vie et les actions concrètes qui en permettent la mise en place. L'objectif est de travailler l'insertion directe du patient dans son environnement. Chaque projet envisagé par le patient est travaillé de façon progressive. Le patient en définit les étapes, en imagine les alternatives et leurs conséquences. Les situations concrètes extérieures induites par les étapes deviennent un support d'expérience pour le patient et un support de travail pour l'ergothérapeute. (Concernant l'exemple précédent, le patient va devoir établir les différentes actions nécessaires à la mise en place de son objectif : se renseigner sur les associations dans son quartier, aller se renseigner, comparer les différents renseignements, les impressions, etc.). On peut remarquer que l'intervention de l'ergothérapeute *sur place* à ce niveau de la prise en charge, ne se fait que si le patient ou l'entourage impliqué rencontrent des difficultés à évaluer et réajuster ce qui empêche l'action prévue.

L'objectif thérapeutique visé est d'utiliser les expériences concrètes pour éventuellement permettre au patient de modifier et ou réajuster les points de vue qu'il a de lui-même et de ses fonctionnements. Ex: un patient sort de l'hôpital avec l'*a priori* qu'il est capable d'organiser son emploi du temps seul. Si le patient souffre de solitude et d'ennui en rentrant chez lui, les entretiens d'accompagnement du retour au domicile vont lui permettre de repérer et de tirer "profit" de l'expérience de la solitude. Ainsi, les actions visant à organiser son emploi du temps prendront plus de sens. Elles seront de plus mises en place avec plus de motivation. Le patient va être amené à utiliser et profiter des ressources (humaines), autres que les références soignantes, présentes dans son environnement.

Ex : si le patient ne trouve pas de solutions pour pallier la solitude : l'ergothérapeute lui propose de se renseigner auprès de plusieurs personnes de son entourage qui ont elles-mêmes trouvé des solutions à la solitude. L'objectif est de répertorier un nombre de solutions variées permettant de trouver des pistes que le patient se sentira capable d'explorer.

Les bénéfices attendus sur la qualité de vie sont d'optimiser les démarches d'insertions du patient et de diminuer les risques de rechutes. Dans cet objectif, on va avoir tendance à évaluer et tenter d'avoir un impact sur plusieurs domaines de vie.

La phase d'accueil : cette phase est spécifique à la mise en place du programme de réhabilitation. L'ergothérapeute se présente au patient en tant que spécialiste de l'activité. Mon travail est de repérer si les événements récents relatifs à votre hospitalisation ont eu un impact sur votre fonctionnement général. Si c'est le cas, nous chercherons ensemble des activités stimulantes vous permettant de rentrer chez vous confortablement… pour savoir où vous en êtes actuellement, j'ai besoin de vous faire expérimenter plusieurs types d'ateliers. Je vous expliquerai les objectifs de chaque atelier au fur et à mesure et nous discuterons pour savoir comment ça se passe pour vous (trame de présentation non exhaustive plutôt destinée à un patient ayant un niveau de compréhension correcte).

La phase d'évaluation : la phase d'évaluation est une phase déterminante et complexe de la mise en place du programme de réhabilitation. Elle mériterait d'être décrite de façon plus spécifique. On n'en détaillera ici que les grandes lignes de fonctionnement. Durant la phase d'évaluation, les situations d'activités proposées vont renseigner le thérapeute et le patient sur l'impact des éléments relatifs à la pathologie sur les niveaux de fonctionnement.

Pour cela, plus la palette d'ateliers utilisés est variée, plus l'évaluation sera objective.

L'ergothérapeute proposera des participations à des ateliers collectifs, de groupe, individuels, sur des thèmes :manuel, cognitif, de communication, au contenu varié : expression, créatif, exécutif. Le principe sera d'avoir pour chaque moyen utilisé une grille d'observation d'indicateurs relativement "standardisés". Le thérapeute se place en mode découverte du patient et n'ajuste pas par a priori les caractéristiques de son activité.

Le patient a besoin de contrastes pour repérer les situations. Le thérapeute comparera le fonctionnement effectif du patient à ces indicateurs de référence.

Exemple d'indicateurs objectifs pour un atelier : nombre de pauses prises, temps de réalisation, impression globale livrée par le patient ; à ces indicateurs objectifs, vont venir s'associer des indicateurs plus subjectifs tels que les ressentis, impressions, idées que le thérapeute va se faire du patient, mais aussi et pour relativiser, ceux des autres intervenants (ergo, infirmiers, famille, etc.). Dans notre service, la durée d'une phase d'évaluation peut aller jusqu'à 2 semaines. Une durée suffisamment longue d'observation est nécessaire, car les fonctionnements de patients en crise varient considérablement d'un jour à l'autre. Nous obtenons fréquemment des résultats très contrastés pour une même situation d'activité.

La phase d'évaluation a 2 objectifs principaux :

- Permettre à l'ergothérapeute de mettre en place son programme, et de l'adapter au bénéficiaire. D'évaluer l'efficacité du programme entre 2 périodes.
- Donner du sens aux actions réalisées sur le patient. En effet, utilisée favorablement, elle permet au patient d'expérimenter et de comprendre les répercussions de la crise sur ses fonctionnements, d'adhérer plus favorablement aux moyens mis en place pour y pallier. D'évaluer l'efficacité du programme mis en place pour lui entre 2 périodes.

Programmation des activités :

En ce qui concerne les aptitudes du patient, la phase d'évaluation va permettre de différencier ce qui fonctionne de ce qui dysfonctionne (variabilité de réponse).

A court terme, phase aiguë, symptômes forts et intenses : la mobilisation se fera sur les domaines fonctionnels ; les critères des activités proposées s'adaptent aux niveaux de fonctionnement du patient ; les critères d'activités sont par exemple : le temps, l'environnement (nombre de personnes, niveau d'implication demandé), les critères de communication, cognitif (concentration).

Ex :

- si temps de concentration utile de 10 mn à durée de la séance = 10 mn
- si discordance verbale ++ à simplifier les consignes, écriture+/manuel+
- si domaine exécutif -- à stimulation + cognitive/ verbale/

A moyen terme : les séances individuelles d'accompagnement de projet se mettent en place. Le premier objectif va être de définir les projets de vie. En parallèle de la définition des différents projets de vie, les activités proposées dans le programme s'adaptent aux besoins mis en avant avec le patient.

Si la durée de prise en charge est correcte : l'évaluation se cible ici sur les projets de vie. Dans l'exemple suivant : mise en situation de préparation de repas.

- projet du patient : avoir un appartement
- idée du patient sur ses fonctionnements : je saurai bien me débrouiller !
- évaluation par l'expérience : mise en situation de repas.
- besoins trouvés : "retrouver des automatismes"
- moyen possible : participation à un atelier de préparation de repas.

Si la durée de prise en charge est courte : les mises en situation s'organisent directement sur les actions concrètes : dans l'exemple précédent : mise en situation au domicile.

SÉANCES INDIVIDUELLES D'ACCOMPAGNEMENT DE PROJETS

Ces séances vont être dédiées à l'accompagnement et au suivi des actions relatives à la mise en place des projets de vie du patient. Dans notre service, elles se mettent en place à moyen terme, et peuvent se poursuivre tout au long du cheminement institutionnel du patient.

Dans le cas de durées d'hospitalisations spécifiquement courtes, nous avons mis en place un système de consultations d'ergothérapie. Dans ce dernier cas, le suivi se fait exclusivement par le biais des séances individuelles. Une bonne coordination avec les différentes personnes présentes dans l'entourage du patient est primordiale.

Dans le cadre des séances individuelles, des situations concrètes vont être projetées, organisées et réalisées. L'ergothérapeute ne sera que rarement présent sur place. Ce fonctionnement pose évidemment la question de l'évaluation de ces situations. Pour cette raison, l'ergothérapeute doit donner au patient tous les outils lui permettant de repérer, d'évaluer, et retranscrire le plus correctement possible ses fonctionnements (vocabulaire, méthode de travail, observation). Cette sensibilisation se fait progressivement dès le début de prise en charge. La dynamique de réhabilitation nous incite à projeter le patient dans son environnement sans nous ! Pour cela, il faut amener le patient à utiliser le plus possible ses propres ressources, notamment de raisonnement.

Les outils suivants sont des supports permettant de travailler sur la base du raisonnement du patient. Ces outils d'accompagnement du raisonnement sont principalement issus des modèles de thérapie cognitive. Nous avons dû les adapter à l'accompagnement des situations d'activités dans le cadre d'un suivi en ergothérapie. Comme tout outil, le risque est de projeter dans leur utilisation en psychiatrie un côté "aseptisé". Les ergothérapeutes du fait de leur formation spécifique (activité-individu-environnement) sont plus que tous les autres intervenants sensibilisés au fait que ce ne sont pas les outils qui soignent, mais le fait de les utiliser de la bonne façon, au bon moment, avec la bonne personne... Je fais confiance à la population des ergothérapeutes pour les intégrer juste comme des moyens et non des buts en soi.

PROGRAMME DE RÉADAPTATION : UTILITÉ DU RAISONNEMENT PAR HYPOTHÈSES...

Les ergothérapeutes basent leur travail sur l'expérience que le patient va vivre dans les mises en situations. La situation d'activité est une situation globale, de ce fait il est impossible de savoir comment elle va se dérouler. Cette notion est d'autant plus vraie que la situation se rapproche d'une situation réelle. Le programme de réadaptation va impliquer des mises en situations réelles. Dans ce cas, un moyen efficace de fonctionner en sécurité est d'amener le patient à progressivement raisonner en hypothèse. En effet, ce n'est pas le caractère difficile de la situation qui fait qu'un patient soit mal à l'aise, mais le fait qu'il n'ait pas laissé la place à une voie alternative.

L'outil suivant est une version simplifiée mais fortement inspirée de la colonne de Beck. C'est un outil-clé de l'accompagnement des thérapies cognitives. Il permet de guider le patient dans l'observation qu'il fait d'une situation. Il permet au patient de retrouver petit à petit un répertoire de fonctionnement souple et de se détacher d'un schéma de performance (réussite/échec). Il peut être utilisé de 2 façons différentes :

a) *A posteriori de la situation prévue :* ex : "j'ai oublié ! de faire l'action" : le patient apporte sa version (en gris), l'exercice de raisonnement est de mettre à jour les autres façons de penser autour de cette situation. Pour chaque conclusion proposée, le raisonnement sur les avantages et inconvénients de cette conclusion permet de comparer les différentes solutions et de choisir celle qui est compatible avec les projets de départ.

Date et heure :

1	2	3	4	5
Situation	Emotions	Pensée	Action	Conclusion
Action prévue oubliée	"Déprime"	Je suis nul	Abandonner	Pas la peine d'insister
	Inquiétude	Problème de mémoire	Stress +	Demander conseil
	Détachement	Ce n'est pas grave	Rester chez moi démotivation	Bon à rien
	Sérénité	C'est normal, je ne peux pas penser à tout	Je réfléchis	Essayer d'une autre façon noter dans agenda

b) *En amont de la situation :* anticipation (appel aux références antérieures) : ici, on assouplira la voix des hypothèses ou des situations envisagées. Le patient amène un scénario prévalent. On lui fait imaginer les autres alternatives et leurs conséquences.

1	2	3	4	5
Hypothèse	Emotions	Pensée	Action	Conclusion
J'y arrive	Satisfaction	Je suis content de moi	Je pense à l'étape suivante	Ça avance pour moi

Hypothèses induites/trouvées

Action prévue non réalisée	Déception	Je suis nul	Abandonner	Pas la peine d'insister
Action réalisée en partie	Surprise	Comment ça se fait	Réfléchir, trouver d'autres pistes	Il me faut être vigilant. Les choses ne sont pas toujours comme je les imagine !

Ici, l'exercice est d'amener le patient à imaginer les différents scénarios possibles.

Le patient va être habitué à réfléchir en amont sur les situations prévues, imaginer les différents scénarios et leurs alternatives respectives. Le raisonnement par hypothèse va progressivement nous permettre de faire passer au patient *une philosophie d'expérience* et *non de performance* : dans une situation, ce n'est pas le fait qu'elle soit réussie ou ratée qui est important, mais la conclusion et l'expérience que l'on va en tirer pour les situations futures…

Le travail du thérapeute est donc d'utiliser le raisonnement pour amener le patient à tirer de ses expériences les conclusions actives lui permettant de maintenir la dynamique de fonctionnement.

FONCTIONNEMENT PAR ÉTAPES

Une fois les projets mis en forme, le participant est amené à réfléchir sur les priorités. Par quoi on commence ?

- Ex : domaine du travail.

- Projet du patient : reprise d'activité en milieu ordinaire (maçonnerie), refuse l'aide de l'institution (l'équipe est réfractaire à ce projet, elle lui propose un ESAT)

DÉMARCHE POUR L'UTILISATION DU PROJET À MOYEN TERME (PROGRAMME D'ACTIVITÉ EN ATELIER)

Le patient réfléchit aux aptitudes nécessaires pour le projet envisagé : ex. : travail		Les actions de préparation proposées si un "dysfonctionnement" y est repéré.
Concentration ++	❑	Stimulation cognitive
Communication - conversation	❑	Atelier de communication
Collectivité	❑	Atelier d'expression en groupe
Dynamisme	❑	Atelier manuel collectif (activités nouvelles)

DÉMARCHE POUR L'UTILISATION DU PROJET À COURT TERME (ACTIONS EXTÉRIEURES)

Le patient réfléchit aux actions concrètes permettant la mise en place de son projet : ex travail		Les actions projetées d'une séance à l'autre
Déplacements (carte de bus)	❑	Prendre rendez-vous avec l'assistante sociale demander papier au tuteur...
Temps ?	❑	Se donner 3 mois pour retrouver un emploi
Inscription ANPE (agence, Internet)	❑	Aller dans l' agence ou j'ai déjà été inscrit, repérer les offres d'emplois
Inscription intérim	❑	Aller m'inscrire dans l'agence "Manpower"
Repérage annonces Internet	❑	Pour évaluer le marché de l'emploi actuel

Lorsqu'une action est bloquée : Estimation des freins empêchant l'action de se réaliser par exemple pour les déplacements :

Ergo : "qu'est-ce qui vous empêche de le faire ?"

Patient : "je n'ai pas la carte de bus"

Raisonnement sur les différentes solutions :

1- attendre, **2-** ne rien faire, **3-** payer des tickets, **4-** se faire prêter des tickets, etc.

Pour chaque solution proposée : réfléchir et lister les avantages/inconvénients relatifs à la solution.

Solution : Ne rien faire	
Avantages	Inconvénients
Je ne me fatigue pas	Tant que je ne le fais pas, je ne peux pas me déplacer pour faire mes démarches
Je n'aime pas demander des choses à mon tuteur	Demander des tickets me gêne
C'est difficile de prendre un rendez-vous avec l'assistante sociale	Je me sens incapable

Faire le point de l'ensemble des solutions. En sélectionner 1 ou 2 pour commencer.

Exemple de conclusion suite à l'exercice précédent : c'est vrai que les démarches ne sont pas faciles à faire, mais tant que je ne démarre pas, rien n'avance. Je peux faire les choses petit à petit.

DÉMARCHE POUR L'UTILISATION DU PROJET À LONG TERME

Actions mixtes : à l'atelier et à l'extérieur :

ex : Projet de retour à une activité professionnelle en milieu ordinaire. Après chaque étape réussie, on programme la suivante :

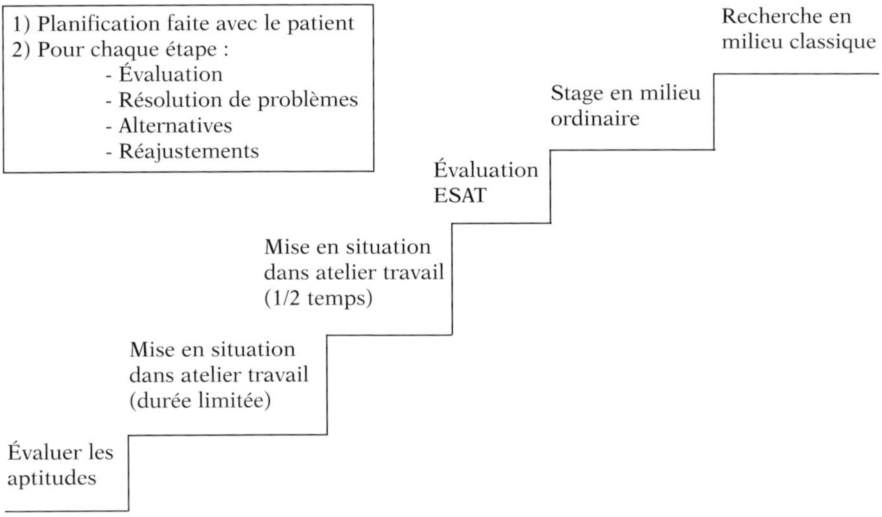

LIMITES À LA MISE EN PLACE DU PROGRAMME

Il faut pouvoir proposer des situations d'activités qui couvrent le plus de domaines possible sur lesquels la pathologie peut avoir un impact : individuel, collectif, groupe, communication, exécutif, cognitif, expression, etc.

Le travail d'équipe facilite le fait de proposer des situations variées. Il permet également d'objectiver les potentielles différences de fonctionnement du patient entre les thérapeutes. Pour un ergothérapeute travaillant seul, les réseaux avec les autres intervenants (soignants, famille) devront être fortement valorisés.

L'évaluation doit être complète et objective : c'est elle qui donne le sens du programme. Les thérapeutes expérimentés peuvent avoir plus de difficultés à objectiver leur évaluation. En effet, ils finissent par fonctionner en utilisant leur intuition. Souvent, leur intuition est bonne et les amène à proposer au patient des situations d'activités d'emblée "justes", confortables et sécurisées. L'évaluation nous sert à mettre du contraste sur les fonctionnements du patient pour qu'il puisse en repérer les reliefs, il ne faut donc pas trop adapter en amont.

La gestion des distorsions induites potentiellement avec les équipes lors de la mise en place du programme pose aussi une limite de fonctionnement. En effet, les équipes travaillent souvent sur un projet unique pour le patient. Ce projet ne coïncide pas toujours avec celui du patient. L'ergothérapeute va dans ce type de fonctionnement être dans un positionnement pouvant être inconfortable. Il va devoir faire le lien entre "le projet du patient" et "celui que l'équipe pense raisonnable pour lui".

* *
*

Travailler sur la base d'un programme de réhabilitation nous amène à modifier radicalement notre méthode de travail avec le patient psychiatrique. Si bon nombre d'outils peuvent être conservés, l'ergothérapeute doit faire passer au patient et sa famille une philosophie d'expérience, leur déléguer tous les moyens connus pour tirer profit des situations extérieures (évaluation, réflexion). Le cheminement dans le programme y est même inversé, partant sur la base des projets déclinés par le bénéficiaire du programme et non celui des équipes.

Ainsi, bien plus que les facteurs environnementaux propres au patient, la mise en place d'un programme de réhabilitation nous amène à gérer le positionnement délicat entre projet d'équipe et projets du patient. Cette donnée est d'autant plus valide qu'à ce jour une grande partie des équipes accompagnant les patients sont peu formées à la réhabilitation et fonctionnent avec les références qui leur semblent les plus justes en utilisant souvent leurs références personnelles et subjectives.

RÉFÉRENCES

DA SILVA K. 2005. L'ergothérapie dans le processus de réhabilitation, *ErgOThérapies, n° 18.*
http://therapie.cognitive.free.fr/principes.html : utilisation "colonne de Beck" (en ligne)
http://therapie.cognitive.free.fr/fiche_de_Beck.html : Exemplaire "Colonne de Beck" (en ligne)
http://araps.free.fr/CONFERENCES/DOSSIERangers.pdf : réhabilitation en France (en ligne)

- 5 -
READAPTATION ET REHABILITATION PSYCHOSOCIALE

EVALUATION ACTIVITÉS DE LA VIE JOURNALIÈRE : ENTRE SUBJECTIVITÉ ET OBJECTIVITÉ

L. BOSSAERT*

Dans notre pratique d'ergothérapeute en clinique de gériatrie, il nous est demandé d'évaluer le patient dans ses AVJ et AIVJ, et notamment de remplir les échelles de Lawton et de Katz. Pour cela, il faut : connaître les habitudes de vie du patient antérieures à son hospitalisation et leur niveau de réalisation ; évaluer les aptitudes du patient à poursuivre ses habitudes de vie lors de sa sortie et ce, dans des délais restreints, puisque nous disposons de 1h30 à 4 heures pour évaluer chaque patient. Pour connaître le niveau de réalisation des habitudes de vie antérieures, la seule possibilité qui s'offre à nous est d'interroger le patient et/ou son entourage (famille, voisins, aides à domicile, médecin traitant, personnel du home...).

Mais pour savoir ce que le patient est capable de faire lorsqu'il est à l'hôpital, un entretien oral est insuffisant ! En effet :

- lorsque nous demandons au patient si, actuellement, il peut se laver, s'habiller... sans plus de difficultés qu'auparavant, il peut nous donner une réponse inexacte pour plusieurs raisons :
  . il n'a pas conscience de ses difficultés,
  . il dit que tout va bien car il a envie de rentrer rapidement,
  . il a peur de devoir aller en maison de repos s'il nous fait part de ses difficultés...
- il y a certaines habitudes de vie que le patient n'a pas l'occasion de réaliser lorsqu'il se trouve en milieu hospitalier : préparer un repas, faire le ménage, faire la lessive... De ce fait, comment le patient pourrait nous dire ce qu'il est ou non capable de faire ?

* Ergothérapeute, Hopital Erasme, Route de Lennik 808, 1070 Bruxelles – Maître Assistante à la HELB Ilya Prigogine, Route de Lennik 808, 1070 Bruxelles

Ainsi donc, pour connaître les aptitudes actuelles du patient à réaliser ses habitudes de vie, il faut l'observer ! Et pour ce faire, le mettre en situation.

Pour certaines habitudes de vie, telles que téléphoner, prendre un repas, faire sa toilette, s'habiller, ces mises en situation sont "relativement" faciles à mettre en place à l'hôpital. Quoique…

- L'infrastructure hospitalière ne nous permet pas toujours d'évaluer le patient dans des conditions idéales, se rapprochant de la réalité du patient. Par exemple, pour la plupart des patients qui prennent une douche, cette dernière est située dans la baignoire à domicile. Or, à l'hôpital, nous disposons d'une douche de plain-pied qui est plus facile d'utilisation pour les patients. Comment donc savoir si le patient, à domicile, est capable d'entrer dans la baignoire et d'en sortir, sans difficulté et sans risque ?
- Nous dépendons de l'organisation du reste du service et n'avons pas toujours la possibilité d'anticiper notre travail auprès des patients. Par exemple, nous pouvons commencer l'évaluation de la préparation d'un repas, mais 30 minutes plus tard, le patient est demandé pour un examen.
- La clinique de gériatrie est composée de trois services : l'hospitalisation aiguë, l'hôpital de jour et la liaison. En hospitalisation aiguë et en liaison, les patients restant plusieurs jours sur place, il est possible de les observer pour la réalisation d'une toilette par exemple. Tandis qu'en hôpital de jour, c'est moins envisageable. Il faut donc trouver une alternative permettant de connaître les aptitudes du patient. Pour d'autres habitudes de vie, il est difficilement imaginable de mettre le patient en situation à l'hôpital : faire sa lessive, utiliser les transports, faire le ménage… L'idéal serait de pouvoir tester le patient dans son cadre de vie, mais dans notre institution, nous n'avons pas la possibilité de faire des visites à domicile. De plus, cela prendrait énormément de temps.

Mais alors, comment donner un avis objectif sur les aptitudes du patient, dans des délais corrects ?

Nous allons développer ci-après les deux méthodologies que nous avons imaginées pour contourner les difficultés rencontrées actuellement.

PREMIÈRE MÉTHODOLOGIE PROPOSÉE

Une des méthodologies que nous nous proposons d'essayer est inspirée des processus ESOPE (Evaluation Systémique des Objectifs Prioritaires en Ergothérapie) et ESAP (Evaluation Systémique des Aptitudes Professionnelles). Cette méthode consiste à mettre en rapport les exigences des habitudes de vie avec les aptitudes du patient, et ce dans le but de :

- savoir si la personne aura la possibilité de reprendre ses activités antérieures,
- aménager l'activité en fonction des capacités, mais aussi de l'environnement, de la personne si elle ne peut reprendre cette activité telle qu'elle la réalisait auparavant.

Ainsi, pour chaque item des échelles de Katz et de Lawton, nous reprendrions, dans la liste des aptitudes du PPH (Processus de Production du Handicap), celles qui sont nécessaires à l'accomplissement de l'activité. Par le biais de diverses activités réalisées au quotidien à l'hôpital (activités de groupe et/ou individuelle et entretien avec le patient), nous aurions des informations sur ses aptitudes, sans pour autant le mettre en situation d'activité de vie quotidienne. Ces informations seraient ensuite mises en lien avec les exigences des différentes activités. Notons bien que, travaillant dans une équipe pluridisciplinaire, l'idéal est que les observations des différents membres de l'équipe puissent être rassemblées pour que cette évaluation soit la plus complète et la plus objective possible.

Pour chacune des activités des deux échelles, nous aurions ce type de tableau (fig. 1). En comparant le niveau de réalisation des habitudes de vie antérieures du patient et ses aptitudes actuelles, ainsi qu'en tenant compte des facilitateurs et obstacles environnementaux connus, nous pourrions proposer adéquatement les aides indispensables à un retour à domicile, ou avoir des arguments fondés si une entrée en maison de repos s'avère nécessaire.

Ce type de méthodologie a toutefois des limites… En effet, en hôpital de jour, nous ne disposons que d'1h30 pour évaluer le patient et donner un avis de projet social ! Ce temps n'est pas suffisant pour appliquer la méthodologie que nous venons de décrire. C'est pour cela que nous proposons une deuxième méthodologie.

GESTION DES MEDICAMENTS				
	Items du Lawton pour l'activité			
Exigences de l'activité	*Gère ses médicaments seul*	*Gère ses médicaments préalablement préparés*	*Ne peut gérer ses médicaments*	Capacités du patient
Cognitif				
Anticipation				X
MLT				X
MCT				X
Calculie				
….				
Comportementales				
Respect règles hygiène				X
Conscience du danger				X
…				
Sensorielles				
Vue				
Toucher				X
…				
Motrices				
Motricité MI				X
Motricité MS				X
Déglutition				X
…				

Fig. 1 : Exemple pour l'activité gestion des médicaments
Légende : Zone grisée = exigence présente
X = patient est capable de…

DEUXIÈME MÉTHODOLOGIE PROPOSÉE

L'idée de cette méthodologie est d'avoir une batterie d'épreuves standards, rapides à faire passer et nous permettant de donner un avis objectif sur les aptitudes du patient.

EXEMPLE POUR L'ACTIVITÉ "FAIRE SA TOILETTE"

L'épreuve pourrait être de demander au patient de toucher, avec ses deux bras, sa tête, le milieu de son dos et ses pieds, en étant debout. Les hypothèses que nous pourrions poser sont :

1) Le patient qui peut réaliser cette épreuve sans perdre l'équilibre est capable de réaliser sa toilette seul.
2) Le patient qui ne peut toucher ses pieds à besoin d'aide pour la toilette du bas du corps.
3) Le patient qui ne peut pas toucher le milieu de son dos ni ses pieds a besoin d'une aide partielle tant pour le haut que le bas de son corps.
4) Le patient qui ne peut réaliser cette épreuve a besoin d'une aide complète pour faire sa toilette.
5) Le patient qui peut réaliser cette épreuve mais auquel il faut repréciser la consigne en cours d'exécution a besoin d'une aide partielle tant pour le haut que pour le bas du corps.

Ces hypothèses seraient ensuite à vérifier de cette manière :

- mettre le patient en situation réelle dans un premier temps,
- demander au patient de réaliser l'épreuve "test",
- faire une corrélation entre le niveau de réalisation lors de la mise en situation réelle et les aptitudes du patient lors de la réalisation de l'épreuve "test",

et ce, sur un large échantillon de patients. Bien entendu, mettre cette batterie d'épreuves au point demandera du temps, mais cela permettrait de gagner un temps considérable par la suite. Il faudrait peut-être aussi que nous puissions nous rendre au domicile des patients en ce qui concerne certaines habitudes de vie qu'il est impossible d'évaluer en milieu hospitalier.

FORCES ET LIMITES DE CHACUNE DES MÉTHODOLOGIES

Chacune des méthodologies a d'ores et déjà des avantages certains à nos yeux, mais aussi des limites. Ces avantages et limites devront toutefois être revus et étayés lorsque nous aurons pu mettre en application et prendre du recul par rapport à ces deux manières de travailler.

PREMIÈRE MÉTHODOLOGIE

- *Forces :* peut être mise au point rapidement ; est en faveur d'un travail interdisciplinaire ; ne perd pas de vue la mise en activité du patient lors de son séjour hospitalier, et donc la prévention du déclin fonctionnel

- *Faiblesses :* temps pour avoir l'ensemble des résultats plus long que pour la deuxième méthodologie proposée ; qu'en est-il des personnes démentes ? En effet, certaines de ces personnes ne rencontrent pas ou peu de difficultés à domicile dans des activités routinières. Mais il n'en va plus de même quand elles se retrouvent dans un environnement qui ne leur est pas familier ou face à des activités sortant de la routine.

DEUXIÈME MÉTHODOLOGIE

- *Forces :* idéale pour l'hôpital de jour et la liaison où nous avons très peu de temps à consacrer à chaque patient ; objectiver les troubles cognitifs dans le cadre des démences sera peut-être plus facile que dans le cas de la méthodologie précédente. En effet, dans l'échantillon de base étudié, il y a eu une corrélation faite entre mises en situation réelle et épreuves "test".

- *Faiblesses :* ne favorise pas le travail interdisciplinaire ; la création de la batterie de tests va demander beaucoup de temps.

* *
*

Ci-dessus nous vous avons expliqué dans les grandes lignes les deux protocoles que nous avons imaginés mettre au point pour contourner les difficultés que nous rencontrons actuellement lors des évaluations des activités de la vie quotidienne de nos patients.

Nous allons maintenant commencer la mise en application de ces deux méthodologies en parallèle.

Lors du congrès, nous aurons alors l'occasion de vous présenter les premiers résultats de nos recherches.

RÉSUMÉ

Dans un cadre hospitalier, il n'est pas toujours possible de mettre le patient en situation pour évaluer ses aptitudes à réaliser ses habitudes de vie. Or, afin de prévoir un projet social adéquat pour le patient, il est primordial d'avoir ces informations… sans "supposer". Ainsi, nous allons essayer de mettre en place une méthodologie permettant d'évaluer objectivement ces aptitudes.

MISE EN PLACE DU "PROFIL DES ACTIVITÉS DE LA VIE QUOTIDIENNE" EN CENTRE DE RÉÉDUCATION ET RÉADAPTATION FONCTIONNELLES

G. DELAVALLADE*, B. VERGUIER**

L'HISTORIQUE DU PROFIL DES ACTIVITÉS DE VIE QUOTIDIENNE

En 1987, une équipe canadienne initie des travaux de recherche avec l'idée de développer un outil d'évaluation écologique de l'autonomie de la personne victime d'un traumatisme crânien dans ses activités de vie quotidienne. En 2005, sa 4e version a été publiée et un élargissement de la validation de l'outil est envisagé aux autres pays et aux personnes victimes d'un accident vasculaire cérébral ou atteintes de pathologie psychiatrique.

Trois cadres théoriques ont permis l'élaboration du profil :

• *Le modèle de Luria (1978) :* modèle basé sur le fonctionnement cérébral avec une distinction en 3 unités fonctionnelles :

- une unité assurant la régulation des processus métaboliques, le maintien de la vigilance et des états émotionnels,
- une unité intervenant dans la réception, le traitement et le stockage des informations,
- une unité régulant le comportement intentionnel faisant appel aux fonctions exécutives, régies par quatre opérations : la détermination d'un besoin, la planification, l'exécution de la tâche et vérification du résultat obtenu.

• *Le modèle de Processus de Production du Handicap* (Fougeyrollas, 1998) qui intègre les habitudes de vie de la personne et les facteurs environnementaux afin d'évaluer la personne en interaction avec son milieu de vie.

• *Le modèle de l'occupation humaine* (Kielhofner, 2004) qui intègre les notions de motivation, d'intérêts et de satisfaction personnelle.

DESCRIPTION DE L'OUTIL

Le Profil des Activités de Vie Quotidienne se compose de deux modes d'évaluation complémentaires : l'entrevue et la mise en situation écologique.

L'entrevue, ou entretien dirigé, est établie selon le modèle de Kielhofner et de Processus de Production du Handicap. Elle se présente sous la forme d'un ques-

* Ergothérapeute
** Cadre rééducateur, CSSR Les Glamots, 16440 Roullet St-Estèphe

tionnaire de 14 questions destinées au patient et à son entourage. Les principaux objectifs de l'entrevue sont de :

- connaître les rôles et habitudes de vie antérieures et postérieures au traumatisme crânien afin de connaître la nature des changements,
- connaître la perception du patient et de son entourage des répercussions du traumatisme crânien (évaluation de son niveau de conscience de ses difficultés, d'indépendance et de satisfaction),
- comparer la perception de l'autonomie du patient avec celle de la personne significative.

Le temps de passation de l'entrevue est estimé à 45 mn pour chaque personne. La cotation se fait selon des échelles ordinales et nominales.

La mise en situation est une observation directe du patient en situation d'activité écologique (comportement intentionnel). 20 tâches sont proposées pour le bilan, répertoriées en trois domaines : personnel, domestique et social.

La durée des tâches est très variable en fonction du choix de la tâche, des incapacités du patient, de ses habitudes de vie et de la familiarité à la tâche (tâches nouvelles, complexes ou routinières). Les principaux objectifs des mises en situation sont :

- *évaluer* l'autonomie du patient traumatisé crânien dans les activités de vie journalière, en milieu écologique (un centre de rééducation est un milieu simulé, non représentatif du domicile) ce qui permet de mesurer l'importance du contexte environnemental, le plus souvent aidant pour le patient,
- *évaluer* les conditions du retour au domicile et les aides nécessaires pour faciliter ce retour.

L'approche du thérapeute et les consignes données au patient doivent être les plus ouvertes possible ; un minimum d'indice doit être fourni. Le test est arrêté lorsque le patient a terminé la tâche ou pense l'avoir terminée.

La mise en situation écologique permet d'observer mais aussi d'analyser qualitativement et quantitativement la réalisation de la tâche demandée.

Analyse qualitative : au cours de l'activité, on relève par écrit les capacités et incapacités liées aux troubles sensitivo-moteurs, aux troubles cognitifs et comportementaux ainsi que les éléments distracteurs et facilitateurs environnementaux, pour chaque opération du processus exécutif, décrits par Luria :

- *Formuler un but :* capacité à trouver une solution pour résoudre une situation ou satisfaire un besoin. Cette étape est souvent difficile à évaluer car le thérapeute donne, le plus souvent, l'objectif a atteindre. Il faut donc provoquer des situations pour amener le patient à formuler un but.
- *Planifier :* capacité à choisir l'alternative la plus appropriée et à élaborer un plan d'action stratégique et organisé.
- *Exécuter :* capacité à initier et réaliser son plan d'action.
- *S'assurer de l'atteinte du but initial :* capacité d'auto-critique et de flexibilité mentale, à savoir, vérifier que la tâche prévue est accomplie, s'auto-corriger si besoin et mettre fin au processus d'activité ou recommencer selon le résultat.

L'analyse des comportements intentionnels doit également faire apparaître le temps pris par le patient pour réaliser l'activité et le besoin d'aide : à quel moment et à quelle fréquence en a-t-il eu besoin ? De quel type d'aide a-t-il besoin ?

Analyse quantitative/cotation : l'observation du comportement intentionnel permet d'établir un score d'indépendance basé sur une échelle de cotation qui va de 0 à 3.

Indépendance/retour à domicile possible sans aide	**3** : indépendance sans difficulté **2** : indépendance avec difficulté
Assistance/retour au domicile possible avec aide humaine	**1** : besoin d'assistance : - **1v** pour l'assistance verbale - **1p** pour l'assistance physique - **1vp** pour les 2 types d'aide.
Dépendance à une tierce personne importante avec retour à domicile impossible	**0** : dépendance
Non évalué	**8** : non évalué pour cause intrinsèque (au patient) **9** : non évalué pour cause extrinsèque

Fig. 1 : Echelle de cotation

A partir des observations, l'activité est notée ; cette note est déterminée par le score le plus faible de chaque opération du processus exécutif.

MISE EN PLACE DU PROFIL AU CSSR "LES GLAMOTS"

Le contexte : Le Centre des Soins de Suite et Rééducation "Les Glamots" dispose de 105 lits de soins de suite et réadaptation dont 60 de médecine physique et rééducation (essentiellement neurologie, traumatologie et orthopédie). Les mises en situation à l'extérieur (visites à domicile, Test des Errances Multiples, mises en situation "courses") font déjà partie du quotidien du service d'ergothérapie. Dans un contexte médico-socio-économique de réduction des durées de séjour, de maintien dans le lieu de vie et de développement de l'évaluation à domicile, le Profil est utilisé par les ergothérapeutes depuis le 1er janvier 2008. Sur décision du médecin-chef d'établissement, les critères d'inclusion sont les suivants : l'évaluation concerne tous les patients traumatisés crâniens en hospitalisation complète avant le Plan d'Intervention Interdisciplinaire Individualisé déterminant le passage en hospitalisation de jour du patient. Elle est réalisée sur prescription médicale.

Parmi toutes les tâches du Profil, l'équipe neuropsychologique (5 ergothérapeutes, 2 orthophonistes et 1 neuropsychologue) en a retenu cinq :
- mettre des vêtements et chaussures (domaine personnel),
- faire les courses (domaine domiciliaire),
- préparer un repas (domaine domiciliaire),
- se déplacer à l'extérieur (domaine communautaire),
- téléphoner pour obtenir une information (domaine communautaire).

En connaissant depuis plusieurs semaines les patients et en ayant des contacts avec leur entourage avant de faire passer le Profil, les ergothérapeutes avaient fait le choix de ne pas avoir recours à l'entrevue.

Les résultats : En 2008, 27 personnes victimes d'un traumatisme crânien ont été suivies en hospitalisation complète et auraient pu être évaluées via le profil des activités de la vie quotidienne. Au final, 8 patients, soit 30 % de ceux qui répondaient aux critères d'inclusion, ont bénéficié de cette évaluation. Tout en étant loin des 100 %, ces chiffres sont au-dessus de ce qui était initialement envisagé par l'équipe d'ergothérapeutes. En effet, compte tenu de la durée de passation et donc de l'impact sur l'organisation du service, le Profil des Activités de Vie Quotidienne n'était, avant la décision du médecin-chef, envisagé qu'exceptionnellement.

Nous avons analysé les raisons pour lesquelles 19 patients n'ont pas ainsi été évalués en distinguant les raisons liées au patient et celles liées au service.

Dans 73,6 % des cas, les raisons étaient liées au patient. Dans 36,8 % des cas, l'évaluation était sans utilité car :

- Patient jeune, vivant chez ses parents, tâches en dehors des habitudes de vie antérieures : 26,3 %,
- Patient déjà évalué, projet déjà établi : 5,2 %,
- Traumatisme crânien ancien, patient déjà autonome : 5,2 %.

Dans 36,8 % des cas, l'évaluation était inadaptée car :

- Traumatisme crânien trop lourd : 10,4 %,
- Pathologies associées (non-voyance, paraplégie) : 10,4 %,
- Patient sans domicile : 5,2 %,
- Troubles du comportement trop importants : 5,2 %,
- Patient hospitalisé dans une autre structure : 5,2 %,

Dans 26,3 % des cas, les raisons étaient liées au service : séjour en hospitalisation complète trop court (21 %) et une évaluation a été "oubliée"...

Intérêts du Profil par rapport aux autres outils d'évaluation : Le Profil propose des mises en situation écologiques, réalisées dans le milieu de vie de la personne. L'évaluation en milieu réel et connu du patient nous permet de mesurer le retentissement des facteurs environnementaux dans le quotidien de la personne (milieu de vie facilitateur ou obstacle) et l'adaptabilité aux situations.

Le Profil est une évaluation *validée et scorée* de l'autonomie de la personne traumatisée crânienne. A ce jour, il n'existe pas en France de bilan de l'autonomie dans le milieu de vie de la personne qui soit validé et qui nous donne un score de dépendance. C'est une évaluation globale de l'autonomie de la personne recherchant à la fois la dépendance cognitive, comportementale et physique au cours de l'activité. Cette évaluation globale de la personne étant un des principes même de l'ergothérapie à travers la prise en charge holistique.

Le Profil permet également un travail avec *l'entourage proche* des patients. En effet, au cours de l'entrevue, il y a un temps d'écoute et d'échange formalisé avec les familles. L'observation des capacités et incapacités résiduelles en situation d'activités permet d'informer et sensibiliser l'entourage du patient pour une meilleure compréhension des difficultés et éviter qu'il ne s'épuise.

Le Profil présente également un aspect *prédictif*, c'est-à-dire qu'il permet d'évaluer les conditions du retour au domicile et de définir les incapacités lors de celui-ci. A partir de ces observations, les objectifs en réadaptation pourront être déterminés.

Au CSSR "Les Glamots", d'autres outils d'évaluation de l'autonomie tels que la Mesure d'Indépendance Fonctionnelle ou le Test des Errances Multiples sont utilisés : la *Mesure d'Indépendance Fonctionnelle* (MIF) se veut une évaluation des capacités et incapacités physiques et cognitives de la personne dans une activité élémentaire de vie quotidienne, n'évaluant pas spécifiquement le retentissement d'un syndrome dysexécutif dans les activités domestiques ou sociales. Par ailleurs, la Mesure d'Indépendance Fonctionnelle n'est pas répertoriée comme outil d'évaluation écologique des personnes victimes d'un traumatisme crânien se déroulant sur son lieu de vie ; le *Test des Errances Multiples*, outil d'évaluation écologique d'un syndrome dysexécutif chez les personnes cérébro-lésées, ne se déroule qu'exceptionnellement dans l'environnement de la personne. Il ne permet donc pas d'évaluer le retentissement du contexte environnemental dans l'autonomie de la personne. De plus, contrairement au Profil, ce bilan ne permet pas de mettre en évidence une difficulté à déterminer un but ou un besoin.

INCONVÉNIENTS ET LIMITES

Le *temps de passation* reste très variable d'un patient à un autre, mais sur les 8 patients évalués en 2008, le Profil demande environ 6 heures par patient, temps qui n'inclut pas le temps de préparation et le temps de compte rendu. Par ailleurs, la *cotation* du Profil reste *thérapeute dépendante*. En effet, l'ouverture des consignes les rend peu précises et la passation du Profil en est plus difficile et la cotation parfois subjective (notion de subjectivité de la dépendance). Enfin, l'adaptation d'activités a été quelquefois nécessaire :

- certaines sont irréalisables en milieu rural (le centre est à 10 km d'Angoulême),
- d'autres n'ont pas été acceptées par la direction pour des raisons de sécurité. Par exemple, pour la tâche "faire ses courses", le Profil mentionne que c'est au patient lui-même de trouver le moyen de transport de son choix (entourage, voisin...), ce qui n'est pas respecté,
- des activités (courses et/ou cuisine) ont dû être revues voire annulées pour des patients jeunes, qui n'avaient pas d'expérience d'autonomie avant le traumatisme crânien.

PERSPECTIVES

Mesures correctives/révisions des critères d'inclusion : Suite à ces constats, les mesures correctives suivantes ont été proposées puis mises en place au 1er février 2009 :

- le Profil peut être proposé pour tous les patients traumatisés crâniens, qu'ils soient en hospitalisation complète ou en hospitalisation de jour,
- le Profil est maintenant proposé comme les autres évaluations, sur avis de l'équipe neuropsychologique mais sans prescription médicale,
- pour les patients jeunes, vivant chez leurs parents et ayant peu ou pas d'expérience de la vie en autonomie, des alternatives basées sur les habitudes de vie préalables sont recherchées afin de permettre la passation du profil des activités de la vie quotidienne,
- les activités évaluées lors du Profil ont été élargies avec la tâche "s'acquitter d'une facture" (domaine communautaire).

Il est, à ce jour, trop tôt pour estimer l'impact de la modification des critères d'inclusion mais elles concerneraient près d'un patient sur deux exclus en 2008.

Par ailleurs, l'équipe d'ergothérapeutes utilisera désormais l'entrevue puisqu'il semble pertinent d'avoir un temps d'échange formalisé avec le patient et sa famille. En effet, l'entrevue a lieu au domicile et après une période d'hospitalisation plus ou moins longue ; elle permet au patient et à sa famille de se livrer via un questionnaire ciblé. Des difficultés réadaptatives peuvent ainsi être mises en évidence, ainsi qu'une différence de perception entre le patient et sa famille.

MOYEN DE TRANSMISSION AVEC DOMICLÈS 16

DomiCLès16 est une unité mobile d'accompagnement médico-psycho-social des cérébro-lésés intervenant en relais du centre de rééducation, lors du retour au domicile. L'équipe est composée d'un médecin de rééducation, d'une assistante sociale coordinatrice, d'une neuropsychologue et d'une ergothérapeute. Leurs missions sont adaptées selon les besoins : développer les capacités d'autonomie personnelle et sociale, maintenir la qualité de vie, accompagner dans la réinsertion scolaire ou professionnelle et soutenir les familles. L'ergothérapeute de l'unité souhaite mettre en place le Profil. Ce sera alors un moyen de communication et de relais entre le centre de rééducation et DomiCLés16.

* *
*

L'étude sur le Profil des Activités de Vie Quotidienne est toujours en cours avec notamment le souhait de le valider pour d'autres pays et pathologies.

Mis en place au CSSR "Les Glamots" en janvier 2008 pour les traumatisés crâniens, les premières impressions sont plus qu'intéressantes au niveau réadaptation. Des mesures correctives sont en cours et visent à en faire bénéficier davantage de patients traumatisés crâniens. Par ailleurs, le CSSR a accueilli 75 patients hémiplégiques en 2008 et l'équipe réfléchit à son utilisation, tout au moins ponctuellement, pour les patients victimes d'accident vasculaire cérébral présentant un syndrome dysexécutif.

Outil récent d'évaluation écologique, le Profil a permis de dynamiser l'équipe malgré un impact conséquent sur le fonctionnement du service. Il s'inscrit dans un projet d'équipe (médical et paramédical) comme support à la décision du retour à domicile et à la détermination des aides nécessaires.

L'utilisation de cet outil est aussi envisagée comme moyen de transmission et de communication entre le CSSR et "DomiCLés16", unité mobile d'accompagnement des cérébro-lésés de Charente.

Adresse : DomiCLès16 : 4, rue les noisetiers, appt 402, Rue Verrazano - 16000 Angoulême

RÉSUMÉ

Le Profil des Activités de Vie Quotidienne est un outil canadien d'évaluation écologique de l'autonomie des traumatisés crâniens. Utilisé depuis le 1er janvier 2008 dans un centre de soins de suite, un premier bilan est possible. Les limites de l'outil mais surtout ses avantages et les perspectives qu'il entrouvre apparaissent déjà clairement.

RÉFÉRENCES

DUTIL E., BOTTARI C, VANIER M., GAUDREAULT C. 2005. Le profil des Activités de la vie quotidienne – description de l'outil, *Emersion Ed. Montréal, 4° ed., 45 pages.* — DUTIL E., BOTTARI C, VANIER M., GAUDREAULT C. 2005. Le profil des Activités de la vie quotidienne – entrevues – guide de l'évaluateur, *Emersion Ed Montréal, 4° ed., 37 pages.* — DUTIL E., BOTTARI C, VANIER M., GAUDREAULT C. 2005. Le profil des Activités de la vie quotidienne – mise en situation – guide de l'évaluateur, *Emersion Ed Montréal, 5° ed., 73 pages.* — FOUGEYROLLAS P. 1998. classification québécoise. *Processus de Production du handicap. Québec.* — LE THIEC F., JOKIC C., ENOT-JOYEUX F., DURAND M., LECHEVALIER B., EUSTACHE F. 1999. Evaluation écologique des fonctions exécutives chez les traumatisés crâniens graves : pour une meilleure approche du handicap, *in annales Réadaptation en médecine physique, Elsevier Paris, 42, 1-18.* — MINISTÈRE DE LA SANTÉ, Décrets n° 2008-376 et n° 2008-377 du 17 avril 2008, Journal Officiel. *Ministère de la Santé, Circulaire n°DHOS/O1/2008/305 du 03 octobre 2008, Journal Officiel.*

INTÉRÊT D'UNE ACTIVITÉ COLLECTIVE POUR DES PERSONNES CÉRÉBRO-LÉSÉES : TRAVAIL INTERDISCIPLINAIRE

A. ALLÉE*, C. BAZIN*, G. LOPEZ PARRA**, L. TERZI**

La prise en charge des patients cérébro-lésés s'est vue récemment modifiée, faisant une place grandissante aux exercices collectifs. Ceux-ci se font pour la plupart sous forme d'ateliers mais peu de données existent sur l'intérêt d'une rééducation en groupe [4, 12, 15, 25, 28, 33]. Nous allons tenter, dans cet article, de le démontrer à travers notre expérience d'un groupe interdisciplinaire masseur kinésithérapeute/ergothérapeute à visée neuromotrice. Notre service de rééducation et de réadaptation neurologique accueille trente personnes cérébro-lésées présentant des déficits moteurs mais également des troubles neuropsychologiques. Il existe depuis déjà plusieurs années dans le service des rééducations réalisées en groupe et par discipline. Certaines concernent plus électivement la fonction du membre supérieur ou la marche et l'équilibre. Les thérapies collectives se font en parallèle d'un suivi individuel de chaque patient et en aucun cas ne se substituent à celui-ci.

L'expérience acquise, lors de ces pratiques de rééducation et une formation [39] suivie par deux binômes ergothérapeutes/masseur kinésithérapeutes successivement en 2006 et 2007, a amené la création d'un groupe interdisciplinaire en mars 2007. Dès lors, nous avons transmis à l'ensemble du personnel médical et paramédical les principales idées de ce concept de rééducation afin de permettre une cohérence dans la prise en charge des patients cérébro-lésés. Une information plus spécifique a également été donnée à nos collègues ergothérapeutes et masseur kinésithérapeutes.

Après quelques rappels théoriques, nous vous présenterons le cadre puis le déroulement d'une séance. Nous décrirons enfin notre ressenti sur l'intérêt de ce type de rééducation en groupe pour les patients et les thérapeutes et nous nous questionnerons sur la nécessité de son évaluation.

RAPPELS THÉORIQUES

La rééducation des patients cérébro-lésés a évolué parallèlement à l'avancée des connaissances en neurosciences. La pratique s'est vue modifiée avec l'apparition d'un concept de rééducation basée sur les preuves : Evidence-based Practice [34]. Plus particulièrement en rééducation neurologique, ont émergé deux notions intimement liées que sont *l'apprentissage moteur et la plasticité*. Il s'agit là de l'introduction d'une possibilité de réorganisation de la fonction motrice dans

* Ergothérapeutes
** Masseur kinésithérapeutes
Centre hospitalier L. Lacaine, service Rééducation et Réadaptation Neurologique - 5 rue de l'Hôpital - 14260 Aunay s/Odon

son ensemble à court et à long terme après une lésion cérébrale [13]. La littérature [13, 14, 32, 34, 35] sur ce sujet est riche et les auteurs s'accordent sur l'importance et le rôle des facteurs intervenant dans l'apprentissage moteur. Ces facteurs sont : la répétition, l'intensité, l'orientation du mouvement vers la tâche, la richesse et l'analyse des échanges sensori moteurs tout comme l'attention et la motivation. Il semble également primordial de replacer le patient dans un contexte proche du réel afin d'assurer un maximum de transferts d'acquis. *"L'environnement [est] enrichi par l'introduction d'éléments "distracteurs" et la proposition d'activités diversifiées. Les rééducations en groupe créent toutes les conditions d'un environnement humainement et physiquement enrichi offrant voire obligeant à de multiples interactions sensori motrices et sociales"* [13].

Afin d'éclairer notre propos nous vous proposons quelques définitions complémentaires du terme **groupe**. Selon Anzieu [1], il désigne dans le langage courant un assemblage d'éléments ou encore une catégorie d'êtres ou d'objets. L'étymologie du terme groupe vient d'ailleurs de l'italien *"groppo"* désignant *"plusieurs individus formant un sujet"*. Le groupe peut également être défini comme un ensemble d'individus liés par un objet ou un projet commun et ayant entre eux des relations sociales de dépendance explicites et réciproques. Le groupe est ainsi régi par des règles du jeu. Quant à Jacques Lacan, *"le groupe est selon lui "le plus un" et il n'est jamais la somme des individus qui le composent. Le groupe est donc l'ensemble des individus, plus un"* [41]. Dans son ouvrage sur la dynamique des groupes, Roger Mucchielli donne du groupe la définition suivante : *"Un agrégat de personnes n'est groupe que si des liens de face à face se nouent entre les personnes, mettant de l'unité dans leur 'être là ensemble'"*. Le groupe est donc une réalité dans la mesure où il y a interaction entre les personnes, une vie affective commune et une participation de tous, même si cette existence groupale n'est pas consciente et même si aucune organisation officielle ne l'exprime [41].

La **motivation** est, quant à elle, définie comme l'ensemble des caractéristiques et des déterminants des comportements dirigés vers un but. *La motivation intrinsèque* correspond aux forces intérieures qui incitent l'individu à faire volontairement une activité qui relève de sa personnalité. *La motivation extrinsèque* dépend des incitations extérieures qui peuvent amener l'individu à se motiver pour obtenir un élément extérieur au travail lui-même. *"La motivation est le processus qui permet de faire le lien entre implication et satisfaction"*. En effet, la personne est motivée afin d'obtenir un plaisir ou une satisfaction et pour cela elle va s'impliquer dans l'activité concernée. La satisfaction traduit un état tandis que l'implication illustre le lien entre la personne et son travail [9].

CADRE DE LA THÉRAPIE COLLECTIVE

Objectifs de rééducation : L'objectif principal de ce groupe est le travail sensorimoteur réalisé grâce à des activités ludiques qui ont pour intérêt d'intégrer et de stimuler le côté parétique de façon globale dans un but fonctionnel. Ainsi, il s'agit de favoriser la mise en charge, d'acquérir un équilibre permettant la double tâche, d'utiliser le membre supérieur parétique ou encore d'optimiser les transferts *(ex : bowling, volley, course d'obstacle)* (fig. 1).

Le groupe est composé de 6 à 10 personnes cérébro-lésées qui sont choisies selon les objectifs précités mais doivent également remplir des critères définis afin de permettre sa faisabilité (fig. 2).

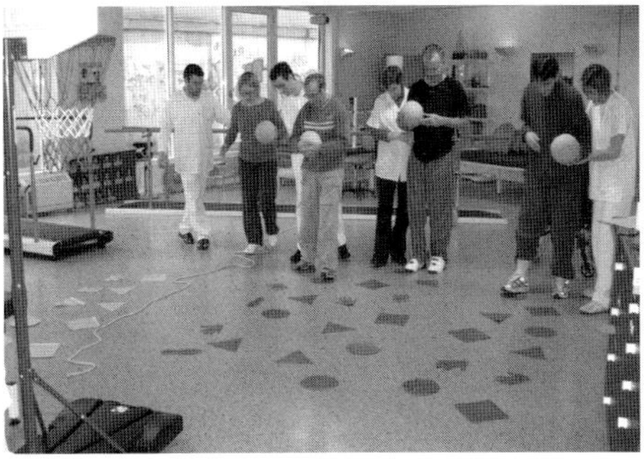

Fig. 1 : Parcours avec panier

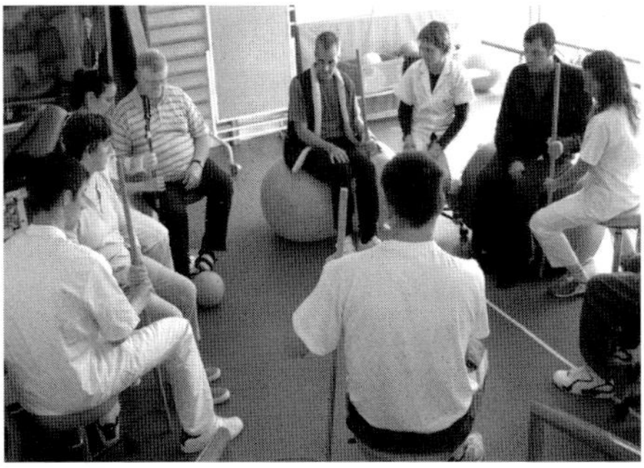

Fig. 2 : groupe de 6 patients

Critères d'inclusion : Il s'agit de considérer les patients dont l'Equilibre Postural Assis (EPA=4/4) est maintenu sans appui postérieur, lors d'une poussée déséquilibrante et lors des mouvements de la tête, du tronc et des membres supérieurs. Le malade remplit alors les conditions pour le passage de la position assise à la position debout seul. Son Equilibre Postural Debout (EPD=1/5) doit être possible avec transfert d'appui sur le membre hémiplégique même si cela est très insuffisant et nécessite un soutien.

Critères d'exclusion : il s'agit de patients porteurs de troubles cardio-respiratoires contre indiquant l'effort ou présentant une infection avec un risque de contagion. Cependant, il est également nécessaire de tenir compte des troubles importants du comportement.

Mise en place (choix des patients et du binôme) : La constitution du groupe se fait après décision collégiale, sur les critères précités. Dans le même temps un binôme est déterminé. Il est composé d'un kinésithérapeute et d'un ergothérapeute au sein des 2 équipes respectives (6 kinésithérapeutes, 4 ergothérapeutes DE et des étudiants). Ce dernier prépare les séances à raison d'une réunion par semaine permettant d'élaborer les deux séances hebdomadaires.

Préparation de la séance : Notre choix s'est orienté sur cette fréquence à raison de 45 mn par séance. Elles sont programmées à des horaires fixes sur le planning du plateau technique. Cependant, ces séances se déroulent en début de matinée ou après la sieste afin que les patients aient un potentiel optimal.

Passation de bilans : Les thérapeutes référents effectuent ensuite des bilans spécifiques permettant un suivi. Ces bilans évaluent l'équilibre (EPD, Postural Assessment Scale for Stroke), la motricité (Indice moteur de Demeurisse), la douleur (EVA), l'autonomie et l'indépendance (Barthel ou MIF) ainsi que la marche (New Functionnal Ambulatory Category, Get up and go) et la préhension (Frenchay arm test, Action Research Arm Test, Motor Activity Log).

Les activités se déroulent dans une salle qui est réservée au groupe pendant les créneaux fixés pour éviter les interférences. Selon les besoins matériels, nous pouvons utiliser la salle de kinésithérapie, la salle d'animation (baby-foot, billard, Nintendo® Wii) ou bien choisir d'effectuer la séance en extérieur (pétanque, volley). En fonction du nombre de patients et de leurs capacités, le binôme peut organiser deux sous-groupes. Il choisit ensuite un nombre limité d'activités (environ deux) pour chaque séance. Ces activités doivent être ludiques avec des interactions entre les différents membres du groupe et être aussi adaptées à leurs capacités motrices et cognitives. Nous pouvons ainsi faire varier le rythme (libre ou imposé) et le type de stimuli. Les règles des jeux sont simples et si possible connues par les patients afin de favoriser les automatismes.

Le ratio de 1 thérapeute/1 patient est indispensable pour le bon fonctionnement du groupe puisque nous souhaitons que chaque patient puisse atteindre la limite de ses capacités en évitant les chutes. Il est également intéressant de travailler avec des patients différents de ceux suivis en individuel pour avoir un regard extérieur. On remarque ainsi que le comportement du patient est parfois modifié selon s'il travaille avec son thérapeute référent ou non.

DÉROULEMENT DE LA SÉANCE

Les principes : afin de favoriser les apprentissages moteurs, nous préparons la séance en tenant compte de certains critères : tâche orientée, répétition et environnement enrichi. L'installation est déjà une mise en condition. En effet, il est préférable de choisir une alternative au fauteuil roulant manuel. Les patients sont ainsi installés sur différents supports (ballons, chaises ou tapis) afin de favoriser la mise en charge. Ce positionnement est plus fonctionnel et redonne des stimuli sur tout l'hémicorps parétique. L'activité peut également se faire debout sur terrain plat ou varié. Dans tous les cas l'installation se fait en fonction des capacités du patient.

Le rôle du thérapeute est de rassurer le patient et de permettre, par un guidage manuel et/ou verbal, l'amélioration de la performance et de la qualité du geste. Il s'agit de donner un "challenge" au patient pour susciter sa motivation. Il n'y a pas de motivation sans participation active et le travail en groupe permet ainsi un dépassement de soi.

Exercices types : nous avons choisi de vous illustrer deux activités à titre d'exemple.

- *"Volley adapté"* (fig. 3) : nous formons 2 équipes de capacités équivalentes. Nous délimitons ensuite un terrain et les camps sont séparés par un filet plus bas que la normale. Nous utilisons un ballon de baudruche ou de plage (gonflable). Les règles sont simplifiées en fonction de la réactivité des équipes (possibilité d'un rebond ou nombre de passes) afin de faciliter les échanges et permettre une bonne dynamique. Nous pouvons ainsi induire la notion de compétition par la comptabilisation des points. Nous ciblons ici l'intégration du membre supérieur par une prise bimanuelle (semblable à la prise du volleyeur) ainsi que la mise en charge lors des réceptions de balle ou encore l'équilibre dans les déplacements. En fonction des capacités de marche nous pouvons également définir des zones dans le terrain facilitant les relais. Nous pensons que cette approche pourrait inciter la reprise d'une activité sportive adaptée.

- *"Activité en cercle"* (fig. 4) : les patients se placent en cercle, nous choisissons l'installation appropriée à chacun (debout, assis sur ballon de Klein, sur un tabouret, à genoux sur des tapis). Nous favorisons la mise en charge par différents placements des membres inférieurs et notamment par un plan instable sous le pied "sain". Afin de faciliter l'intégration du membre supérieur parétique, le patient doit avec celui-ci maintenir et stabiliser un objet (verre d'eau, bâton, balle). Les patients, une fois installés, se passent ou se lancent une balle de tennis avec la "main saine". Cela nécessite un travail en double tâche avec une sollicitation des ressources attentionnelles. L'effet miroir de ce groupe est particulièrement intéressant par sa disposition en cercle, il permet ainsi une interaction entre les patients.

L'auto-évaluation est effectuée en fin de séance par un questionnaire remis au patient. Celui-ci permet de connaître (avec une échelle de 0 à 5) le degré de satisfaction des activités proposées ainsi que l'intensité et la quantité du travail fourni. En effet, il existe un décalage entre le ressenti du patient et notre propre observation. Ce constat peut être expliqué par la motivation et "l'effet de groupe". Cette auto-évaluation permet ainsi au patient de prendre conscience de son évolution sur plusieurs semaines.

Réflexion sur le groupe : Après chaque séance collective, nous effectuons un "débriefing" entre professionnels sur nos impressions respectives. Nous organisons également toutes les trois semaines des réunions afin de réactualiser les objectifs thérapeutiques au regard de la progression ou des difficultés des patients. Cette fréquence nous semble adaptée puisqu'elle évite que routine et lassitude s'installent. Cette réunion permet également d'obtenir une implication de toute l'équipe par le changement de binôme.

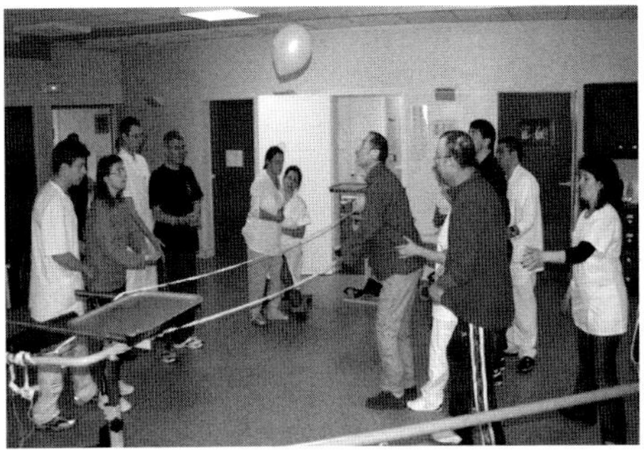

Fig. 3 : Volley adapté

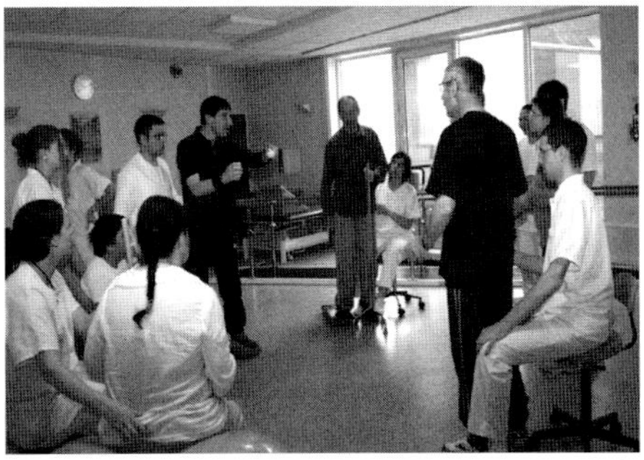

Fig. 4 : Activité en cercle

INTÉRÊT DE CE TRAVAIL

Ce travail en groupe présente un intérêt double : l'activité collective stimulante pour les patients placés dans un contexte bénéfique et la coopération interprofessionnelle.

Intérêt pour le patient : Les différents auteurs [2, 4, 5, 12, 15, 27, 28, 33] qui relatent l'interaction au sein de leur groupe thérapeutique sont unanimement positifs. Nous avons également ce ressenti au quotidien et il est largement confirmé par les patients eux-mêmes lors de l'évaluation de la séance. En effet, le groupe permet de mettre en place un climat de convivialité avec un caractère ludique. Le patient n'a donc pas nécessairement conscience de travailler et dans l'idéal trouve plaisant de venir en groupe. Celui-ci permet ainsi aux personnes de rompre avec une certaine routine et les entraîne à se dépasser elles-mêmes grâce à l'émulation, l'envie voire la compétition. Avec le ratio 1/1, nous offrons la possibilité au patient d'aller plus loin dans une activité qu'il n'aurait pas osé faire par lui-même tout en restant en sécurité (danse, bowling).

Les patients cérébro-lésés présentent pour beaucoup, dans le service, des troubles neuropsychologiques. Il est intéressant de voir comment ces troubles s'estompent ou au contraire se majorent sous l'effet du groupe. Le travail collectif permet ainsi par son rôle miroir une certaine prise de conscience de ses limitations d'activité mais aussi de celle des autres. La motivation est donc un facteur principal dans la rééducation neurologique par son interaction sur les troubles comportementaux tels que la perte d'initiative ou la désinhibition.

Intérêt de l'interdisciplinarité : ce travail d'équipe est enrichissant pour chacun et répond à une réelle démarche de réflexion commune autour du patient relatif à une approche systémique lors de laquelle le patient entend un discours commun. Il est pour nous complémentaire et en aucun cas contradictoire avec le travail réalisé auprès de groupes pluridisciplinaires dans un autre contexte ou lors de séances individuelles.

Il permet pour les thérapeutes de créer un lien dans le travail qui génère un dynamisme, source de motivation [9]. Même si ce travail en groupe ne nous permet pas d'augmenter le nombre de séances pour les patients et nous demande même un temps de préparation supplémentaire, il enrichit pourtant réellement la prise en charge. Il nous offre également un temps d'échange mais aussi de discussion sur les objectifs thérapeutiques tout comme une mise en commun de nos connaissances qui sont complémentaires. Tous ces éléments nous apportent donc de la satisfaction au quotidien. C'est ainsi que chacun peut s'impliquer dans ce groupe.

La coopération interprofessionnelle : Danièle D'Amour évoque le lien entre les différentes professions dans le processus de production de soins. *"Pour que les compétences puissent s'articuler les unes avec les autres et coopérer entre elles, un certain nombre de conditions doivent être réunies, à savoir ...le partage d'un langage commun à l'équipe ...et la mise en place d'une complémentarité entre les compétences"* [40].

Nous avons ainsi évolué d'un mode de collaboration vers une réelle coopération : *"une mission commune est définie et le groupe se répartit des activités à réaliser. Les solutions trouvées sont plus réelles grâce aux apports réciproques"* [40].

PERSPECTIVES - DISCUSSION

Les observations lors des séances et l'auto-évaluation des patients nous incitent à aller plus loin dans ce processus d'analyse du groupe et de son efficacité dans la rééducation. En effet, bien qu'il y ait un ressenti de satisfaction de la part des patients, il s'avère nécessaire de l'objectiver par une évaluation de la qualité de vie et de retentissement dans la vie quotidienne. Il semble également intéressant de démontrer l'incidence du travail en groupe sur la progression des performances motrices et le transfert de celles-ci au quotidien. Cependant, il est délicat en phase aiguë de différencier le rôle des prises en charges individuelles et collectives. Pour cela il est nécessaire d'une part de choisir un protocole adapté (cohorte importante, simple aveugle) et d'autre part d'en définir les critères (nombre de séances, de patients, groupe contrôle, outils d'évaluation à court et à long terme). Nous pourrions par exemple, ajouter à l'auto-évaluation actuellement effectuée par les patients une évaluation faite par le thérapeute. En effet, certains patients présentent des troubles neuropsychologiques notamment l'anosognosie qui explique les divergences rencontrées.

Il serait également intéressant de démontrer le rôle du travail coopératif pour les thérapeutes. En effet, nous profitons au quotidien de la richesse de ces échanges et nous pensons réellement que cela influence la coopération interprofessionnelle (aide soignante, animateur, infirmière, médecin...). Cette proximité bénéficie directement à tous les patients du service par la création de liens renforcés et d'un climat de confiance. Cela nécessite la reconnaissance de spécificité de chaque discipline et le respect des compétences particulières.

* *
*

Le groupe thérapeutique se démontre comme un réel bénéfice pour le patient et les thérapeutes tout en restant complémentaire du travail effectué en individuel ou en groupe disciplinaire (groupe cuisine, groupe marche). Nous avons poursuivi cette démarche en créant un groupe danse à visée transdisciplinaire incluant le patient, sa famille et tout le personnel du service.

Il nous resterait ainsi à définir un protocole d'évaluation afin d'objectiver l'efficacité de cette prise en charge.

RÉSUMÉ

La rééducation des personnes cérébro-lésées nécessite une prise en charge individuelle mais il nous semble intéressant de la compléter par un groupe interdisciplinaire (kinésithérapeute/ergothérapeute). L'objectif principal est l'apprentissage moteur par la répétition d'une activité collective. L'émulation créée au sein du groupe permet à chacun le dépassement de soi et d'exploiter ses performances de façon optimale. Ce mode de rééducation a enrichi les échanges et permet une cohésion entre thérapeutes. Il s'oriente ainsi vers une prise en charge transdisciplinaire du patient.

RÉFÉRENCES

[1] ANZIEU D, MARTIN JY. 2007. La dynamique des groupes restreints. *Paris. 397p.* — [2] ARMENGOL CG. 1999. A multimodal support group with Hispanic traumatic brain injury survivors, in *"The Journal of head trauma rehabilitation". 14(3): 233-46.* — [3] AUTISSIER D. 2008. Des salariés en quête de sens, in *"Sciences Humaines". septembre 1260-2.* — [4] BERNARD C, BLANC E, TROTTER G. 2007. Rééducation posturale et gestuelle de groupe pour patients hémiplégiques, in *"Ergothérapies". 27: 45-50.* — [5] BOIS K, LIRONDIERE S. 2007. Rôle de l'ergothérapeute dans un groupe logicomathématique, in *"Ergothérapies". 27: 23-32.* — [6] BOYD LA, QUANEY BM, POHL PS, WINSTEIN CJ. 2007. Learning implicitly: effects of task and severity after stroke, in *"Neurorehabilitation and neural repair". 21(5): 444-54.* — [7] BRUN JP. 2008. La reconnaissance au travail, in *"Sciences Humaines". 12: 64-5.* — [8] CARR JH, SHEPHERD R. 2005. Optimisation de la performance motrice de la marche après un accident vasculaire cérébral : l'entraînement des membres inférieurs pour l'appui, l'équilibre et la propulsion, in *"Kinésithérapie". N° 44-45: 19-32.* — [9] CHAGUÉ V. 2007. Comment motiver et impliquer les soignants? in *"Soins Cadres de Santé". 62 (supp): 12-5.* — [10] CHANLAT JF. 2004. Quelles sont les conditions de la production commune dans les organisations? *in "Soins Cadres". 49: 18-21.*

[11] COCHET H, ALLAMARGOT T, BERTIN A, JAILLARD P, LAPIERRE S, LASSALLE T. 2000. Concept Bobath et rééducation en neurologie, in *"Encycl Med Chir Kinésithérapie-Méd Physique- Réadaptation". 26-060-B(10): 14p.* — [12] DEAN CM, RICHARDS CL, MALOUIN F. 2000. Task-related Circuit training improves performance of Locomotor tasks in chronic stroke. A randomized controlled Pilot trial, in *"Arch Phys Med Rehabil". 81: 409-17.* — [13] DIDIER JP. 2005. La plasticité de la fonction motrice. *Paris 476 p.* — [14] DURNY A. 2007. Les différentes théories de l'apprentissage moteur : de l'expertise à la vulgarisation pratique, in *"Kinésithérapie Scientifique". 474:29-33.* — [15] ENG JJ, CHU KS, KIM CM, DAWSON AS, CARSWELL A, HEPBURN KE. A 2003. Community-based group exercise program for persons with chronic stroke, in *"Medicine and science in sports and exercise". 35(8): 1271-8.* — [16] FEYDY A, CARLIER R, ROBY-BRAMI A, BUSSEL B, CAZALIS F, PIEROT L, *et al.* 2002. Longitudinal study of motor recovery after stroke: recruitment and focusing of brain activation, in *"Stroke ; a journal of cerebral circulation". 33(6): 1610-7.* — [17] FROGER J, PELISSIER J. 2008. Rééducation instrumentalisée après cérébrolésion

vasculaire. *Paris 171p.* — [18] GERBER MH, IMHOF UK. 2007. Syndrome de déconditionnement physique et biopsychosocial après AVC : modèle "PBDS" et programme de rééducation, in *"Kinésithérapie Scientifique". 479: 21-30.* — [19] JOHANSSON BB. 2003. Neurorehabilitation and brain plasticity, in *"J Rehabil Med". 35(1): 1.* — [20] LEEMANN B, CROIX J, KUPPER D, SCHNIDER A. 2008. La thérapie par contrainte en rééducation neurologique : quelles modalités choisir? Notre expérience dans le service de neurorééducation à Genève, in *"Annales de réadaptation et de médecine physique". 51: 31-7.*

[21] LÉVY-LEBOYER C. 2008. Les vrais ressorts de la motivation, in *"Sciences Humaines". 12:50-1.* — [22] MAISONNEUVE J. 2007. La dynamique des groupes. *Paris. 123 p.* — [23] MAYSTON M. 2008. Bobath Concept: Bobath@50: mid-life crisis—what of the future, in *"Physiother Res Int". 13(3): 131-6.* — [24] MAZAUX JM, NORTH P, BILZ L, MULLER F, BELIO C, JOSEPH PA. 2006. L'approche holistique dans la prise en charge des syndromes dyséxécutifs. *Fonctions exécutives et rééducation 122p.* — [25] NIÉRAT MC, MASTROLIA-GAYDON D, VILLANOVA O. 2005. Les ateliers pluridisciplinaires de développement des habilités motrices, in *"Kinésithérapie Scientifique". 429: 23-35.* — [26] PACI M. 2003. Physiotherapy based on the Bobath concept for adults with post-stroke hemiplegia: a review of effectiveness studies, in *"J. Rehabil Med". 35(1): 2-7.* — [27] PANG MY, ENG JJ, MILLER WC. 2007. Determinants of satisfaction with community reintegration in older adults with chronic stroke: role of balance self-efficacy, in *"Physical therapy". 87(3): 282-91* — [28] PANG MY, HARRIS JE, ENG JJ. 2006. A community-based upper-extremity group exercise program improves motor function and performance of functional activities in chronic stroke: a randomized controlled trial, in *"Archives of physical medicine and rehabilitation". 87(1): 1-9.* — [29] PELTIER M. 2006. Rééducation de l'hémiplégique quoi de neuf? in *"Kinésithérapie Scientifique". 468: 7-11.* — [30] POMEROY VM. 2007. Facilitating independence, motivation and motor learning, in *"Physiotherapy". 93:87-8.*

[31] PREL G. 2000. Kinésithérapie et danse : une rencontre formative, in "Annales Kinésithérapie". 27(4): 161-5. — [32] ROBERTSON J, REGNAUX JP. L'efficacité des techniques de rééducation chez le sujet hémiplégique est-elle influencée par des facteurs? in *"Kinésithérapie Scientifique". 458:5-12.* — [33] ROBERTSON J, REGNAUX JP. 2008. La rééducation de la marche du patient hémiparétique en atelier : une revue de littérature, in "Kinésithérapie Scientifique". 486: 19-25. — [34] SHEPHERD R, CARR JH. 2005. Rééducation neurologique : les données de la science pour la pratique clinique. *In "Kinésithérapie". 38-39: 42-9.* — [35] SHEPHERD RB, CARR JH. 2006. Neurological rehabilitation, in *"Disability and rehabilitation". 15-30; 28(13-14): 811-2.* — [36] SPARKES V. 2000. Physiotherapy for stroke rehabilitation: A need for evidence-based handling techniques: Literature review, in *"Physiotherapy". 86(7): 348-56.* — [37] THÉVENET M. 2008. L'implication, éternelle question, in *"Sciences Humaines". 12:54-5.* — [38] WITTORSKI R. 2002. Le développement des compétences individuelles, partagées et collectives, in *"Soins Cadres". 41: 38-42.* — [39] FORMATION ANFE : cours de base du concept BOBATH-BASED REHABILITATION (BBR) : Evaluation et traitement de l'adulte avec atteinte neurologique reconnue par *International Bobath Instructors Training Association (IBITA).* — [40] DESBONNET T. 2005. Coopération, inter professionnalité et *"management du soigner" in* www.cadredesanté.com.

[41] MOTTA JM. 2003. La dynamique des groupes. *"Pour une application dans le travail en équipe" in* www.cadredesanté.com.

LOGICIEL D'ORIENTATION ET RÉADAPTATION

A. RHIOUI*

La technique est au travail ce que la logique est au langage... L'ergothérapie ne doit donc plus être simplement envisagée comme la compensation d'autre chose : il faut utiliser ces ateliers comme cliniques d'observation de l'activité outillée avec une idée du travail suffisamment déconstruite pour élaborer des tests différentiels

Jean Gagnepain [1]

Ce texte va aborder la question de l'activité à travers l'expérience d'intervenant auprès d'usagers institutionnellement dirigés vers un dispositif de préorientation au sein de l'établissement La Vallée Ladapt. Un public varié [2] est accueilli par groupes d'une dizaine de personnes pour une durée maximale de douze semaines. Le dispositif de préorientation accueille des personnes de 18 à plus de 50 ans, certains ont des années d'expérience professionnelle, d'autres n'en ont pas. Les handicaps reconnus sont variables : séquelles de lésions cérébrales, troubles psychiques, handicaps physiques...

La démarche globale cherche à construire avec l'usager un parcours de projection personnalisé. L'analyse des facteurs personnels et professionnels vise une identification des conditions de validation du projet.

Des supports et des méthodes variés sont mis en place par les intervenants pour solliciter les usagers et objectiver des paramètres pouvant affecter leur travail de projection : compétence, rythme, motivation, perception de soi et représentation professionnelle... Les ressources techniques et humaines d'une équipe pluridisciplinaire sont proposées comme autant d'appuis modulables selon des objectifs tantôt ponctuels, tantôt plus éloignés dans le calendrier de l'accompagnement ; au-delà parfois du dispositif de préorientation lui-même ; en cas de formation qualifiante par exemple.

L'accompagnement est jalonné d'activités visant à affiner une observation, à s'assurer d'un positionnement, à analyser une posture, à préciser une information, à entreprendre une démarche... C'est dans ce cadre que des sources de documentation professionnelle sont mobilisées et, notamment, un logiciel d'orientation : le logiciel Transférence [3].

En m'appuyant sur quelques exemples, je vise à apporter des éléments de contribution à la problématique de réadaptation.

Les usagers qui rejoignent le dispositif expriment des attentes variées ; en voici un échantillon : "*...retrouver une voie adaptée ; évaluer des compétences ; trouver un emploi ; définir des capacités, des compétences, des acquis ; établir les bases pour un projet concret ; accéder à un métier ; trouver un travail qui me convient et surmonter*

* Centre La Vallée Ladapt - 35830 Betton

mon invalidité également ; y voir plus clair et savoir où aller ; savoir ce que je peux faire et ce que je ne peux plus faire ; se donner d'autres compétences pour une autre vie professionnelle ; faire le point sur mon niveau, mes compétences, mes capacités, mes intérêts ; une nouvelle direction professionnelle ; savoir dans quoi je vais pouvoir me réorienter suite à mon accident et donc mes handicaps ; réfléchir à un projet de formation professionnelle ou directement à un métier ; trouver une activité professionnelle compatible avec mon handicap, me projeter dans l'avenir avec mon handicap ; évaluer où j'en suis ; approfondir mes compétences ; trouver ce que je vais faire plus tard dans ma vie ; temps de réflexion, de guidage, de conseil ; une ouverture ; trouver un travail adapté à moi...".

Une voie, un projet, un emploi, une formation, une direction, une connaissance de soi, savoir où aller, y voir clair, les séquelles de l'accident, mes capacités suite à l'handicap, mon niveau...

Autant d'échos, d'attentes, de craintes et de désirs... parfois, longtemps, enfouis et qui, à l'occasion de la perception d'une opportunité d'écoute, d'un espace de parole, se laissent exprimer ou laissent entrevoir des questionnements personnels débordant de loin les limites du handicap reconnu et de l'objectif professionnel.

Il s'agit alors de concevoir, proposer et donner sens à des activités susceptibles de susciter l'intérêt de l'usager, de créer les conditions favorisant son implication dans le processus d'orientation. L'accompagnement se rapproche ainsi d'un travail de traduction entre la situation de l'usager et un autre type d'attente : l'attente institutionnelle.

L'écart entre les deux types d'attentes varie en fonction de facteurs multiples relevant pour certains de problématiques de la personne et pour d'autres de l'univers professionnel.

La notion d'activité revêt un aspect central dans la compréhension de cet écart et dans l'action sur lui. En particulier, quand il s'agit d'identifier les activités dont reste capable l'usager, y compris dans sa propre perception de ses capacités.

Le potentiel de réadaptation que peut révéler l'accompagnement qui lui est légalement dû, en tant qu'acteur du processus de reclassement, s'en trouve élargi ; même si cette réadaptation exige l'articulation de plusieurs dispositifs et une mise en perspective dans le temps.

L'intérêt de la notion d'activité découle du flottement contenu dans sa définition même et dont témoignent certaines références :

- *Le Petit Robert* indique, notamment, que l'activité est entendue comme l'ensemble des actes coordonnés et des travaux de l'être humain ou une fraction de cet ensemble ;
- L'activité, *pour le Larousse*, revêt des aspects plus diffus ; cela désigne l'action d'une personne, d'une entreprise... cela concerne également la vivacité, l'énergie dans l'action de quelqu'un...une occupation...

La polysémie ainsi mise en relief soulève la problématique de l'unité de l'activité, de son fractionnement, de ses finalités et de ses caractéristiques : à partir de quel point UNE activité commence et à partir de quel autre elle s'achève ? Quelle est la finalité d'une activité "occupationnelle" [4] ? Quelle analyse proposer des activités, de leurs coordinations au cours du processus de projection professionnelle ? Comment fluidifier des représentations professionnelles organisées sur la base de dichotomies bien installées, parfois jusqu'à la fixation : manuel/ intellectuel, industriel/ tertiaire, intérieur/ plein-air, théorique/ pratique...

A ce propos, l'écriture permet des observations pertinentes d'abord sur sa nature d'activité en soi, et, d'autre part, en ce qu'elle explicite chez l'usager en termes d'analyse de parcours, d'adaptabilité et de projection. Dans de multiples situations d'accompagnement, le "passage à/par l'écrit" s'avère un passage à la limite en terme d'évaluation de capacités à ...apprendre, se concentrer, suivre un rythme, récapituler et organiser ses expériences, s'en distancier...

Dans un parcours de réadaptation, au même titre que d'autres activités, l'écriture et la lecture constituent des temps forts dans l'accompagnement que la visée soit personnelle ou professionnelle (évaluations, démarches, documentation...).

C'est dans ce cadre que le logiciel Transférence est proposé aux usagers. Il s'agit d'abord d'une source documentaire sur l'univers professionnel. D'autre part, en permettant une certaine interactivité, le logiciel ouvre un espace dans lequel l'usager peut introduire sa propre perception – de ses capacités, de ses intérêts, notamment – et de la confronter avec des définitions et des descriptions qui constituent des entrées vers le monde professionnel.

Des séances de travail de groupe combinées avec des temps d'évaluation et de réentraînement permettent à l'usager de revisiter sa première perception et de lui apporter précision et réajustement par l'intégration d'informations nouvelles. Pour d'autres usagers, ces ressources fournissent des supports permettant de mettre en place un ensemble de repères qui balisent, en quelque sorte, le processus de réadaptation. La dynamique générée participe de la consolidation du lien social qui, pour certains usagers, peut avoir été fortement fragilisé.

LE LOGICIEL TRANSFÉRENCE

Il articule quatre modules – Bilan, Métiers, Analogie, Comparaison – Il permet, par ce biais, différents modes d'utilisation et des angles d'observations variables.

Seul le module Bilan est abordé dans ce texte.

Le module Bilan présente un premier ensemble notionnel sous la désignation de DIMENSION.

Sept dimensions sont proposées avec, chacune, une définition. Ces définitions sollicitent l'usager dans sa compréhension, sa représentation et la signification qui se rattache à des domaines tels que la relation, la communication, la gestion ...et les métiers susceptibles de leur être associés. Ces sept catégories regroupées sont : Relationnel, Intellectuel, Communication, Gestion, Réalisation, Expression, Physique et Sensoriel.

Une définition introduit chacune de ces catégories. La dimension Relationnelle, par exemple, est ainsi présentée : *"Ecouter les autres, les aider à résoudre leurs difficultés, les guider, les conseiller et les entraîner dans leur développement personnel, telles sont les activités recensées dans la dimension [relationnel]... Dans cette dimension, on retrouve également les compétences liées à la santé et au bien-être d'autrui : guérir, soulager et prendre soin des autres. La notion de travail en équipe est aussi présente dans cette dimension : accomplir ensemble une activité, réaliser un objectif commun...".*

Relevons le rapprochement opéré entre *activité, compétences* et *travail.* Des passerelles notionnelles sont ainsi rendues possibles autorisant des degrés d'assouplissement et d'ajustement des représentation sur des capacités, des compétences, des métiers et des domaines professionnels.

La réadaptation, comme processus psychique alimenté par des points d'appuis à contenus professionnels, peut ainsi acquérir consistance et cohérence pour peu que l'usager les investisse. L'évolution de l'usager dans ce processus n'est pas à confondre avec un quelconque critère d'employabilité.

Les 7 dimensions précitées sont déclinées en 83 compétences accompagnées, chacune, d'une définition concise :

Exemples :

1° "*Accompagner* : Faire le suivi d'une personne pour l'aider à résoudre ses problèmes personnels, professionnels et sociaux".

29 "*Mémoriser* : Garder en mémoire des informations nouvelles et simples".

78 "*Coordination motrice* : Enchaîner rapidement des mouvements de façon précise et synchronisée".

L'usager est sollicité pour prendre connaissance de chaque définition. Il lui est demandé de se positionner sur la compétence en question par rapport à une double échelle : une échelle de 4 degrés de capacités et une échelle de 4 degrés d'intérêts.

Au cas où l'usager se sent "très capable" d'assurer la compétence en question, il lui attribuera le chiffre 4. De même, s'il "aime beaucoup" cette compétence, il lui attribuera le chiffre 4 également.

C'est à lui que revient le rôle d'attribuer, pour chacune des 83 compétences du module Bilan, les notes qu'il estime traduire au mieux sa perception, de ses capacités et de ses intérêts.

A ce propos, la dissociation entre capacité et intérêt, appliquée à chaque compétence, a un effet analytique révélateur pour les usagers, notamment quant au rôle et à la place à donner à leur envie, leur souhait, leur désir dans le processus d'accompagnement. C'est, en effet au cours de cette passation que des épisodes personnels ou professionnels peuvent surgir et "remuer" ou révéler des facteurs déterminants dans le parcours de l'usager. Des facteurs d'ordres psychiques ou sociaux peuvent s'avérer influer sur les ressources personnelles mobilisables dans un processus de projection et d'orientation.

Les demandes initiales qui tendent à tourner autour de la seule "capacité" en alimentant des attentes classiques ("j'attends qu'on me dise ce que je suis capable de faire ou ne pas faire") ; des demandes parfois ritualisées, et, par la suite produisant des degrés de fixation variables, s'avèrent devoir s'affiner puis évoluer au cours de l'accompagnement.

Un travail sur soi peut s'avérer prioritaire dans la réadaptation mettant en arrière plan l'objectif institutionnel de "reclassement".

UN EXEMPLE

M.L., comme en réaction à une rupture de la cellule familiale qui a remis en cause le statut parental, s'est trouvé comme aspiré dans un processus d'éloignement de "tout contact", préférant la proximité des animaux et de la nature quitte à réduire au minimum le contact avec les personnes. Des tentatives de rétablissement d'un lien se sont heurtées à une réticence qui a écourté plusieurs occasions d'accompagnement. Cette réticence à entrer en relation se manifestait diversement et conduisait à des observations d'incapacité à tenir sur des activités exigeant compréhension et concentration, des activités impliquant écoute et prise de parole en groupe, parfois d'absence d'envie d'activités.

Les activités à contenus scolaires focalisaient, par moment, des comportements de rejet se traduisant par des tendances à "parler seul", de façon à peine articulée, à peine audible.

("...des propos, des interjections... sans destinataire précis").

L'activité d'expression mise en place visait dans un premier temps à obtenir l'articulation d'une demande, d'une attente même négative :

— j'attends qu'on me dise ce que je peux faire...

— à mon âge faire une formation...!

— retourner à l'école ! je ne suis pas capable ; ce n'est plus pour moi...

Au cours d'une séance de travail de groupe, l'utilisation du logiciel est proposée, entre autres supports. Une fois la réticence initiale mise de côté par une insistance sur le caractère non-évaluatif de l'exercice, l'usager adhère à l'activité.

Par étapes successives, sont abordées des possibilités de relever le "défi l'informatique" et, éventuellement, de retrouver l'ordinateur comme composante du projet professionnel, comme outil de travail. La présentation quasi ludique et "occupationnelle" de cet outil conduit à une contractualisation pédagogique d'activités pouvant définir les éléments d'un poste de travail, d'un emploi. La documentation professionnelle rapproche l'informatique en pointant sa proximité de certains postes de travail : saisie de codes produits dans le magasinage, prise de commandes...

L'activité initialement "occupationnelle" se trouve mise en perspective et acquiert du sens dans le travail de projet.

Le passage à l'acte... à l'activité va, néanmoins, révéler brutalement des obstacles inattendus. En effet, avant de pouvoir surfer sur l'écran, l'usager devait s'astreindre à effectuer, en les coordonnant, une série de micro-gestes impliquant : l'identification des lettres sur le clavier, la frappe des touches, le clic et la glisse de la souris, le balayage visuel de l'écran, la compréhension des fonctions des icônes et la nécessité de coordonner le tout avant de pouvoir voir aligner les lettres... en mots... en phrases...

La réalisation coordonnée de ces fractions d'activités, incontournables pour l'écriture informatique, mettent la patience de l'usager à bout... à cette étape de son parcours.

Un jour, dans un geste plus de "ras-le-bol" que de colère, l'usager pousse le micro-ordinateur au loin, et prenant une feuille et un stylo se mit à écrire. L'activité d'écriture, à l'inverse de sa fluidité manuscrite habituelle, s'est trouvée décomposée, médiatisée, par les touches du clavier, la glisse/le clic de la souris et les gestes visuels pour situer les icônes sur l'écran. Cela s'est avéré "trop" pour l'usager à cette phase de sa réadaptation ; écrire avec une feuille et un stylo était plus simple. Le résultat : un texte dont la qualité d'analyse, la clarté des arguments et la cohérence de positionnement rompaient avec les observations relevées initialement au cours de la phase de réticence de l'usager qui voilait ses capacités et obérait les évaluations. Un "déclic" qui invite l'accompagnement à réajuster ses méthodes et ses supports pour donner prise à ce qui équivaut à l'éveil de l'usager aux sollicitations d'entrer en lien, de donner prise à son potentiel en investissant les ressources proposées.

La contractualisation des étapes suivantes peut s'avérer tantôt exigeante par excès ou, à l'inverse, créer des insatisfactions avec des risques de démobilisation pendant le séjour ou après sa fin réglementaire.

Dans ce processus, le temps de maturation de la réadaptation est loin de correspondre à la chronologie qui, institutionnellement, cadence l'accompagnement de l'usager. C'est à ce point que le travail de mise en relais peut soit consolider les acquis ou, au contraire, en disperser les effets porteurs.

Ces observations débordent le logiciel lui-même. En tant que support, il contribue à mettre en relief des aspects du comportement de l'usager confronté à ce type d'activité. La passation du module débouche sur des résultats dont un histogramme donnant une synthèse des réponses par dimension.

Les histogrammes suivants illustrent cette phase de l'activité. Il reste à donner sens au graphique et produire une signification qui "parle" à l'usager et mobilise son adhésion. L'histogramme servant alors de "miroir" à une première perception de capacités et d'axes d'intérêts. Mais un miroir perméable à l'adaptation que l'intéressé peut imprimer à sa première perception en s'appropriant des compétences et des acquis nouveaux.

Les quatre histogrammes suivants ont valeur d'échantillons. Ils permettent de visualiser le résultat de chaque passation du module Bilan. Ils constituent une entrée vers une liste de métiers et restent modifiables par retour sur les scores attribués à telle ou telle compétence.

La perception de ses capacités par l'usager contraste avec l'affirmation de ses intérêts. L'analyse peut s'affiner davantage dimension par dimension et revisiter, le cas échéant, chaque compétence pour maintenir ou réviser à la hausse ou à la baisse les premières notes attribuées.

Dans les histogrammes 1a et 1b, chacun des profils présente des résultats plutôt lacunaires sur certaines dimensions. L'analyse de ces lacunes permet d'envisager la programmation d'activités pour une remédiation éventuelle. C'est dans cette perspective que peuvent naître des projets de qualification dans le cadre d'une formation.

* *
*

En résumé, un logiciel d'orientation professionnelle permet d'aborder avec les usagers en réadaptation une série de problématiques variant d'une fraction d'activité – la manipulation d'une souris, la frappe sur un clavier, la compréhension d'une consigne... – à l'interprétation d'un graphique de positionnement objectivant une certaine perception de soi à un moment donné.

Dans ce processus de réadaptation, l'accompagnement d'une équipe pluridisciplinaire offre des ressources et un cadre nécessaires pour assurer le suivi dans ses aspects thérapeutiques et pédagogiques.

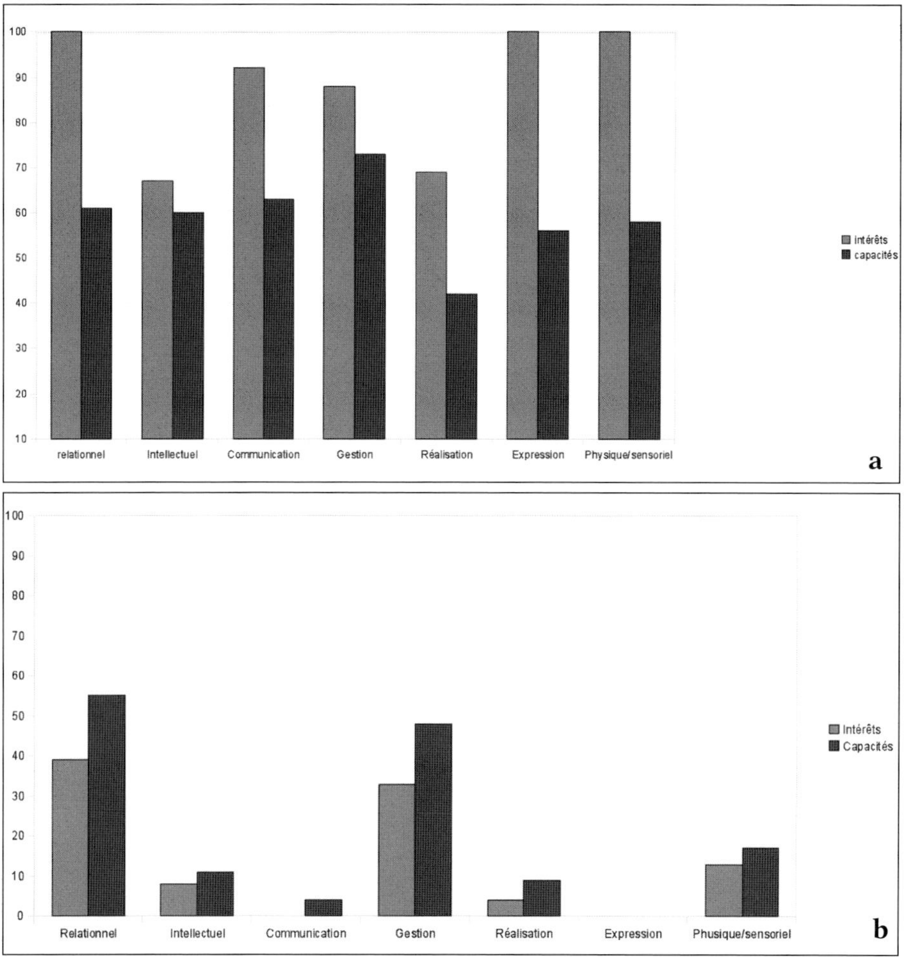

1a et 1b) Histogrammes des résultats de perception des capacités et d'axes d'intérêts

RÉFÉRENCE

[1] GAGNEPAIN J. 1994. Leçons d'introduction à la théorie de la médiation, Anthropologiques, *Peeters Louvain-la-Neuve, pp. 97-98.*

INFORMATIQUE ET ÉVOLUTIONS EN TERMES DE COMPENSATION DE HANDICAP D'ORIGINE MOTRICE

S. POUPLIN*, N. BIARD**

Le domaine des nouvelles technologies évolue en permanence et très rapidement dans le domaine du grand public. Parallèlement, les personnes en situation de handicap bénéficient de ces avancées afin d'obtenir des produits de plus en plus performants et à des coûts réduits. Pouvoir bénéficier de ces développements technologiques est perçu comme important et engendre un haut degré de satisfaction par les personnes en situation de handicap [1, 2]. Cela implique, à nous ergothérapeutes de nous tenir informés de ces évolutions afin de faire évoluer notre expertise dans ce domaine, d'autant plus que notre rôle dans ce processus de préconisation a été largement identifié [6]. Nous verrons dans un premier temps les solutions que nous pouvons aujourd'hui préconiser à nos patients. Dans un second temps, nous essaierons de dégager les tendances du marché actuel avec l'émergence de nouveaux produits déjà disponibles. Nous aborderons ensuite les produits que nous serons amenés à rencontrer dans le futur...

LES SOLUTIONS CLASSIQUES D'ACCÈS À L'OUTIL INFORMATIQUE

Actuellement, les solutions d'accès à l'outil informatique s'articulent autour de deux notions : l'accès à un dispositif de pointage (déplacement du curseur et cliquer) et à la saisie de texte.

LE DISPOSITIF DE POINTAGE

- Le déplacement du curseur : plusieurs solutions existent dans le domaine du grand public ou dans le monde spécifique du handicap. Ces solutions (Trackball, pads, joystick, pointage à la tête, pointage à l'œil...) sont préconisées selon les capacités résiduelles de la personne et en réponse à ses besoins. Ces solutions, de plus en plus connues des ergothérapeutes, permettent de répondre à une majorité de demandes.

Les pavés tactiles se sont démocratisés avec l'apparition de l'ordinateur portable et peuvent être utilisés non seulement par un doigt mais aussi par le bord cubital de la main pour une personne tétraplégique C6 Asia, par exemple. Gage

* Ergothérapeute, Master en "Science et Technologie de la Santé" (VHMA : Vieillissement, Handicap : Mouvement et Adaptation), Plate-Forme Nouvelles Technologies, Hôpital Universitaire Raymond Poincaré - 92380 Garches - samuel.pouplin@rpc.aphp.fr
** Ergothérapeute chargé d'études, Master en "Science et Technologie de la Santé", (VHMA : Vieillissement, Handicap : Mouvement et Adaptation), APPROCHE (Association pour la promotion des nouvelles technologies en faveur des personnes en perte d'autonomie) - 14, rue Colbert - 56100 Lorient - nbiard@approche-asso.com

d'évolution, la technologie Multi Touch permet de reconnaître plusieurs appuis simultanés et de dédier des actions différentes à chacun de ces appuis. Les trackballs et les joysticks peuvent être positionnés pour une utilisation par le membre supérieur mais aussi par le menton de la personne en situation de handicap à l'aide d'un support de bras articulé (fig. 1, 2).

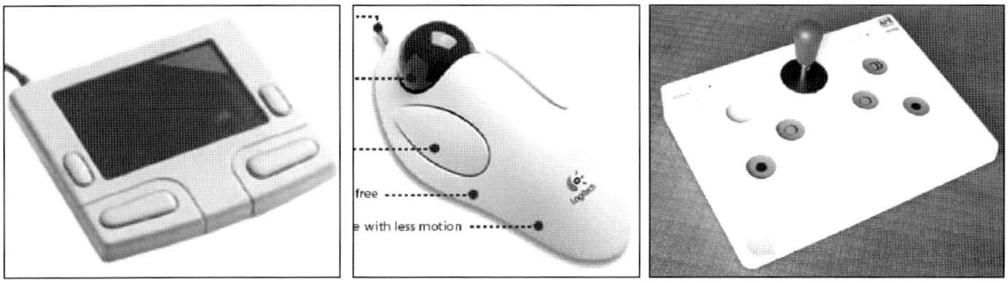

Fig. 1 : Exemples de dispositifs de pointage (de gauche à droite : pavé tactile, trackball, joystick).

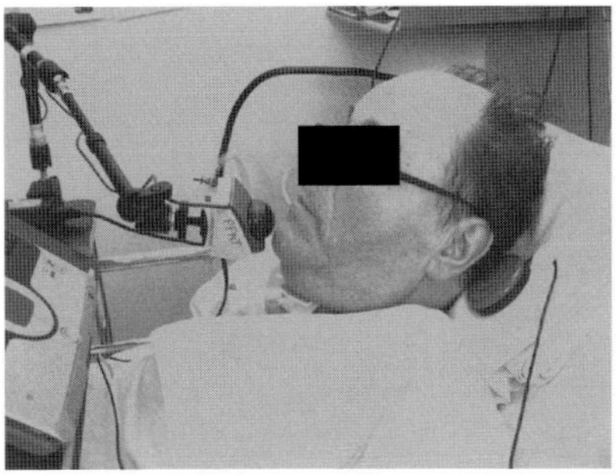

Fig. 2 : photo de positionnement de trackball au menton.

De même, lorsqu'un contrôle volontaire des membres supérieurs est difficile, il est possible de s'orienter vers des systèmes de souris à touches (une touche correspondant alors à une direction ou à une action) (fig. 3).

Pour les personnes présentant un handicap moteur sévère où seuls les mouvements de tête sont préservés, des systèmes de pointage à la tête fonctionnant par infrarouges ou par vidéo peuvent être proposés [4, 5, 8]. Il existe des systèmes payants et depuis maintenant deux ans, nous trouvons de plus en plus de logiciels gratuits, téléchargeables sur internet, fonctionnant avec une simple webcam (fig. 4).

Enfin, lorsqu'aucun mouvement ne peut être exploité, des systèmes de pointage à l'œil peuvent être proposés [3]. Ces outils peuvent apparaître comme solution miracle, mais induisent un certain nombre

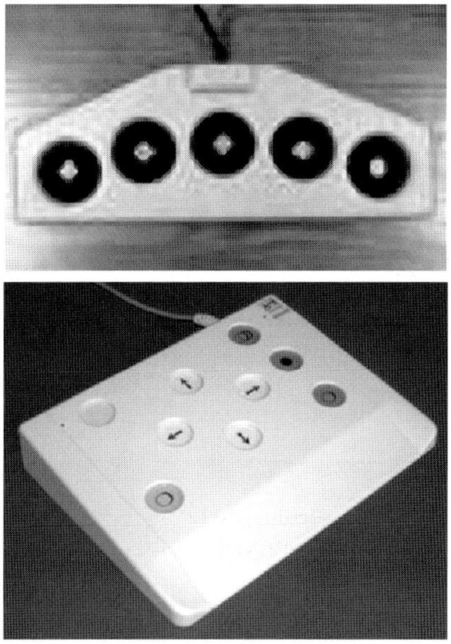

Fig. 3 : Souris à touches

d'inconvénients. En effet, certains mouvements de la tête ou du corps qui ne sont pas contrôlés peuvent en perturber l'utilisation : l'œil sort alors du champ de la caméra. En général, tous les systèmes imposent de travailler en poste fixe. Peu de systèmes embarqués sur le fauteuil existent, ou alors ils ne sont pas vraiment "discrets" et/ou fiables étant donné que le système est sensible aux variations lumineuses. Pour les sujets porteurs de verres correcteurs, il peut y avoir des reflets parasites ; c'est notamment le cas des montures de lunettes métallisées.

Il est parfois nécessaire pour les personnes porteuses de lentilles de contact ou les personnes ayant une tendance à avoir les yeux secs, d'appliquer des larmes artificielles régulièrement. Par conséquent, les professionnels amenés à prescrire ou à adapter ces systèmes doivent être formés afin d'identifier ces différents obstacles. La complexité de mise en œuvre, les capacités du patient et le nombre de paramètres font qu'il est fortement recommandé de pratiquer une évaluation en situation réelle d'exploitation. De même la formation des futurs utilisateurs ainsi que de l'entourage de la personne en situation de handicap est essentielle si l'on veut que ces technologies soient intégrées dans la vie quotidienne (fig. 5).

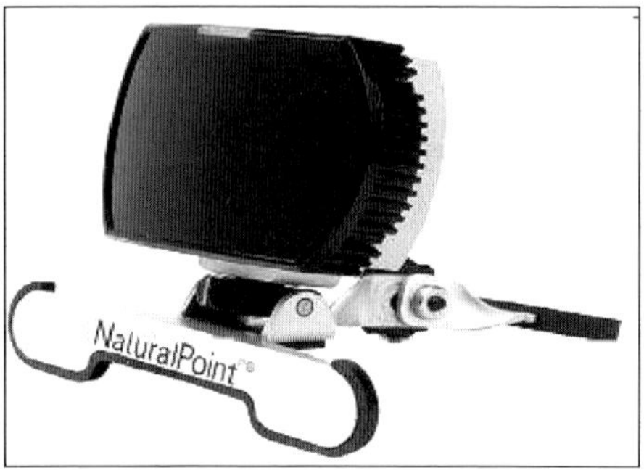

Fig. 4 : Système de pointage à la tête payant

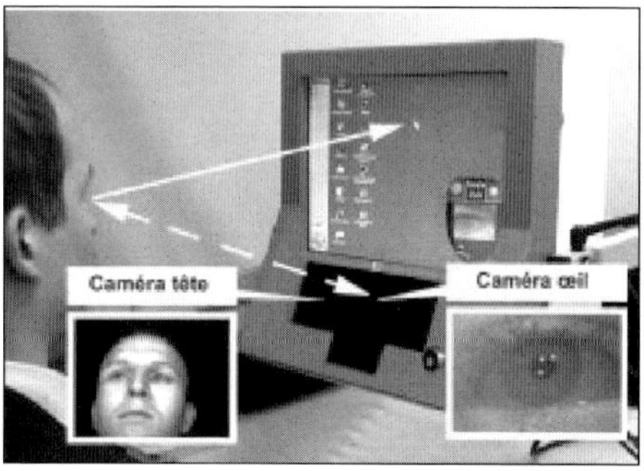

Fig. 5 : Système de pointage à l'œil

En parallèle à ces solutions, il existe des systèmes "tout en un", embarqués sur le fauteuil roulant électrique, qui permettent à la fois de conduire, d'avoir accès aux options de confort du fauteuil, d'accéder à l'outil informatique en contrôlant la souris et incluant un contrôle d'environnement (fig. 6).

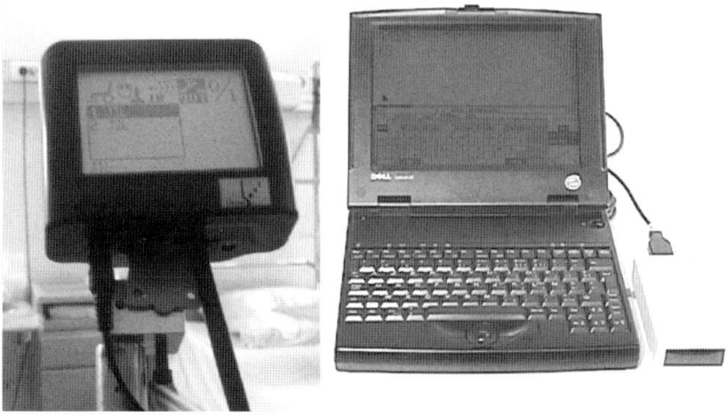

Fig. 6 : Un exemple de dispositif "Tout en un".

L'ACCÈS AUX CLICS SOURIS

Après la possibilité de déplacer le curseur de la souris, il est nécessaire de pouvoir valider l'action en ayant accès au clic. Plusieurs possibilités s'offrent à la personne : l'utilisation d'un clic décentré sur une souris ce qui nécessite une adaptation par une soudure, réalisée par un tiers. Des fiches techniques expliquant la manière de procéder existent sur Internet. Il est important de noter que les modifications portées sur ce type de dispositifs (comme sur toute aide technique) engagent la responsabilité de la personne qui réalise l'adaptation. Ainsi, en cas de dysfonctionnement du matériel modifié, la personne ou la famille pourra se retourner contre elle. Des logiciels de clic automatique (payants ou gratuits) permettent d'émettre un clic après une temporisation réglable ; il est possible de sélectionner le clic souhaité au survol de la touche adéquate. Enfin, un émulateur de souris permet de brancher n'importe quel contacteur (mécanique, au souffle, musculaire...) afin que la personne puisse gérer le clic souris quand elle le souhaite (fig. 7).

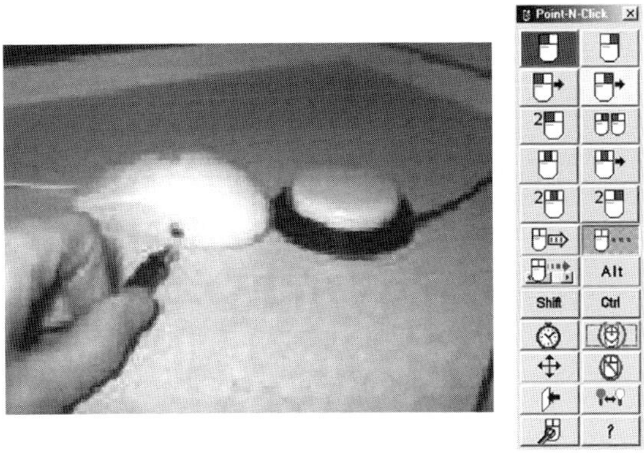

Fig. 7 : De gauche à droite : clic dérivé sur une souris, logiciel d'autoclic, émulateur de souris.

LA SAISIE DE TEXTE

Pour saisir du texte, nous avons à notre disposition trois grandes catégories de matériel en fonction des capacités de la personne en situation de handicap. Si cette dernière garde les capacités d'accéder à un clavier, une adaptation de celui-ci peut parfois suffire. Dans ce cas-là, nous pouvons avoir recours à des claviers adaptés issus du grand public ou du monde du handicap. Les adaptations sont nombreuses en passant par la pose d'un guide-doigts, l'utilisation de claviers réduits (pour les personnes ayant peu d'amplitudes fonctionnelles), de bracelets métacarpiens (pour les personnes tétraplégiques, par exemple) voire des claviers agrandis si un contrôle volontaire des mouvements est difficile (fig. 8).

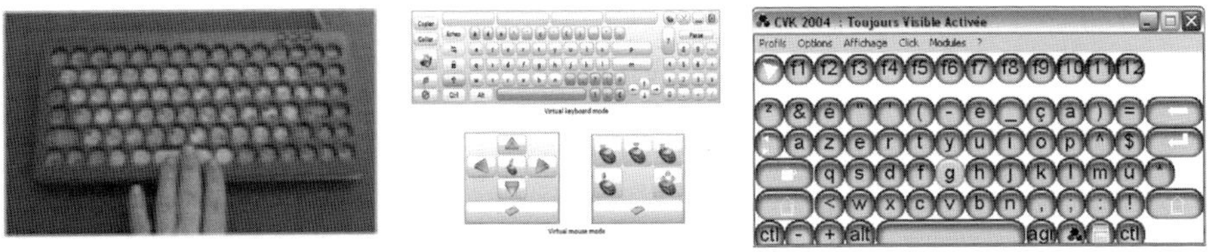

Fig. 8 : guide-doigts sur un clavier réduit et claviers virtuels.

Pour les personnes ne possédant plus la possibilité d'entrer du texte à l'aide des membres supérieurs, mais pouvant utiliser un dispositif de pointage cité précédemment, les claviers visuels reproduisant le clavier physique à l'écran, peuvent être une solution. Des tableaux comparatifs recensant les différents produits sont consultables sur Internet (http://www.handicap.org/?Les-dossiers-PFNT).

Pour les personnes présentant un handicap moteur sévère, il est bien sûr possible d'accéder au clavier visuel et à la souris en défilement à l'aide d'un contacteur. De la même façon, les contacteurs sont de différents types allant du plus classique type Buddy aux contacteurs les plus sensibles tels le contacteur musculaire ou le Scatir.

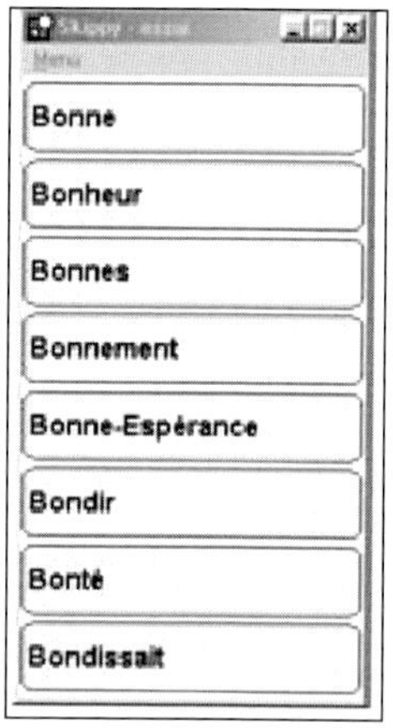

Fig. 9 : Logiciel de prédiction de mots.

Dans tous les cas, afin d'accélérer la frappe, il est possible d'utiliser des logiciels de prédiction de mots. Ils proposent une liste de mots commençant par la lettre sélectionnée par la personne ; cette dernière n'a plus qu'à cliquer sur le mot adéquat pour que celui-ci s'inscrive. Ces logiciels sont capables d'apprendre des mots nouveaux et par conséquent de s'adapter au vocabulaire de l'utilisateur (fig. 9).

En marge de ces accès classiques, les systèmes de reconnaissance vocale permettent de gagner en vitesse de frappe ou de piloter l'ensemble des applications informatiques. Même si le taux de reconnaissance s'est amélioré, le contrôle de la souris reste peu ergonomique. De même, si les outils sur Windows sont performants, sur Macintosh, la reconnaissance vocale n'existe pas en français (Macspeech existe uniquement en anglais : http://www.macspeech.com/http://www.macspcech.com/)

Même si techniquement, il est possible d'émuler un Windows sur son Macintosh afin de pouvoir dicter puis de copier – coller le texte sur ses applications préférées, cette solution reste peu pratique dans les faits.

LES NOUVELLES SOLUTIONS ISSUES DU GRAND PUBLIC ET LEURS APPLICATIONS DANS LE DOMAINE DE LA COMPENSATION

De nouvelles solutions apparaissent au fil des années dans le domaine grand public, liées à l'évolution de plus en plus rapide des nouvelles technologies. Parallèlement, ces solutions arrivent dans le domaine du handicap et peuvent être appliquées assez facilement permettant d'augmenter le choix des réponses apportées aux besoins de la personne en situation de handicap... Par conséquent, il est nécessaire de réaliser une veille technologique à la fois dans le domaine du grand public et du handicap. Cette veille technologique est consommatrice en temps vu l'évolution rapide des nouvelles technologies. L'existence de structures spécialisées (http://www.handicap.org/?La-Plate-Forme-Nouvelles, http://rnt.over-blog.com/) recensant les solutions, les testant et diffusant l'information permet aux professionnels de s'appuyer sur un réseau lors de leurs préconisations.

Tout d'abord, les supports informatiques ont énormément évolué dans le sens de la portabilité. Néanmoins, les supports les plus connus par la majorité du grand public restent encore actuellement l'ordinateur de bureau et l'ordinateur portable. Mais l'apparition de ces nouveaux supports permet d'ouvrir des portes intéressantes dans le domaine du handicap.

Les Tablet PC issues du monde de l'industrie permettent d'entrevoir une portabilité qui n'était actuellement pas possible avec les solutions dites classiques grâce à un encombrement réduit. Leur dalle tactile permet un accès différent en proposant une interaction au toucher. Ces outils disposent même d'une certaine étanchéité et d'une robustesse qui facilite la portabilité sur le fauteuil roulant et peut permettre à la personne en situation de handicap, une utilisation à l'extérieur.

Les Pocket PC et les smart phones ont révolutionné le monde de la communication alternative en proposant des outils facilement transportables pour des personnes "marchantes" ou du moins en multipliant l'offre existante (exemple : Proloquo sur iPhone, Pocket grid, Echo, etc.). Les solutions, jusque-là disponibles, étaient spécifiquement développées pour des personnes en fauteuil roulant et étaient trop encombrantes et trop lourdes pour être facilement transportées.

De même l'apparition des nets books et autres UMPC ("Ultra Mobile PC") dont les tailles d'écran se situent entre les Pocket PC et les Tablet PC permettent de diversifier l'offre des supports informatiques et proposent ainsi des alternatives intéressantes pouvant être embarquées sur le fauteuil roulant.

La multiplicité de ces supports informatiques nécessite de dépasser la simple recherche du professionnel pour l'accès à un ordinateur portable ou de bureau. De plus, cela lui permet d'offrir un champ large de solutions pouvant être adaptées aux besoins de l'utilisateur et à ses exigences et non l'inverse...

Concernant les commandes vocales, les produits deviennent de plus en plus performants en termes de reconnaissance. Par contre, ces outils affirment encore leur limite face à des voix hypo phoniques, dysarthriques, etc. où nous pouvons avoir une reconnaissance dégradée. De plus, elles sont actuellement mono locuteur ce qui nécessite que chaque personne enregistre sa voix dans un profil.

Actuellement, l'arrivée de reconnaissances vocales multi-locuteurs est à l'étude et devrait apparaître prochainement sur le marché du grand public du handicap. Cela devra permettre la reconnaissance de voix perturbée en permanence et donc de permettre l'accès à ce type de commande par des personnes qui ne pouvaient pas y prétendre jusqu'à présent.

En termes d'accès, des nouvelles interfaces gestuelles vont voir le jour. Ces technologies permettront un accès en 3D à l'ordinateur comparables, par exemple, aux manettes de la console Wii. De la même manière, au niveau de l'écriture, des logiciels de prédiction de mots issus de la technologie T9 du téléphone portable font leur apparition sur le marché et deviennent de plus en plus performants. Les logiciels T9 permettent de saisir un texte avec seulement 9 touches (le pavé numérique par exemple), mémorisent les mots préférés de l'utilisateur et hiérarchisent l'achèvement des mots en fonction de la fréquence d'utilisation. De nouvelles interfaces d'écriture (Tels Dasher, KeyGlass, ChewingWord...) font aussi leur apparition et seront sûrement à même de se développer dans le futur.

[http://www.inference.phy.cam.ac.uk/dasher/ ; http://keyglass.free.fr/ ;

http://chewingword.wikidot.com/]

Les technologies intégrant les pointages à l'œil se perfectionnent de plus en plus : Les développements militaires et de la recherche spatiale permettront l'élaboration de produits plus fiables. Leur coût de commercialisation en sera sûrement réduit. Il y a quelques années, les domaines de l'informatique, de la domotique et de la communication améliorée alternative se développaient côte à côte.

Maintenant avec l'explosion du développement de l'outil informatique, une interaction forte des différentes technologies est en train de se développer. Au niveau de la communication améliorée alternative, de plus en plus de solutions logicielles apparaissent conjointement aux développements des supports informatiques décrits dessus. Ces solutions anecdotiques il y a quelques années face aux synthèses vocales dédiées prennent une place de plus en plus importante et offrent des alternatives intéressantes et complémentaires. De même, au niveau de la domotique, des solutions informatiques apparaissent avec l'utilisation de modules USB émettant des codes infra-rouges. Différents supports informatiques peuvent être utilisés pouvant aller jusqu'à un iPhone. De plus, des solutions grand public utilisant des technologies standards comme le bluetooth et le WiFi apparaissent et tendent à remplacer la radiofréquence, plus difficile à paramétrer (fig. 10).

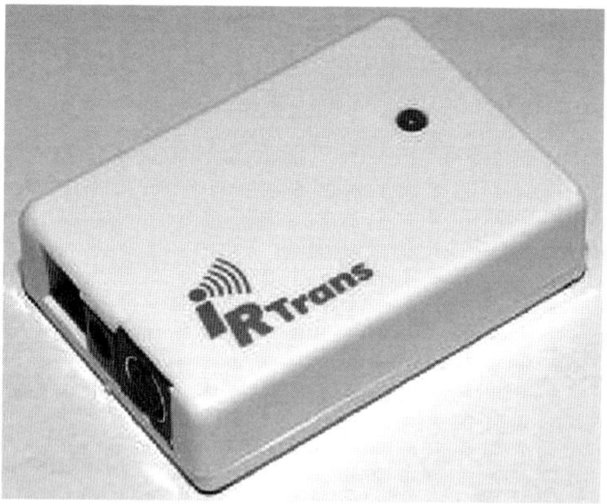

Fig. 10 : Solutions de module infra-rouges sur outil informatique

LES SOLUTIONS D'AVENIR

Nous allons vers un développement de plus en plus rapide des technologies actuelles avec une baisse des coûts de certaines technologies au fur et à mesure qu'elles entreront éventuellement dans le domaine du grand public. La domotique et l'informatique vont se rejoindre de plus en plus en exploitant des supports communs. L'utilisation des boxes ADSL favorisera de plus en plus ce type de commandes via le CPL *(Courant Porteur en Ligne)*. En effet, plusieurs fournisseurs d'accès à Internet ont déjà entamé une réflexion sur les possibilités de commander son environnement à l'aide de sa Box ADSL.

BCI *(Brain Computer interface)* : les interfaces cérébrales consistent à utiliser un signal (principalement des signaux électroencéphalogrammes) pour contrôler par exemple un curseur à l'écran [7, 11]. Deux types d'électrodes sont utilisés : elles peuvent être implantées ou de surface. L'implantation d'électrodes est une technique invasive qui semble peu applicable dans la vie quotidienne car engendrant des risques infectieux et faisant appel à un geste chirurgical. Les électrodes de surface semblent être une meilleure solution mais recueillent pour l'instant un signal trop dégradé pour être réellement efficace. De nombreuses équipes travaillent dans ce domaine en recherche et certaines applications ont été transportées chez la personne en situation de handicap à titre, pour l'instant, anecdotique. Actuellement le marché des BCI reste embryonnaire. En effet, trois entreprises seulement commercialisent aujourd'hui de tels systèmes et aucune ne s'est positionnée sur le domaine de la communication et du handicap. Les solutions techniques proposées par ces entreprises ne correspondent pas aux exigences imposées par ces applications (interfaçage, temps de mise en place des électrodes...). Néanmoins, il est probable qu'une diffusion large de ce type d'outils déjà présents dans le domaine grand public et notamment pour les jeux vidéo [9], aide à une commercialisation rapide et à faible coût.

Interfaces haptiques (retour d'effort) : un système haptique permet de ressentir tactilement les efforts effectués sur un objet virtuel ou non. Actuellement, le sens du toucher n'est que très peu développé dans le domaine des nouvelles technologies : nous avons principalement affaire à des retours sonores et visuels. Ce type de retour haptique, dans le domaine du grand public, est associé principalement aux interfaces tactiles où il permet de vérifier rapidement la validation de l'action souhaitée. De même, le domaine des jeux vidéos favorisera sûrement le développement de ces technologies.

* *
*

Le matériel grand public n'est pas toujours adapté pour la compensation du handicap. Néanmoins, grâce à une mouvance importante de ce marché, les solutions se développent de manière de plus en plus importante. Nos préconisations pour l'accès à l'outil informatique en seront enrichies par la multitude des réponses pouvant être apportés mais complexifiant de la même façon notre processus de choix. Le développement des produits développés dans l'esprit du *design for all* [10] permettra de stimuler la recherche technologique et de réduire les coûts de commercialisation.

RÉSUMÉ

Le domaine des nouvelles technologies évolue en permanence et très rapidement dans le domaine du grand public. Afin que les personnes en situation de handicap puissent bénéficier de ces avancées pour obtenir des produits de plus en plus performants et à des coûts réduits, les ergothérapeutes doivent se tenir informés de ces évolutions. Actuellement, les solutions d'accès à l'outil informatique s'articulent autour de deux notions : l'accès à un dispositif de pointage et à la saisie de texte. Les évolutions dans le secteur des nouvelles technologies font apparaître de nouveaux supports (axés sur la portabilité), améliorent l'efficacité des solutions actuelles, et tendent à développer de nouvelles interfaces gestuelles ou cérébrales. De plus, le rapprochement des domaines de l'informatique et de la domotique semble inévitable. Enfin, l'élaboration de produits développés dans l'esprit du "design for all" (conception pour tous) permettra de proposer des solutions technologiques, issues de la recherche, aux personnes en situations de dépendance et de réduire les coûts de commercialisation.

Références

[1] BOONZAIER D. 2003. The impact of assistive technologies on the lives of disabled people In M. Mokhtari, Independent living for persons with disabilities and elderly people Assistive Technology Research Series, Volume 12. *IOS Press, Amsterdam, pp. 10-12.* — [2] BROCHARD S, PEDELUCQ JP, CORMERAIS A, THIEBAUT M, RÉMY-NÉRIS O, 2007. Satisfaction with technological equipment in individuals with tetraplegia following spinal cord injury in *Ann Readapt Med Phys. 50(2): 78-84.* — [3] CHEN SC, TANG FT, CHEN YL, CHEN WL, LI YC, SHIH YY, LAI JS, KUO TS 2004. Infrared-based communication augmentation system for people with multiple disabilities *In Disabil Rehabil. 26(18): 1105-9.* — [4] CHEN YL, CHEN WL, KUO TS, LAI JS, 2003. A head movement image (HMI)-controlled computer mouse for people with disabilities in Disabil Rehabil. 4; 25(3): 163-7. — [5] DEVRIES RC, DEITZ J, ANSON D, 1998. A comparison of two computer access systems for functional text entry in *Am J Occup Ther. 52(8): 656-65.* — [6] IVANOFF SD, IWARSSON S, SONN U. 2006 Occupational therapy research on assistive technology and physical environmental issues: a literature review in *Canadian Journal of Occupational Therapy CAOT; 73(2): 109-19.* — [7] KUBLER A, KOTCHOUBEY B, KAISER J, WOLPAW JR, BIRBAUMER N 2001. Brain-computer communication: unlocking the locked in *Psychology Bulletin. 127(3) : 358-375.* — [8] LOPRESTI EF, BRIENZA DM 2004. Adaptive software for head-operated computer controls in IEEE *Trans Neural Syst Rehabil Eng. 12(1): 102-11.* — [9] PFURTSCHELLER G, LEEB R, KEINRATH C, FRIEDMAN D, NEUPER C, GUGER C, SLATER M. 2006. Walking from thought in *Brain Res. 1071(1): 145-52.* — [10] VANDERHEIDEN GC. 1998. Universal design and assistive technology in communication and information technologies: alternatives or complements? *In Assist Technol. 10(1): 29-36.*

[11] WOLPAW JR, BIRBAUMER N, MCFARLAND DJ, PFURTSCHELLER G, VAUGHAN TM 2002. Brain-computer interfaces for communication and control in *Clinical Neurophysiology 113(6): 767-791.*

ROBOTIQUE D'ASSISTANCE : ETAT DE L'ART ET REVUE DES PROJETS DE RECHERCHE EN COURS

N. BIARD*, S. POUPLIN**, I. LAFFONT***, C. FATTAL****

La place des nouvelles technologies en matière d'assistance aux personnes en perte d'autonomie n'est aujourd'hui plus à démontrer. Les technologies de l'information, de la communication et de la domotique sont désormais bien implantées dans le domaine et les ergothérapeutes travaillant auprès des personnes en situations de handicap ou auprès de personnes âgées, sont sensibilisés et formés à leurs préconisations. Mais qu'en est-il de la robotique d'assistance ? Cette technologie, en passe de devenir une discipline à part entière, est encore très méconnue des ergothérapeutes qui y voient peut-être le fantasme de la perte du lien social et humain pour leurs patients. En effet, pour beaucoup, proposer un robot à un patient c'est déculpabiliser la famille et l'entourage qui viendront lui rendre visite moins souvent, c'est donner des arguments aux pouvoirs publics pour diminuer le temps de présence des auxiliaires de vie... Nous ne souhaitons pas ici entrer dans ce débat éthique qui mériterait sans doute une monographie dédiée, mais nous souhaitons surtout faire un état de l'art de la robotique d'assistance qui s'avère être une aide technique permettant aux personnes dépendantes de réaliser à nouveau, seules, des tâches pour lesquelles elles avaient jusque-là besoin de l'aide d'un tiers.

Contrairement à la France et aux pays européens en général, le Japon est très en avance dans ce domaine. Les pouvoirs publics ont encouragé depuis des années les laboratoires de recherche et l'industrie à développer des solutions de compensation robotique et surtout des systèmes d'aide aux aidants. En effet, au pays du soleil levant, la proportion de personnes âgées est très importante et d'ici quelque temps, il n'y aura plus suffisamment de jeunes actifs pour s'occuper de leurs aînés. Cela est accentué par un ancrage très marqué de la robotique dans la culture nippone. En France, la robotique d'assistance est très marginale. Certes, quelques laboratoires de recherche universitaires travaillent sur cette thématique depuis des années mais avec peu de résultats concrets à proposer à nos patients. Le tissu industriel est quant à lui très faible.

Et pourtant, fort est à parier que dans les 20 prochaines années, la robotique d'assistance, sous l'impulsion de la robotique grand public, connaîtra un essor important, comme l'a connu l'informatique domestique ces 15 dernières années.

---

* Ergothérapeute chargé d'études, APPROCHE (Association pour la promotion des nouvelles technologies en faveur des personnes en perte d'autonomie) - 14, rue Colbert - 56100 Lorient - nbiard@approche-asso.com
** Ergothérapeute, Plate-Forme Nouvelles Technologies, Hôpital Raymond Poincaré - 92380 Garches
*** Médecin de MPR, Service de MPR, Hôpital Gui-de-Chauliac, EA 2991, Université Montpellier 1 - 34000 Montpellier
**** Médecin chef de service – Président d'APPROCHE, Centre mutualiste neurologique Propara - 263, rue du caducée - Parc Euromédecine - 34195 Montpellier cedex 05

Les ergothérapeutes ont une place évidente et incontestable dans cette discipline, aussi bien sur le plan de la préconisation, que sur l'accompagnement des projets de recherche et développement.

Afin de réaliser l'état de l'art de la robotique d'assistance, nous débuterons par un rapide historique de cette discipline, puis nous présenterons les solutions existantes et les travaux de recherche dans ce domaine en utilisant une classification selon le type de service rendu : les exosquelettes, les prothèses, les bras manipulateurs, la robotique de service et enfin la robotique d'aide aux aidants. Nous n'aborderons pas ici la robotique de rééducation qui est également une discipline en pleine extension.

HISTORIQUE DE LA ROBOTIQUE D'ASSISTANCE

La robotique de réadaptation est apparue dans les années 1960 [Hillman, 2003]. Les premières applications concernaient les prothèses de membres supérieurs. Dès la fin des années 1970, le programme français Spartacus, mené par le CEA (Commissariat à l'Energie Atomique), consistait à développer un bras manipulateur placé sur une station de travail et permettant à un utilisateur en situation de dépendance de venir saisir un objet et de le manipuler [Guittet, 1979]. L'expérience acquise sur ce projet, laissé au stade de prototype a permis de donner naissance, un peu plus tard, aux bras manipulateurs embarqués. C'est près de 10 ans plus tard que seront développés les bras manipulateurs embarqués sur le fauteuil roulant de la personne. Le plus ancien, et sans doute le plus connu d'entre eux, est le bras hollandais Manus [Kwee, 1986]. Ce produit est toujours commercialisé aujourd'hui. Enfin, vient l'ère des bras robotiques placés sur base mobile autonome. A ce jour, la majorité des équipes de recherche et des industriels s'orientent vers ce concept. Les projets les plus anciens datent de la fin des années 1980 avec Movar (1988), Movaid (1995) et Walky (1995) (Colle, 2003). Ces derniers sont à ce jour abandonnés mais les enseignements tirés de ces projets permettent à la communauté de chercheurs d'avancer sur cette thématique. En France, l'Association APPROCHE (Association pour la promotion des nouvelles technologies en faveur des personnes en perte d'autonomie) a permis d'introduire sur le territoire national la robotique d'assistance, et ce dès le début des années 1990. Les nombreuses évaluations cliniques des dispositifs tels que Master et Manus ont permis d'améliorer les produits et de les faire connaître auprès des équipes cliniques et des patients hospitalisés dans les établissements adhérents [Busnel, 2001].

LES PROTHÈSES

Les prothèses électriques sont les premières applications de la robotique. Ces prothèses reproduisent la morphologie d'un bras humain, c'est-à-dire ses dimensions et ses articulations, et sont dotées de moteurs capables de simuler le fonctionnement des muscles. Elles ont connu leur essor suite à la seconde guerre mondiale et à la guerre du Viêt-Nam qui ont engendré un nombre important d'amputations des membres supérieurs. Au départ, leur objectif était plus esthétique que fonctionnel. La seule fonction possible était rudimentaire (prise de maintien d'objet contre le torse...). C'est avec la miniaturisation de l'électronique embarquée que les prothèses ont connu une évolution majeure. Désormais, ces "robots" peuvent permettre à la personne amputée de saisir un objet et de le manipuler. Les mains prothétiques sont de plus en plus performantes et les dernières générations sont capables d'imiter le mouvement d'une main humaine (fig. 1). Les dernières générations de prothèses comportent des capteurs sensitifs permettant à l'utilisateur d'obtenir des retours sensoriels.

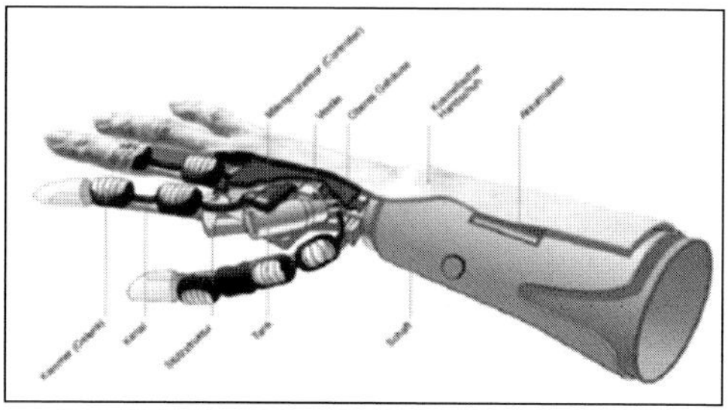

Fig. 1 : Schéma de la prothèse Fluidhand

LES EXOSQUELETTES

Dès le début des années 1960 les premiers exosquelettes de membres supérieurs ont vu le jour [Hillman, 2003]. Les exosquelettes sont des orthèses motorisées permettant de déplacer le membre supérieur de l'utilisateur dans l'espace afin de lui restaurer la fonction d'approche, voire de saisie, lors d'une tâche de préhension (fig. 2). A ce jour, quelques produits ont été commercialisés tels que le ProBex de Wotan System, mais sans connaître un franc succès. Au Japon, des exosquelettes de membres inférieurs sont commercialisés dans l'objectif d'aider à la déambulation pour les personnes âgées. Couplés à un équipement des membres supérieurs, ces dispositifs peuvent être utilisés comme aide aux aidants. A titre d'exemple, nous pouvons citer les produits commercialisés Cyberdine – *HAL-5 (vendu 4.200$)* [Suzuki, 2007] *et Honda Walking Assist*. Le robot Israélien *ReWalk*, permet aux personnes paraplégiques de récupérer en partie la fonction de déambulation. Aux Etats-Unis, les applications sont essentiellement militaires, l'objectif étant de concevoir un exosquelette permettant de décupler la force du fantassin de demain. Le DARPA (Defense Advanced Research Projects Agency) a financé plusieurs projets dont le *XOS* de Raytheon et le *BLEEX* de Berkeley [Steger, 2006].

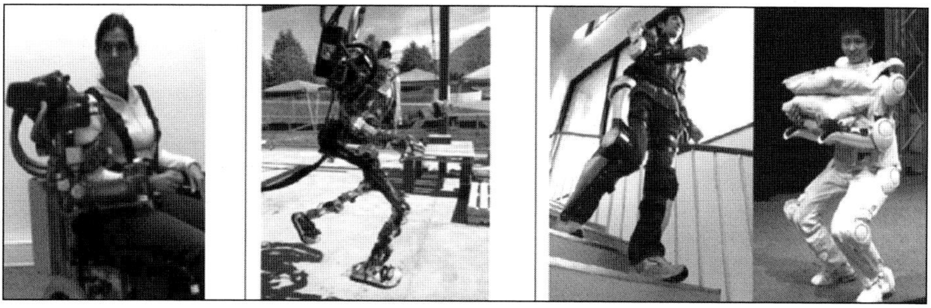

Fig. 2 : Quelques prototypes d'exosquelettes (De gauche à droite : ProBex, XOS et HAL-5)

LES BRAS MANIPULATEURS

L'objectif des bras robotisés et de la robotique d'assistance en général n'est pas de remplacer l'homme, mais de collaborer avec lui [Van Woerden, 2005]. Grâce à ces machines, les personnes en situations de handicap vont pouvoir réaliser des tâches de préhension qu'elles ne pouvaient plus réaliser seules, même si le temps nécessaire pour ces actions est plus important qu'avec un bras valide [Schuyler,

2000]. Les exigences de sécurité imposent au robot et plus particulièrement au bras manipulateur de se déplacer à une vitesse bien inférieure au bras humain [Tejima, 2001]. Malgré ce fait, nous pouvons néanmoins admettre que cela améliore nettement le niveau d'indépendance de ces personnes.

Stations de travail : les objectifs des stations de travail étaient de rendre leur indépendance aux personnes en situation de handicap dans leur environnement de travail (fig. 3). Ainsi, l'espace bureautique était développé autour d'un bras robotisé fixe. Sans capteur, le robot était programmé pour se rendre à un point précis pré enregistré, et de revenir à un autre point. Cela nécessitait une cartographie laborieuse de l'emplacement des différents objets manipulables. L'apprentissage pour l'utilisateur était ainsi rendu plus simple, mais le moindre déplacement des objets rendait le système inutilisable [Hillman, 2003].

Parmi les stations de travail, nous pouvons citer les projets Spartacus [Guittet, 1979], *DEVAR* (renommé *PROVAR* en 1996) développé à l'Université de Stanford [Abdulrazak, 2002] et le programme européen *MASTER-RAID* [Busnel, 1999].

Aujourd'hui ce principe est abandonné au profit des bras manipulateurs embarqués ou sur base mobile.

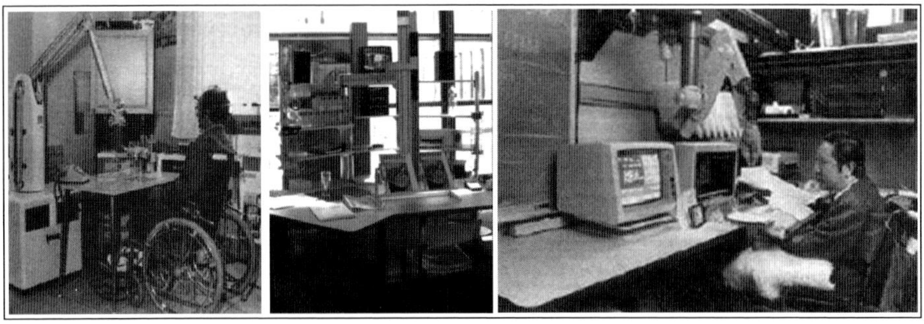

Fig. 3 : Stations de travail robotique (De gauche à droite : Spartacus, Master-Raid, DEVAR

Robots mono tâches : à ce jour, les principales fonctions proposées par ces robots sont l'aide à l'alimentation. Contrairement aux stations de travail, les robots d'aide à l'alimentation sont capables d'évoluer dans un milieu non structuré, mais ils sont confinés à une seule tâche (voire un peu plus pour certains). Des ustensiles (fourchettes, cuillères) placés à l'extrémité du bras viennent saisir les aliments dans une assiette spécialement conçue et les amènent à la bouche de la personne (fig. 4). Cette dernière peut ainsi s'alimenter seule, sans l'aide d'une tierce personne et au rythme qu'elle le souhaite grâce aux différentes interfaces à sa disposition (contacteurs, joystick...).

De conception anglaise, *Handy I* est le robot le plus ancien (1987) et sans doute le plus complet de cette catégorie. Simple d'utilisation, il permet aux personnes les plus dépendantes de l'utiliser car il fonctionne à l'aide d'un seul contacteur [Topping, 2001]. L'assiette est composée de plusieurs compartiments qui viennent s'éclairer un à un, et lorsque le compartiment contenant l'aliment souhaité par la personne s'allume, l'extrémité du bras caractérisée par une "cuillère-pelle" vient se positionner à l'intérieur de celui-ci et amène la nourriture en face de la bouche de la personne. Actuellement, plus de 250 personnes l'utilisent au quotidien. De nombreux projets associés à ce produit, ont permis de multiplier ses applications. Actuellement *Handy I* permet également aux personnes de se laver le visage, se brosser les dents, se maquiller, peindre, dessiner...

Nous pouvons également citer les robots, aujourd'hui commercialisés, *Neater Eater, My Spoon* (commercialisé en Europe par la société hollandaise Focal), *Nelson, Winsford* et le récent robot américain *MealTime* Partner commercialisé 8.000$.

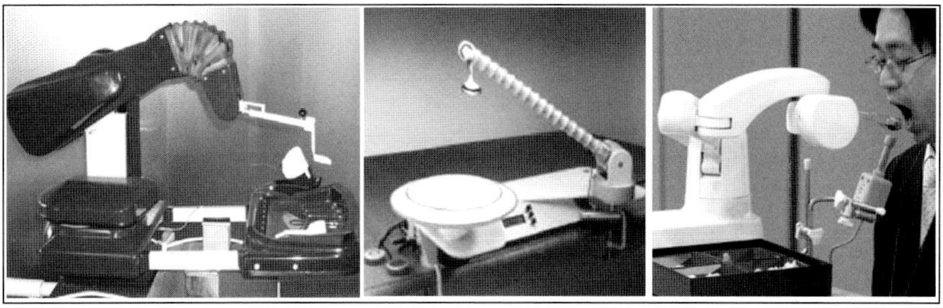

Fig. 4 : Robots d'aide à l'alimentation (De gauche à droite : Handy I, Neater Eater, My Spoon).

Bras embarqués sur FRE : les bras manipulateurs embarqués sur le fauteuil roulant ont une philosophie différente des produits cités précédemment. Leur objectif est d'évoluer dans un environnement non connu de la machine et de pouvoir réaliser tous types de tâches. Ils permettent donc un plus haut niveau d'indépendance, mais cela implique une manipulation plus complexe de part cette ouverture. Certains de ces produits sont commercialisés et d'autres se trouvent encore au stade de prototype (fig. 5).

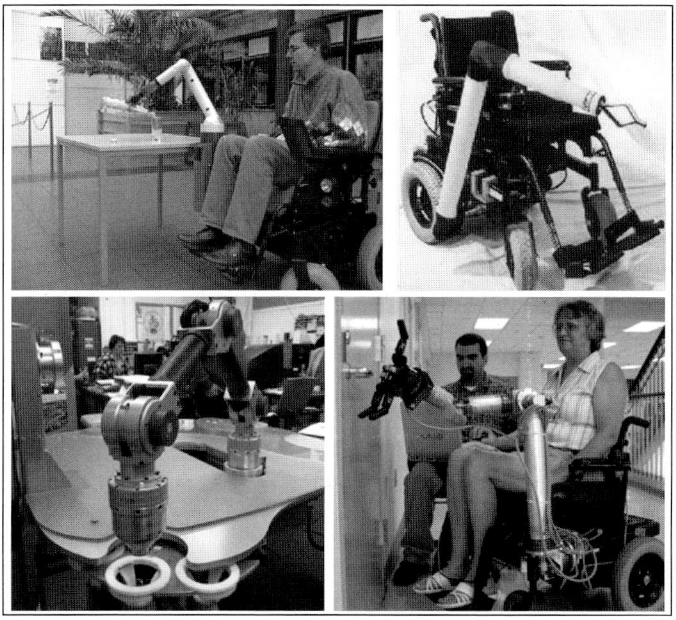

Fig. 5 : Les bras manipulateurs embarqués (De gauche à droite et de haut en bas : Manus, RAPTOR, MATS, WRMA).

Créé en 1985 et commercialisé par Exact Dynamics depuis 1990, le robot *Manus* (ou *ARM Unit Manus*) est sans conteste le bras manipulateur le plus utilisé dans le monde avec plus de 200 unités vendues [Hillman, 2003]. Il s'agit d'un bras à 6 degrés de libertés (ddl) permettant de compenser les limitations de préhension. De conception hollandaise et issue des travaux du CEA (Commissariat à l'Energie Atomique) sur Spartacus, ce robot permet de saisir et de manipuler, grâce à sa pince bi digitale, une multitude d'objets courants (verres, portes, interrupteurs, CD...) [Gelderblom, 2001].

RAPTOR est le premier robot approuvé aux USA. Il est commercialisé outre Atlantique depuis 2000. Plus fin, plus léger (8 kg *vs* 18 kg) et moins cher que le Manus, ce robot est également moins performant (porte 1kg *vs* 2 kg pour le Manus) et comporte seulement 4 ddl. Tout comme le *Manus*, *RAPTOR* utilise une technologie de pointe issue de la NASA et de la station spatiale internationale. Les études ont pu montrer un temps d'apprentissage relativement rapide permettant de boire un verre déjà servi en seulement 5 minutes [Mahoney, 2001].

Le robot *MATS*, encore au stade de prototype, a été conçu en 2004 par le laboratoire de robotique de l'université de Madrid. D'un poids de 11 kg et d'une envergure de 1,3 mètre, il est de conception tout à fait innovante. En effet, contrairement aux autres robots du même type, *MATS* se compose d'un corps articulé et symétrique, capable de se déplacer d'une station d'accueil à une autre de manière autonome, “à la manière d'un serpent” [Balaguer, 2005]. Cela lui permet donc de se coupler au fauteuil roulant ou d'évoluer de manière autonome au sein du domicile. Il s'agit ainsi d'un dispositif mixte empruntant les spécificités aux robots embarqués et aux robots sur base mobile. Il est également capable de gravir les escaliers. Une fois positionnée dans une station d'accueil, une multitude d'effecteurs sont à sa disposition selon la tâche à réaliser (maquillage, rasoir, cuillère...).

Nous pouvons également citer les robots *WMRA* (Wheelchair-Mounted Robot Arms) muni d'une pince tri-digitale [Alqasemi, 2005], *WAM* (Whole Arm Manipulator) [Chang, 2001] et *BRIDGIT* disposé sur un rail lui permettant de se positionner à droite ou à gauche de l'utilisateur (fig. 5).

Bras sur base mobile : des équipes de chercheurs travaillent plus récemment sur la robotique d'assistance sur base mobile [D'Attanasio Honiger, 2001] (fig. 6). Ces systèmes embarquent un bras manipulateur (Manus ou autre) sur une base mobile capable de se déplacer dans un environnement cartographié. Cette mobilité présente plusieurs avantages : diminution de l'encombrement sur le fauteuil roulant, possibilité d'agir à distance (lorsque la personne est alitée par exemple) et d'explorer l'environnement en allant voir ce qui se passe dans une autre pièce [Hoppenot, 2000]. Cependant, cette fonctionnalité n'est pas sans poser certains désagréments dus, entre autre, à la difficulté de piloter un robot à distance avec un référentiel exocentré [Belletante, 2007]. Nous reprendrons ici quelques exemples de robots mobiles qui sont, pour la plupart, encore au stade de prototype.

Care-O-Bot III est peut-être le produit le plus abouti et le plus complet des robots manipulateurs sur base mobile. Il est issu du Fraunhofer Institute for Manufacturing Engineering and Automation (IPA), laboratoire de recherche allemand. Il est capable de naviguer de manière autonome dans un environnement intérieur, il peut être utilisé comme aide à la marche pour les personnes âgées, il peut exécuter des tâches de manipulation et il peut commander l'environnement avec sa fonction de domotique embarquée [Graf, 2004]. *Care-O-Bot III* intègre également des fonctions de télécommunication (média, télévision, téléphone...) et de télésurveillance des fonctions vitales.

Le projet français *ANSO* développé par le CEA en partenariat avec APPROCHE, encore au stade de prototype, inclut les fonctions de commande référencée vision [Remazeilles, 2008] [Biard, 2008]. Les premiers résultats des évaluations cliniques réalisées par APPROCHE semblent encourageants.

Le robot *STAIR* (STanford AI Robot) est un robot capable d'aider à la réalisation des tâches ménagères : faire un repas, débarrasser un lave-vaisselle... Cela est rendu possible par l'ajout d'une commande référencée vision capable de modéliser en 3 dimensions une image en 2 dimensions, pour piloter le système "bras + base" [Saxena, 2008].

Le robot *AMOS* (Assistive Mobile robot Service) permet également, à l'aide d'une commande référencée vision, de se déplacer dans un environnement connu, de saisir un objet et de le rapporter à l'utilisateur [Takahashi, 2001]. Il est pilotable à l'aide d'une souris ou d'une interface tactile.

Afin d'être le plus exhaustif possible, nous souhaitons également citer les projets *ASSIST, HTSC* [De Chaumont, 2006], *ARPH* [Colle, 2007], *HERB* (Home Exploring Robotic Butler de la société INTEL) [Srinivasa, 2009], *JAMES, EI-E,* et *DOMO* ainsi que les projets de bases mobiles plus anciennes telles que *MOVAR* (1988), *MOVAID* (1995) [Laschi, 1997], *KARES II* (1998) et *WALKY* (1995) [Colle, 2003] (fig. 6).

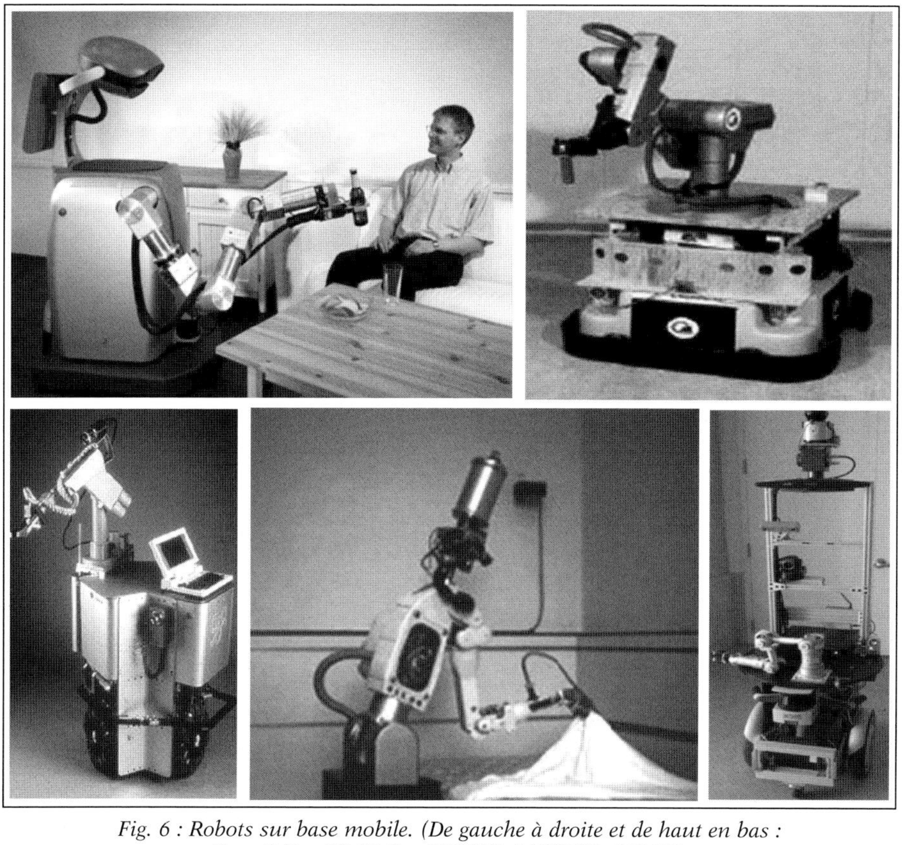

Fig. 6 : Robots sur base mobile. (De gauche à droite et de haut en bas : Care-O-Bot III, Walky, MOVAR, MOVAID, STAIR).

ROBOTIQUE DE SERVICE

La robotique de service est sans doute la partie de la robotique où le plus grand nombre de travaux sont réalisés. Cette branche de la robotique, dont fait partie la robotique grand public, a pour ambition de trouver sa place chez le particulier. Il existerait aujourd'hui plus de 8 millions de robots domestiques dans le monde et cela devrait évoluer de manière exponentielle dans les prochaines décennies. Bill Gates, compare l'évolution actuelle de la robotique à celle des ordinateurs personnels dans les années 70 [Gates, 2007].

Robotique grand public : parmi les robots grand public qui peuvent rendre bien des services aux personnes en situations de dépendance, nous pouvons citer les robots aspirateurs tels que le *Trilobite* de ElectroLux ou le *iRobot* ROOMBA commercialisés à partir de 150$ et permettant de nettoyer le sol de manière autonome en l'absence de l'occupant du logement (fig. 7). Du même type, nous retrouvons également les robots tondeuses effectuant la fastidieuse tâche printanière dans le jardin (*Automower* de Husqvarna ou *Robomow* de Friendly Robotics). Commercialisés aujourd'hui à des tarifs abordables, ces outils, pouvant sembler être de l'ordre du gadget pour les personnes valides, s'avèrent être d'excellentes aides techniques pour les personnes âgées et/ou en situations de handicap.

D'autres produits, encore au stade de prototypes pour la plupart, commencent à voir le jour. Il s'agit de robots humanoïdes permettant de réaliser des actes de la vie quotidienne à la place ou en coopération des personnes. Là aussi, l'ambition est d'équiper les foyers des particuliers dans les prochaines décennies. Parmi eux, le robot humanoïde *NAO* de la société française Aldebaran fait bonne figure car il est aujourd'hui en phase de pré-industrialisation et des applications vers les personnes âgées sont en cours d'étude. Le robot ReadyBot est capable de saisir des objets, se déplacer, charger un lave-vaisselle et nettoyer le sol. Enfin, les robots *ARMAR*, *KAR* (Kitchen Assistant Robot), *Twendy One* [Iwata, 2008] et *HRP-2* permettent eux aussi de réaliser un certain nombre de tâches ménagères.

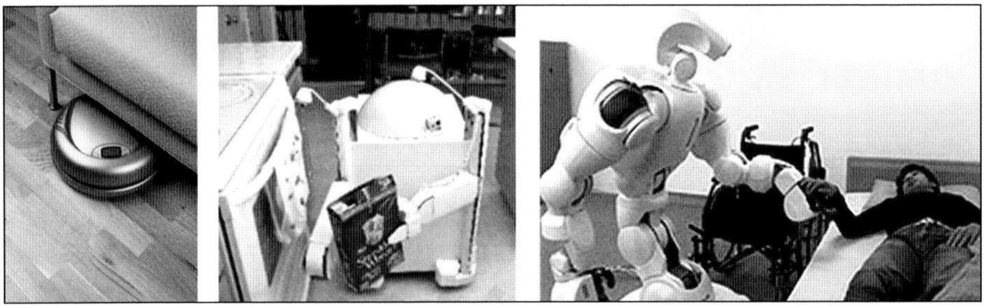

Fig. 7 : Robots grand public (de gauche à droite : Trilobite, ReadyBot, Twendy One)

Robotique de services à destination des personnes dépendantes : d'autres projets de robotique de service (fig. 8) concernent plus particulièrement l'accompagnement des personnes âgées au domicile ou en institution avec les fonctions de télésurveillance, détection de chutes, interactions sociales (*Mamoru, RoboDOMO, Pearl, Therapainis* [Louloudi, 2008]) et aide psychologique (robot phoque *Paro* [Wada, 2008], projet français Emotirob [Saint-Aimé, 2007]). Le robot *DOMEO* de la société française Robosoft présente en plus des fonctions de suppléance aux troubles cognitifs (rappel de prise de médicaments, de tâches et de rendez-vous...).

L'acceptation sociale et psychologique de la robotique de service par les personnes âgées ne dépend pas uniquement des services fonctionnels rendus, mais de la complexité d'utilisation et de l'intuitivité de l'interaction [Cesta, 2007]. Les efforts des chercheurs et des industriels devront donc porter en priorité sur ces points.

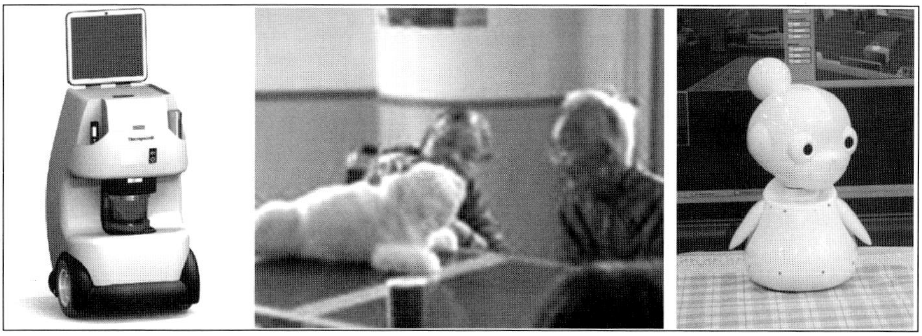

Fig. 8 : De gauche à droite : Therapainis, Paro, Mamoru.

ROBOTIQUE D'AIDE AUX AIDANTS

La robotique de service ne se limite pas à la compensation des fonctions déficitaires des personnes dépendantes. Plusieurs équipes se penchent aujourd'hui sur l'aide aux aidants. Il s'agit de robots d'aide aux transferts tel que le robot *Ri-Man* (ce rôle peut également être effectué à l'aide des exosquelettes dont nous avons parlé précédemment) ou de "robots-infirmiers" (*IWARD, Remote Presence Robot, HelpMate*) capables de donner des médicaments aux personnes hospitalisées ou de prendre la température à distance.

* *
*

De nombreux progrès ont été réalisés en robotique d'assistance cette dernière décennie et cela devrait se développer de manière exponentielle dans les prochaines années. Cela laisse présager des applications intéressantes pour les personnes âgées et/ou en situations de handicap à moyen terme. Certes des progrès doivent encore être réalisés pour que ces outils soient utilisables au quotidien : baisse des coûts, fiabilité, interface homme-machine (de nombreux chercheurs explorent la piste de la commande par la pensée), réflexion éthique, travail sur les usages...

Un des points limitant la diffusion de la robotique d'assistance, aujourd'hui en France, est l'absence de centre ressource national qui permettrait de coordonner la diffusion de ces technologies, former les professionnels et les usagers à leur utilisation et participerait à des travaux de recherche sur cette thématique. L'intérêt de ce type de structure a été démontré en Hollande avec le centre Het Dorp qui est l'acteur incontournable pour la préconisation du robot *Manus* [Romer, 2004].

Quoi qu'il en soit, le processus de "robotisation" est en marche pour pallier aux prévisions de manque de personnel soignant et d'aidants dans les années à venir en lien avec le vieillissement de la population. Les ergothérapeutes, professionnels de la réadaptation et de l'aide technique, se doivent de se tenir informés de l'avancée de ces technologies robotiques car ils seront amenés, dans un futur proche, à les préconiser.

RÉSUMÉ

La robotique d'assistance a vu le jour dans les années 70 avec le projet Spartacus. L'évolution de la technologie et la miniaturisation des éléments électroniques ouvrent aujourd'hui des pistes intéressantes pour les personnes en situation de dépendance (personnes âgées et/ou en situations de handicap). Ces dispositifs leur permettent de gagner en autonomie et de favoriser leur retour ou maintien au domicile.

Tous ces dispositifs de robotique, qu'il s'agisse de prothèses, exosquelettes, de stations de travail, de bras manipulateurs embarqués sur fauteuil roulant ou sur base mobile autonome ou de la robotique de service, laissent présager des applications intéressantes pour les personnes âgées et/ou en situations de dépendance.

RÉFÉRENCES

[1] ABDULRAZAK B., MOKHTARI, M., GRANDJEAN B., DUMAS C. 2002. La robotique d'aide aux personnes handicapées : le projet Commanus in "Handicap 2002 - Pour l'essor des technologies d'assistance". Paris, 89-95. — [2] ALQASEMI R., MC CAFFREY E., EDWARDS K., DUBEY R. 2005 Analysis, evaluation and development of wheelchair mounted robotic arms, in *"ICORR - 9th Int. Conf. on rehabilitation robotics" (2005) Chicago, 469-472.* — [3] BALAGUER, C., GIMENEZ, A., JARDON, A., CABAS, R., CORREAL, R. 2005 Live experimentation of the service robot application for elderly people care in home environments, in *"IROS-International Conference on Robotics and Automation" Edmonton, 2345-2350.* — [4] BELLETANTE P., BAILLET A., LAVIGNE S., DELAHOCHE L., REMY-NERIS O. 2007. Le projet HSTC - robot assistant suiveur, in *"Conférence Kap Ouest", Techni Media Services Lorient, 79-86.* — [5] BIARD N., LAFFONT I., POUPLIN S., BOUTEILLE J., LEROUX C., REMAZEILLES A., SCHMUTZ S., DREAN D., DE BRUYN V., VERCOUTERE N., LOFASO F. 2008. Interface homme-machine et robot Manus : étude de l'apport d'une commande référencée vision avec caméra panoramique - résultats préliminaires, In "Expériences en ergothérapie", *Ed. Sauramps médical 21e série, 213-221.* — [6] BUSNEL M., CAMMOUN R., COULON-LAUTURE F., DETRICHE J., LE CLAIRE G., LESIGNE B. 1999. The robotized workstation "MASTER" for users with quadriplegia: description and evaluation, in *"Journal of rehabilitation research and development" Vol. 36, 3, 217-229.* — [7] BUSNEL M., GELIN R., LESIGNE B. 2001. Evaluation of a robotized MASTER/RAID workstation at home: protocol and first results, In M. Mokhtari (Ed.) "Integration of assistive technology in the information age", *Assistive Technology Research Series, IOS Press. Amsterdam, Vol. 9, 299-306.* — [8] CESTA A, CORTELLESSA G, VITTORIA GIULIANI M., PECORA F., SCOPELLITI M., TIBERIO L. 2007. Psychological implications of domestic assistive technology for elderly, In *"PsychNology Journal" Vol. 5, 3, 229-252.* — [9] CHANG P., PARK H., PARK J., JUNG J., JEON B. 2001. Development of a robotic arm for handicapped people: a target-oriented design approach. In M. Mokhtari (Ed.) "Integration of assistive technology in the information age", *Assistive Technology Research Series, IOS Press Amsterdam, Vol. 9, 84-92.* — [10] COLLE E., GAUCHER P., GORCE P., MOKHTARI M. 2003. Assistance aux actions sur l'environnement, In A. Pruski *"Assistance technique au handicap", Lavoisier Paris, 203-251.*

[11] COLLE E., DELARUE S., HOPPENOT P. 2007. Conception d'une aide technique complexe et innovante - Application au projet ARPH, in *"Sciences et technologies pour le handicap", Lavoisier Paris, Vol. 1, 1, 71-94.* — [12] D'ATTANASIO HONIGER S., PERUCHON E., COIFFET P. 2001. Applications des robots mobiles à l'assistance des personnes handicapées, In M. Enjalbert, M. Busnel, & J. Gabus (Eds.) "Robotique, domotique et Handicap", Rencontres en rééducation *ed., Masson Montpellier, 27-35.* — [13] DE CHAUMONT F., MARHIC B., DELAHOCHE L., REMY-NERIS O. 2006. Assistance robotisée pour personnes à mobilité réduite : synthèse d'un projet, in *"Handicap 2006 - Pour l'essor des technologies d'assistance", Paris, 28-33.* — [14] GATES B. 2007. A robot in every home, *In "Scientific American" 58-65.*

— [15] GELDERBLOM G., DE WITTE L., VAN SOEST K., WESSELS R., DIJCKS B., VAN'T HOOFD W. *et al.* 2001. Cost-effectiveness of the Manus robot manipulator, In M. Mokhtari (Ed.) "Integration of assistive technology in the information age", *Assistive Technology Research Series, IOS Press Amsterdam, Vol. 9, 340-345.* — [16] GRAF B., HANS M., SCHRAFT R. 2004. Care-O-Bot II - Development of a next generation robotic home assistant in *"Autonomous Robots", Vol. 16, 193-205.* — [17] GUITTET J., KWEE H., QUETIN N., YCLON J. 1979 The spartacus telethesis: manipulator control studies, in *"Bull. Prosth. Res." BPR 10-13, 69-105.* — [18] HILLMAN M. 2003. Rehabilitation robotics from past to present - a historical perspective, in *"Proceedings of the ICORR 2003" South Korea, 8th conference.* — [19] HOLLINGER G., FERGUSON D., SRINIVASA S., SINGH S. 2009. Combining Search and Action for Mobile Robots, in "IEEE International Conference on Robotics and Automation" May. — [20] HOPPENOT P., COLLE E. 2000. Robotique d'assistance aux personnes handicapées, *in "Handicap 2000", Paris, 11-17.*

[21] IWATA H., SUGANO S. 2008. Whole-body Coordinated Control for Task Execution and Human Following, in *"Proc. of CISM-IFToMM Symp. on the Theory and Practice of Robots and Manipulators" ROMANSY'08 Tokyo, 209-216.* — [22] KWEE H. 1986. Spartacus and Manus: telethesis developments in France and in the Netherland, in *"Interactive robotic aids - one option for independent living : an international perspective", Monograph 37, 7-17.* — [23] LASCHI C., PACETTI A., GUGLIELMELLI E., DARIO P., NISTRI S., REINOLD P., TURLAN J.L., FATTAL C. 1997. Report on user trials of the whole system, in *"MOVAID Technical Report", Deliverable D9.3.* — [24] LOULOUDI A.L., MOULIANTIS V.C. 2008. Therapainis – A socially assistive robot for elders. *In "I*PROMS Conference", Cardiff.* — [25] MAHONEY R. 2001. The raptor wheelchair robot system, In M. Mokhtari (Ed.) "Integration of assistive technology in the information age", *Assistive Technology Research Series, IOS Press Amsterdam, Vol. 9, 135-141.* — [26] REMAZEILLES A., LEROUX C., CHALUBERT G. 2008. SAM : un majordome au service des personnes à mobilité réduite, in *"Handicap'08", Paris, 6p.* — [27] ROMER G., STUYT H., PETERS G., VAN WOERDEN K. 2004. Processes for Obtaining a "Manus" (ARM) Robot within the Netherlands, in *"Advances in rehabilitation robotics", Springer Vol. 306, 221-230.* — [28] SAINT-AIME S., LE-PEVEDIC B., DUHAUT D., SHIBATA T. 2007. Emotirob : Companion Robot Project, In "IEEE RO-MAN 2007", *16th International Symposium on Robot and Human Interactive Communication, Jeju Island.* — [29] SAXENA A., DRIEMEYER J., NG A. 2008. Robotic grasping of novel objects using vision, in "International journal of robotic research", *SAGE Publications. London, Vol. 27, 157-173.* — [30] SCHUYLER J.L., MAHONEY R.M. 2000. Assessing human-robotic performance for vocational placement, in *"IEEE transactions on rehabilitation engineering", IEEE Vol. 8, 3, 394-404.*

[31] SRINIVASA S., FERGUSON D., HELFRICH C., BERENSON D., COLLET A., DIANKOV R., GALLAGHER G., HOLLINGER G., KUFFNER J., VANDE WEGHE M. 2009. Herb: A Home Exploring Robotic Butler, in "Autonomous Robots", *Springer à paraître.* — [32] STEGER R., SUNG H.K., KAZEROONI H. 2006. Control scheme and networked control architecture for the Berkeley lower extremity exoskeleton (BLEEX), in *"IEEE International Conference on Robotics and Automation", IEEE Orlando, 3469-3476.* — [33] SUZUKI K., MITO G., KAWAMOTO H., HASEGAWA Y., SANKAI Y. Intention-Based Walking Support for Paraplegia Patients with Robot Suit HAL. *In "Advanced Robotics", VSP Brill (2007) Tokyo, Vol. 21, 12, 1441-1469.* — [34] TAKAHASHI Y., KOMEDA T., MIYAGI M., KOYAMA H. 2001. Development of the mobile robot system to aid in the daily life for the physically handicapped, In M. Mokhtari (Ed.) "Integration of assistive technology in the information age", *Assistive Technology Research Series, IOS Press Amsterdam, Vol. 9, 186-191.* — [35] TEJIMA N. 2001. Design method for safe rehabilitation robots, In M. Mokhtari (Ed.) "Integration of assistive technology in the information age", *Assistive Technology Research Series, IOS Press Amsterdam, Vol. 9, 346-351.* — [36] TOPPING M. 2001. Handy I, a robotic aid to independence for severely disabled people, In M. Mokhtari (Ed.) "Integration of assistive technology in the information age", *Assistive Technology Research Series, IOS Press (2001) Amsterdam, Vol. 9, 142-147.* — [37] VAN WOERDEN J., DRIESSEN B., TEN KATE T., GELDERBLOM G. 2005. Robot technology in rehabilitation and support, in A. Pruski, & H. Knops (Éd.), "Assistive Technology: from virtuality to reality", *Assistive Technology Research Series, IOS Press. Amsterdam, Vol. 16, 590-595.* — [38] WADA K., SHIBATA T., MUSHA T., KIMURA S. 2008. Robot therapy for elders affected by dementia, in *"Engineering in Medicine and Biology Magazine", IEEE Vol. 27, 4, 53-60.*

EVALUATION COMPARATIVE DE FAUTEUILS ROULANTS ÉLECTRIQUES

S. BOUCHE*, B. GUILLON**, N. PELLEGRINI***

On estime qu'il y a en France environ 40 000 personnes utilisant un fauteuil roulant électrique du fait d'une atteinte neuro-motrice sévère des quatre membres. Les pathologies concernées sont nombreuses.

Le centre d'essai des fauteuils roulants de la Fondation Garches a élaboré une base de données avec les caractéristiques techniques de chaque fauteuil roulant existant sur le marché (http://www.handicap.org). Cependant, nous avons peu de retour sur les qualités et les défauts de chaque fauteuil. De plus, il n'existe aucun écrit sur les recommandations pour le choix d'un fauteuil roulant électrique en fonction du handicap. Or le nombre de modèles de fauteuils sur le marché en France est très élevé (80 modèles de fauteuil électrique pour adulte, la plupart existant avec différentes options) ; ceci donne de nombreuses possibilités d'adaptations du fauteuil à un patient, mais cela nécessite une expertise précise des besoins pour ne pas se perdre dans cet immense choix.

L'objectif de notre étude était d'évaluer les fauteuils électriques les plus utilisés en France. Pour cela, nous avons réparti les fauteuils en trois catégories, qui correspondent à des utilisations différentes : **1/** les fauteuils démontables sans outil - **2/** les fauteuils à châssis fixe intégralement remboursés par la sécurité sociale - **3/** les fauteuils à châssis fixe non remboursés intégralement. Ces catégories restent discutables car nous aurions pu étendre cette étude avec d'autres catégories telles que fauteuil électrique à dominante intérieure ou extérieure...

L'étude devait se dérouler en trois étapes : **1/** enquête de satisfaction réalisée auprès des utilisateurs – **2/** évaluation comparative de trois fauteuils dans chaque catégorie – **3/** veille technologique pour les nouveaux fauteuils commercialisés. Cette dernière étape pour des raisons pratiques et de manque de temps n'a pu se réaliser, la veille technologique s'est donc effectuée en réalisant seulement des ESAT auprès des utilisateurs possédant les nouveaux fauteuils roulants électriques.

PREMIÈRE ÉTAPE

En mai 2008, 186 utilisateurs ont été interrogés ; ils utilisaient un fauteuil roulant électrique acquis depuis au moins 6 mois au domicile (avec un joystick classique et sans porte ventilateur) et n'avaient pas de trouble cognitif. L'interrogatoire a été complété par l'évaluation de leur satisfaction envers leur fauteuil grâce à l'Échelle de Satisfaction envers une Aide Technique (ESAT), qui est une échelle validée. Cette échelle aborde 8 items "techniques" (dimensions, poids, facilité d'ajustement, sécurité, solidité, facilité d'utilisation, confort, efficacité pour

* Ergothérapeute,
** Masseur kinésithérapeute
*** Médecin MPR, Fondation Garches - 104 Bd Raymond Poincaré - 92380 Garches

répondre aux besoins) et 4 items "services" (procédure d'attribution, service de réparation et d'entretien, qualité des services professionnels, suivi), qui sont côtés par l'utilisateur de 1 à 5 : 1 = pas satisfait du tout, 2 = peu satisfait, 3 = plus ou moins satisfait, 4 = assez satisfait, 5 = très satisfait. A la fin du questionnaire, il a été demandé aux participants quels étaient les trois items les plus importants pour eux, concernant leur fauteuil.

Sur les 186 personnes interrogées, les items donnés comme les plus importants sont :

7 -	confort	127
5 -	solidité	81
6 -	facilité d'utilisation	76
4 -	sécurité	68
1 -	dimensions	63
8 -	efficacité	51
10 -	service réparation entretien	25
2 -	poids	21
3 -	facilité d'ajustement	20
9 -	procédure d'attribution	10
12 -	suivi	10
11 -	service professionnel	5

Nous interprétons ce choix de la manière suivante : le fait que les items "confort, solidité et facilité d'utilisation" émanent de notre enquête, traduit la problématique des utilisateurs de fauteuil. Par exemple, l'inconfort sur les fauteuils est un problème récurrent. La panne d'un fauteuil électrique est facteur d'angoisse (se retrouver bloqué sur le bord de la route, ne plus pouvoir se déplacer et se retrouver bloqué au domicile suite à une panne du fauteuil...). Et en ce qui concerne la facilité d'utilisation, elle est liée au fait que les personnes sont sans cesse confrontées aux environnements inadaptés surtout en milieu citadin (domicile étroit, trottoir important...) ; de plus, le fauteuil peut avoir à répondre aux exigences de conduite extérieure et intérieure.

Les résultats des questionnaires en mai 2008 sont donnés dans les tableaux I, II et III, pour les fauteuils commercialisés au début de l'étude (octobre 2006) ; les fauteuils sont répartis dans les trois catégories prédéfinies.

	catégorie 1	1	2	3	4	5	6	7	8	*Technique*
N	modèle	*dimensions*	*poids*	*facil ajustemt*	*sécurité*	*solidité*	*facil util*	*confort*	*efficacité*	*moyenne 1 à 8*
18	mistral	4,11	2,94	3,33	3,28	2,78	4,12	3,12	3,06	3,34
7	A200	4,57	4,00	4,14	3,86	4,29	4,57	3,86	3,86	4,14
6	Esprit action 4	4,33	4,00	4,83	4,00	4,00	4,33	4,17	4,67	4,32
5	F 16	4,40	4,00	3,60	3,40	4,00	4,80	3,60	4,00	3,98
4	mirage	4,75	3,67	3,50	4,50	4,25	4,50	4,00	4,25	4,21
3	star	4,67	3,00	3,33	5,00	4,33	4,33	3,67	3,33	3,96
3	rapido	3,00	4,00	4,00	4,00	3,00	4,33	4,00	3,00	3,67
2	spectra plus	3,50	4,50	3,50	5,00	4,00	4,50	3,50	4,00	4,06
1	esprit (E Fix)	3	4	4	3	5	4	2	4	3,63
1	Phoenix	4	2	4	4	3	5	3	3	3,5

Tableau 1 : ESAT catégorie 1

N	Catégorie 2	dimensions	poids	facil Ajustemt	sécurité	solidité	facil util	confort	efficacité	moyen 1 à 8
11	avantage 2	4,09	3,44	4,45	4,64	4,09	4,45	4,36	4,55	4,29
7	dragon	4,14	3,33	3,14	4,29	3,50	4,43	3,71	3,86	3,83
7	samba	4,00	3,17	4,57	4,43	3,71	4,71	4,71	4,29	4,22
2	Jet 3	4,00	4,00	3,50	3,50	2,00	4,50	4,00	4,50	3,88
2	pronto	4,00	5,00	2,00	4,50	4,00	4,00	3,50	1,00	3,37
1	Vibe	5	na	3	4	4	4	5	3	4,00

Tableau 2 : ESAT catégorie 2

N	Catégorie 3	dimensions	poids	facil ajustemt	sécurité	solidité	facil util	confort	efficacité	moyen 1 à 8
25	storm 3	3,48	3,36	3,96	4,36	3,46	4,56	4,56	4,04	3,98
11	permobil	3,73	2,64	4,27	4,27	4,20	4,64	4,45	4,64	4,10
6	B500	4,50	3,17	4,67	4,67	4,80	4,67	4,00	4,17	4,31
5	champ	4,20	3,60	4,00	4,40	4,80	4,60	3,40	4,40	4,18
5	typhoon	3,40	2,80	3,20	3,80	2,00	3,80	4,20	3,20	3,33
4	adventure	3,50	1,67	4,75	4,75	4,75	4,25	4,25	4,00	4,08
3	B600	3,67	3,50	4,00	4,00	4,33	3,33	4,00	3,67	3,86
3	allround 900C	2,33	2,00	1,67	3,00	4,00	3,33	2,67	3,33	2,79
3	F55	3,33	1,33	2,67	3,67	4,33	4,33	3,33	2,67	3,21
3	levo	4,00	2,50	4,00	3,67	4,00	5,00	3,33	3,33	3,80
	tornado	4,00	4,00	4,50	3,50	3,50	3,00	3,50	3,50	3,69
2	euro sprint	4,00	4,00	4,00	4,50	5,00	4,60	3,50	5,00	4,31
1	balder	3	1	4	4	na	3	3	3	3,00
1	jazzy 121	5	5	4	5	5	5	5	5	4,88
1	C1000	5	na	5	3	1	1	5	3	3,29
1	zenit 4000	3	2	5	4	3	5	5	5	4,00
1	power 140E	4	3	4	4	3	3	5	3	3,63

Tableau 3 : ESAT catégorie 3

DEUXIÈME ÉTAPE

La première étape nous a permis de faire une sélection des fauteuils que nous pouvions évaluer et comparer objectivement avec l'aide d'utilisateurs. La sélection a été effectuée par un comité d'experts et de scientifiques qui se sont appuyés sur les questionnaires de la première étape, mais aussi sur d'autres critères tels que le nombre d'utilisateurs recensés pour un fauteuil…

A partir de ces critères (octobre 2006), nous avons évalué et comparé :

Dans la catégorie 1 :

- OTTOBOCK A200 (boîtier VSI PG Drive) : moyenne ESAT technique = 4,16 (sur 4 utilisateurs).
- INVACARE Mirage (boîtier Shark Dynamic Control) : moyenne ESAT technique = 4,06 (sur 2 utilisateurs).
- SUNRISE F16 RXS (boîtier Pilot + PG Drive) : moyenne ESAT technique = 3,94 (sur 4 utilisateurs).

Les fauteuils suivants ont été exclus : Esprit Action 4, car au début de notre étude il n'y avait pas assez de recul sur ce fauteuil (item solidité non coté) ; Mistral : moyenne ESAT technique = 3,26 (sur 17 utilisateurs), avec un mauvais score sur la solidité ; Star (3 utilisateurs), Rapido (2 utilisateurs) qui sont peu vendus et lourds. Le Phoenix et le Spectra n'ont pas été retenus car leur fabrication était sur le point d'être stoppée.

La version assise personnalisée 1 (AP1, c'est-à-dire avec dossier réglable en inclinaison manuellement, et accoudoirs réglables en hauteur) a été choisie pour le A200 et le Mirage car c'est celle qui est la plus utilisée ; le F16 n'existe qu'en une seule version.

Dans la catégorie 2 :

- SUNRISE Samba (boîtier Pilot + PG Drive) : moyenne ESAT technique = 4,45 (sur 5 utilisateurs).
- MEYRA Avantage 2 (boîtier VSI PG Drive) : moyenne ESAT technique = 4,34 (sur 4 utilisateurs).
- INVACARE Dragon (boîtier Shark Dynamic Control) : moyenne ESAT technique = 3,77 (sur 6 utilisateurs).

Il n'y avait pas d'autre fauteuil de cette catégorie sur l'ensemble des ESAT en octobre 2006. Les fauteuils sont évalués en version assise personnalisée 2 (AP2, avec dossier et assise inclinables électriquement, un appui-tête et des repose-jambes manuels), afin de faciliter les réglages d'assise et de dossier pour chaque personne qui participe au protocole ; l'appui-tête peut également être enlevé, et les repose-jambes remplacés par des repose-pieds.

Dans la catégorie 3 :

- OTTOBOCK B 500 (boîtier Curtis Enable) : ESAT technique moyenne à 4,38 sur 4 utilisateurs.
- MEYRA Champ (boîtier Meyra Can) : ESAT technique moyenne à 4,18 sur 5 utilisateurs (dont la plupart ne sont pas en région parisienne).
- INVACARE Storm 3 (boîtier ACS) : ESAT technique moyenne à 3,94 sur 21 utilisateurs (les ESAT sur les anciennes versions du Storm n'ont pas été prises en compte). C'est le fauteuil de loin le plus vendu dans cette catégorie (dans notre région).

Nous n'avons pas retenu de fauteuil de chez Permobil, qui ont pourtant tous une très bonne ESAT, car ces fauteuils sont livrés "sur mesure" ; un fauteuil de test pour tous les patients ne correspondrait donc vraiment pas à la réalité d'un fauteuil personnel. Ne sont pas non plus retenus : Allround 900 C (Meyra), dont l'ESAT technique moyenne est à 2,79 (3 utilisateurs) ; B 600 (Ottobock), dont l'ESAT moyenne technique est à 3,86 (3 utilisateurs) ; F 55 (Sunrise), dont l'ESAT moyenne technique est à 3,21 (3 utilisateurs) ; Typhoon (Invacare), dont l'ESAT moyenne technique est à 3,33 (5 utilisateurs, avec surtout un très mauvais score moyen sur l'item "solidité" : 2/5) ; Tornado (Invacare), dont l'ESAT moyenne technique est à 3,69 (2 utilisateurs) ; les autres fauteuils n'ont été vus que sur 1 seul utilisateur (Balder, Kempf, GT Sprint...). L'Adventure (Invacare) qui est potentiellement un fauteuil démontable a été intégré dans la catégorie 3 car ses performances, son encombrement correspondent plus à une utilisation comparative aux fauteuils de la troisième catégorie. Cependant il n'a pas été retenu car au départ de l'étude il n'y avait que 2 utilisateurs. Pour chaque fauteuil, l'évaluation se fera en version AP2.

Dans chaque catégorie : 12 patients ont été inclus (selon la catégorie de leur fauteuil personnel). Les critères d'inclusion étaient : âge supérieur ou égal à 18 ans, tétraplégique au plan fonctionnel, déjà utilisateur de fauteuil roulant électrique depuis au moins 6 mois, piloté par un joystick classique et sans porte ventilateur, ayant donné leur consentement par écrit. Les critères d'exclusion étaient : Patient sous tutelle ou curatelle, dans l'incapacité d'utiliser un joystick classique (fourche pour tétraplégique acceptée), inapte à la conduite d'un fauteuil roulant électrique (troubles cognitifs ou visuels sévères), ou qui présentait des signes cliniques de défaillance aiguë d'organe.

PROTOCOLE

L'évaluation a consisté en une étude monocentrique randomisée en ouvert et contrôlé. Des parcours extérieurs et intérieurs ont été réalisés avec les fauteuils roulants électriques. Chaque patient a évalué tous les fauteuils de sa catégorie ; l'ordre d'évaluation était randomisé (tirage au sort par groupes équilibrés, soit 2 lots de 6 pour chaque catégorie). Le patient a évalué un fauteuil par demi-journée et les jours d'évaluation étaient contigus. De plus, le fauteuil personnel a été évalué deux fois (le premier et dernier jour) afin d'apprécier les performances obtenues avec le fauteuil habituel et le possible apprentissage.

Les parcours ont été réalisés en position de confort : l'inclinaison du dossier, du siège, la hauteur des accoudoirs et des cale-pieds étaient au libre choix du patient. Le type d'assise était également laissé au libre choix du patient (dans la mesure de la disponibilité). Si nécessaire, l'installation était optimisée par des coussins.

Pour chaque fauteuil (autre que le fauteuil personnel) : le patient était installé sur le fauteuil qui était réglé selon les critères précédemment décrits, et il l'utilisait librement (environ 1 heure), puis réalisation des parcours (1 heure environ).

Chaque parcours (extérieur et intérieur) a été réalisé 2 fois de suite, et chacun a été "repéré" par un parcours d'essai avant les parcours notés. Les 2 parcours extérieurs ont toujours été réalisés avant les 2 parcours intérieurs. On pouvait stimuler le patient, et l'aider verbalement (notamment s'il se trompait dans le parcours).

Pour chaque parcours, une évaluation quantifiée correspondant à une note était effectuée : chaque faute ajoutait des "points de pénalité" ; la note de chaque parcours était le total des points de pénalité (parcours sans faute : 0 point). La consigne donnée au patient était d'essayer de faire avant tout un "parcours sans faute", le plus vite possible, la note étant prioritaire sur le temps. Les parcours ont été chronométrés. Il y avait si possible 2 examinateurs pour chaque parcours, qui comptaient les pénalités à haute voix.

Les parcours sont détaillés en annexe. Pour résumer, le parcours extérieur consistait à franchir une marche puis dans un deuxième temps à circuler à cheval sur une portion de sphère, à enchaîner des montées et descentes de quatre rampes (5, 10, et 15 % puis 8 % en demandant un tour complet sur place à la fin de la pente à 15 %), puis à franchir divers dénivelés.

Les principales difficultés étaient le franchissement de la marche (échecs fréquents, manque d'habitude de ce type d'obstacle), la circulation à cheval sur la portion de sphère (avec souvent plus de difficultés dans un sens que dans l'autre), le tour complet sur place dans la pente (avec des problèmes de patinage des roues arrière, majorés en cas de terrain mouillé) et la vitesse limitée par les secousses engendrées par les petits obstacles.

Le parcours intérieur consistait à circuler dans un couloir étroit en marche avant puis marche arrière, à passer entre deux plots et à faire un huit dans les deux sens. Ces épreuves n'ont pas posé de problèmes aux bons conducteurs à l'exception de la marche arrière souvent laborieuse.

QUESTIONNAIRES

Ils ont été remplis par le patient pour chaque fauteuil immédiatement après qu'il ait terminé les différents tests avec ce fauteuil. La satisfaction des patients a été évaluée grâce à l'ESAT, (uniquement sur 6 items techniques ; les items 2 = poids et 5 = solidité étant non valides).

Il a été demandé en outre aux patients à la fin de l'évaluation quel fauteuil ils ont préféré.

Sept experts ont également évalué tous les fauteuils et ont rempli un questionnaire d'ESAT : items "technologie" 1 à 7 (l'item 2 : "poids" a été évalué en poussant le fauteuil débrayé, et également en le portant une fois démonté pour la catégorie 1).

RÉSULTATS

Population : la population de la catégorie 1 comprenait 12 patients d'âge moyen 40 ans (20 à 62), 8 femmes et 4 hommes. La population de la catégorie 2 comprenait 12 patients d'âge moyen 39 ans (20 à 55), 7 femmes et 5 hommes. Les détails sont donnés dans le tableau IV pour les pathologies, et dans le tableau V pour le fauteuil utilisé au quotidien.

En ce qui concerne la comparaison entre le premier et le dernier parcours faits avec le fauteuil personnel : nous observons un effet d'apprentissage sur le parcours intérieur, puisque le score du dernier parcours est significativement meilleur que celui du premier, ainsi que le temps (à score égal). Il n'y a par contre pas de différence significative entre le score sur le 1er parcours extérieur et le dernier. Le temps est par contre significativement meilleur sur le dernier parcours extérieur que sur le premier, à score égal.

	Catégorie 1	Catégorie 2
Maladies neuromusculaires	4	2
Séquelles de polyomyélite	3	1
IMC	2	2
Para/Tétraplégique	1	4
Spina bifida	1	
Sclérose en plaques	1	
Hémiplégie		1
Friedrich		1
Amputation		1

Tableau 4 : Pathologies des patients participant au protocole

Catégorie 1		Catégorie 2	
Ottobock A200	4	Meyra Avantage 2	6
Invacare Esprit Action 4	2	Sunrise Samba	2
Invacare Mistral	1	Pride Jet 3	1
Alber Esprit E fic	1	Pride Vibe	1
Invacare Phoenix	1	Invacare Dragon	1
Invacare Spectra plus	1	Invacare Pronto	1
Orthopedia Star	1		
Vermeiren Rapido	1		

Tableau 5 : Fauteuil personnel des patients du protocole

Catégorie 1 : sur les questionnaires d'ESAT, le F16 a une ESAT (moyenne des 6 items techniques) significativement moins bonne que le A200 et que le Mirage.

Pour l'item 6 : facilité d'utilisation, le F16 a une ESAT significativement moins bonne que le MIRAGE et que le A200.

Pour l'item "démontage" fait par les 7 experts, le F16 est meilleur que le A200, celui-ci étant meilleur que le MIRAGE. Ces différences sont significatives entre les 3 fauteuils.

Sur les 3 fauteuils testés : 7 patients préfèrent le A200, 3 préfèrent le F16, 2 préfèrent le Mirage (pas de différence évidente dans la typologie de patient).

L'analyse des résultats de cette première catégorie ne montre pas de différence significative entre les scores des parcours intérieurs et extérieurs des trois fauteuils.

Les résultats sont présentés dans le tableau VI.

	F16	A200	MIRAGE
Parcours extérieur : score	1,33 ± 1,61	0,92 ± 1,44	1,25 ± 2,01
Parcours intérieur : score	0,83 ± 1,99	1,08 ± 2,94	1,25 ± 3,49
ESAT patient (moyenne 6 items)	3,75 ± 0,82	4,31± 0,37	4,29 ± 0,57
ESAT expert démontage	4 ± 0,58	2,43 ± 0,53	1,71 ± 1,11

Tableau 6 : Résultats de la catégorie 1

Catégorie 2 : l'ESAT moyenne du Dragon sur les 6 items techniques est significativement moins bonne que celle de l'Avantage 2. Sur la facilité d'utilisation, l'ESAT moyenne de l'Avantage 2 est meilleure que celle du Dragon.

Sur les 3 fauteuils testés : 8 patients préfèrent l'Avantage 2, 4 préfèrent le Samba.

Sur le parcours intérieur, le score du Dragon est significativement moins bon que celui de l'Avantage 2. Il n'y a pas de différence significative entre les temps des parcours intérieurs, à score égal (mais très peu de patients ont le même score avec 2 fauteuils).

Il n'y a pas de différence significative entre les scores des parcours extérieurs des 3 fauteuils ; L'Avantage 2 a un temps significativement meilleur que le Samba sur la sphère (à score égal). Le temps de l'Avantage 2 sur le tour complet est significativement meilleur que celui du Dragon.

Les résultats sont présentés dans le tableau VII.

	Avantage 2	Samba	Dragon
Parcours extérieur : score	1,75 ± 2,30	2,25 ± 2,80	3,67 ± 3,65
Parcours intérieur : score	2 ± 4,11	2,25 ± 3,08	5,17 ± 4,02
ESAT patient (moyenne 6 items)	3,94 ± 0,67	3,76 ± 0,52	3,32 ± 0,79

Tableau 7 : Résultats de la catégorie 2

Catégorie 3 : en ce qui concerne les scores sur les parcours intérieur et extérieur, il y a une différence significativement moins bonne sur le B500 par rapport aux deux autres fauteuils que sont les Storm 3 et le Champ. Nous observons également des différences significatives au niveau du temps de parcours sur le passage de la sphère et au niveau de la rotation effectuée dans la pente de 15 % avec des temps de parcours bien meilleur pour le Storm et le Champ.

Au niveau de l'ESAT moyenne le B 500 est également moins bon que les deux autres fauteuils de sa même catégorie. En ce qui concerne les items de l'ESAT, la principale différence se situe au niveau de la facilité de conduite ou le B500 a une différence significative moins bonne que les deux autres fauteuils.

Sur les 3 fauteuils testés : 8 patients préfèrent le Storm, 3 préfèrent le Champ et 1 seul préfère le B500. Les résultats sont présentés dans le tableau VIII.

	Storm 3	B 500	Champ
Parcours extérieur : score	0,67 ± 1,50	4,33 ± 3,87	2,25 ± 1,91
Parcours intérieur : score	1,00 ± 1,95	4,25 ± 4,90	1,58 ± 3,23
ESAT patient (moyenne 6 items)	3,74 ± 0,65	2,65 ± 0,51	3,83 ± 0,68
ESAT 6 facilité d'utilisation	4,58 ± 0,79	2,17 ± 1,47	4,33 ± 0,78
ESAT7 confort	3,58 ± 1,16	2,92 ± 1,38	3,33 ± 1,07
Temps de passage sur la sphère (sec)	29,56 ± 9,85	40,78± 16,82	29,22 ± 9,63
Temps sur le tour complet	25,7 ± 6,0	41,9 ± 15,1	23,7 ± 8,1

Tableau 8 : Résultats de la catégorie 3

DÉTAILS DES PARCOURS

PARCOURS EXTÉRIEUR

On note les conditions météo qui peuvent influer sur l'aisance de conduite.

1 – Franchissement d'une marche de 7 cm (accès au parcours) ; des conseils sont donnés, avant et pendant le franchissement de la marche.

Note	Marche 7 cm
0	réussite au 1er essai
3	réussite au 2e essai
6	échec au 2e essai

Le parcours chronométré comporte successivement :

2 – Portion de sphère en position à cheval sur la sphère à faire dans les 2 sens

Note	Sphère
0	correct
1	1 roue mal placée
2	2 roues mal placées
3	2 roues mal placées et marche arrière

6 points de pénalité au maximum sur l'ensemble de la sphère

3 – Enchaînement des 3 rampes. En bas de la 3e rampe, faire un tour complet sur place (dans le sens choisi par le patient) quand la roue avant atteint une ligne située à 1 mètre de la fin de la rampe.

Note	Tour sur place
0	n'a pas dépassé
1	a dépassé 1 pied sur 1 côté ou en bas
2	A dépassé en 2 endroits (2 côtés, ou 1 côté et en bas)
4	A dépassé sur les 2 côtés et en bas
6	N'y est pas arrivé, aide de l'examinateur (après 60 sec)

4 – Aller retour sur rampe à 8 % avec demi-tour sur palier.

Note	Rampes, 1/2 tours
0	n'a pas touché ni effleuré
1	a effleuré sans être obligé de s'arrêter
3	a touché et a été obligé de s'arrêter puis repartir
6	a touché et a été obligé de faire marche arrière avant de repartir

5 - Passer sur 1 barre fixée au sol, de 3 cm.

Note	Barre au sol 3 cm
0	passe du 1er coup
2	s'y reprend à 1 fois
4	s'y reprend à 2 fois
6	contourne

6 - Remonter sur la rampe 5 % puis passer les dénivellations de sorties des trottoirs en restant au centre (1 ligne de guidage) ; Aller-retour avec demi-tour sur le "plat" puis fin.

Note	Trottoirs
0	passe du 1er coup
2	s'y reprend à 1 fois
4	s'y reprend à 2 fois, ou une roue passe sur la 2e marche
6	est aidé

6 points pénalité au maximum mais le patient essaie à chaque fois,
Pour le quart de tour en bas des trottoirs :

Note	Rampes, 1/2 tours
0	n'a pas touché ni effleuré
1	a effleuré sans être obligé de s'arrêter
3	a touché et a été obligé de s'arrêter puis repartir
6	a touché et a été obligé de faire marche arrière avant de repartir

Le départ est lancé (départ chrono quand les roues avant passent la ligne)
Fin : les roues avant passent la ligne goudronnée.

PARCOURS INTÉRIEUR

1 - Suivre un cheminement en avant et en arrière à l'intérieur d'un couloir de 1 m de large et 7 m de long (couloir pool - cartons réducteurs d'espace, départ espace atelier) puis demi-tour dans l'espace atelier

Note	Intérieur
0	n'a pas touché ni effleuré
1	a effleuré sans être obligé de s'arrêter
2	a touché et a été obligé de s'arrêter puis repartir
3	a touché et a été obligé de faire marche arrière avant de repartir

6 points pénalité au maximum

2 - Passer entre deux plots distants de 70 cm sans les toucher

Note	Plots 70 cm
0	n'a pas touché ni effleuré
3	a effleuré sans déplacer un plot (choc latéral)
6	a touché et a déplacé un plot (choc frontal)

3 - Tracer 2 fois un huit autour de deux plots distants de 110 cm, entourés de cartons à 110 cm, sans les toucher ; un 8 dans un sens, demi-tour, un 8 dans l'autre sens. Le plot du fond est fixé au sol.

Note	huit
0	n'a pas touché ni effleuré
3	a effleuré sans déplacer un plot (choc latéral)
6	a touché et a déplacé un plot (choc frontal)

6 points pénalité au maximum pour chacun des “huit”.
Le départ est lancé (départ chrono quand les roues avant passent la ligne)
Fin : les roues avant passent la ligne.

ERGONOMIE DU FAUTEUIL

Enfin, hors chronomètre : accès à un bureau, main sur la table (hauteur inférieure 70 cm).

Note	Joystick
0	joystick escamotable seul
1	joystick escamotable avec aide
2	joystick non escamotable

Note	Accès à la table
0	accès possible seul
1	accès possible avec aide (enlever jambes...)
2	accès impossible

DISCUSSION

Dans la catégorie 1, le F16 a une ESAT moyenne moins bonne que les deux autres fauteuils. Nous expliquons ces différences par le fait que le F16 est avant tout un fauteuil roulant manuel sur lequel est fixé un bloc-moteur. Les châssis du Mirage et du A200 sont plus rigides ce qui influe sur la capacité des fauteuils à réagir en fonction des obstacles (conduite en dévers, passage d'obstacles, réactivité...). De plus les réglages du F16 sont moins importants (largeur d'assise, inclinaison du dossier et de l'assise, écartement des accoudoirs...) ce qui influence le confort et la facilité de conduite. En effet, comme il s'agit d'une base de fauteuil roulant manuel, les mesures pour adapter la taille de l'assise se déterminent lors de la commande du fauteuil.

Par contre, pour les experts, le démontage du F16 est significativement meilleur que celui des autres fauteuils. Le démontage du F16 est effectivement assez simple. Les autres fauteuils sont également démontables mais en pratique les personnes qui acquièrent ce type de fauteuil ne les démontent quasiment jamais car la manœuvre de démontage est complexe et au final les différentes parties du fauteuil sont lourdes et difficilement transportables par un tiers.

L'analyse générale de cette première catégorie met en évidence qu'il n'existe pas de fauteuil qui soit facilement démontable, avec des capacités de conduite et de réglage proche d'un fauteuil électrique à châssis fixe. Il y a donc un compromis à faire lors du choix. De plus, il est important de noter que dans cette catégorie dite de "fauteuil démontable sans outil" le démontage est très souvent réalisé par la tierce personne qui peut avoir en plus à charge les transferts du patient et donc souvent des douleurs rachidiennes.

Dans la catégorie 2, nous analysons les résultats de la manière suivante : L'Avantage 2 est plus compact que le Dragon. De plus, son électronique PG Drive rend la conduite beaucoup plus fluide et plus précise. Les scores sur le parcours intérieur et sur la sphère sont donc meilleurs. En ce qui concerne les résultats observés sur la pente de 15 % avec un tour complet, les scores meilleurs s'expliquent par le fait que le fauteuil a son centre de gravité mieux réparti et qu'il ne patine pas car il garde une bonne adhérence.

Dans la catégorie 3, nous observons des différences entre le B 500 et les deux autres fauteuils (Storm 3 et Champ) au niveau de la facilité de conduite. En effet, les ESAT sur le B 500 ont été effectuées avec un fauteuil qui possédait à ce moment une électronique PG Drive alors que maintenant ce fauteuil dispose d'une électronique Curtis, et les paramétrages de conduite sont beaucoup plus complexes à personnaliser. Le B500 est donc pénalisé par cette nouvelle électronique et les résultats du test donnent donc des différences significatives importantes.

En ce qui concerne la 3e étape : veille technologique. Le nombre de nouveaux fauteuils est très important depuis le début de notre étude (une dizaine par catégorie). Le temps de passage pour tester un fauteuil est d'environ une demi-journée par patient. Il paraît donc inconcevable de réaliser les tests avec 12 patients sur chacun des nouveaux fauteuils pendant une demi-journée. La veille technologie s'effectuera donc en évaluant simplement les utilisateurs possédant ces nouveaux fauteuils depuis au moins 6 mois. A ce jour, les résultats ne sont pas suffisamment importants pour en tirer des conclusions.

* *
*

Ce travail montre que l'évaluation clinique permet de différencier les fauteuils roulants ; qu'il est plus facile d'observer des différences avec des critères subjectifs comme les questionnaires donnés aux patients ou aux experts du domaine ; mais que lorsque des différences sont observées par des critères objectifs comme des évaluations sur parcours, ces résultats sont concordants avec les questionnaires.

La technologie des fauteuils roulants est en plein essor et l'on se doit de faire un suivi et des évaluations cliniques de ces dispositifs médicaux comme le souhaitent la Haute Autorité de Santé et la CEPP.

Dans la pratique clinique quotidienne, il faut surtout être vigilant pour que le fauteuil préconisé ne soit pas inadapté à certains besoins du patient ; le choix du fauteuil est toujours un compromis, qui suppose de réaliser un cahier des charges exact, d'où l'intérêt pour la préconisation d'avoir l'avis de thérapeutes ayant une bonne connaissance des produits existant sur le marché.

RÉSUMÉ

L'objectif de cette étude est d'évaluer les principaux fauteuils utilisés en France, de recueillir la satisfaction des utilisateurs et d'assurer un suivi sur les nouveaux fauteuils commercialisés. Elle devra permettre d'établir des recommandations pour la prescription de cette aide technique fondamentale, ce qui aidera les Maisons Départementales pour la Personne Handicapée dans leur action.

Le projet se déroulera en trois étapes : les deux premières étapes dureront deux ans et consisteront en une présélection et une évaluation clinique des principaux fauteuils électriques vendus en France.

Références

ANDRÉ J.M., A. ROUYER, H. DE BARMON, J. PAYSANT, B. BRUGEROLLE 1997. Les fauteuils roulants en France Approche épidémiologique et données chiffrées, 20-. p 8-16 in "Le Fauteuil Roulant" Pelissier, Jacquot, Bernard *Paris Masson. Problèmes en médecine de réadaptation.* — BUTLER C, OKAMOTO G.A, MAC KAY T.M. 1984. "Motorized wheelchair driving by disabled children". *Arch Phys Med Rehabil vol 65.* — BOURG V., GUILLON B. 2001. Conférence de Consensus, modalités, indications, limites de la rééducation dans les pathologies neuromusculaires non acquises, *Annales de Réadaptation et de Médecine Physique vol. 44 supplt 1, 286-96.* — COOPER A. 1999. "Engineering Manual and Electric Powered Wheelchairs" *Biomedical Engineering, 27 (1 & 2): 27-73.* — COOPER A. 1999. pg 41 in "Engineering Manual and Electric Powered Wheelchairs" *Critical review in Biomedical Engineering, 27 (1 & 2) : 27-73.* — COOPER A, JONES FITZGERALD-BONINGER AND ALBRIGHT, Analysis of Position and Isometric Joysticks for Powered Wheelchair Driving in IEEE transactions on. — FEER L, LANGBEIN ED, SKAAR ST B 2000. "Adequacy of power wheelchair control interfaces for persons with severe disabilities: a clinical survey". *Journal of Rehabilitation Research and Developpement Vol. 37 N° 3, pg. 353-360 Department of Veterans Affairs.* — MAZO M., GARCIA J.C., RODRIGUEZ F.J., URENA J., LAZARO J.L., ESPINOSA F. 2000. Integral system for assisted mobility in Information, *Sciences Elsevier 129. 1-15.* — PELLEGRINI N., GUILLON B. 2004. Optimization of power wheelchair control for patients with severe Duchenne Muscular Dystrophy – *in Neuromuscular Disorder 14 297-300.* — URTIZBEREA J.A., GUILLON B. 1996. "L'adulte porteur d'une maladie neuromusculaire en fauteuil roulant : déformations, adaptations et choix du fauteuil" in "Les maladies neuromusculaires : de la Génétique à la Réadaptation", Pelissier Urtizberea, *Paris, Masson, 1996, Problèmes en Médecine de Rééducation 237-243.*

PROGRAMME DE SOINS "ASSISE ET POSITIONNEMENT" : NOTRE EXPÉRIENCE AU CRRF D'ANGERS

M. CHALOPIN*, X. DERIES**, I. RICHARD***

Etre bien assis et bien installé, est un besoin ressenti à tout âge et un facteur de qualité de vie pour tout le monde.

Pour les personnes en situation de handicap, qui ont des particularités physiques et physiologiques et un mode d'autonomie spécifique, ce besoin est d'autant plus important qu'elles peuvent être sujettes à des douleurs, à une fatigue rapide, à une fragilité cutanée, et qu'elles sont soumises à une organisation souvent délicate pour entrer ou sortir de leur installation. Cette qualité d'installation, garantie d'autonomie directe ou indirecte, est parfois vitale : escarres, douleur, respiration, alimentation, sphincters... Ce besoin fondamental explique le nombre croissant de demandes vis-à-vis de cette problématique, que ce soit sous forme de consultations médicales ou de contacts plus ou moins directs avec des revendeurs de matériel spécialisé ou avec des ergothérapeutes.

Actuellement, selon les contrées, cette problématique d'assise et de positionnement, donne lieu à des réponses plus ou moins complètes, plus ou moins structurées sur le territoire français. En réalité, la réponse à un tel besoin est complexe en raison des nombreux domaines qu'elle touche. Il s'agit avant tout de prendre en compte la problématique médicale pour, tout d'abord, intégrer ce besoin dans une situation globale du patient vis-à-vis de sa pathologie et des thérapeutiques mises en place. Il faut ensuite mettre en évidence les contraintes biomécaniques, évaluer leur retentissement sur la problématique d'installation et déterminer les lieux où les appuis doivent être appliqués. Par ailleurs, devant la diversité du matériel et des techniques à notre disposition, il faut faire le choix du matériel le plus adéquat : la base roulante dans un premier temps, puis les adaptations techniques de l'assise permettant une posture personnalisée (standard ou réalisée sur moulage).

Le besoin d'amélioration de la posture est intimement lié au mode de vie, à l'environnement, aux activités quotidiennes de la personne. Ces éléments doivent être étudiés dans le détail : lieu de vie, mode de transfert, capacités fonctionnelles, activités, moyens de transport, aides humaines et aides techniques afin de respecter l'équilibre organisationnel parfois précaire ou afin d'accompagner des changements nécessaires. Enfin, le mode de financement en vue de l'acquisition du matériel est également un élément important. Il faut répondre à ces questions : qui finance ? Avec quelles démarches administratives ? Dans quels délais ? Quelle part reste à la charge du patient ?

* Ergothérapeute
** Médecin M.P.R.
*** Médecin M.P.R. - P.U.P.H.
Centre Régional de Rééducation et Réadaptation Fonctionnelle - 49000 Angers (France)

C'est pour apporter une réponse pertinente, efficace et durable dans le temps que nous avons mis en place une consultation spécifique "assise et positionnement" avec la volonté d'en faire une approche globale et pluri disciplinaire. En un même lieu et dans un même temps sont réunis : le patient et son entourage, le médecin, l'ergothérapeute, l'orthoprothésiste et/ou le fournisseur de matériel médical. Notre organisation s'est un peu inspirée du modèle québécois : "les cliniques du positionnement" mais s'est adaptée à nos réalités.

Le CRRRF en a fait un programme de soins "assise/positionnement" qui vise à évaluer puis attribuer une aide technique à la posture (ATP) et son support (FRM et FRE, autres bases roulantes) en vue d'améliorer la qualité de vie de la personne et son autonomie dans son contexte environnemental. Ce programme de soins assise/positionnement tente de répondre aux besoins des patients atteints de multiples pathologies, pour toutes tranches d'âge et à différents stades d'évolution de la pathologie (de la prévention à la correction). Il prend en compte la position assise mais aussi le positionnement au lit.

MÉTHODE ET MATÉRIEL

La consultation est structurée en plusieurs phases :

Première phase : *l'évaluation initiale* correspond à l'évaluation de départ de la problématique du patient, réalisée par le médecin et l'ergothérapeute, si possible en présence d'un membre de la famille ou d'un référent.

• Prise de connaissance des difficultés, des besoins et des souhaits du patient : une écoute de qualité est primordiale et gage de réussite. C'est, selon les directives de l'ANAES, la prise en compte du projet de vie du patient.

• L'évaluation médicale : le médecin reprend avec le patient les éléments essentiels de sa maladie afin de vérifier que le diagnostic est bien clair, que la prise en charge médicale est suffisante, et qu'il n'y a pas certains domaines insuffisamment pris en compte qui pourraient faire l'objet de compléments diagnostiques ou thérapeutiques (ex : consultation d'autres spécialistes, bilan urodynamique, avis chirurgical orthopédique, toxine botulique, pompe à Baclofène, chaussures orthopédiques, kinésithérapie...). Il effectue ensuite un examen neurologique et orthopédique destiné à prendre connaissance des contraintes biomécaniques qui vont être liées à l'installation.

• L'évaluation ergothérapique fait le bilan de l'organisation de vie quotidienne, familiale et sociale, de l'organisation des aides humaines. Il est évoqué l'équipement actuel, les possibilités de conduite du fauteuil roulant, les capacités fonctionnelles, le lieu et mode de vie, le degré d'autonomie, le mode de transferts, les besoins et possibilités de transport...

L'objectif est de maintenir, voire d'améliorer l'autonomie du patient au quotidien, et préserver l'équilibre organisationnel que la famille ou le lieu de prise en charge a établi au fil du temps. Dans le cas où des difficultés sont évoquées : difficulté de circulation dans le logement, perte d'autonomie, difficulté pour les tierces personnes... ce bilan permet de donner informations et conseils.

• Mise en évidence en commun des besoins posturaux : par la mobilisation et la simulation, en tenant compte des limitations d'amplitudes au cours d'un examen en position allongée et en position assise. On tente d'imaginer un compromis entre correction/ confort/ maintien et contraintes liées aux activités de la vie quotidienne.

• Une Evaluation A Domicile (EAD) complémentaire sera parfois nécessaire avant le choix de matériel (ex. de base roulante) afin d'étudier l'accessibilité, l'adaptation à l'environnement et proposer des aides techniques utiles. Le positionnement au lit est parfois étudié à ce moment.

• Synthèse : ce bilan initial permet donc une bonne connaissance de la personne, de ses besoins et de son environnement. Il permet de constituer ensemble un cahier des charges, de définir les premiers objectifs. Il permet aussi de prévoir quels professionnels-ressource devront être présents lors de la prochaine consultation : ortho-prothésiste, revendeur de matériel...

Un autre intérêt de ce bilan approfondi est de présenter secondairement à ces professionnels des objectifs clairs, sans risque de n'avoir pas pris en compte des éléments importants qui amèneraient à revoir le choix ou la conception d'un appareillage.

Ce bilan de départ sert de référence tout au long de la prise en charge du patient. Il sert aussi de compte rendu envoyé au médecin traitant, au médecin-conseil de l'assurance-maladie, aux équipes soignantes, au patient ou à sa famille. Il peut aussi permettre de mettre en évidence un ou des besoins complémentaires nécessitant l'intervention d'autres professionnels médicaux ou para-médicaux : masseur kinésithérapeute, assistante sociale, infirmière...

• Organisation complémentaire : à l'issue de cette consultation initiale, l'ergothérapeute contacte le fournisseur et/ou l'orthoprothésiste choisis par le patient, les informe du matériel qui sera probablement nécessaire et peut faire débuter des essais. Elle coordonne les futurs rendez-vous de consultation en lien avec le secrétariat.

Seconde phase : rencontre pluri-disciplinaire et recherche de solutions matérielles : le but à cet instant est d'adapter la technique à la pathologie. En cela un échange interdisciplinaire est indispensable pour réfléchir aux détails. Il s'agit de mettre en commun la connaissance des besoins du patient préalablement acquise par le médecin et l'ergothérapeute et les connaissances techniques de l'orthoprothésiste et /ou du fournisseur.

• Choix de la base roulante :
- Fauteuil roulant manuel (FRM) : simple, léger ou de confort,
- Fauteuil roulant électrique (FRE) : type AP1 (assise personnalisée 1)* ou AP2 (assise personnalisée 2)* avec notion de confort et commande électrique ou non des différentes options : inclinaison de dossier, bascule d'assise, orientation des reposes jambes, et autre.
- Autre base roulante (porte coquille, poussette...)

(Référence aux titres de la L.P.P.R. : liste des produits et prestations remboursables)*

• Choix personnalisé d'une assise :
- Dispositif apporté par un modèle standard
- Assise modulaire et évolutive adaptée aux mesures du patient, constituée d'un matériel standard mais adaptable, pouvant être fournie par des distributeurs de matériel (la LPPR précise que la prise en charge financière sécurité sociale est accordée quand le dossier et l'assise doivent être personnalisés). Dans l'assise modulaire, la personnalisation se fait par l'adjonction de biseau (crural, fessier, pelvien...) au coussin, lui-même plus ou moins spécifique (mousse ± confortable, dispositif à air...). Le dossier est adapté pouvant permettre un réglage de la tension, la mise en place d'appuis thoraciques plus

ou moins profonds ou symétriques, d'un soutien lombaire, etc. Ce type de matériel est généralement choisi lorsqu'on doit apporter un soutien du corps alors que les déformations ne sont pas majeures. C'est également le cas lorsque la base roulante doit rester légère, maniable, aisément transportable ou lorsque nous devons faire le choix d'un coussin spécifique.
- "Corset-siège" (nomenclature grand appareillage) réalisé sur moulage : ce type d'installation est fabriqué en mousse injectée, taillée ou fraisée, peint et/ou houssé. Il fait également l'objet de recherche d'esthétique.
- Le plus souvent on choisit de rendre l'appareillage le plus discret possible, se fondant avec la base roulante. Le titre du grand appareillage nous laisse une grande latitude dans le choix des adaptations utiles. Ce titre est utilisé lorsque les déformations sont importantes, des corrections nécessaires.

• Globalement au moment du choix de l'appareillage les éléments étudiés sont : la prévention, le confort, la répartition des appuis et les contre appuis, l'esthétique, la durabilité, les aspects pratiques/ ex : respecter la hauteur d'assise pour favoriser les transferts, le passage sous les tables, etc.

• Les outils utilisés vont aider à la décision vis-à-vis de tel ou tel matériel tels que : la simulation par des éléments d'assise modulaire, le moulage dans les sacs à dépression, l'essai de bases roulantes prêtées par les fournisseurs avant l'achat pour une mise en situation réelle, des tests de pression d'assise, informatisés avec les nappes munies de capteurs.

• La recherche du mode de financement de l'équipement est un élément non négligeable pour arriver au bout du projet dans des délais raisonnables. Il est en effet évident qu'il faut éviter de prescrire un dispositif que le patient ne pourra jamais acquérir. Cet aspect, qui fait partie de l'évaluation de départ au même titre que les autres, peut faire l'objet de démarches secondaires pour le patient ou ses référents, si nécessaire avec l'aide d'un assistant social. Dans certains cas des solutions mixtes sont nécessaires alors qu'elles ne trouvent pas réponse dans la LPPR. De ce fait, nous souhaiterions voir évoluer les références légales afin d'offrir le meilleur service au meilleur coût avec comme partenaires : l'Assurance Maladie, la Maison Départementale des Personnes Handicapées, les mutuelles...

• Rédaction de la prescription : dans la mesure où tous les éléments sont clairs, il devient possible d'officialiser la décision par la prescription du matériel.

• Rédaction du compte rendu de séance : celui-ci est rédigé après chaque intervention (consultation, EAD...).

LES ESSAIS, LA LIVRAISON, LE SUIVI

Il est nécessaire d'accompagner la personne handicapée jusqu'à l'aboutissement du projet. Le nombre des consultations est fonction du besoin et de sa complexité, fonction de l'état de santé du patient et de la distance qui le sépare de l'établissement. Dans tous les cas, il y a une phase d'essayage et une consultation de livraison qui rassemble l'équipe pluri-disciplinaire autour du patient. Certains rééducateurs du patient, les tierce-personnes, participent aussi autant que possible aux séances. L'objectif est de ne pas laisser la personne et son entourage avec un nouvel équipement qui perturbe le quotidien, les laissant chercher seuls de nouvelles solutions : ex. mode de transferts, sorties en voiture avec transport du matériel. Lors de la livraison on doit donc s'assurer que tous ces éléments sont bien conformes. Mais cela ne suffit pas, car il faut aussi s'assurer que le projet mis en place continue d'être efficient avec le temps : résistance du matériel, tolérance, degré d'utilisation, et d'une manière générale s'il donne satisfaction. Nous utilisons fréquemment le contact téléphonique pour savoir si tout va bien, mais nous proposons de revoir les patients à distance et mettons également en place une enquête de satisfaction.

DISCUSSION

L'objectif du programme "assise et positionnement" est atteint lorsque la personne est équipée de son matériel et satisfaite du service rendu : sur le plan médical, fonctionnel et organisationnel dans sa vie quotidienne.

Les avantages de ce fonctionnement nous sont rapidement apparus au cours de notre pratique : le patient se sent écouté, pris en compte et donc adhère au programme qui lui est proposé. La phase d'essai lui permet de mesurer le bien fondé des préconisations mais aussi de signaler un problème quelconque, de nous guider dans le choix du matériel avant une attribution définitive. Il nous apparaît que ce fonctionnement a permis de résoudre sur le long terme des situations difficiles et de développer une action de prévention.

Les points notoires traités positivement sont : la suppression des douleurs et des points d'appuis liés à l'installation ; la prévention des escarres par une répartition optimale des appuis ; l'amélioration de l'autonomie : dans le déplacement, mais aussi dans les activités de vie quotidienne par une posture favorisante ; une augmentation de la durée du lever : une mauvaise installation a souvent pour conséquence un coucher prématuré, voir un alitement ; une amélioration de la participation à la vie familiale, sociale, voire professionnelle.

Une bonne collaboration et information du patient et de son entourage permettent souvent d'éviter le rejet du matériel et son abandon. Elles préviennent les erreurs et entraînent donc une meilleure gestion du coût par la prescription d'un équipement durable.

Le rôle de la consultation est aussi de favoriser la collaboration avec les intervenants extérieurs, et de faciliter le travail de l'orthoprothésiste et des fournisseurs de matériel par une demande construite, précise et compatible avec les contraintes techniques. Il est important aussi de rester autonome par rapport à tout praticien de l'extérieur pour respecter le plus possible la liberté de choix du patient et sensibiliser un maximum de professionnels à la problématique du positionnement. Dans notre pays, *a priori* peu d'orthoprothésistes installent des assises modulaires. La vente et la mise en place sont généralement assurées par des fournisseurs de matériel médical puisque ces produits sont en vente libre. La collaboration est donc essentielle pour que la pathologie soit bien prise en compte. Il reste que l'assise modulaire doit être prescrite par un médecin spécialisé ce qui permet un suivi du patient.

Ce travail pluri-disciplinaire nous permet aussi, par transdisciplinarité, de devenir chacun plus informé et de rester au fait des nouveautés proposées sur le marché.

Les difficultés que nous rencontrons encore sont :

• De pouvoir s'assurer de délais raisonnables pour le traitement du dossier : en effet, l'activité ayant pris de l'ampleur certains dossiers ne sont pas traités aussi rapidement que nous le souhaiterions.

• L'information et la formation du personnel soignant aidant le patient ne sont pas toujours aisées. Nous utilisons des supports photos accompagnés de conseils d'utilisation du matériel mais cela n'en est encore qu'à son balbutiement. Le contact téléphonique permet de donner des informations complémentaires et d'aider à comprendre la démarche de positionnement.

• Les essais d'assise modulaire doivent être améliorés par une phase de simulation éventuelle avec des prises de mesures précises et/ou des essais structurés avec le fabricant afin d'éviter les pertes de temps et d'énergie et d'introduire dans notre pratique les nouveautés utiles.

• De même, la transmission des données au médecin traitant ou aux paramédicaux n'est pas encore optimale.

Nous n'avons pas encore de grille d'évaluation rodée. Notre critère d'évaluation actuel est la satisfaction du patient et de son entourage à l'issue de l'attribution du matériel mais aussi à distance, dans l'année qui suit. Une enquête de satisfaction va être prochainement transmise à nos patients. Elle permettra une première approche en vue d'une amélioration du service rendu.

Nous entendons souvent dire que cette activité est "chronophage" étant donné que les consultations sont d'une durée de 1 heure à 1h30 et sont pluri-disciplinaires. Mais nous constatons dans notre pratique que, quelle que soit l'organisation mise en place, dès qu'un patient arrive avec un problème de déplacement et/ou d'installation, il est nécessaire de consacrer beaucoup de temps pour répondre à la demande et que tôt ou tard l'intervention de chacun des professionnels présents dans notre organisation sera nécessaire. De ce fait, même si notre démarche est exigeante en temps, elle ne gaspille pas, bien au contraire.

* *
*

La qualité d'assise et de positionnement est particulièrement importante pour la personne en situation de handicap parce qu'elle contribue à son autonomie, sa qualité de vie et relève parfois d'un besoin vital. L'attribution d'un matériel efficace et apprécié est loin d'être facile, car dépend de nombreux paramètres liés au patient lui-même (pathologie, environnement, activité…), mais aussi aux multiples possibilités qu'apportent les moyens technologiques actuels. Elle dépend aussi de considérations financières et administratives qui fatalement font partie de la réflexion.

La consultation pluri disciplinaire est donc une réponse pertinente à cette demande importante et grandissante. En effet, même si elle reste gourmande en temps, grâce à l'unité de temps et de lieu qu'elle implique, la collaboration et la transdisciplinarité entre les différents professionnels qu'elle met en place, permet de faire bénéficier au patient d'une prise en compte globale et centralisée de sa problématique et donc de mieux répondre à ses besoins.

Cette activité, qui met bien en valeur la mission d'un centre de rééducation et de réadaptation fonctionnelle, permet donc d'optimiser cette démarche en réalisant au total un gain temporel et économique. Cette consultation spécialisée vise à s'inscrire dans un processus d'amélioration qui relève de la démarche qualité et c'est pourquoi le CRRRF d'ANGERS introduit ce programme dans ses évaluations de pratiques professionnelles (EPP).

RÉSUMÉ

Pour les personnes handicapées, l'acquisition d'une assise et d'un positionnement de qualité est fondamentale : pour leur autonomie et parfois pour des raisons vitales. Cette démarche est complexe du fait des particularités médicales du patient, des multiples matériels existant sur le marché, des nouveaux moyens technologiques, des contraintes de la vie quotidienne et du financement. Pour répondre à cette demande croissante, le CRRRF-ANGERS a organisé une consultation pluridisciplinaire structurée en plusieurs étapes, permettant à tous les acteurs d'être présents en un même lieu pour répondre de manière concertée, efficace et donc pertinente aux besoins personnalisés du patient. Cette organisation permet le suivi du patient depuis la phase d'évaluation jusqu'à la livraison et même au-delà.

RÉFÉRENCES

[1] TUSSAULT SP. 2004. "Les aides techniques à la posture", Agence d'évaluation des technologies et des modes d'intervention en santé, *AETMIS Ed., Montréal, Québec, 50 p.* — HAS, Commission d'évaluation des produits et prestations : Avis du 22 février puis du 12 juillet 2006 concernant "les supports d'aide à la prévention et d'aide au traitement de l'escarre et les aides techniques à la posture", *Ministère de la santé.*

MISE EN PLACE D'UNE CONSULTATION POSITIONNEMENT EN HÔPITAL DE JOUR : QUEL OUTIL D'ÉVALUATION ?

S. BOUCHE *, A. GLOANEC **

La problématique du positionnement au fauteuil roulant est une problématique encore peu explorée en France. Nous ne disposons et nous n'utilisons que très peu d'outils d'évaluation validés du positionnement assis dans son fauteuil de la personne en situation de handicap. Pourtant, la prise de conscience de la part des professionnels, des aidants, ou même des familles, est réelle et s'accentue avec le temps. Il est de plus en plus fréquent lors de notre activité professionnelle d'être face à des demandes émanant des médecins, des familles, ou de personnes en fauteuil roulant elles-mêmes, relatives à leur installation au fauteuil roulant. Les notions d'inconfort, de douleur, de déformation, d'escarre sont mises en avant. La prise en compte de ces problèmes est d'autant plus efficiente que nous disposons désormais d'outils de plus en plus nombreux et de plus en plus performants afin de répondre du mieux possible aux besoins de la personne concernée. Cependant, force est de constater que nous ne disposons guère d'outils validés amenant aux diverses préconisations d'aide technique à la posture.

Les évaluations pratiquées sont pour la plupart basées sur l'expérience professionnelle acquise, la connaissance de produits existant sur le marché, et aboutissant par conséquent à la création de bilans que l'on pourrait qualifier de "bilans maison", certes efficaces mais généralement longs à mettre en application.

Le but de cet écrit n'est pas de fournir un outil d'évaluation clair et efficace afin qu'il soit utilisé par tous, mais d'exposer la réflexion que nous avons eue au sein de l'hôpital de Garches concernant la problématique d'évaluation de la posture assise, ainsi que de présenter de manière exhaustive les outils validés que nous avons recherchés et jugés pertinents d'utiliser lors de nos consultations. Cela doit nous permettre d'homogénéiser les pratiques autour des consultations positionnement au sein de l'hôpital.

La mise en place d'un groupe de travail s'est faite autour d'un noyau central : le centre d'essais et de choix en fauteuil roulant de la Fondation Garches, avec le masseur kinésithérapeute (B. Guillon) et l'ergothérapeute (S. Bouche) qui y travaillent. L'activité se déroulant au sein de cette structure concerne de manière directe l'installation des personnes en situation de handicap dans leur fauteuil roulant.

Le centre d'essais et de choix en fauteuil roulant fonctionne de manière indépendante, et reçoit aussi bien des personnes dans le cadre de consultations externes que des personnes de l'hôpital. L'expérience acquise depuis de nombreuses années par les professionnels de cette structure est ainsi un point d'encrage important pour les équipes.

---

* Ergothérapeute, Centre d'essais et de choix en fauteuils roulants, Fondation Garches, Hôpital Universitaire Raymond Poincaré - 92380 Garches
** Ergothérapeute, Service MPR Widal, Hôpital Universitaire Raymond Poincaré - 92380 Garches

Depuis quelques années, B. Guillon et S. Bouche ont établi des réseaux amenant à une collaboration avec de nombreuses sociétés, parmi lesquelles, par exemple, les sociétés PHYSIPRO ou encore SUNRISE MÉDICALE, INVACARE, RUPIANI... qui ont investi cette thématique de positionnement et d'aides à la posture. Cet échange avec la société Physipro, de plus d'une dizaine d'années, a été riche d'enseignements, et d'autant plus que les pays anglo-saxons dont le Canada ont investi très tôt la problématique de positionnement de la personne en situation de handicap. Ainsi se sont mises en place les consultations positionnement au sein de la Fondation Garches. Ont suivi les consultations "Groupe Positif" via l'AFM (et l'étroite collaboration de Mlle Dupitier, ergothérapeute) qui ont abouti à un réseau de compétences autour du positionnement de la population des patients porteurs de pathologies neuromusculaires.

Cependant, suite aux demandes d'équipes médicales et paramédicales de l'établissement en matière de positionnement, ainsi qu'aux fortes demandes émanant de l'extérieur, il est apparu nécessaire de créer ces consultations dans le cadre d'Hospitalisation De Jour. La mise en place de ces consultations s'est organisée autour d'une équipe pluri-disciplinaire incluant médecins MPR, ergothérapeutes, masseurs kinésithérapeutes... ces consultations ont lieu une fois par mois ; 2 patients viennent dans le cadre d'une évaluation médicale et paramédicale suivie d'essais de matériels, le tout aboutissant à une préconisation d'aides techniques à la posture ; 2 autres viennent dans le cadre d'une ré-évaluation à 6 mois afin de vérifier leur nouvelle installation et de proposer des réaménagements si besoin. Au fur et à mesure des consultations, une demande des équipes participantes a émergé, et a concerné le fait de bénéficier d'un outil d'évaluation plus complet, rapide à passer, et validé. Cette notion de validation est importante du fait, notamment, des suites éventuelles des consultations, comme par exemple la collaboration avec le Central Remedial Clinic of Dublin qui permettrait de mettre en place un réseau international de compétences, ce qui apporterait davantage de légitimité quand à l'intérêt du positionnement (preuves fondées sur les actes).

A l'heure actuelle, l'évaluation de la posture assise de la personne en situation de handicap est réalisée autour d'un bilan principal, le MCPAA, ainsi que sur l'expérience acquise.

LA MCPAA (MESURE DU CONTRÔLE POSTURAL ASSIS CHEZ L'ADULTE)

La Mesure du contrôle postural assis chez l'adulte 2.0 (MCPAA 2.0) est un instrument d'évaluation clinique du contrôle postural assis de la clientèle adulte utilisant une aide à la locomotion. Il permet donc l'évaluation des deux variables inhérentes au contrôle postural assis, soit l'alignement des segments corporels et l'influence entre le mouvement et la posture. Il permet également d'évaluer les changements du contrôle postural assis dus à l'évolution dans le temps ou à une intervention d'adaptation de la posture assise.

Le MCPAA 2.0 comporte deux sections

Section I : *Échelle du niveau de la capacité à s'asseoir de l'adulte :* les sept niveaux de la Section I décrivent la facilité avec laquelle une personne peut être placée dans une position assise, comment elle stabilise le bas de son corps dans la position assise et comment elle va ajuster son corps au-dessus et en dehors de sa base de sustentation assise.

Niveau	Description
1	Incapable d'être positionné assis
2	Peut être positionné assis, ne peut pas maintenir la position
3	Capable de maintenir la position mais ne bouge pas
4	Capable de maintenir la position et de bouger dans sa base
5	Capable de maintenir la position et de bouger en dehors de sa base
6	Capable de bouger en dehors de sa position
7	Capable d'atteindre sa position assise optimale

Fig. 1 : Niveaux de cotation de la capacité à s'asseoir de l'adulte

Section II : *Alignement postural (statique ou après une activité dynamique) :* mesure l'alignement de la tête, du tronc, du bassin et des membres inférieurs de la personne assise. La mesure est prise en position statique ou après une activité dynamique (le déplacement de l'aide à la locomotion), selon les objectifs d'évaluation. Elle comprend 20 items.

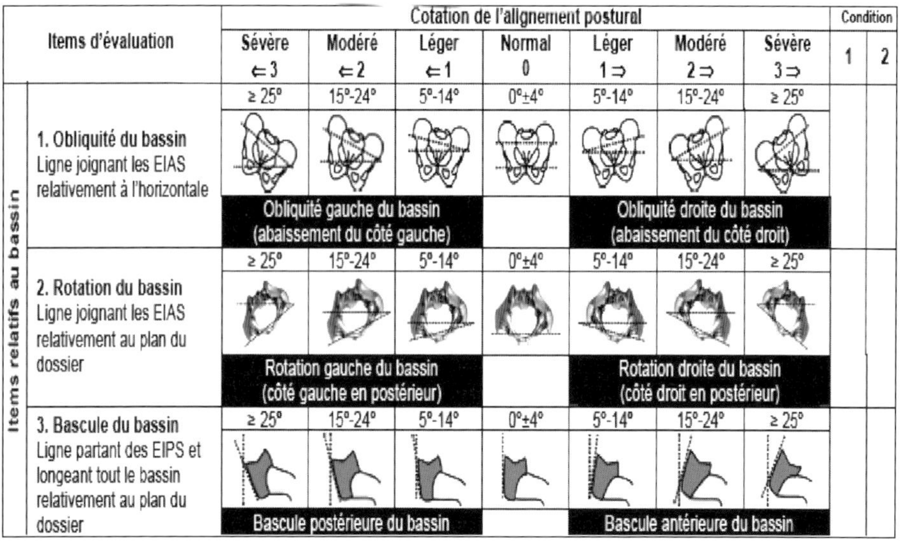

Fig. 2 : Exemples d'items de la section II de la MCPAA

Le temps requis pour l'installation, l'administration complète et la cotation du MCPAA 2.0 peut varier entre 30 et 60 minutes.

Nous nous basons à l'heure actuelle essentiellement sur ce bilan lors des consultations positionnement. La constatation effectuée par la plupart des professionnels qui l'ont utilisé est qu'il est très utile sur l'aspect corporel (déformations réductibles ou non, attitudes spontanées...) de la personne et permet ainsi de mieux visualiser les adjonctions et autres aides techniques à la posture que l'ont pourrait préconiser. Cependant, il est apparu que ce bilan seul nous était insuffisant du fait d'un manque d'informations concernant la personne elle-même et son ressenti, ainsi que l'aspect fonctionnel et de vie quotidienne du patient.

C'est ainsi que nous avons constitué un groupe de réflexion avec masseurs kinésithérapeutes et ergothérapeutes afin d'effectuer une recherche concernant les bilans de positionnement utilisés à travers le monde et particulièrement dans les pays anglo-saxons.

Les principaux critères requis concernant ces évaluations étaient :
- la rapidité de passation (15 minutes par bilan),
- la vision globale de la posture et des déformations,
- l'évaluation de la demande et des besoins des patients,
- l'approche globale du patient et de son mode de vie,
- l'évaluation objective du confort,
- la validation du bilan. Nous avons retenu ainsi deux évaluations.

LA TAWC (TOOL FOR ASSESSING WHEELCHAIR COMFORT)

Date :
Assessment Number :

Part III : Discomfort Intensity Rating

no discomfort										severe discomfort
0	1	2	3	4	5	6	7	8	9	10

Using this scale, please RATE and DESCRIBE the amount of discomfort you feel for each body area listed below. This rating should reflect the intensity of your discomfort over the last 4-hour period, for the time you were in your weelchair.

Body areas	*Rating*	*Please discribe the discomfort (for example : aching, Burning, pressure, instability, or others)*
Back		
Neck		
Buttoms		
Legs		
Arms		
Feet		
Hands Other areas ? Please list :		
Overall discomfort Level (general discomfort level		

Fig. 3 : TAWC Partie III

La TAWC est une évaluation générale du confort en position assise au fauteuil. Elle comporte trois parties :

- La première partie aborde des informations générales autour de 8 items incluant la durée d'assise de la personne, les problèmes de transfert, le nombre de fois où elle est repositionnée, et le type d'activités réalisées avec le fauteuil roulant.
- La 2e partie concerne l'évaluation générale de l'inconfort de la personne dans son fauteuil durant les 4 dernières heures : ex : "lorsque je suis assis dans mon fauteuil : je me sens mal positionné, je sens des pressions sur certaines parties de mon corps, je ressens de l'inconfort, je me sens bien…".
- La 3e partie permet de quantifier l'intensité de l'inconfort.

Ce bilan nous semble intéressant dans le cadre des consultations positionnement mises en place au sein de l'hôpital de Garches car il doit permettre une meilleure prise de conscience de l'inconfort et de la douleur au fauteuil. L'abord de la mobilité au fauteuil nous a semblé aussi pertinent puisque c'est un principe même du positionnement, même si cela reste encore difficile à aborder à l'heure actuelle. Il est primordial d'offrir au patient le meilleur compromis entre confort et mobilité.

La TAWC est une évaluation rapide à passer et elle implique directement le patient qui doit la remplir. Elle est validée en anglais à l'heure actuelle, et nous sommes à la recherche d'une possibilité de la valider en français.

Nous ne possédons pas, non plus, le protocole de passation de cette évaluation afin de respecter scrupuleusement les directives nécessaires à son bon déroulement.

L'AADL (ALBERTA AIDS TO DAILY LIVING WHEELCHAIR CUSHION ASSESSMENT TOOL)

Il s'agit d'un outil validé en anglais (Canadien) qui s'inscrit dans le cadre d'un programme permettant aux personnes qui ont une invalidité de longue durée ou une maladie chronique ou terminale de vivre seules dans un foyer ou un établissement du même genre, en leur fournissant du matériel et des fournitures médicales de base autorisées au Canada.

Nous nous sommes plus particulièrement intéressés à l'évaluation concernant la préconisation du coussin, car il s'agit d'un bilan assez complet qui aborde plusieurs items nécessaires lors de l'évaluation du positionnement :

Une première partie concerne les informations générales (nom, âge, date…), la deuxième partie aborde de manière assez globale tout ce qui concerne les mesures et le maintien postural avec les déformations observées au niveau du bassin (car le bilan n'est utilisé que pour le choix du coussin) et l'évaluation de l'équilibre en position assise.

Une troisième partie nous donne des indications sur l'environnement du patient (lieu de résidence, présence d'une tierce personne…) ainsi que des éléments liés au risque d'escarre (échelle de Braden, sensibilité de la peau, temps passé au fauteuil…). Nous avons également dans ce bilan quelques données sur l'incontinence urinaire. Une quatrième partie aborde tout ce qui est relatif au fauteuil roulant (mode de propulsion, transfert, spécificités et mesures du fauteuil roulant…). Enfin, une dernière partie aborde l'inconfort ressenti par le patient (échelle de douleur, nécessité de changer de position…).

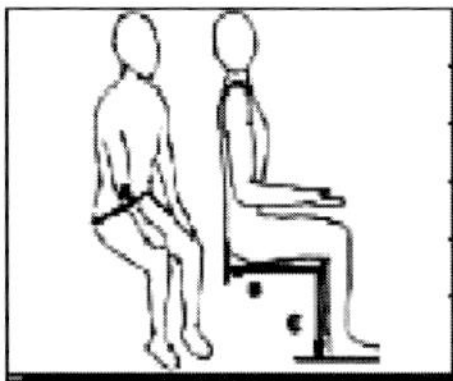

	MEASUREMENTS	INCHES
A	Hip Width	
B	Rt Thigh Length	
B	Lt Thigh Length	
C	Rt Lower Leg Length	
C	Lt Lower Leg Length	

DEFORMITIES			TONE	INVOLUNTARY MOVEMENT	
	FIXED	FLEXIBLE		TYPE	FREQUENCY
☐ Pelvis obliquity	☐	☐	☐ Normal	☐ Spasm	☐ Constant
☐ Pelvis rotation	☐	☐	☐ Low/decreased	☐ Rocking	☐ Occasional
☐ Sacral sitter	☐	☐	☐ High/increased	☐ Chorea/athetoid type movement	
			☐ Fluctuating		

ENVIRONMENT		
RESIDENCE	CONSISTENCY OF CAREGIVERS	OTHER ENVIRONMENTS ACCESSED
☐ Single dwelling	☐ Multiple	☐ Work/school
☐ Continuing care centre	☐ One/two	☐ Leisure/recreational
☐ Assisted living	Caregiver limitation: (e.g. bad back, visual impairment)	☐ Inside use only
☐ Group home	________________	☐ Inside and outside use
☐ Lodge	________________	☐ Terrain/shock absorption
☐ In transition (e.g. waiting placement)		☐ Heat/cold/precipitation (temperature may change properties of cushion)

Fig. 4 : AADL partie II et III

Ce bilan offre donc une vision assez globale en abordant les items essentiels liés au positionnement et plus particulièrement au type de coussin. Il nous a donc paru intéressant de partir sur cette base qui est déjà validée dans le cadre d'un programme précis de maintien de l'indépendance au domicile et de le compléter pour l'utiliser de manière plus globale dans l'évaluation lors de nos consultations positionnement. Qui plus est, cette évaluation est simple et rapide à passer pour le professionnel de santé.

DISCUSSION

Suite à l'étude approfondie des bilans sélectionnés que l'on souhaite intégrer aux consultations positionnement à Garches, et ce afin de nous apporter une aide dans nos préconisations, il nous est apparu quelques similitudes que l'on retrouve entre ces évaluations.

Un des objectifs fixés étant une certaine rapidité de passation des bilans, il est ainsi nécessaire de ne pas avoir à évaluer deux fois la même chose, et par conséquent de ne pas remplir tous les items d'un bilan dans le cas où on retrouve sensiblement les mêmes dans un deuxième.

- *AADL/TAWC :* ces deux bilans abordent l'évaluation du ressenti de l'inconfort. Nous avons choisi de privilégier la TAWC pour ce critère car elle nous semble plus précise et par conséquent plus pertinente.

- *AADL/MCPAA :* ils abordent tous deux les notions de déformations et de tonus postural. La MCPAA paraît plus complète mais elle n'aborde pas la notion d'attitude fixée ou réductible. Cependant, dans le cadre de la future validation de ce bilan, cette notion devrait être abordée, et c'est pourquoi il nous semble plus pertinent de l'utiliser pour ces deux critères.

Nous avons commencé à utiliser ces bilans à titre d'entraînement afin de nous familiariser avec leurs items et leur contexte de passation. Cela nous a permis de repérer certains manques nécessaires à l'évaluation globale que l'on souhaite mettre en place lors des consultations : manque de mesures anthropométriques complètes : par exemple, l'AADL n'aborde que les mesures concernant l'assise et il nous semble intéressant d'aller au-delà de ces mesures (fig. 5).

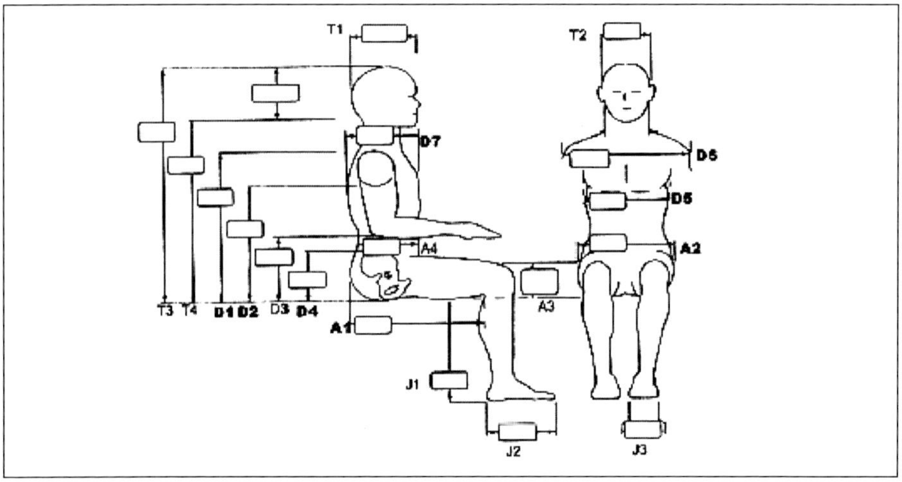

Fig. 5 : Schéma des différentes mesures anthropométriques

L'AADL est un outil utilisé uniquement lors de la préconisation du coussin alors que le positionnement comprend, certes, le coussin, mais aussi le dossier avec les systèmes appendiculaires qui y sont liés (appui-tête, ceinture, harnais, tablette...).

Les habitudes de vie de la personne (évaluation fonctionnelle, AVQ, environnement...) sont abordées de manières succinctes dans ces bilans. Certes, il serait intéressant de les développer comme l'ont fait certains centres en France qui ont créés leur propre bilan de positionnement (ex. du CMRF de Kerpape ou Hôpital de Rangueil) ; néanmoins, nous nous éloignons de notre objectif qui est de bénéficier d'un bilan rapide du fait d'un manque de temps que l'on peut avoir lors de nos consultations en HDJ.

Enfin, il nous semble primordial de n'utiliser concrètement ces outils qu'une fois qu'ils seront validés en français. Cela nous permettra de suivre un protocole rigoureux et offrira davantage de légitimité à nos consultations sur Garches. Cela permettra également d'échanger avec différents instituts en France ou à l'étranger utilisant ces outils.

* *
*

La problématique du positionnement assis au fauteuil roulant est une problématique récente en France, mais qui est appelée à évoluer tant elle suscite d'intérêt auprès des professionnels de santé et, surtout, des personnes directement concernées.

Peu de bilans de positionnement sont exploités à l'heure actuelle, essentiellement car ils ne sont pas validés ou qu'ils sont en cours de validation.

L'objet des consultations positionnement mises en place à l'hôpital de Garches et du groupe de professionnels concernés est de faire émerger ces bilans et de sélectionner ceux qui nous semblent le plus pertinent vis-à-vis de l'activité choisie. Plusieurs étapes sont nécessaires à l'appropriation des outils choisis et, par le biais du groupe de réflexion (en partenariat avec le Groupe Positif mis en place avec l'AFM), nous en sommes à l'heure actuelle au stade de familiarisation avec ces bilans.

Cependant, nous ne savons pas encore s'ils seront vraiment pertinents dans le cadre des consultations, et ce du fait d'un manque de recul vis-à-vis de traitement des données recueillies, et également du fait que nous ne les avons pas utilisés dans le cadre final que sont le choix et la préconisation d'aides techniques à la posture.

Ces outils d'évaluation sont-ils réellement pertinents pour nos consultations ? Il y a une demande de plus en plus forte de la part des structures de santé concernant cette problématique de la position assise au fauteuil roulant. C'est pourquoi, il est important de répondre à cette question que nous nous posons afin de définir leur pertinence ou non. Et dans le cas où cela s'avérait positif, on pourrait rêver à une harmonisation des pratiques liées à cette problématique dans un contexte national, ou du moins à une reproductibilité des consultations au sein d'autres établissements.

RÉSUMÉ

Lors de la mise en place d'une consultation positionnement en hôpital de jour à l'Hôpital Raymond Poincaré de Garches, nous avons été confrontés à une problématique d'évaluation afin d'orienter correctement nos préconisations en aides techniques à la posture. A partir de ce constat, nous avons mis en place un groupe de réflexion pour identifier les bilans existants et sélectionner ceux qui nous paraissaient les plus pertinents. L'objectif de ce travail est d'uniformiser nos pratiques dans ce domaine en plein essor.

Références

BERNT E. 2002. Ergonomic Seating, a true Challenge, *Wheelchair Seating & Mobility Principles, Posturalis Books.* — CRANE B. 2004. Tool for Assessing Wheelchair Comfort, *Posture and Mobility Group Conference, first April.*. — MERVYN-LETTS R. 2001. Le positionnement, principes et pratique, adaptation de Bernard Boivin, *Collège Montmorency, édition.*. — NOUVEL F., JACQUOT J.M., ABRIC M. 2002. L'installation au fauteuil : régression motrice et position assise, dans Aides Techniques et matériel d'assistance en gériatrie, *édition Masson, Rencontres en rééducation, numéro 17, Pages 179-187.* — ACTES DES 21E ENTRETIENS DE LA FONDATION GARCHES, Le Fauteuil Roulant, *Edition Frisson Roches.*. — AMERICAN JOURNAL OF PHYSICAL MEDICINE & REHABILITATION 2007 - *Volume 86 - Issue 12 pp. 988-993.*. — BOUCHE S. 2009. Aides techniques modulaires au positionnement, Fondation Garches, *Journées d'études SFERHE. Reims 25 et 26 mai 2009.*

Sites Internet

http://www.seniors.gov.ab.ca/aadl/AV/manual/PDF/55_assessment_tool_wheelchair_cushion.pdf

http://www.pmguk.co.uk/conference/2004pres/p1.pdf

http://www.irdpq.qc.ca/communication/publications/PDF/GA_MCPAA%202_vf%20web%20IRDPQ_dec07.pdf

http://posit.objectis.net/

VERTICALISATION PRÉCOCE DE L'ENFANT AVEC PARALYSIE CÉRÉBRALE

L. VUILLEUMIER*, R. PELUS*, CH. NEWMAN**, B. MOULIS***

Dans cet article, les auteurs décrivent et analysent trois types d'orthèses de verticalisation dits "standings dynamiques" (postérieur, antérieur et trèfle à quatre) moulés sur mesure. Ils permettent à l'enfant avec une paralysie cérébrale d'être en position (posture dynamique) debout tout en favorisant certaines acquisitions nécessaires au développement sensori-moteur.

Cet article sur le "standing" démontre dans un premier temps : l'importance de bien choisir le type nécessaire à chaque enfant et dans un deuxième temps, l'analyse et la fabrication. Les auteurs s'appuient sur des fondements théoriques tels que - la position debout normale, (dans la position, l'enfant est dans le ressenti de certains contacts dont il se dégage grâce à une régulation tonique adaptée : il met en place des réactions de redressement avec des appuis dynamiques, combinées à des réactions d'équilibre, il développe par des petits mouvements adaptés, la posture debout) et – la description de l'enfant avec une paralysie cérébrale et sa verticalité, ainsi que les objectifs et l'évaluation de ces standings.

CONTRÔLE ET DÉVELOPPEMENT DE LA POSITION (POSTURE) DEBOUT

La posture debout est une étape fondamentale située entre la position et la posture assise, la position du chevalier servant et la marche. C'est une étape essentielle que chaque enfant expérimente pendant trois à six mois de sa vie avant de pouvoir lâcher les mains et marcher de manière autonome. L'expérimentation sensorimotrice de cette position par le passage de la position à la posture permet la construction (fig. 1) d'une posture avec des appuis stables et dynamiques dans la verticalité. Elle permet également, par la perception de nouvelles sensations, une mise au point de nouvelles représentations spatiales et environnementales. Elle exige un bon contrôle de l'équilibre puisque le polygone de sustentation est nettement réduit et le centre de gravité rehaussé [1]. Le processus de redressement antigravitaire se réalise de manière céphalo-caudale et latérale, par des réactions de redressement combinées à des réactions d'équilibre qui facilitent le suivi de la rotation [2]. Ce processus qui stabilise en premier lieu la tête dans l'espace est la conséquence d'une maturation des systèmes labyrinthiques, vestibulaires et de la vision [1]. Ce développement postural progressif est possible uniquement par l'intermédiaire de chaînes de points d'appuis de plus en plus distaux et de plus en plus réduits [2]. Les points d'appuis et le redressement progressif vont permettre de donner une information sur la pression accusée par le corps et la position des

* Ergothérapeutes, ASE, centre lausannois d'ergothérapie, Lausanne (Suisse).
** Pédiatre neuro-réhabilitateur, CHUV, Lausanne (Suisse).
*** Cadre de santé masseur kinésithérapeute, formatrice Bobath – 31000 Toulouse (France).

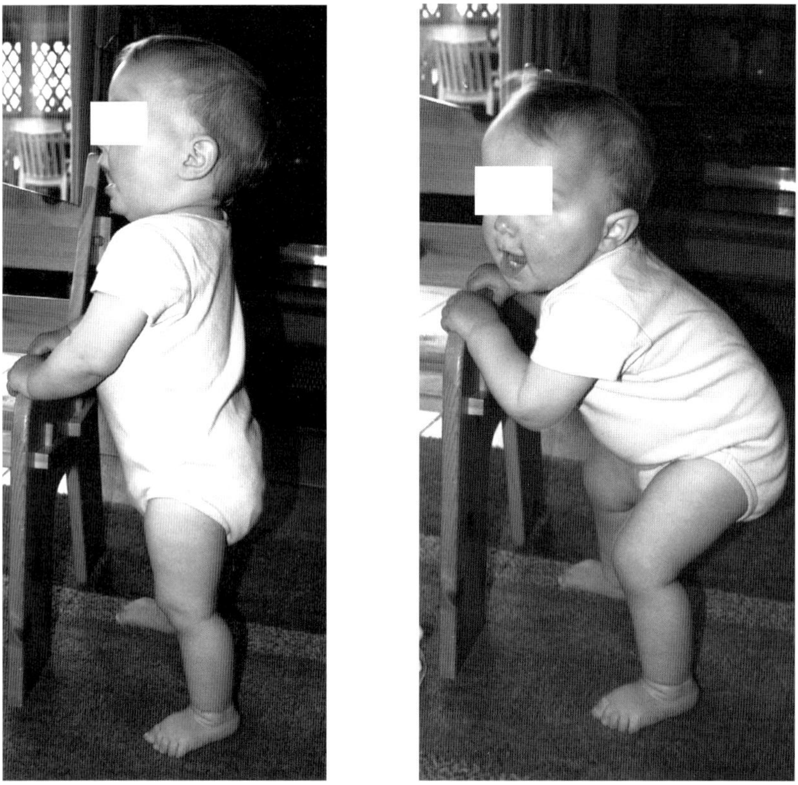

Fig. 1 : Construction d'une posture avec des appuis stables et dynamiques dans la verticalité

segments les uns par rapport aux autres pour accéder à une représentation interne du corps vertical.

Cette posture complexe met en jeu une multitude d'ajustements posturaux dans les 3 plans de l'espace (sagittal, frontal et horizontal) appelés *"mécanisme automatique postural"* par Mme Bertha et Dr Karl Bobath [3].

Dans le plan sagittal, on observe une expérimentation des mouvements de flexion active et d'extension qui implique un déplacement du centre de gravité d'avant en arrière par une activation de la chaîne musculaire antérieure et d'arrière en avant par une activation de la chaîne musculaire postérieure. Le redressement dans ce plan combine de manière pertinente et subtile un jeu musculaire entre les fléchisseurs actifs qui permettent le jeu des extenseurs de la chaîne postérieure : celle-ci étant suffisamment allongée.

Les mouvements combinés de flexion-extension au niveau des membres inférieurs, du tronc et de la nuque permettent un regroupement et une construction de l'axe haut-bas.

Ces mouvements antéro-postérieurs permettent de modifier la chaîne des points d'appuis au niveau des membres supérieurs de proximal à distal ainsi qu'en les réduisant. L'enfant prend appui sur un support avec les avant-bras et le ventre, puis les mains et ensuite contre un support vertical avec les mains (mur, cadre de porte, etc.). Dans ce plan, l'amplitude des chevilles et des genoux domine.

Ce regroupement qui conduit au redressement est essentiel pour donner accès de manière optimale à la réalisation des mouvements actifs, volontaires dans le plan frontal (ne pas oublier que les mouvements réflexes existent dans les trois plans à la naissance mais la combinaison de mouvements volontaires est progressive et se construit). Dans ce plan, on observe une expérimentation de mouvements avec déplacement du centre de gravité droit-gauche par des inclinaisons du bassin, des réactions de redressement latérales, des reports de charge ainsi qu'une abduction-adduction au niveau des membres inférieurs. Ces mouvements permettent une construction de l'axe droit-gauche. Au niveau des membres supérieurs, on observe des variations de charges latérales allant jusqu'à décoller une main (fig. 2).

La construction de ces deux plans est nécessaire pour permettre au sujet d'expérimenter des mouvements de rotation dans le plan horizontal et ainsi favoriser l'ouverture du côté porteur. Ce qui permet d'avoir une stabilité qui facilitera la préhension. Dans ce plan, on observe une dissociation entre la ceinture scapulaire et la ceinture pelvienne (fig. 3), des rotations vertébrales et des rotations au niveau des membres inférieurs. Au niveau des membres supérieurs, on observe sur le membre en appui des mouvements de rotation en pro-supination. Ce jeu subtil entre les muscles agonistes et antagonistes dans les trois plans de l'espace permet à "la posture de s'imprimer dynamiquement pour que le mouvement ou la capture s'exprime confortablement, et précisément" [5].

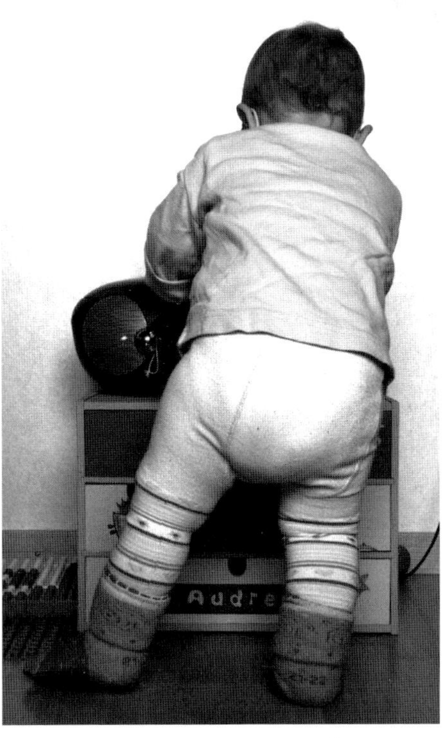

Fig. 2 : Expérimentation de mouvements avec déplacement du centre de gravité droit-gauche

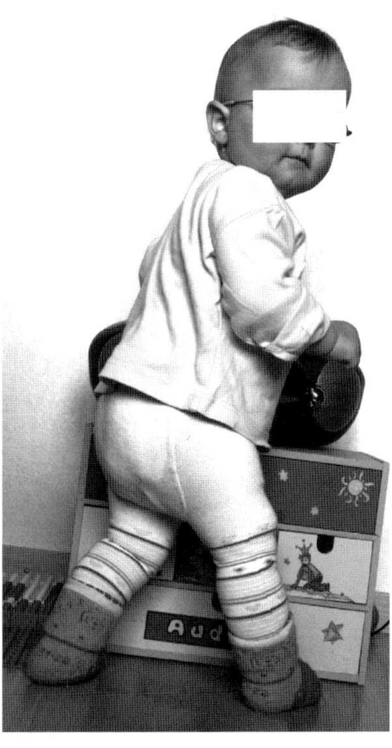

Fig. 3 : Dissociation entre la ceinture scapulaire et la ceinture pelvienne

L'ENFANT AVEC UNE PARALYSIE CÉRÉBRALE

La paralysie cérébrale est une atteinte qui associe trouble de la posture et du mouvement. C'est le résultat d'une lésion cérébrale non progressive et définitive d'origine hypoxo-ischémique, vasculaire, infectieuse ou traumatique survenue sur un cerveau en voie de développement [6].

La lésion cérébrale est cicatricielle et définitive, cependant les troubles de la commande motrice entraînent une désorganisation des étapes du développement sensori-moteur. Cette altération du développement entraîne un retard d'acquisitions motrice et posturale qui peut être associé à une désorganisation plus ou moins importante des fonctions instrumentales supérieures et à une dégradation musculo-squelettique progressive. Selon l'étendue et la localisation de la lésion, les symptômes peuvent affecter le corps tout entier (quadriplégie), ou se manifester plus particulièrement sur une partie (diplégie, hémiplégie). B. et K. Bobath décrivent trois composantes qui perturbent le mécanisme automatique postural :

- *Premièrement*, il existe toujours une anomalie dans la régulation du tonus postural. Le tonus peut être trop bas au niveau de l'axe, empêchant les réactions de redressement et l'appui. Il peut être trop élevé sur certains groupes musculaires, entraînant des raideurs plus ou moins permanentes. Il peut fluctuer de façon inadéquate parasitant toutes les fonctions motrices ;
- *Deuxièmement*, il existe un contrôle perturbé de l'innervation réciproque. Il peut y avoir un excès de co-contractions agonistes-antagonistes (dystonie spastique, dystonie) et de ce fait, l'enfant va privilégier des positions fixées et développer des schémas de compensation peu efficaces et contraignants. Il peut co-exister des mouvements involontaires qui trouvent classiquement leur origine dans des lésions des noyaux gris centraux (chorée, athétose). Les mouvements sont alors incontrôlés, la posture est impossible à tenir de façon stable. L'enfant va alors également privilégier des positions fixées ;
- *Troisièmement*, les schémas de mouvements globaux sont anormaux, aberrants, mal coordonnés, stéréotypés entraînant des risques de déformations orthopédiques [3].

L'enfant apprend à fonctionner avec un tonus anormal dans un répertoire de mouvements inadéquats, avec dans certains cas, un défaut sévère de la maturation de la commande corticale se manifestant par la présence de réactions motrices primitives persistantes telles que les réflexes archaïques (RTAC, Moro, succion, etc.). Avec la croissance et le développement de positions contre gravitaires, les schémas moteurs anormaux deviennent de plus en plus évidents. L'enfant a tendance à se fixer, risquant d'entraîner des rétractions musculaires et des déformations ostéo-articulaires, limitant ou bloquant alors les acquisitions nouvelles.

LA POSITION DEBOUT DE L'ENFANT AVEC UNE PARALYSIE CÉRÉBRALE

Elle résulte directement des schémas réalisés lors des étapes sensori-motrices antérieures. Il nous semble important de décrire trois tableaux différents de cette position verticale qui se construit différemment pour un enfant diplégique, un enfant hémiplégique ou un enfant quadriplégique.

L'enfant diplégique en position debout : là on parle de position car l'enfant a des difficultés à "sortir" de la position par manque de construction d'appuis successifs (dans la posture, l'enfant est toujours dans le mouvement adapté avec appuis successifs combinés). Le développement sensori-moteur de l'enfant diplégique apparaît fixé dans le plan sagittal. Il utilise de façon prédominante l'extension sur un plan postérieur court et la flexion par effondrement, celle-ci n'étant pas suffisamment construite (problème de régulation tonique au niveau de l'axe) sans pouvoir combiner les plans frontal et horizontal. En position debout, le centre de gravité est antériorisé et céphalique, il apparaît une fixation sur les membres inférieurs dans le plan sagittal. On observe une antéversion du bassin, une hyperlordose lombaire, la nuque en extension, les hanches en flexion-adduction-rotation interne, les genoux en flexion et les pieds en équin. L'atteinte des membres supérieurs sur-utilisés est presque toujours présente à un degré variable, l'enfant n'ayant pas suffisamment développé ses appuis successifs. Cette sur-utilisation du plan sagittal empêche l'enfant de développer des mouvements d'une asymétrie à l'autre, il y reste fixé. On observe régulièrement une asymétrie du bassin dans les plans frontal et horizontal. Son polygone de sustentation est très souvent étroit du fait des membres inférieurs en "attitude en ciseaux". L'équilibre est alors précaire, voire intenable. Dans la majorité des cas, le fait de se tenir à un support lui permet de se "stabiliser" au début, mais vite, il se fixe pour tenir la position [3 et 4]. Au niveau orthopédique, l'exagération des contractions musculaires au repos dans les muscles anti-gravitaires, en particulier le triceps sural, entraîne une attitude figée des membres inférieurs avec les pieds en équin. L'attitude "en ciseaux" est liée à la spasticité et/ou au raccourcissement des puissants muscles adducteurs, en particulier le psoas et le moyen adducteur. Une antéversion du col fémoral peut se développer rapidement par absence de mise en charge contre gravité à un âge approprié et par le déséquilibre musculaire en faveur de la rotation interne autour de la hanche [5]. L'hypertonie des ischio-jambiers entraîne quant à elle, sur la durée, un flexum des genoux.

L'enfant hémiplégique en position debout : le développement sensori-moteur de l'enfant hémiplégique apparaît "se fixer" dans une asymétrie. Debout, l'enfant hémiplégique charge la quasi-totalité de son poids sur son côté non-plégique : avec un problème de régulation tonique au niveau de l'axe, l'enfant hémiplégique a eu aussi des difficultés à construire son côté non-plégique : cela se manifeste par l'utilisation simultanée et prédominante de ce côté non-plégique comme segment d'appui et de capture. Le côté plégique est en retrait en arrière, ce qui renforce cette difficulté à se stabiliser du côté non-plégique. Le tronc est fermé du côté plégique. Le membre inférieur plégique est en flexion-adduction-rotation interne de hanche, valgus du genou et du pied. Dans un deuxième temps, on observe une augmentation de la spasticité dans la cheville. Le membre inférieur se présente en flexion plantaire de la cheville et en flexion du genou. Une spasticité se greffe de façon prédominante sur le bras plégique au niveau des adducteurs et rotateurs internes d'épaule, fléchisseurs du coude et pronateurs de l'avant-bras, fléchisseurs du poignet et des doigts. Au niveau orthopédique, le pied est habituellement déformé en équin par une hypertonie du triceps sural ou en varus-équin lié à une hypertonie du triceps et du tibial postérieur. D'autres déviations du pied sont possibles. On constate le plus souvent une inégalité de longueur et de circonférence entre la jambe plégique et la jambe non-plégique, qui s'explique par un retard de croissance dû principalement au déficit de mise en charge du côté plégique.

L'enfant quadriplégique et la position debout : ces enfants ne parviennent que rarement à la position verticale ou de manière tardive à cause de la sévérité de leurs atteintes. La caractéristique majeure que l'on retrouve au cours du développement sensori-moteur de l'enfant quadriplégique jusqu'à la position debout est la difficulté majeure à intégrer la pesanteur. L'équilibre debout est difficile, l'enfant spastique se fixe dans les articulations car il recherche de l'information sur ses "contacts", il est "écrasé" par la pesanteur, et par manque de régulation tonique au niveau de l'axe, il utilise très souvent un schéma global d'extension. L'enfant choréo-athétosique a des difficultés à construire son axe, il "s'effondre", il a un manque de stabilité contre la pesanteur. Il se fixe généralement dans une asymétrie et ne passe pas d'une asymétrie à l'autre (influence de ses réflexes archaïques). Au niveau orthopédique, on observe principalement des déformations dans les formes spastiques. L'hypertonie des adducteurs de la hanche, unilatérale ou bilatérale, va engendrer de manière fréquente une luxation de la hanche par l'aggravation de l'inclinaison et de l'antétorsion fémorale. La déformation du cotyle se produit en même temps et on observe alors un bassin oblique. L'enfant quadriplégique spastique présente rapidement une cyphoscoliose, quasi-constante avant l'âge de dix ans.

ORTHÈSE DE VERTICALISATION/STANDING

Il existe différents types d'aides à la verticalisation. Certaines sont réalisées sur mesure et d'autres sont préfabriquées. Nous avons choisi trois modèles moulés sur l'enfant que nous réalisons régulièrement dans notre centre d'ergothérapie et que nous décrirons ci-dessous. Il est indispensable de connaître et de maîtriser la démarche thérapeutique lors de la réalisation d'une telle orthèse. La mise en place d'une "aide technique" telle que le standing suppose un plan de traitement ergothérapeutique bien préparé.

Le but est de mettre en place des relais qui permettent de faciliter des compétences et de développer de nouvelles acquisitions sensori-motrices. Le moulage sur l'enfant permet de gérer la posture et de créer des supports artificiels de manière à déclencher des réactions dirigées chez l'enfant avec une paralysie cérébrale. Les trois standings sont montés sur un système dynamique permettant la réalisation par l'enfant de mouvements harmonieux et contrôlés en accord avec le projet thérapeutique. Ils ont à la fois des objectifs communs et des particularités liées à chaque modèle ainsi que des accessoires complémentaires tels que la tablette, les orthèses de pieds et l'appuie-tête. Ils sont moulés en une pièce avec des matériaux thermoformables. Ils ont l'avantage d'être fabriqués sur mesure, d'être peu coûteux et peuvent être modifiés à tout moment selon la croissance ou l'évolution de l'enfant. Le premier est le standing antérieur qui est moulé par une approche antérieure. Le deuxième est le standing postérieur qui est moulé par une approche postérieure. Et le troisième est le standing "trèfle à quatre" qui est moulé par une approche interne aux membres inférieurs et une approche inférieure au niveau du bassin.

OBJECTIFS ET CONCEPTS COMMUNS AUX TROIS STANDINGS

Le standing doit être le garant d'un contrôle des possibilités d'ajustements posturaux propres pour chaque enfant. L'amplitude des mouvements possibles dans chacun des trois plans doit être dirigée et gérée par l'appareillage. Dans le plan sagittal, le standing doit permettre du redressement, des réactions de redressement et des variations de charges antéro-postérieures. Dans le plan frontal, il doit offrir la possibilité de développer des réactions de redressement et des reports de charges latérales. Dans le plan horizontal, il doit offrir des reports de charges et des rotations. Pour les trois standings, il s'agit d'une coque thoraco-jambière moulée sur mesure et contre l'enfant avec des matériaux thermoformables à basse température (Plastazote®, Ezeform®, Aquaplast®). Cette coque est fixée sur un support en bois par l'intermédiaire d'un mécanisme souple, tels que des silentblocs et des tiges filetées, permettant une mobilité dirigée de l'orthèse en position verticale. Les dimensions des patrons des figures ci-dessous sont déterminées en fonction des supports nécessaires à la stabilité et à la mobilité recherchée par le projet thérapeutique, permettant à l'enfant de développer une capacité de mouvements optimale dans un schéma le plus physiologique possible.

Au niveau du moulage, il est indispensable de déverrouiller les genoux et les hanches par de très légères flexions et un léger mouvement de rétroversion du bassin (fig. 4).

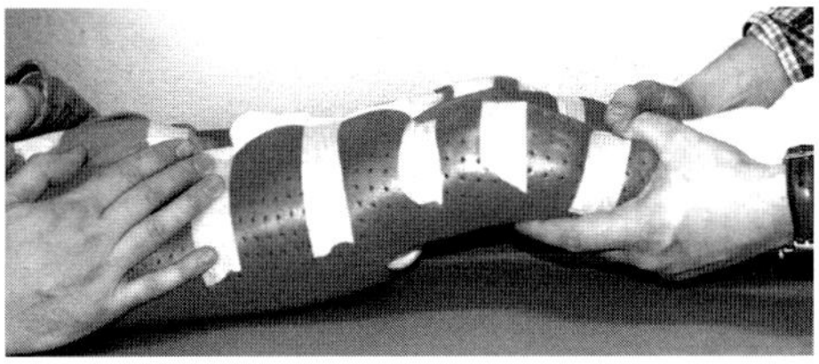

Fig. 4 : Moulage standing

Un standing doit :
- Permettre le développement d'une posture stable et dynamique ;
- Permettre une mise en charge du corps contre gravité, pour favoriser une croissance et un développement ostéo-articulaire harmonieux et symétrique ;
- Permettre la maturation d'appuis fonctionnels au niveau des membres inférieurs ;
- Favoriser des variations de charge pour améliorer les sensations tactiles et développer des appuis fonctionnels ;
- Permettre une activation musculaire progressive de la tête et du tronc en favorisant un haubanage avant-arrière et latéral ;
- Contribuer à la construction des axes corporels gauche/droit et haut/bas ;
- Favoriser des micro-mouvements autour de l'axe pour améliorer le redressement et les réactions de redressement ;
- Prévenir les déformations orthopédiques ;
- Stimuler l'orthostatisme vasculaire ;
- Stimuler les fonctions digestives comme le transit, diminuer la constipation ;
- Permettre de diminuer la force "contre pesanteur" et offrir accès à des mouvements impossibles en position basse.

ORTHÈSE DE VERTICALISATION/STANDING DYNAMIQUE ANTÉRIEUR (fig. 5)

Ce standing a été inventé par Bernard Cavin *et coll.*

Il s'agit d'une approche moulée antérieurement à l'enfant.

Il est dédié, selon notre analyse, aux enfants adoptants un schéma de flexion global et avec un contrôle de tête satisfaisant. Il possède principalement une composante de mouvements dans le plan sagittal avec quelques micro-mouvements dans le plan frontal et transverse (fig. 5).

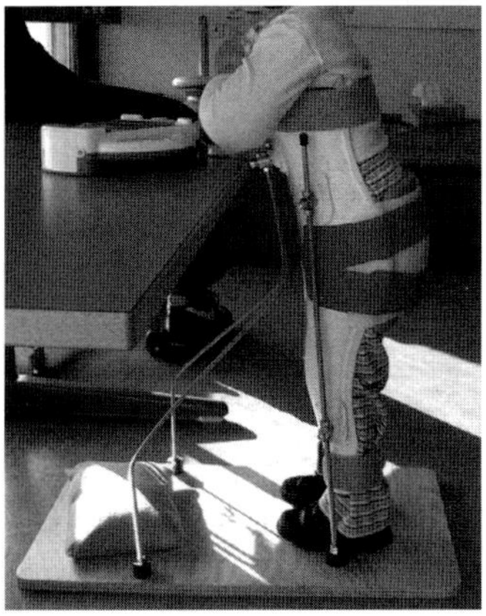

Fig. 5 : Orthèse de verticalisation/ standing dynamique antérieur

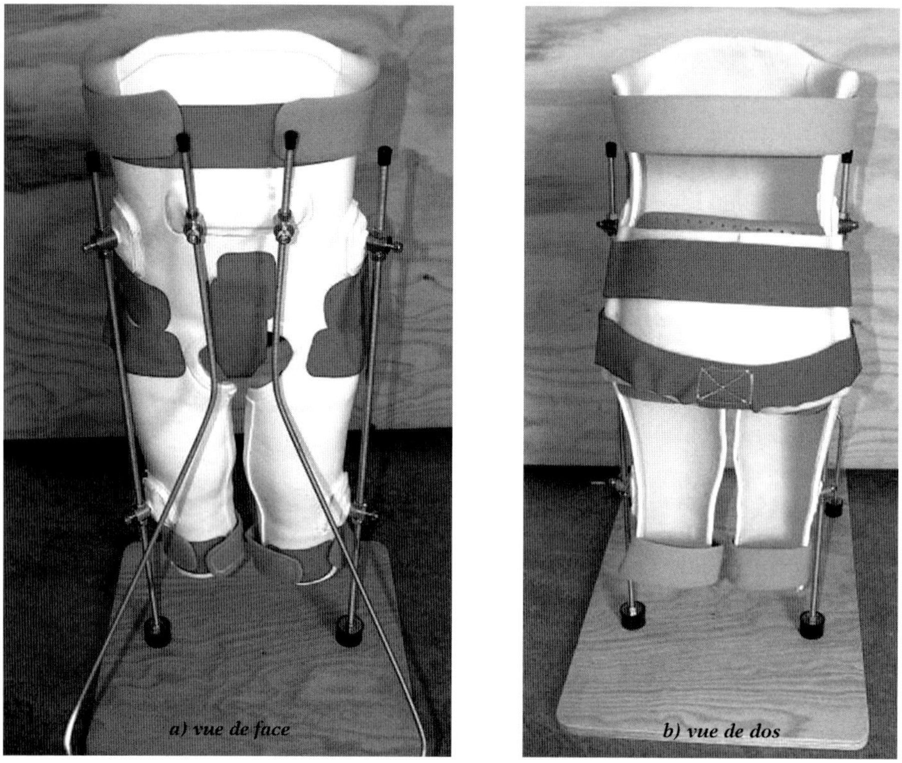

Fig. 6 : Orthèse de verticalisation/standing dynamique antérieur

Le centre de gravité est antériorisé ou en position neutre. Il offre la capacité à l'enfant de développer un redressement et des réactions de redressement principalement par un mouvement d'avant vers arrière. Il permet une activation de la chaîne postérieure de manière à éviter l'enroulement en cyphose dorsale et l'enroulement des épaules en antéposition. Il est le seul à pouvoir gérer de manière optimale une flexion exagérée des hanches et des genoux.

Le moulage qui se réalise à même le corps stabilise au mieux la position du dos pour prévenir toutes déformations en scoliose chez les enfants quadriplégiques.

Le patron (fig. 7) est le même que le standing postérieur.

Lors du moulage, on pose le matériel thermoformable sur un plan puis l'enfant y est couché en décubitus ventral.

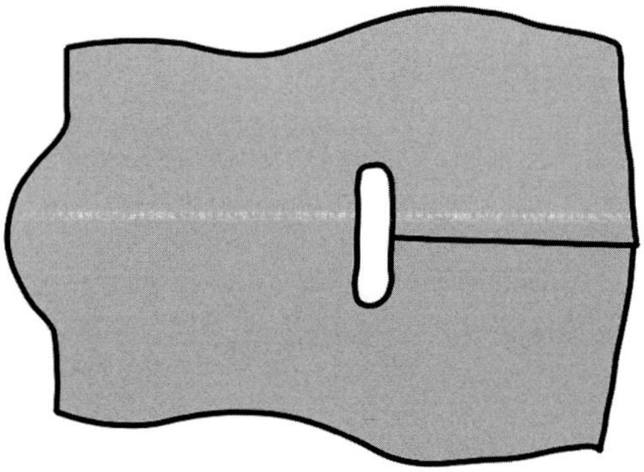

Fig. 7 : Patron standing antérieur et postérieur

ORTHÈSE DE VERTICALISATION/STANDING DYNAMIQUE POSTÉRIEUR

Le premier centre à réaliser ce standing, à notre connaissance, a été est le cabinet d'ergothérapie d'Assens (Suisse) de Mme Vodoz et Maillard, qui ont utilisé la méthode de fabrication du standing antérieur avec une approche postérieure (fig. 8).

Il s'agit d'une approche moulée postérieurement à l'enfant.

Il est dédié, selon notre analyse, aux enfants atteints d'hypotonie axiale massive avec un mauvais contrôle de tête et adoptant, pour bouger, un schéma d'extension globale. Ces deux types de fonctionnements pathologiques sont fréquemment rencontrés chez les enfants avec paralysie cérébrale quadriplégiques.

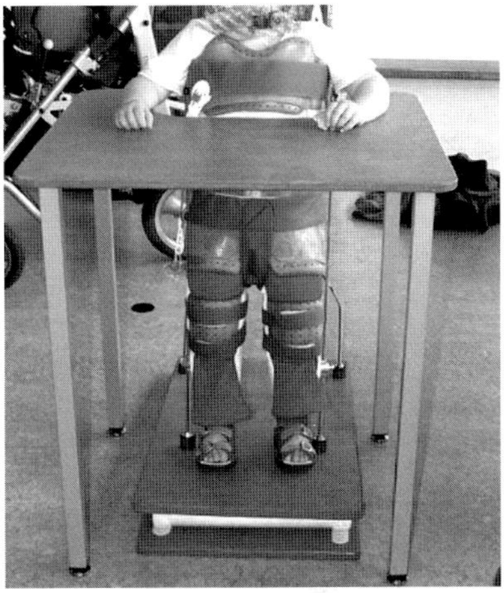

Fig. 8 : Standing dynamique postérieur

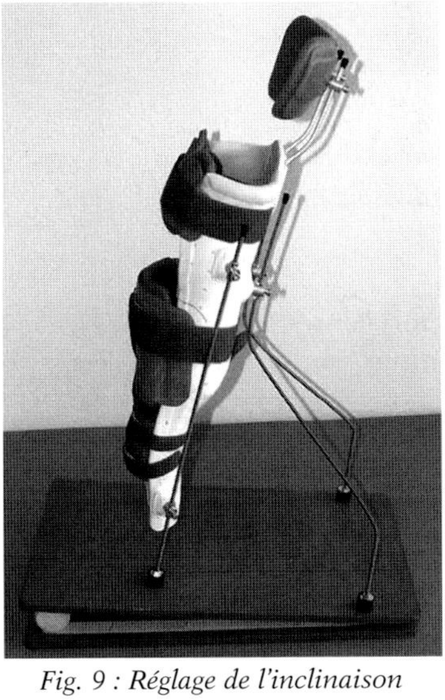

Fig. 9 : Réglage de l'inclinaison

Ce standing permet à l'enfant d'avoir une position avec des contacts "contenants" qui permettent le relâchement des tensions et la mise en place progressive de réactions de redressement.

Comme le standing précédent, il possède principalement une composante de mouvements dans le plan sagittal avec quelques micromouvements dans le plan frontal et transverse. Cependant le centre de gravité est postériorisé ou en position neutre. Cette composante de mouvements influencés vers l'avant favorise une activation de la chaîne antérieure et un allongement de la chaîne postérieure.

Le réglage de l'inclinaison du standing (fig. 9) permet la combinaison équilibrée entre les agonistes et les antagonistes.

Ce standing offre à l'enfant la capacité de développer un redressement et des réactions de redressement avec une diminution de la pesanteur, selon l'inclinaison proposée par les deux planches au sol. Si l'enfant est fatigué, il est également possible de modifier l'inclinaison de manière à travailler un contrôle de tête sans que celle-ci tombe ou se fléchisse de manière excessive.

Il permet également un maintien suffisamment contenant pour prévenir toute déformation en scoliose chez les enfants quadriplégiques. Lors du moulage, on pose le matériel thermoformable sur un plan puis on y pose l'enfant couché en décubitus dorsal.

ORTHÈSE DE VERTICALISATION/STANDING DYNAMIQUE TRÈFLE À QUATRE

Inventé par le centre Lausannois d'ergothérapie (Suisse) en 2007, le trèfle à quatre est une approche moulée en interne des membres inférieurs et autour du bassin. Il est dédié aux enfants avec paralysie cérébrale ayant des capacités de redressement du tronc et de la tête suffisantes. Il est le seul à posséder une composante de mouvement dans les trois plans de l'espace. La stabilisation et la mise en forme du redressement dans le plan sagittal se réalisent par le moulage des genoux et des hanches déverrouillées par une très légère flexion et une rétroversion du bassin.

Le centre de gravité peut être postériorisé, en position neutre ou antériorisé. Cette composante peut influencer des mouvements vers la flexion ou vers l'extension pour combiner un équilibre entre les agonistes et les antagonistes. Cette mise en forme du corps permet de faciliter des mouvements de report de charge et des mouvements de rotation.

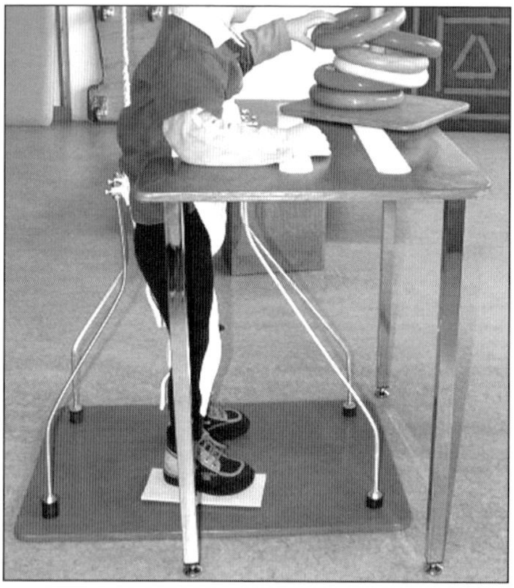

Fig. 10 : Standing dynamique trèfle à quatre

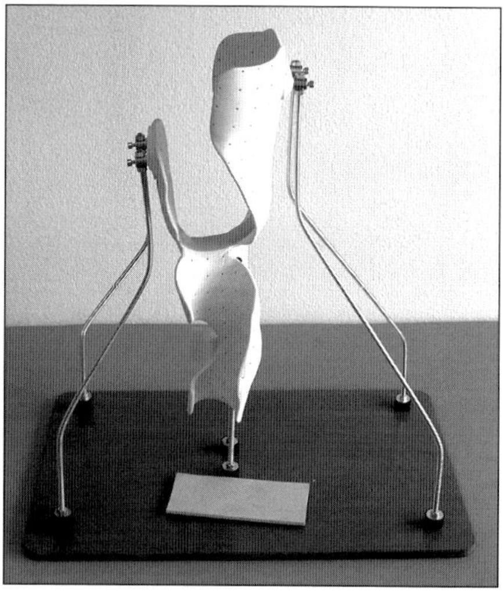

Fig. 11 : Vue de profil de l'inclinaison

Le moulage (fig. 12) est réalisé avec une plaque de thermoformable coupé en quatre feuilles, deux pour les jambes et deux pour le bassin. Lors du moulage, on pose le matériel thermoformable sur un plan. On pose l'enfant couché en décubitus dorsal sur la feuille arrière, on moule les jambes, puis la partie antérieure du corps.

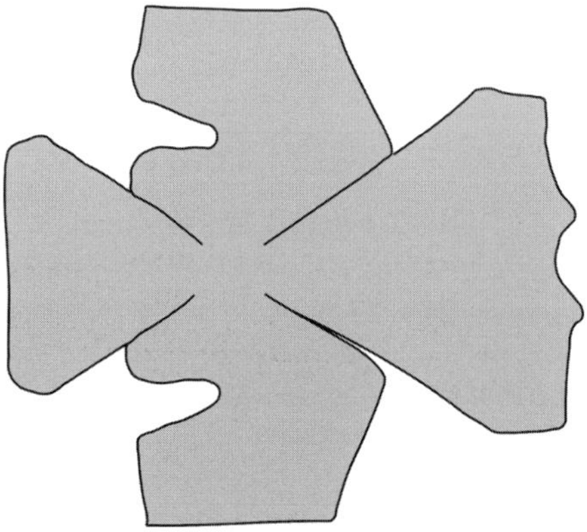

Fig. 12 : Patron standing "trèfle à quatre"

ACCESSOIRES ET RELAIS COMPLÉMENTAIRES

• **L'appui-tête** (fig. 13)

Un soutien adapté de manière à offrir un contrôle efficace de la tête est important.

Nous positionnons la tête en légère flexion en allongeant le plan postérieur pour éviter les schémas d'extension avec augmentation du tonus.

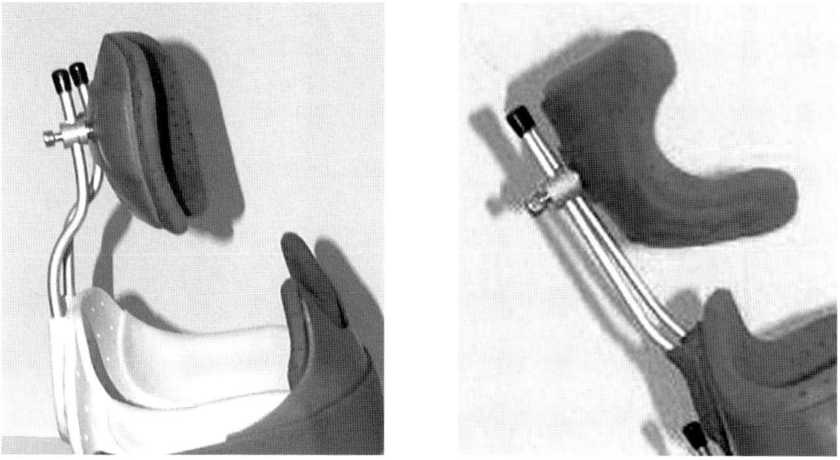

Fig. 13 : Appui-tête réglable

• **La tablette** (fig. 14)

La tablette pouvant s'incliner permet un relais indispensable des avant-bras ou des mains permettant de développer des appuis dynamiques des membres supérieurs.

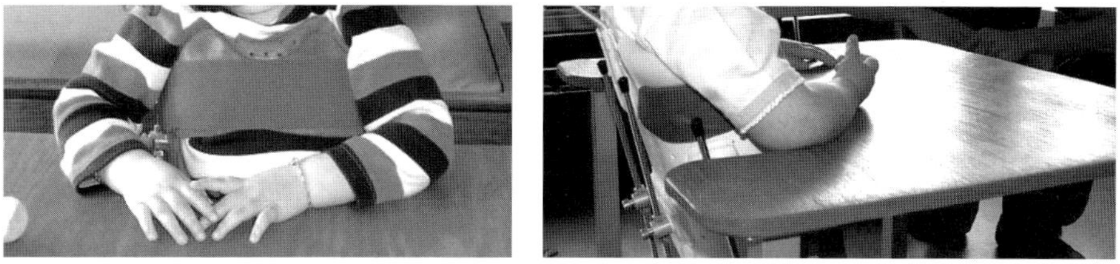

Fig. 14 : Tablette inclinable

• **Les pieds et l'appui au sol**

La pose du pied à plat sur le sol nécessite une bonne stabilisation pour éviter toute déformation du pied et un mauvais alignement du membre inférieur. Selon les compétences de l'enfant, il est indispensable d'offrir un relais adapté avec plus ou moins de soutien.

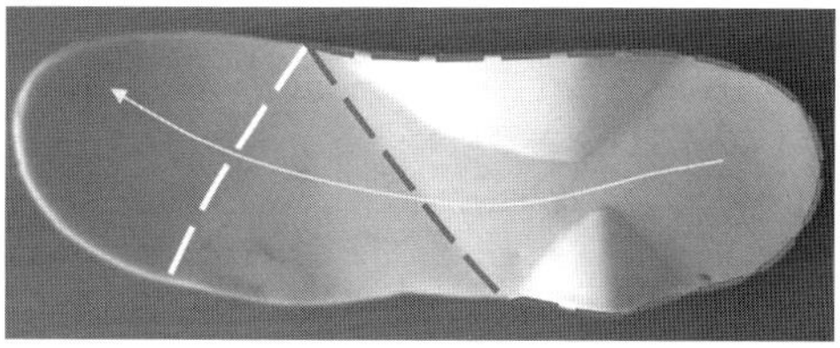

Fig. 15 : Semelle simple soutien calcanéen

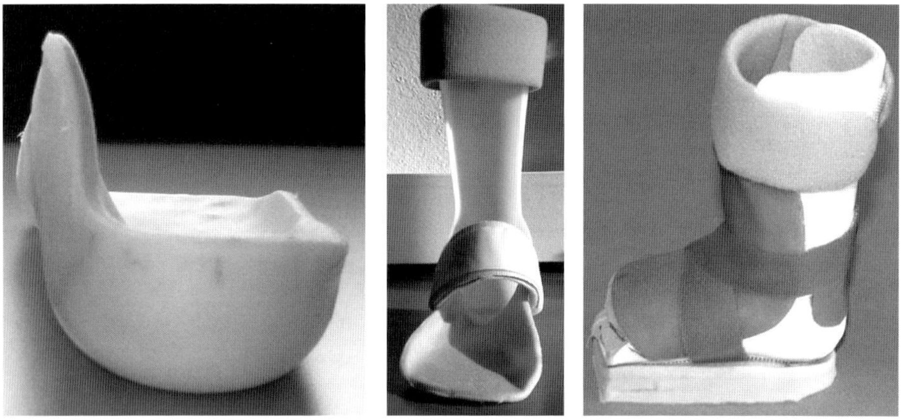

Fig. 16 : (à gauche) Semelle en acquaplast® soutien calcanéen
Fig. 17 : (au centre) Jambier-pédieuse à mettre dans la chaussure
Fig. 18 : (à droite) Jambier-pédieuse

* *
*

Le contrôle postural demeure un problème essentiel dans le traitement sensori-moteur de l'enfant avec paralysie cérébrale. La position debout aide au développement de mécanismes posturaux automatisés. Nous avons utilisé ces approches thérapeutiques avec un excellent résultat auprès d'enfants avec paralysie cérébrale, âgés en moyenne de 18 mois à 4 ans. Cette orthèse s'adapte à un environnement varié (maison, garderie, école spécialisée, grands-parents, etc.). Elle est bien acceptée par l'enfant et par ses parents et utilisée au minimum 30 minutes le matin et 45 minutes l'après-midi avec un programme progressif. Et rappelons surtout que la technique de fabrication est simple et peu coûteuse.

Références

[1] DIMEGLIO A., HERISSON Ch., SIMON L. 2002. La marche de l'enfant, *Sauramps médical. Montpellier, 1° ed., 98-103 p., 123-124 p.* — [2] BULLINGER A., VASSEUR R., JOUEN F. 2000. Le Bébé, le geste et la trace, in "revue Enfance", *Presses universitaires de France. Evry, 1° ed., 220-233 p.* — [3] BOBATH B., BOBATH K. 1986. Développement de la motricité des enfants IMC, *Masson. Paris, 1° ed., 4-8 p., 32-34 p., 46-53 p., 72-75 p.* — [4] MOULIS B. 2007. Formation Bobath enfant, *Toulouse.* — [5] MOULIS B. 2005. Quand la posture s'imprime dynamiquement, le mouvement s'exprime confortablement intervention : *Congrès pédiatrique, Genève.* — [6] AMIEL-TISON C. 2004 L'infirmité motrice d'origine cérébrale, *Masson. Paris, 2° ed., 88 p., 92 p., 95 p., 256-260 p.* — [7] LE METAYER M. 1999. Rééducation cérébro-motrice du jeune enfant, *Masson. Paris, 2° ed., 38-39 p., 153 p.* — [8] FLEHMIG I. 1993. Le développement normal du nourrisson et ses variations, *Masson. Paris, 1° ed., 173-194 p., 199-200 p., 206 p., 213-214 p.* — [9] BULLINGER A. 2004. Le développement sensori-moteur de l'enfant et ses avatars, *Erès. Toulouse, 1° ed.* — [10] GREP GROUPE ROMAND DES ERGOTHÉRAPEUTES QUI TRAVAILLENT EN PÉDIATRIE 2001 Outil d'évaluation en ergothérapie avec les enfants, *Cahiers de l'EESP. Lausanne, 1° ed., 41-46 p., 47-55 p.*

ERGOTHÉRAPEUTE EN MDPH : ÉVALUATION PLURIDISCIPLINAIRE

L. PEULMEULE*, N. RENARD*, N. SOLANS*

La loi du 11/02/05 "pour l'égalité des droits et des chances, la participation et la citoyenneté des personnes handicapées" institue les Maisons Départementales des Personnes Handicapées (MDPH). Au sein des MDPH, une équipe pluridisciplinaire est chargée d'évaluer les besoins des personnes handicapées et de les aider à mettre en œuvre des compensations aux situations de handicap qu'elles rencontrent.

L'ergothérapeute, au sein de cette équipe pluridisciplinaire, a un rôle spécifique à jouer, variable d'un département à l'autre.

Après avoir évoqué le cadre proposé par la Loi de 2005, ainsi que la spécificité professionnelle de l'ergothérapeute, nous parlerons de notre expérience d'ergothérapeutes au sein de l'équipe pluridisciplinaire d'évaluation de Seine Saint-Denis.

LE CADRE PROPOSÉ PAR LA LOI DU 11.02.2005

Mise en place des Maisons Départementales des Personnes Handicapées :

En 2005 est votée la loi "pour l'égalité des droits et des chances, la participation et la citoyenneté des personnes handicapées". Cette loi intègre pour la première fois une définition du handicap :

> *"Constitue un handicap, au sens de la présente loi, toute limitation d'activité ou restriction de participation à la vie en société subie dans son environnement par une personne en raison d'une altération substantielle, durable ou définitive d'une ou plusieurs fonctions physiques, sensorielles, mentales, cognitives ou psychiques, d'un polyhandicap ou d'un trouble de santé invalidant".*

Elle comporte plusieurs axes, en particulier un axe institutionnel (création des Maisons Départementales des Personnes Handicapées (MDPH) ; droit à la compensation ; accessibilité : scolarité, emploi, transports...) et un axe participatif (représentation des personnes handicapées dans les instances les concernant, participation de la personne à la définition et à la mise en place de son projet de vie). Elle a pour but le plein exercice de la citoyenneté. Ses différentes déclinaisons et applications se basent sur la nouvelle classification de l'Organisation Mondiale de la Santé : la CIF (Classification Internationale du Fonctionnement, du handicap et de la santé) (fig. 1).

---

* Ergothérapeutes – M.D.P.H. 93, 203-213, avenue Paul Vaillant Couturier - 93000 Bobigny

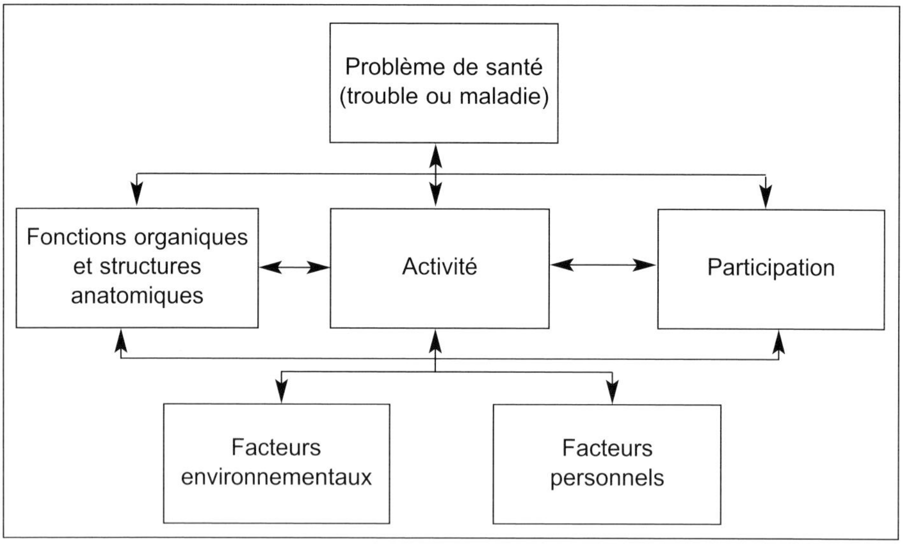

Fig. 1 : Processus du fonctionnement et du handicap – OMS, 2001

Cette classification laisse la part belle à l'activité et à l'environnement, considérant le handicap comme une situation multifactorielle et interagissante. L'évolution générale de la conception du handicap a entraîné le vote de cette loi, instituant les MDPH. L'ergothérapie montre ici qu'elle est en phase avec cette évolution : son essence, ses valeurs et ses outils s'insèrent parfaitement dans ce développement, y trouvant naturellement leur place.

LE GUICHET UNIQUE

Une personne, lorsqu'elle est confrontée à une problématique en lien avec le handicap, prend contact avec la Maison Départementale des Personnes Handicapées. Celle-ci a été pensée comme un guichet unique, où l'usager peut trouver des réponses à ses questions, à son besoin d'accompagnement, à ses demandes.

Ses missions sont définies par la loi :

> *Art. L.146-3. - La maison départementale des personnes handicapées exerce une mission d'accueil, d'information, d'accompagnement et de conseil des personnes handicapées et de leur famille, ainsi que de sensibilisation de tous les citoyens au handicap.*

L'usager peut donc y déposer sa demande de carte d'invalidité, d'Allocation Adulte Handicapé, de Reconnaissance de la Qualité de Travailleur Handicapé ou l'orientation en établissement médico-social. Il peut également y déposer sa demande de Prestation de Compensation du Handicap : c'est une prestation financière dont le but est de répondre aux besoins de compensation de la personne, en matière d'aides humaines, techniques, d'aménagements du logement, d'aménagement du véhicule et de frais de transport, d'aide animalière, de charges spécifiques et exceptionnelles.

Afin de répondre à ces besoins, la MDPH *"met en place et organise le fonctionnement"* (Art. L.146-3, Art. L.146-8, Art. L.146-9, Art. L. 245-2) :

- Une équipe pluridisciplinaire, qui accueille, puis évalue les besoins de compensation de l'usager, *préconise* des solutions en rapport avec les difficultés rencontrées et *propose* à l'usager un plan de compensation.
- La Commission des Droits à l'Autonomie des Personnes Handicapées, qui statue sur les propositions de l'équipe pluridisciplinaire
- Le fonds départemental de compensation, qui intervient après la prestation de compensation du handicap. Il peut également intervenir pour les usagers qui, n'étant pas éligibles à la PCH, ont pourtant des besoins manifestes.

Art. L.146-8. – Une équipe pluridisciplinaire évalue les besoins de compensation de la personne handicapée et son incapacité permanente sur la base de son projet de vie et de références définies par voie réglementaire et propose un plan personnalisé de compensation du handicap [...]. La composition de l'équipe pluridisciplinaire peut varier en fonction de la nature du ou des handicaps de la personne handicapée.

L'ÉQUIPE PLURIDISCIPLINAIRE D'ÉVALUATION

Composition : l'équipe pluridisciplinaire, comme son nom l'indique, présuppose la coordination de professionnels différents œuvrant ensemble dans un même but. Cette équipe est modulable : en effet, chaque usager a une problématique particulière, à laquelle il convient de répondre de façon différenciée. Ainsi, les compétences complémentaires des différents professionnels sont sollicitées en fonction des besoins, parfois complexes et nombreux, de chaque bénéficiaire. On retrouve dans les personnes mobilisables des assistantes sociales, des médecins généralistes et spécialistes, des ergothérapeutes, des psychologues, et tout autre professionnel que nécessite la situation particulière de l'usager ; l'équipe pluridisciplinaire est ainsi en mesure d'apporter une réponse unique et adaptée.

Rôles : cette équipe est amenée à recueillir, aider à la formulation et prendre en compte le projet de vie de la personne handicapée. Elle est également amenée à évaluer les capacités, incapacités et besoins de l'usager, dans tous les domaines de la vie quotidienne.

L'ergothérapeute a ici sa place, grâce aux connaissances anatomiques, physiologiques, cinésiologiques, psychologiques et pathologiques acquises lors de sa formation. De plus, cette équipe doit pouvoir connaître, appliquer et retranscrire les dispositions réglementaires relatives à la prestation de compensation. Enfin, elle propose un Plan Personnalisé de Compensation. Celui-ci contient les réponses proposées aux besoins recensés de l'usager, en tenant compte du projet de vie de celui-ci ; ce plan de compensation est présenté par un référent, interface privilégiée et coordinateur des différents professionnels.

L'équipe pluridisciplinaire d'évaluation dispose d'une trame pour parcourir toutes ces étapes : le Guide d'évaluation multidimensionnelle.

Outils : le Guide d'évaluation multidimensionnelle (GEVA)

Ce guide est un outil mis à disposition des MDPH dans un esprit d'harmonisation des pratiques. Ce n'est pas un bilan, c'est un outil d'observation de la situation – centré sur la personne, ses difficultés et ressources, son projet. Il se présente sous la forme de 8 volets, balayant l'ensemble des capacités et incapacités de l'usager, recensant les données environnementales et tenant compte des interactions de la personne avec celles-ci (fig. 2).

Volets	Contenu
Dossier de base	- identification et modalités d'examen de la demande - projet de vie - synthèse de l'évaluation
1 - familial, social et budgétaire	- relations familiales - situation par rapport à l'emploi - ressources
2 - habitat et cadre de vie	- caractéristiques du logement - accessibilité des services - moyens de transport
3 - scolarité/formation – professionnel	- parcours scolaire et/ou professionnel - état des lieux de la situation
4 - médical	- étiologie, pathologies - anamnèse, antécédents médico-chirurgicaux, traitements - récapitulatif des déficiences, retentissements fonctionnels - évolutivité
5 - psychologique	- tests, analyse psycho-clinique
6 - activités, capacités fonctionnelles	- activités fonctionnelles dont critères d'éligibilité - double cotation : avec/sans aide, de 0 à 4 - prise en compte de l'environnement : facilitateur/obstacle
7 - aides mises en œuvre	- descriptif des interventions de l'entourage, des professionnels et leurs articulations - tableaux journaliers avec : • détail des aides humaines : soins, rééducations, aide ménagère, aidants familiaux, services • aides techniques à disposition
8 - préparation du plan de compensation	- tableaux détaillés par type d'aide (humaine, technique, logement, véhicule…) : • spécification des besoins • codification, tarification et valorisation financière

Fig. 2 : Schéma du GEVA

Préconisations et valorisation financière :

Le Guide d'évaluation étant avant tout un recueil d'informations factuelles sur l'existant et les projets, il est nécessaire d'y adjoindre des argumentaires pour :

- *Expliquer* ces projets, le sens qu'ils ont et le contexte dans lequel ils s'inscrivent pour l'usager.

- *Etablir* le bien-fondé des choix effectués, en mettant en lien les informations contenues dans les différents volets évaluatifs
- *Justifier* subséquemment des fonds publics engagés.

Pour ce qui est des aides techniques et des aménagements (logement, véhicule), l'argumentaire doit être très détaillé : en effet, chaque élément, aide technique, aménagement ou accessoire doit être légitimé dans la mesure où il est susceptible de bénéficier d'une nomenclature spécifique, et conséquemment d'un taux ou d'un tarif de prise en charge propre.

Pour ce qui est de l'aide humaine, le détail est également de rigueur : en effet, des plafonds horaires légaux ont été définis par type d'activité. Il est possible de dépasser ces plafonds en cas de besoin important, mais chaque dépassement doit être dûment motivé et explicité.

L'ERGOTHÉRAPEUTE DANS LA MDPH

Il est important de noter que, outre le fait que les MDPH ne fonctionnent pas de la même façon, le rôle des ergothérapeutes dans chacune d'elle est différent. Certains ergothérapeutes participent à l'évaluation de l'éligibilité de l'usager à la PCH, certains sont en charge de l'évaluation des aides humaines alors que dans d'autres départements ils n'interviennent pas du tout ; certaines MDPH n'ont embauché aucun ergothérapeute. Notre propos sera donc d'envisager l'aptitude de l'ergothérapeute dans les différents domaines pris en compte dans la Prestation de Compensation du Handicap.

Spécificité : L'ergothérapeute est le seul professionnel dont les compétences transverses permettent de relier la situation particulière de l'usager (ses déficiences et incapacités) et son environnement physique. Il est en capacité d'évaluer les déficiences, les incapacités de l'usager ou leurs conséquences.

> *Art. R4331-1 du code de la santé publique : [...] "Les actes professionnels qu'au cours de ces traitements [les ergothérapeutes] sont habilités à accomplir, le cas échéant, au domicile des patients, sur prescription médicale, sont :*
>
> *- 1° Des bilans ostéo-articulaires, neurologiques, musculaires, trophiques, fonctionnels, d'autonomie ou d'évaluation des difficultés relationnelles".*

Il est habilité à effectuer des mises en situation écologiques, qui permettent de prendre en compte l'environnement et les habitudes de vie des personnes. Ces mises en situation se révèlent souvent indispensables, venant confirmer ou infirmer les évaluations préliminaires. Mais l'ergothérapeute se positionne également en amont et en aval de cette évaluation :

- *En amont*, il est capable d'analyser les données personnelles, médicales, comportementales, environnementales collectées. Il les met ainsi en lien avec les capacités fonctionnelles évaluées, mesurant l'adéquation de la pathologie avec les difficultés quotidiennes exprimées ou rencontrées.
- *En aval*, il déduit de ces évaluations et analyses les propositions répondant aux besoins de compensation de l'usager.

L'ergothérapeute, comme dans toute structure, met en lien ce que l'usager dit, ce qu'il fait réellement, ce que son environnement révèle et ce que les données liées à sa pathologie impliquent. C'est un interlocuteur averti pour les problématiques touchant à l'accessibilité et à l'aménagement du logement ; il est donc à même d'évaluer et de recueillir des informations sur celui-ci (D'Erceville D. *et coll* 2000), dont découleront des propositions d'aménagement.

L'ERGOTHÉRAPEUTE ET L'ÉLIGIBILITÉ À LA PCH

Certains départements font appel à des ergothérapeutes, en liaison avec d'autres professionnels, pour évaluer l'éligibilité des usagers à la PCH. Cette évaluation est faite sur la base d'un bilan d'autonomie concernant les 20 items du volet 6 liés à l'éligibilité. Elle engage la MDPH à une visite au domicile systématique, certes coûteuse en temps, mais plus dans l'esprit de la loi : au domicile, en situation réelle et dans l'environnement quotidien.

L'ergothérapeute et l'évaluation des aides humaines : l'ergothérapeute est habilité à intervenir sur l'environnement humain : il connaît les conséquences induites par une pathologie, il connaît les activités de vie quotidienne et les compétences qu'elles sous-tendent. Il est donc capable de définir quand l'usager a besoin d'aide. Il a l'expérience des actes de vie quotidienne de par sa formation, connaît les techniques de manutention et d'utilisation du matériel. Il est donc bien placé pour définir le temps d'aide nécessaire :

> *Ergothérapie : guide de pratique : "L'ergothérapeute analyse les besoins d'aide humaine en vue du retour ou du maintien dans le lieu de vie".*

Souvent, les ergothérapeutes en MDPH sont cantonnés dans leur rôle de techniciens et interviennent peu dans les préconisations d'aide humaine. Nous avons vu précédemment que les ergothérapeutes sont compétents pour l'évaluer ; compétents, certes, mais il est également souhaitable qu'ils puissent intervenir à ce niveau. Il paraît illusoire de rendre une préconisation de qualité sur ces besoins humains tout en méconnaissant les liens qu'ils entretiennent avec les aides techniques et le bâti. L'acquisition d'une simple planche de bain peut remettre en question l'utilité d'une auxiliaire de vie pour les actes liés à la toilette, par exemple. L'ergothérapeute évalue les capacités de l'usager en situation. Il sait donc si la réponse adéquate est d'ordre humain, ou si elle est d'ordre technique, et il fait ce choix en fonction des capacités évaluées précédemment. Il cherche à favoriser lorsque c'est possible la conservation des capacités fonctionnelles plutôt que de souscrire à l'assistance d'un tiers.

Cette position est importante car on sait que l'aide humaine représente sur le long terme une charge financière bien plus importante que la plupart des aides techniques.

Lorsque l'aide nécessaire est d'ordre humain, l'ergothérapeute connaît la nature des activités concernées, et il sait à quel moment de la journée elle doit intervenir. Il a également une connaissance assez large des actes pouvant être effectués par les aidants, en particulier en ce qui concerne les actes essentiels de la vie. Sans perdre de vue la recherche d'une plus grande autonomie et le respect de la personne, il peut ainsi déterminer, par activité, le temps d'aide humaine nécessaire.

L'ERGOTHÉRAPEUTE ET LES AIDES TECHNIQUES ET AMÉNAGEMENTS

Il entre bien sûr dans les attributions des ergothérapeutes d'intervenir sur l'environnement matériel de l'usager :

Art. R4331-1 du code de la santé publique : "[...] Les actes professionnels qu'au cours de ces traitements [les ergothérapeutes] sont habilités à accomplir, le cas échéant, au domicile des patients, sur prescription médicale, sont : [...]"

- 4° L'application d'appareillages et de matériels d'aide technique appropriés à l'ergothérapie.

L'ergothérapeute connaît les difficultés rencontrées par la personne, les stratégies qu'elle a mises en place d'après les volets précédents et ses propres évaluations. Il a de plus une large connaissance des moyens de compensation, et est capable d'entrer en relation avec les professionnels de terrain en utilisant un langage commun : réseaux de soin bien sûr, mais aussi réseaux de vente de matériel, et les professionnels du bâtiment.

Nous avons vu que les besoins en matière d'aides techniques devaient être précisés, les nomenclatures détaillées point par point ainsi que les tarifs en regard du montant des devis. Lorsque la possibilité lui en est donnée, l'ergothérapeute peut prendre en charge la partie relative aux aides techniques de l'évaluation, en passant par l'essai du matériel à domicile, et ce jusqu'à la mise en œuvre, en passant par la valorisation financière.

Il est important de faire un focus sur ce dernier point : en effet, la valorisation financière des aides techniques préconisées engage les fonds de l'usager dans un premier temps. Il est fréquent qu'il reste une partie à sa charge qui, même si elle est faible en proportion de la somme totale, reste lourde pour certaines personnes. D'autre part, cette valorisation engage des fonds publics, parfois importants. Ces deux raisons rendent nécessaire la présence d'un professionnel averti même lors de cette étape. La PCH exige le détail de chaque aide, option, ou accessoire car chacun d'entre eux peut bénéficier d'une tarification particulière. Ces tarifications sont détaillées par catégories et non par article, ce qui implique que pour minimiser le risque d'erreurs, il est indispensable que ce soit un professionnel connaissant ces matériels qui détermine ces données. Il est à noter qu'un ergothérapeute s'occupant de cette valorisation aura une vue d'ensemble du projet relatif aux aides techniques ; ainsi, il sera plus à même de tenir compte de sa viabilité dans ses préconisations.

Enfin, pour la problématique touchant à l'environnement physique et au cadre de vie, il bénéficie de savoirs spécifiques qui lui permettent de proposer des solutions aux difficultés architecturales rencontrées :

"Art. R4331-1 du code de la santé publique : [...] Ces activités peuvent être assorties d'actions sur l'environnement".

NOTRE EXPÉRIENCE À LA MDPH DE SEINE SAINT-DENIS

L'ÉQUIPE PLURIDISCIPLINAIRE D'ÉVALUATION

La Loi de 2005 ne précise pas la composition de l'équipe pluridisciplinaire mais ses compétences, laissant ainsi à chaque département le choix de réunir le personnel qui lui semble le plus adéquat à la charge qui lui est dévolue.

Art R.146-27. – L'équipe pluridisciplinaire mentionnée à l'article L. 146-8 réunit des professionnels ayant des compétences médicales ou paramédicales, des compétences dans les domaines de la psychologie, du travail social, de la formation scolaire et universitaire, de l'emploi et de la formation professionnelle.

A la MDPH de Seine St-Denis, l'équipe d'évaluation "adultes" se compose de :

- 13 médecins généralistes et 3 spécialistes (6.5 ETP) ; 21 "travailleurs médico-sociaux" : 7 assistants de service social, 4 éducateurs spécialisés, 1 Conseiller en Economie Sociale et Familiale, 2 infirmiers, 4 psychologues, 3 ergothérapeutes (16.6 ETP).

L'ÉLIGIBILITÉ À LA PCH

L'évaluation de l'éligibilité des usagers à la PCH est faite sur la base d'un certificat médical joint à un bilan d'autonomie rempli par le médecin traitant. Ce bilan ressort les 20 items du volet 6 liés à l'éligibilité. Pour être éligible, la personne doit présenter au moins une difficulté absolue ou deux difficultés graves.

Ce fonctionnement a des avantages et des inconvénients : l'avantage principal réside dans la rapidité avec laquelle l'éligibilité d'un usager peut être évaluée. L'inconvénient principal est que le bilan d'autonomie est parfois mal rempli, mal compris par les professionnels de terrain. Il est à noter que les items concernant les déficits sensoriels ou les handicaps psychiques sont peu nombreux et rendent leur évaluation sur pièces parfois difficile.

Les ergothérapeutes n'interviennent pas à ce niveau qui est géré par un binôme constitué de deux membres de l'équipe d'évaluation : un médecin et un "travailleur social". Le binôme, non seulement évalue, sur pièces, l'éligibilité de la personne à la PCH, mais également étudie les éléments du dossier (demandes, projet de vie…) pour orienter dans le choix de la spécialité du référent. Ce choix a été fait à cause du manque d'ergothérapeutes qui a engendré beaucoup de retard sur les dossiers relevant majoritairement des ergothérapeutes (demandes exprimées d'aides techniques et/ou d'aménagement du logement et/ou du véhicule). L'équipe réfléchit actuellement à une modification de ce fonctionnement et à faire intervenir un ergothérapeute dès le début de l'évaluation, car il peut plus facilement apprécier la complexité de la situation.

LA GESTION DES DOSSIERS ÉLIGIBLES À LA PCH

Dans la loi, il est toujours question du rôle de l'équipe pluridisciplinaire. En Seine St-Denis, chaque dossier est confié à un membre de l'équipe, selon l'orientation donnée par le binôme : c'est le référent.

Le référent du dossier est chargé de tout le suivi depuis l'évaluation jusqu'à la validation par la commission de droits et de l'autonomie des personnes handicapées (CDAPH). C'est généralement à ce même référent que le dossier sera confié en cas de nouvelle demande ou de réévaluation. Le suivi se fait selon la procédure énoncée ci-dessus. Les ergothérapeutes sont généralement référents des dossiers de personnes demandant un aménagement du domicile et/ou de nombreuses aides techniques et/ou un aménagement du véhicule.

L'évaluateur : lorsque le référent d'un dossier ne se sent pas compétent pour traiter l'un des aspects de l'évaluation ou de la préconisation, il demande de l'aide à un autre membre de l'équipe plus spécialisé dans ce domaine. Par exemple, le médecin demande l'aide d'une assistante sociale pour conseiller une personne dans le choix d'un organisme prestataire d'aide humaine ou la mise en place d'un aidant en emploi direct ; l'assistante sociale demandera à l'ergothérapeute d'aider la personne à choisir un siège de douche, etc.

En tant qu'ergothérapeutes, nous sommes souvent sollicités par nos collègues à plusieurs niveaux : la recherche d'informations : liste de professionnels (revendeurs...) ; l'évaluation et le conseil pour l'aménagement du logement et la préconisation des aides techniques ; le conseil auprès d'un bailleur, entrepreneur ou organisme (Pact Arim) s'occupant de l'aménagement d'un logement ; le décryptage des devis (et parfois de demandes des usagers) et leur valorisation dans le cadre de la PCH.

L'ÉCHANGE ET LA MISE EN COMMUN D'INFORMATIONS

Pour une plus grande efficacité, et un gain de temps, chaque membre de l'équipe met un certain nombre de documents plus ou moins spécifiques à sa spécialité, à la disposition de tous : listes des organismes proposant des aides humaines, coordonnées des tuteurs de l'UDAF ou des assistantes sociales de secteurs, liste des revendeurs médicaux... Il n'est pas question de perdre la spécificité de chacun et d'uniformiser nos pratiques. Il s'agit de permettre aux autres professionnels de trouver des repères dans les domaines qui ne sont pas les leurs. Cela permet non seulement un gain de temps (la recherche des informations est très chronophage) mais aussi d'éviter un certain nombre d'erreurs (les documents partagés sont des documents officiels ou des informations de source sûre).

En tant qu'ergothérapeutes, nous avons élaboré un certain nombre de "documents" tout en invitant nos collègues à consulter un ergothérapeute à la moindre hésitation :

- *Permis de conduire* et véhicule adapté : résumé de la réglementation ; procédure et démarches ; professionnels ; prise en charge dans le cadre de la PCH.
- *Fauteuils roulants :* tableau comparatif fauteuil manuel, fauteuil électrique, accessoires... ; procédures : prescription, essais, validation... ; prise en charge Sécurité Sociale et/ou PCH.
- *Aides techniques :* conseils généraux de base ; prise en charge Sécurité Sociale et/ou PCH ; les principales aides techniques.

LES RELATIONS AVEC LES AUTRES PROFESSIONNELS (HORS MDPH)

Comme nous l'avons dit plus haut, le référent se met souvent en relation avec les personnes qui peuvent apporter des éléments pour ajuster au mieux l'évaluation et les propositions à l'usager. Ceci est particulièrement important quand il est suivi par une structure sanitaire et sociale.

En tant que "guichet unique" la MDPH reçoit toutes les demandes des personnes handicapées, qu'elles soient exprimées à la réalisation du dossier, ou plus tard, lors de l'entretien d'évaluation. Le personnel se doit d'informer chaque usager de ses droits, même hors MDPH (allocation représentative d'aide ménagère, crédits d'impôts, droit au logement opposable...) et de l'orienter vers les référents correspondants. Il est parfois nécessaire que le référent de la MDPH prenne contact avec eux pour éclaircir une situation ou faire avancer un dossier.

Art L.146-3 [...] La maison départementale des personnes handicapées assure à la personne handicapée et à sa famille [...] l'accompagnement et les médiations que cette mise en œuvre peut requérir [...].

Pour l'exercice de ses missions, la maison départementale des personnes handicapées peut s'appuyer sur des centres communaux d'action sociale ou des organismes assurant des services d'évaluation et d'accompagnement des besoins des personnes handicapées [...].

La maison départementale des personnes handicapées organise des actions de coordination avec les autres dispositifs sanitaires et médico-sociaux concernant les personnes handicapées.

Ainsi, en tant qu'ergothérapeute de la MDPH, nous travaillons en lien avec :

* **Dans les établissements et services sanitaires et sociaux** ainsi que les services sociaux de secteur ou de la Caisse Régionale d'Assurance Maladie d'Ile-de-France (CRAMIF) :

Les ergothérapeutes : généralement nous leur demandons de nous communiquer des bilans d'autonomie, des comptes rendus de visite à domicile, leurs préconisations et leurs argumentaires pour le choix des aides techniques.

Les travailleurs sociaux : quand certains aspects administratifs sont difficiles à gérer directement avec l'usager et sa famille.

Cette mise en commun du travail de chacun permet d'établir des réseaux professionnels, des relations de confiance mutuelle, et un gain de temps dans le traitement des dossiers.

* **Dans le domaine du logement :**

Les responsables et les techniciens du Pact Arim. La PCH concernant l'aménagement du logement est plafonnée à 10 000 € sur 10 ans. Quand l'aménagement nécessite un investissement plus important, nous orientons la personne vers cette structure, à laquelle nous transmettons nos préconisations, puisqu'il n'y a pas d'ergothérapeute au Pact Arim de Seine St-Denis.

Les responsables et techniciens des bailleurs. Pour toute intervention sur le bâti, il faut l'accord du propriétaire. De plus, la réglementation permet aux propriétaires de bénéficier d'avantages fiscaux pour l'aménagement de logement pour des personnes handicapées. Il est donc fréquent que nous transmettions au bailleur une demande de travaux ou de relogement en précisant les aménagements adaptés nécessaires. Quand le bailleur prend en charge les travaux, il n'est pas rare qu'il nous demande, en tant qu'expert départemental, d'élaborer le projet d'aménagement avec ses techniciens. En cas de relogement, il nous est parfois demandé de vérifier si le logement proposé convient à la personne handicapée.

Les entrepreneurs pour leur présenter nos propositions et trouver avec eux la meilleure adéquation entre les impératifs liés au handicap et ceux liés au bâti.

*** Dans le domaine des aides techniques :**

Les fabricants, revendeurs et autres prestataires : nous tenir informés des produits et prestations nous permet de conseiller au mieux les usagers (tout en respectant une stricte neutralité).

COMMENTAIRES SUR NOTRE EXPÉRIENCE

A la MDPH de Seine St-Denis, l'ergothérapeute, prenant en compte les aspects médicaux, psychologique, social, matériel, technologique et architectural, élabore, avec l'usager, un plan personnalisé pluri-disciplinaire concernant les aides humaines, les aides techniques, les aménagements environnementaux ainsi que des moyens de financement. Ce plan personnalisé pluri-disciplinaire, bien souvent ne peut être ajusté à l'usager que grâce aux échanges inter-disciplinaires qui existent dans l'équipe. Sa finalisation, quant à elle est favorisée par les relations trans-disciplinaires que nous entretenons avec "l'extérieur" (Guihard J.-P., 2002). Le retard dans le traitement des dossiers nous empêche de consacrer du temps à un point important, pourtant prévu par la loi, qui est la mise en œuvre du plan personnalisé de compensation du handicap.

> *Art L.146-3 [...] La maison départementale des personnes handicapées assure à la personne handicapée et à sa famille [...] l'aide nécessaire à la mise en œuvre des décisions prises par la commission des droits à l'autonomie des personnes handicapées.*

* *
*

L'évolution légale et représentative de la notion de handicap offre à l'ergothérapie un terrain d'exercice plus étendu, en adéquation avec les évolutions les plus actuelles de la profession. Les professionnels employés dans les MDPH apportent une réelle valeur ajoutée : d'une part parce que leur vision du handicap se calque sur les dernières évolutions, et d'autre part parce que leurs compétences transversales et leur vision synoptique des situations leur permettent de s'approprier réellement les outils mis à leur disposition.

Les compétences méthodologiques, relationnelles et médico-techniques des ergothérapeutes leur permettent d'assurer un accompagnement équilibré entre le projet de vie de l'usager, ses désirs, et ses besoins réels de compensation.

Ils ne sont pas indispensables au fonctionnement des MDPH ni à la quantité de dossiers traités ; ils sont indispensables à la qualité du service due aux usagers, à la qualité de l'évaluation de leurs besoins, et à la qualité des réponses apportées.

RÉSUMÉ

Les ergothérapeutes de la Maison Départementale des Personnes Handicapées de la Seine Saint Denis sont amenées à évaluer toutes les demandes concernant la compensation du handicap : aménagement architectural, aides techniques et aides humaines. Elles ont un rôle transversal spécifique tant en interne au sein de l'équipe pluridisciplinaire qu'auprès des autres professionnels en externe.

RÉFÉRENCES

D'ERCEVILLE D., DETRAZ M.C., EIBERLE F., GABLE G., GUILHARD J.P., TURLAN N., MOREAU A. 2000. (coord.) Ergothérapie : guide de pratique, *ANFE Paris, p. 25-26.* — GUILHARD J.P. 2002. Et si l'ergothérapie était une condiscipline parce qu'indisciplinée ? in *"ErgOThérapies", ANFE Solal 7, 19-26.* — Loi n° 2001-1247 du 21 décembre 2001 et Bulletin Officiel des Impôts (Réf.6 C-4-02), N° 177 du 15 octobre 2002.

Nouveau programme des études d'ergothérapie, arrêté du 24.09.1990 – JO du 26.09.90.

DANS L'ACCOMPAGNEMENT DE PERSONNES ATTEINTES DE SCLÉROSE EN PLAQUES : LE RÔLE DE L'ERGOTHÉRAPEUTE DANS LA PRÉSERVATION DES CAPACITÉS DE DÉPLACEMENTS

S. LOUVEL*, C. TALLONNEAU*

La sclérose en plaques est une pathologie neurologique évolutive. Elle se manifeste notamment par des altérations des capacités motrices et/ou cognitives, qui rendent difficile la réalisation de l'ensemble des activités de vie quotidienne. Une personne peut ainsi perdre son autonomie (capacités à prendre des décisions, selon ses valeurs et à assumer les conséquences) et/ou son indépendance (capacités fonctionnelles à accomplir les activités de vie quotidienne). La perte est progressive ou immédiate, définitive ou provisoire. Pouvoir se déplacer selon ses désirs et ses besoins permet d'entretenir des relations sociales, professionnelles et/ou familiales (a contrario s'en sentir incapable peut générer un sentiment de culpabilité, d'inutilité).

Notre rôle, en tant qu'ergothérapeutes, est de permettre à ces patients de maintenir leur indépendance et leur autonomie, notamment en terme de mobilité. L'indépendance dans les activités de la vie quotidienne et l'aménagement du domicile seront abordés ici de manière succincte. Nous insisterons davantage sur l'accompagnement du patient, en vue de l'acquisition d'un fauteuil roulant et de la régularisation du permis de conduire.

Notre réflexion concernant le fauteuil roulant et la conduite automobile nous a amenés à réaliser, en équipe pluridisciplinaire, une réunion d'information destinée à ces patients.

EVALUATION DES CAPACITÉS/INCAPACITÉS

EVALUATION DE L'INDÉPENDANCE DU PATIENT DANS LES ACTIVITÉS DE VIE QUOTIDIENNE

Grâce à un bilan réalisé un matin en chambre ou par une mise en situation habillage/déshabillage, nous étudions : les déplacements et la réalisation des transferts ; la qualité de l'équilibre debout ; les capacités fonctionnelles des membres supérieurs (pour laver différentes parties du corps, coiffage...) ; les capacités de préhensions (boutonnage, laçage, ouverture du tube de dentifrice...).

Il s'agit de déterminer si : la personne se met en danger ; si l'activité génère une fatigue excessive pour le patient qui ne lui permet pas d'assurer le reste des activités de la journée. Dans ce cas, il faut rechercher si la fatigue est liée au déconditionnement à l'effort ou pas.

---

* Ergothérapeutes, Pôle MPR Saint Hélier - 35000 Rennes

Ce bilan permet ainsi de déterminer les axes de travail en rééducation (travail des transferts, de l'équilibre debout, de la force de préhension, des préhensions fines) et l'intérêt d'un suivi en chambre le matin ; de rechercher des moyens de compensation matériels (essai d'aides techniques : enfile-boutons, manche grossi pour la brosse à dents, siège de douche ou planche de bain pour le domicile, mise en place de barre d'appui) voire humains.

EVALUATION LORS DE LA RÉALISATION DES COURSES, DE LA PRÉPARATION D'UN REPAS

Parmi les activités instrumentales de vie quotidienne, nous abordons : la réalisation des courses, la préparation des repas, l'utilisation d'un moyen de transport.

Le patient réalise les courses accompagnées de l'ergothérapeute. L'objectif est d'évaluer : les déplacements du centre jusqu'au supermarché (le périmètre de marche) : la sécurité en fonction de l'irrégularité du sol (devers de trottoirs, bateau au niveau des passages piétons), la fatigabilité, l'adéquation entre les capacités de la personne et son aide de marche éventuelle et/ou future ; les possibilités d'atteinte des objets dans les rayons et leur transport.

En ce qui concerne la préparation des repas, nous déterminons si la personne peut (avec son éventuelle aide de marche actuelle) : prendre seule les ustensiles dans les différents rangements (sur les différentes hauteurs, des objets plus ou moins lourds) ; les déplacer seule et en sécurité, d'un plan à l'autre (d'où l'importance de connaître l'environnement personnel) ; utiliser les ustensiles pour éplucher seule les légumes, couper la viande, ouvrir les sachets en plastique.

Lorsque le patient rencontre des difficultés ou s'épuise, nous lui proposons des moyens de compensation (une desserte à roulettes, un tapis anti-dérapant, des manches de couverts grossis ou coudés, une planche à clous).

INTÉRÊT DE LA MISE EN SITUATION ÉCOLOGIQUE

Cette évaluation se déroule lors d'une séance individuelle ou en groupe pour la réalisation d'un repas. La mise en situation en individuel est l'occasion d'observer plus précisément d'éventuels troubles cognitifs (attention, mémoire) qui peuvent, eux aussi, altérer l'autonomie de la personne. Les "groupes cuisine", bimensuels, ne sont pas réservés aux patients atteints de sclérose en plaques. Ils sont, au contraire, hétérogènes en terme d'autonomie de déplacements, de capacités, de présence ou non de troubles cognitifs, de vécu de la maladie. La participation au groupe est initiée par un thérapeute qui fixe aux encadrants les objectifs de la séance. Les tâches sont réparties au début de la séance et la dynamique de groupe se met en place. Cette activité, bien que partie intégrante de la rééducation est souvent ressentie hors cadre : elle est l'occasion d'échanges entre les patients, sur leurs expériences et leur vécu de la maladie. Elle est aussi une étape en vue du retour à domicile.

La visite à domicile : elle est réalisée lorsque les déplacements deviennent précaires. Elle est l'occasion d'essayer une aide de marche (par exemple, un déambulateur, un fauteuil roulant), d'évaluer l'accessibilité. Les solutions proposées doivent prendre en compte le degré d'acceptation du handicap ainsi que l'évolutivité de la maladie. Par exemple, si la personne veut transformer sa baignoire en douche, nous tentons de la convaincre d'opter immédiatement pour une douche à siphon de sol.

Cette visite est aussi l'occasion de rencontrer l'entourage, de l'informer sur le matériel existant. La famille est un élément clé pour le maintien à domicile. Il est nécessaire de la prendre en considération (par rapport à son ressenti, à ses attentes) pour qu'elle adhère au projet et à la dynamique réadaptative, afin de mettre en place des aides (humaines ou matérielles). L'idée est de faire cheminer la famille, de lui présenter les intérêts des aménagements afin de lui faire accepter les changements. Par ailleurs, avec l'apparition progressive des troubles (qu'ils soient moteurs ou cognitifs), la présence de la famille peut être la condition *sine qua non* au maintien à domicile.

L'objectif général est d'améliorer la qualité de vie du patient. "Cerner" le patient et son entourage, sur leur vécu de la maladie, nous permet de leur suggérer des moyens appropriés, qui leur sont acceptables.

LES DÉPLACEMENTS

Voici une liste non exhaustive de résistances émises par certains patients lors de l'évocation du fauteuil roulant : *"Un fauteuil ? Pour quoi faire, je marche encore." "Si je suis en fauteuil, je vais perdre la marche"* ; *"Mon mari n'en veut pas, mes collègues vont me regarder différemment..."* ; *"Ça serait compliqué, pour le mettre dans la voiture et puis il ne passerait pas dans la maison"* ; *"On va m'enlever le permis, je ne pourrai plus aller chercher mes enfants à l'école"* ; *"Il faudrait acheter une autre voiture, on a changé récemment"* ; *"Non je ne veux pas, je ne fais que des petits trajets et quand je sens que je suis fatigué, je ne conduis pas".*

Ces réflexions de patients, auxquelles nous sommes quotidiennement confrontées, nous ont amenées à revoir notre manière d'aborder le fauteuil roulant et la conduite automobile.

Le fauteuil roulant : l'adhésion du patient au projet de réadaptation est indispensable pour envisager l'acquisition d'un fauteuil roulant (manuel et/ou électrique). Le fauteuil doit être ressenti comme dissociable du corps. Le fait de pouvoir se lever du fauteuil, de l'utiliser quand il le souhaite (ou du moins, donner cette impression au patient) facilite l'acceptation. Le patient utilise le fauteuil quand il l'a décidé, et non parce qu'il y est contraint.

Nous insistons sur le fait que l'utilisation du fauteuil, à certaines périodes de la journée permet d'augmenter le périmètre de déplacements. En effet, certains patients se privent d'activités, telles que les balades entre amis, parce qu'ils savent qu'ils ne pourront pas marcher tout le long du parcours. Le fauteuil peut alors être utilisé tel un déambulateur sur une durée du parcours puis, si la fatigue s'installe, le patient peut s'y asseoir et ainsi poursuivre la balade. Le fauteuil permet aussi d'améliorer la qualité de marche : le patient s'économise lorsqu'il l'utilise. Par exemple, lors d'activités qu'il sait fatigantes, comme préparer le repas (le fait de piétiner dans la cuisine, de rester debout de manière prolongée) il utilise le fauteuil, ce qui lui permet de conserver son "énergie" pour une autre activité. Là encore, il a besoin de sentir que le fauteuil n'est pas une obligation mais un moyen de soulagement possible, utilisable seulement lorsqu'il l'a décidé. Une acquisition précoce peut faciliter l'acceptation.

Notre rôle d'ergothérapeutes est d'aider le patient à cheminer sur cette démarche. Le fauteuil est une aide technique personnalisée. En fonction des besoins personnels du patient (déplacements habituels, transferts voiture, accessibilité du domicile...), un cahier des charges est établi. Il permet de déterminer le choix du type de fauteuil : manuel ou électrique ou bien les deux. Une fois le cahier des charges réalisé, des essais sont entrepris afin de comparer les différents modèles, de tester les options. Ces essais sont indispensables pour une bonne adéquation du matériel à la personne. Le patient fait les essais au sein du centre de rééducation mais aussi, et il faut insister là-dessus, dans l'environnement immédiat du patient (domicile, lieu de travail...). Il faut laisser au patient (et éventuellement à son entourage) le temps de s'approprier le matériel et de se rendre compte de lui-même du bénéfice qu'il pourra en tirer.

Prenons le cas d'une femme, que nous appellerons Mme L. *Au fur et à mesure que son périmètre de marche se restreignait, elle se désocialisait. Elle ne sortait quasiment plus de chez elle, dormait la plupart du temps. Son moral était très fragile. Arrivée au Pôle Saint Hélier, elle adhérait plus ou moins au projet d'acquisition d'un fauteuil. Le regard des autres la bloquait. Il n'était pas question, pour elle, d'essayer le fauteuil à domicile sur un week-end. Même au sein de l'établissement, où circulent beaucoup de personnes en fauteuil, elle refusait de faire des essais. Elle ne voulait pas être vue en fauteuil. Finalement, elle a accepté de faire des essais dans les alentours de l'établissement. Elle a pu le manipuler puis s'est mise derrière, en l'utilisant comme un déambulateur. Elle a interpellé l'ergothérapeute, en lui disant que les gens la regardaient et il a fallu lui faire remarquer que les gens avaient plutôt l'habitude de voir un fauteuil avec quelqu'un assis dedans plutôt qu'un fauteuil vide. Les essais ont ainsi pu se poursuivre et elle en a fait l'acquisition.*

Cette expérience montre la nécessité d'accompagner le patient, pas à pas, dans cette démarche difficile d'acceptation du fauteuil roulant. La relation d'aide permet à la personne de se confier sur ses craintes/inquiétudes relatives à l'évolution de la pathologie. Dans cet exemple, l'accompagnement a permis à la patiente de cheminer par rapport à l'acquisition d'un fauteuil roulant. Elle a pu ainsi poursuivre ses activités extérieures et donc conserver ses liens sociaux.

Le fauteuil roulant est souvent associé, par la personne et son entourage, à une aggravation de la maladie. L'objectif est donc de dédramatiser, de modifier l'image que renvoie le fauteuil. Il s'agit de faire prendre conscience au patient que le fauteuil est un moyen de conserver son autonomie de déplacements, de s'économiser et non de l'empêcher de marcher.

La conduite automobile : autre point incontournable des déplacements : la conduite automobile. Elle est un facteur d'autonomie pour nombre d'activités quasi-quotidiennes (faire les courses, se rendre sur le lieu de travail, visiter des amis...). Chez les personnes atteintes de sclérose en plaques, qui n'ont plus toujours la capacité de travailler, de faire leurs courses seules, la conduite automobile est un moyen indispensable de conserver une vie sociale. Certains de ces patients conduisent malgré des capacités motrices très limitées. Ils ignorent parfois les moyens et démarches nécessaires à la poursuite de la conduite. Notre objectif, en tant que professionnels, est donc de permettre à ces personnes de continuer à conduire, dans des conditions acceptables en terme de confort, sécurité individuelle et sécurité des autres usagers de la route.

Rappel réglementaire : il s'agit d'informer le patient le plus tôt possible sur la nécessité et le devoir de régulariser le permis de conduire. Pour cela, nous nous appuyons sur le texte de loi suivant : *"Arrêté du 07 mai 1997 modifié le 21 décembre 2005 paru au journal officiel du 28 décembre 2005"* qui fixe la liste des affections médicales incompatibles avec l'obtention ou le maintien du permis. D'après la législation française, le patient doit lui-même faire les démarches de régularisation. Il s'agit d'une visite médicale au service des permis de conduire (Préfecture), le patient est soumis à différents tests pour contrôler son aptitude à conduire.

D'un point de vue juridique, si le patient a causé un dommage lors d'un accident de la route sans être en conformité avec la loi, il engage sa responsabilité civile et pénale. Dans le versant civil, le patient sera considéré en tort. Sur le plan pénal, le patient sera accusé de mise en danger de la vie d'autrui (article 223-1 du code pénal) ou d'autres fondements (article 221-6 du code pénal). Légalement, les assurances n'ont pas le droit d'interroger les patients sur leur condition physique et mentale (selon la loi du 06 janvier 1978 relative à l'informatique, aux fichiers et aux libertés). L'assureur peut cependant, en vertu des articles L.113-8 et L.113-9 du Code Pénal, obtenir une diminution voire l'exclusion de sa participation à l'indemnisation (donnent les moyens juridiques permettant soit d'exclure totalement sa participation dans le cadre de l'indemnisation des dommages soit d'en réduire le montant selon que l'assuré est jugé de bonne foi ou non). Le contrat d'assurance peut également comporter des clauses prévoyant une exclusion de garantie sur des certificats non valides, sur un transport effectué dans des conditions non suffisantes de sécurité. En pratique, les assureurs ne sont pas tous informés de la loi.

Nous essayons d'expliquer au patient ces textes de loi et de les accompagner dans cette démarche, s'ils le souhaitent. Nous ne sommes pas là pour leur "enlever leur permis" mais pour éventuellement leur proposer des aménagements nécessaires. Afin de laisser une trace de l'information donnée au patient, une plaquette a été réalisée au sein de l'établissement. Elle s'intitule *"Poursuivre la conduite automobile ?"* et est systématiquement remise au patient. Elle a pour but d'informer sur la régularisation du permis de conduire (texte de loi, démarches, moyens) et de sensibiliser les personnes.

Notre expérience montre qu'il est nécessaire de laisser cheminer le patient (délai variable) avant d'aborder à nouveau la conduite : soit il nous en reparle spontanément, soit nous lui en reparlons après quelques séances. Il n'accepte pas toujours d'être confronté aux conséquences du handicap (par exemple, aménagements du poste de conduite). Nous restons disponibles, s'il a des interrogations, des craintes qu'on lui "supprime" le permis. Il s'agit de l'inciter à devenir acteur de la démarche et non de lui forcer la main.

Mises en situation de conduite : en fonction des difficultés mises en évidence par les bilans pluridisciplinaires (par le masseur kinésithérapeute, l'ergothérapeute, l'orthophoniste ou le neuropsychologue), nous proposerons le moyen d'évaluation de la conduite qui nous semble le plus pertinent : soit l'auto-école (troubles cognitifs et moteurs), soit le simulateur (s'il y a des troubles moteurs essentiellement), soit les deux notamment lors d'aménagements de véhicule.

Nous travaillons en partenariat avec une auto-école qui dispose de la plupart des aménagements. Le coût de la leçon en auto-école reste aujourd'hui à la charge du patient (il varie de 35 à 45 € selon les aménagements nécessaires). Les moniteurs sont sensibilisés au handicap. Par ailleurs, notre connaissance du patient permet de comprendre certaines de ses attitudes lors de la conduite. Ainsi, les avis de l'ergothérapeute et du moniteur sont complémentaires : l'un connaît les aptitudes du patient, les éléments liés à la maladie, l'autre, les aptitudes requises pour conduire. Le moniteur peut faire la différence entre les mauvaises habitudes de conduite et les incapacités. Le patient peut être gêné par un déficit de releveur, un temps de réaction trop long, de la spasticité. Nous accompagnons généralement la personne à cette séance qui dure une heure. Notre présence crée un lien avec le patient. Celui-ci appréhende souvent cette séance et le moniteur est parfois perçu comme celui qui peut empêcher la conduite. Un compte rendu de la séance est remis à l'ergothérapeute, qui en fournit un double au patient. Si la séance a eu lieu avec des aménagements, le patient aura un apprentissage de quelques heures à faire avant la régularisation. Le simulateur de conduite est également utilisé par les ergothérapeutes. Il est généralement moins pertinent que la mise en situation réelle. En effet, les patients ne prennent pas toujours conscience de leurs troubles et se retranchent, lorsque l'évaluation est négative, vers le fait que ce soit comme "un jeu vidéo". La décision d'évaluer les capacités de conduite doit être prise par le patient lui-même et non imposée par le thérapeute. Si elle n'est pas de son initiative, il n'ira pas jusqu'au terme de la démarche de régularisation. Après l'évaluation, la personne semble généralement soulagée et elle perçoit l'intérêt des démarches engagées. Nous l'orientons dans les démarches administratives auprès de la préfecture et dans les démarches de financements pour les éventuels aménagements de véhicule (démarches à faire auprès de la Maison Départementale des Personnes Handicapées).

Après les mises en situation : la loi 75-534 du 30 juin 1975 a institué la gratuité des visites médicales auxquelles sont astreintes, conformément aux dispositions du code de la route, les personnes handicapées de l'appareil locomoteur candidats ou titulaires du permis de conduire. La présence ou non d'aménagements du véhicule n'entre pas en ligne de compte pour déterminer la gratuité des visites médicales.

Lors de sa convocation à la préfecture, le patient se munit du compte rendu de la séance sur simulateur ou en auto-école, ainsi que d'un courrier de son médecin. Il appréhende tant l'avis de la commission que la durée de validité du permis qui lui sera accordée (la durée de validité est toujours déterminée lorsqu'il s'agit d'une maladie évolutive). Si la conduite est envisagée avec aménagements, il faut en plus un contrôle de l'inspecteur qui juge de la bonne utilisation du matériel.

La conduite est souvent abordée tard dans la prise en charge réadaptative : les patients sont dans l'ignorance et lorsque des difficultés apparaissent, certains arrêtent, d'autres poursuivent, en modulant (en dehors des périodes de fatigue, par exemple, plutôt le matin ou s'ils n'ont pas eu d'activités avant) et parfois même, les aménagements existant ne suffisent plus à compenser les incapacités. Les informer précocement et les accompagner dans les démarches de régularisation du permis permet de maintenir leur autonomie.

Néanmoins, un autre problème se pose, parce que les difficultés ne sont pas toujours compensables (troubles visuels, d'attention, manque de motricité dans les membres supérieurs). Ainsi, lorsqu'il y a arrêt de la conduite, l'autonomie est fonction de l'environnement humain, de la situation géographique du domicile. Les services de transports proposés sont très variables, souvent peu développés, onéreux, et nécessitent une programmation en amont précoce.

Conduire n'est pas inné, c'est un droit qui peut à tout instant être remis en cause. Une collaboration entre les médecins et inspecteurs de la préfecture, des ergothérapeutes, neuropsychologues et assistantes sociales semble nécessaire pour mieux évaluer et accompagner le patient dans ces démarches.

PLACE DE L'ÉDUCATION

Un cycle de réunions d'information pour les personnes atteintes de SEP : *"Vivre avec la SEP"*, a été réfléchi en équipe pluridisciplinaire, au sein du Pôle Saint-Hélier afin d'informer les patients et leurs familles sur la maladie et ses conséquences.

L'objectif est de leur faire prendre conscience de la pathologie et de ses répercussions, dans l'intérêt de préserver le plus longtemps possible l'autonomie.

Il s'agit d'un groupe de 20 à 25 personnes qui peuvent être accompagnées d'une personne de leur entourage. Le critère d'inclusion retenu est l'EDSS, compris entre 3.5 et 6.5 L'E.D.S.S. : Expanded Disability Status Scale est une échelle validée utilisée pour évaluer le handicap chez des patients atteints de SEP. Elle tient compte des paramètres fonctionnels et des capacités ambulatoires. Elle s'étale de 0 : examen neurologique normal, à 10 : décès du patient. Les patients inclus au groupe de réunion ont des capacités de marche. Les personnes qui démarrent le cycle s'engagent à participer à chaque réunion.

Le cycle est, pour le moment, réalisé à titre expérimental. Il se déroule sur six modules :

- L'activité physique, présentée par les masseurs kinésithérapeutes ;
- Les fauteuils roulants et la conduite automobile, présentés par les ergothérapeutes ;
- Les troubles urinaires et sphinctériens, présentés par les infirmières ;
- Le syndrome dépressif présenté par les psychologues ;
- Les droits sociaux et les démarches, présentés par les assistantes sociales.

Un livret comprenant l'essentiel des informations données est remis à chaque patient. L'intervention des différents thérapeutes, se termine par des questions ouvertes qui reprennent les idées principales et élargissent le sujet pour introduire le débat. Un questionnaire est remis à chaque personne présente à la fin de la séance. Il évalue la pertinence et la satisfaction du sujet abordé.

De plus, une évaluation des connaissances concernant les différents thèmes abordés est réalisée avant et après le cycle. Elle s'adresse aux patients et aux accompagnants. L'idée est d'apprécier l'impact du cycle sur leur cheminement face à l'évolution de la maladie.

L'objectif général de ce cycle est d'optimiser la prise en charge rééducative et réadaptative lors des séjours annuels.

* *
*

La sclérose en plaques a des répercussions dans plusieurs domaines de la vie quotidienne. La complexité des atteintes entraîne des tableaux cliniques variés. L'autonomie de déplacements est systématiquement altérée, ce qui majore le risque de désocialisation et de repli sur soi-même. La prise en charge précoce de ces patients, en centre de médecine physique et de réadaptation fonctionnelle, est donc essentielle pour maintenir voire améliorer leur qualité de vie. Le fauteuil est présenté comme un moyen de conserver ses habitudes de vie et non comme une étape de la maladie.

Les personnes ont besoin d'être reconnues dans leurs difficultés et se sentir comprises dans leur vécu quotidien. La réunion d'informations prend ici tout son sens. Elle permet au patient et à son entourage de prendre conscience de la pathologie (déni) et ainsi de mieux accepter les aides éventuelles (fauteuil roulant, aménagements de véhicules).

A l'avenir, le partage de notre expérience professionnelle permettrait de toucher un nombre plus important de personnes, n'ayant pas forcément accès aujourd'hui à la rééducation.

RÉSUMÉ

Le Pôle Saint-Hélier accueille, pour un séjour de rééducation et de réadaptation, environ 450 personnes atteintes de sclérose en plaques par an. Elles bénéficient d'une prise en charge pluridisciplinaire.

Dans un cadre réadaptatif, l'ergothérapeute évalue et optimise l'indépendance dans les activités de la vie quotidienne et l'autonomie dans les déplacements (fauteuils roulants et conduite automobile).

Afin de sensibiliser, précocement, les personnes atteintes de sclérose en plaques, un cycle de réunions d'information a été mis en place.

RÉFÉRENCES

BENETON C, BESSON P, GRANJON M, Sclérose en Plaques et rééducation, Encyclopédie Médico-Chirurgicale, 26-472-A-10, *Edition Elsevier, Paris, pages 1-12.* — BERNIER C, VILLARD A 2008, Réflexions sur l'accession à la conduite automobile pour toute personne en situation de handicap, *Ergothérapies, Edition Solal n° 31, pages 37-40.*

RÉFÉRENCES INTERNET

www.easydroit.fr : code pénal

www.legifrance.gouv.fr : site du journal officiel sur les textes de loi

www.socialingo.ch

VERS UN PLAN DE MISE EN ACCESSIBILITÉ DE LA VOIRIE ET DES ESPACES PUBLICS... L'INTERDISCIPLINARITÉ AU SERVICE DES CITOYENS

N. CHAMBE*

L'accessibilité est devenue une des préoccupations de nombreuses collectivités grâce à la loi 2005-102 du 11 février 2005 pour l'égalité des droits et des chances, la participation et la citoyenneté des personnes handicapées. C'est un sujet qui demande un investissement remarquable et qui est encore peu connu du grand public. L'élaboration d'un plan de mise en accessibilité en tant qu'ergothérapeute, est un travail qui ne peut pas se faire seul.

Voici quelques notions avant de proposer une démarche d'élaboration d'un plan de mise en accessibilité.

Un plan de mise en accessibilité peut se définir comme un projet interdisciplinaire qui permet l'accès par tous à la chaîne du déplacement. La chaîne du déplacement comprend la voirie et les espaces publics, les transports, et les Etablissements Recevant du Public (ERP).

La démarche de mise en accessibilité de la chaîne du déplacement, demandée par la loi ne doit pas se limiter à la règle. Mais, bien au contraire, le but est de comprendre et d'assimiler l'esprit de la loi, pour passer de la règle à l'usage. La loi veut surtout proposer un changement de culture, un autre regard sur les personnes handicapées, une meilleure prise en compte des différences, soit, une société plus ouverte et plus accessible, favorisant l'indépendance de la personne et sa participation citoyenne. L'élaboration d'un plan de mise en accessibilité est donc un travail progressif, résultat d'une réflexion interdisciplinaire qui œuvre pour la qualité d'usage pour tous et pour une continuité de la chaîne de déplacement. Ce travail manque encore d'outils mais il permet à chaque commune d'expérimenter à sa façon et de se rapprocher au mieux de ses propres besoins.

Voici une proposition, qui est la démarche utilisée par la commune de Saint Pierre-d'Allevard (38) vers son plan de mise en accessibilité de la voirie et des espaces publics.

- Rencontrer et connaître la ville et ses habitants (participation de tous les acteurs y compris les ergothérapeutes), *associations d'usagers, services publics, services d'aide à la personne, écoles, personnes en situation de handicap sur la commune.*
- Faire un état des lieux du fonctionnement global du territoire (élus et décideurs). *Grands axes de circulation, dynamique des quartiers, repérage des ERP.*
- Définir des priorités en matière d'accessibilité selon les enjeux locaux (politiques et services techniques de la mairie).

* Ergothérapeute, Unité de Gériatrie Communautaire, Hôpitaux Universitaires de Genève – 26, avenue Beau Séjour – 1211 Genève- Suisse

- Sensibiliser par rapport aux situations de handicap (élus, ergothérapeutes, paramédicaux) :
  . *En interne :* formation des services techniques, élus, employés communaux, architectes, maître d'œuvre, par exemple.
  . *En externe :* citoyens, touristes, par exemple.
- Analyser la voirie et les espaces publics par un diagnostic technique (bureau de contrôle, services techniques). Arpentage : relevé de terrains, mesures, photos.
- Proposer des solutions techniques avec leurs coûts et faisabilité (maître d'œuvre, architecte, services techniques).
- Discuter les solutions techniques (élus, services techniques, maître d'œuvre).
- Hiérarchiser les travaux en créant des priorités et établir le plan annuel d'accessibilité (élus).
- Mettre en œuvre les solutions techniques choisies (entrepreneurs, artisans, maîtres d'œuvre, architectes, services techniques, employés communaux).

* *
*

La démarche d'élaboration d'un plan de mise en accessibilité consiste surtout à se poser les bonnes questions en interdisciplinarité (techniciens, décideurs, citoyens) sur les travaux à réaliser : Pour qui ? Pour quel usage ? Avec quelles ressources, financières, humaines, matérielles ? Cette démarche est basée sur le dialogue et le partage des points de vue qui sont essentiels pour une bonne coopération des acteurs.

RÉSUMÉ

L'ergothérapeute peut apporter ses connaissances et compétences, dans un travail interdisciplinaire, vers un plan de mise en accessibilité de la chaîne du déplacement. Et, permettre à tous les acteurs de coopérer non seulement en respectant la règle mais surtout en restant dans l'usage.

RÉFÉRENCES

CERTU (Centre d'Etudes sur les Réseaux, les Transports, l'Urbanisme et les constructions publiques), Accessibilité de la voirie et des espaces publics Eléments pour l'élaboration d'un diagnostic dans les petites communes, *CETE (mai 2006) Lyon, 96 p.* — CERTU (Centre d'Etudes sur les Réseaux, les Transports, l'Urbanisme et les constructions publiques), Diagnostics d'accessibilité urbaine Analyse comparative de cas et propositions, *CETE (Décembre 2006) Lyon, 71 p.* — FERTE D. 2008. L'accessibilité en pratique – De la règle... à l'usage, *Le Moniteur Editions Paris, 200 p.* — GROSBOIS L.-P. 2008 Handicap et construction, *Le Moniteur Editions. Paris, 482 p.* — Loi n° 2005-102 du 11 février 2005 pour l'égalité des droits et des chances, la participation et la citoyenneté des personnes handicapées.

http://www.legifrance.gouv.fr/affichTexte.do?cidTexte=JORFTEXT000000809647&dateTexte= =loi 2005 102

"L'AIDANT" : UN NOUVEAU MÉTIER DU SOIN ?

J.-L. BRUCKNER*

On compte aujourd'hui en France environ 3 millions de personnes en situation de Handicap. Une partie d'entre elles sont reconnues en qualité de personne Handicapée, d'autres bénéficient du régime affections longue durée, d'autres sont reconnues atteinte d'une invalidité. En dehors du fait réel, il convient de réfléchir à la réalité imposée et en particulier sur la notion déjà en application de l'aide, *"la personne qui aide"*, L'AIDANT.

La représentation sociale du handicap renvoie au manque, à la perte autant pour le handicap visible et évident, que pour le handicap invisible. La méconnaissance des difficultés de la personne handicapée peut générer des raideurs voire des incompréhensions sources de difficultés et d'échecs graves.

Il est en réflexion actuellement au plan européen une Charte de l'aidant familial. Elle se place en référence aux grands textes internationaux déjà existants ou en cours de rédaction (Nations Unies ; Conseil de l'Europe ; Forum Européen pour les personnes Handicapées).

Cette charte devra permettre de contribuer à une conciliation de la vie familiale et de la vie professionnelle grâce à un choix libre et éclairé de l'aidant et conformément aux objectifs de la stratégie de Lisbonne (2000).

L'AIDANT FAMILIAL

"C'est la personne non professionnelle qui vient en aide à titre principal, pour partie ou totalement, à une personne dépendante de son entourage pour les activités de la vie quotidienne. Cette aide régulière peut être prodiguée de façon permanente ou non et peut prendre plusieurs formes (nursing, soins, accompagnement à l'éducation et à la vie sociale, démarches administratives, coordination, soutien psychologique, communication, activités domestiques..." (Coface Handicap, Texte européen).

Il apparaît que cette définition fait effectivement référence aussi aux soins et peut dans un cadre d'hospitalisation poser un risque de télescopage avec les professionnels.

Accès aux soins des personnes en situation de handicap : (Paris 22 23 octobre 2008 (HAS).

Audition publique "rapport de la commission d'audition".

---

* Cadre supérieur Santé, Référent qualité et Handicap, Direction des Prestataires Spécialisés Pôle 33, CHU - 31059 Toulouse - bruckner.jl@chu-toulouse.fr

Obstacles lies à la personne

Le vécu de la personne en situation de handicap est un des principaux obstacles à son accès aux soins. La plupart des structures de soins y compris les centres spécialisés présentent tous des difficultés de parcours dc soins d'un patient atteint d'handicap.

S'il n'existe pas intra-muros de référent handicap, il convient de connaître et prendre information et/ou aide avec l'aidant pour améliorer la qualité du parcours de soins.

Défaut de compétences ou de disponibilité des professionnels

Le manque de temps disponible des soignants constitue un obstacle majeur pour l'accès aux soins.

Le manque de communication dû à une pression accrue par manque de personnels accuse très fortement les divers obstacles, voire les rend insurmontables.

La présence de l'aidant permettra non seulement un contact meilleur mais aussi un gain de temps dans l'action.

L'ignorance des problèmes de handicap

Il est répertorié une très grande pauvreté de connaissance et de formation médicale et paramédicale sur le champ du handicap sur le plan universitaire et post universitaire.

La plupart des soignants ont comme référentiel Handicap la personne en fauteuil roulant.

La vulgarisation du sigle toutefois très utile donne en retour une fausse image du handicap.

Obstacles environnementaux

La communication entre soignant-soigné est quasiment nulle tant la pauvreté de la connaissance handicap est présente.

La problématique de l'inaccessibilité des lieux de soins et de leur inadaptation aux besoins récurrents constitue une entrave au libre choix des professionnels de santé.

Obstacles rencontrés par les aidants

La mauvaise lisibilité de la personne aidant l'handicapé dans la vie courante est souvent source de conflit.

L'aidant, nouvelle personne clef de voûte du système malade-soins-environnement.

Quelques pistes de réponses

- Permettre aux personnes en situation de handicap d'être acteurs de leur santé.
- Accompagnées par des professionnels mieux formés et plus impliqués.
- En espaces organisés et coordonnés.

Améliorer les connaissances

- Par l'accueil.
- Par des mesures normatives.
- Par des mesures particulières individuelles.

Définition de l'aidant familial

- Personne non professionnelle.
- Vient en aide pour partie ou totalement à une personne de son entourage.

Place de l'aidant dans le système de santé

L'aidant familial doit être reconnu et pris en compte en tant que tel dans toutes les politiques de santé et de protection sociale.

Evaluation de l'aidant

- Evaluation du service rendu ;

On voit apparaître des zones importantes de blocage chez les professionnels et ou chez les usagers ce qui conduit à un défaut d'empathie nuisible à la qualité du soin et donc à son efficacité.

Il est nécessaire de permettre à ces personnes des auto-repérages des activités de l'aidant par lui-même :

Je donne des soins personnels : toilette, repas, écriture autres...

J'apporte un soutien : moral, empathique, réel, physique

Je gère l'emploi du temps santé avec les professionnels

Je facilite la vie sociale de la personne sans m'y substituer (loisirs, travail...)

Je surveille discrètement avec vigilance le sommeil de nuit et autres activités

Je facilite les conditions de communication par confiance réciproque

Je mets en place les aménagements nécessaires aux déplacements

En intra- et extra-domiciliaire :

- Dans certains cas, j'assure la gestion administrative et financière
- Je peux réaliser des tâches domestiques ménagères (cuisine, réalisation de repas, petit ménage...)

• La personne aidée et l'aidant familial sont les premiers experts de leurs besoins. Sur le plan matériel les installations de vie sont très souvent inadaptées aux personnes à mobilité réduite, en particulier les matériels de soins ; tables gynécologiques et radiologiques, sièges dentaires, matériels de rééducation sont souvent d'un usage très difficile voire impossible par des personnes à mobilité réduite.

En ce qui concerne l'aidant, on considère que la famille est une force de compétences acquises dans leur quotidien auprès de leur proche notamment chez l'enfant. Il n'est pas rare de se faire dire l'incapacité des professionnels du soin à tenir compte de la parole de l'aidant (ici parent/enfant).

- Les difficultés dans la communication.

De nombreux travaux montrent que l'ensemble des professionnels du secteur social, médical, paramédical, éducatif et pédagogique n'est pas préparé à la relation avec l'usager et sa famille.

On voit apparaître des zones importantes de blocage chez les professionnels et ou chez les usagers ce qui conduit à un défaut d'empathie nuisible à la qualité du soin et donc son efficacité.

* *
*

L'aidant est la personne clef qui doit permettre de maintenir l'autonomie de la personne rendue par les professionnels de la santé et valorisée et utilisée sous le "coaching" de l'aidant.

La personne doit d'elle-même utiliser au mieux les capacités et compétences de l'aidant sans pour autant rentrer dans un rapport d'infantilisation.

On peut raisonnablement penser que l'aidant est l'émergence d'un nouveau métier "socio-réadapto-économico-santé", en un mot un métier multifacettes.

Sites internet à consulter

www.coface-eu.org : Charte européenne de l'aidant familial, 2007, 4p.

coface@brutele.be

www.maison-aidants.fr

www.projetcvoice.ca

www.chups.jussieu.fr : Comberieu, A., L'aide aux aidants (diaporama pwpt), Hôpital Emile Roux

EVALUATION DES PRATIQUES PROFESSIONNELLES ET ERGOTHÉRAPIE

L. KRETCHMANN*

La politique de santé nous entraîne vers un changement d'organisation, et les enjeux autour de nos pratiques tissent en toile de fond les enjeux pour notre profession. En effet à l'heure où nous passons du Décret d'actes à la déclinaison de compétences, où un certain nombre d'ordres professionnels voient le jour, où de nombreux nouveaux métiers viennent s'insérer sur le marché de la santé, que faire pour mettre en valeur notre profession ?

La loi sur l'Évaluation des Pratiques Professionnelles (EPP), dans le cadre de la certification des établissements sanitaires, concerne les médecins, mais s'adresse également à l'EPP en général et donc aux ergothérapeutes. Cette demande de la Haute Autorité en Santé (HAS) est souvent inconnue ou vécue de façon intrusive et négative par les équipes. Mais n'est-ce pas-là l'occasion d'écrire sur nos pratiques pour les améliorer, d'échanger avec les autres professionnels de la santé et de continuer à exister ou se faire connaître, d'être reconnu auprès des instances ?

Après avoir fait un aperçu du contexte actuel, défini l'évaluation, il sera abordé l'intérêt que l'on peut trouver, à effectuer des EPP pour notre profession.

LE CONTEXTE ACTUEL

L'étude prospective des métiers de la fonction publique hospitalière sous l'égide du ministère de la santé et du sport a abouti, en décembre 2008, à une monographie de l'ergothérapie. On retrouve dans ce document une définition de notre métier ainsi qu'un référentiel décliné en 10 compétences qui a été élaboré par le groupe de travail sur la réingénierie du Diplôme d'Etat d'Ergothérapeute, et conduit par la Direction de l'Hospitalisation et de l'Organisation des Soins (DHOS). Il s'en suit une démarche prospective sur l'avenir et l'évolution du métier. Il en ressort des enjeux en terme : - de renforcement de la connaissance des activités des ergothérapeutes par les autres professionnels ; - de valorisation des actes en ergothérapie ; - d'amélioration d'accès des personnes en situation de handicap aux actes d'ergothérapie ; - de développement de la recherche paramédicale sur les traitements non médicamenteux ; - de démographie professionnelle.

Des réponses propres au monde de l'ergothérapie sont d'ores et déjà amenées avec la réingénierie de la formation, l'ouverture effective ou en attente de nouvelles écoles, des actions menées par les professionnels à travers les instances représentatives comme l'ANFE (Association Nationale Française des ergothérapeutes), le SIFEF (Syndicat des Instituts de Formation en Ergothérapie Français), ou encore au sein de l'UIPARM (Union Inter-Professionnelle des Rééducateurs et Médico-Techniques).

---

* Ergothérapeute, Centre Bouffard Vercelli - 66290 Cerbère

Mais en parallèle se développe l'émergence de nouveaux métiers, l'occupation des postes par de nouveaux professionnels, Activité Physique Adaptée, avjiste *[Diplôme Universitaire de Formation des Adultes à la profession d'opérateur rééducateur de développement éducatif et social avec une option d'opérateur en autonomie de la vie journalière]*, un corporatisme accru avec l'apparition des Ordres professionnels, la tarification à l'activité avec son lot d'incertitude et de restrictions budgétaires.

Dans le même temps, l'EPP s'est inscrite dans la démarche de certification des établissements de santé afin de valider l'obligation individuelle de formation des médecins. Comme le rappellent Trouvé et Platz (2008), *"la loi de santé publique n° 2004-806 du 09/08/2004 généralise l'obligation de formation continue à l'ensemble des professions de santé, étant entendu que l'évaluation des compétences et des pratiques est un moyen de satisfaire à l'obligation de formation continue. Toutefois, les textes des décrets d'application de cette loi ne sont pas encore parus"*. Dans ce contexte, l'EPP semble être l'occasion de mettre en valeur notre profession.

MAIS PEUT-ON PARLER DE PROFESSION ERGOTHÉRAPEUTE ?

Dans son livre Profession ergothérapeute, Wagner (2005) fait un distinguo entre profession et métier en s'appuyant sur une approche anglo-saxonne qui ne fait pas vraiment écho en France. Il reprend le sens donné par E. Freidson : *"on discerne la profession du simple métier à ce quelle a acquis le droit d'exercer son contrôle sur son propre travail"*. Selon Wagner, *"cet auteur et d'autres insistent fortement sur la capacité des membres d'une profession de pratiquer l'autocontrôle"*. D'autres caractéristiques sont susceptibles de préciser cette notion de profession comme *"la maîtrise d'une technique, l'importance particulière des études, la recherche d'un monopole d'exercice, l'existence d'une organisation professionnelle (...). L'intérêt pour une activité d'être reconnue comme profession serait de s'imposer en tant qu'autorité savante, elle bénéficierait ainsi d'un pouvoir professionnel certain"*.

On peut tout de même se questionner sur l'idée de la profession d'ergothérapeute. Au regard de la classification INSEE, elle apparaît dans le groupe 4, de façon non nominative et noyée dans la catégorie spécialiste de la rééducation et diététiciens, salariés eux-mêmes inclus dans le cadre PCS 43 (Professions et catégories socioprofessionnelles), celle des professions intermédiaires de la santé et du travail social.

OÙ EN SONT LES ERGOTHÉRAPEUTES ?

Si on reprend les points développés par les Anglo-Saxons, les ergothérapeutes sont représentés auprès des tutelles essentiellement par l'Association Nationale Française des Ergothérapeutes (ANFE) qui est l'association la plus représentative puisqu'elle compte parmi ses membres 17 % des 6438 professionnels diplômés (en métropole). Le monopole d'exercice est fragile si l'on se réfère à la création de nouveaux métiers qui morcellent notre activité. De plus, même s'il existe un profil ergothérapeute, au cours de l'exercice professionnel, la multiplicité des possibilités d'action rend difficile une vision unitaire de l'ergothérapie. En ce qui concerne les études, les instituts de formation ont une trame commune mais prennent dans leurs contenus pédagogiques, des orientations différentes. Enfin, la capacité à exercer un autocontrôle sur notre activité n'est pas d'actualité puisque nous sommes sous la tutelle de l'Etat.

A l'heure où l'évocation d'un Ordre professionnel a fait débat lors des Assises Nationales de l'Ergothérapie, je souhaite aborder l'évaluation des pratiques professionnelles, qui, il me semble, peut contribuer, à travers les professionnels de terrain que nous sommes, à promouvoir l'ergothérapie, en s'appuyant sur des démarches référencées.

MAIS QU'EST-CE QUE L'ÉVALUATION ?

D'un point de vue étymologique, évaluer, relevé sous la forme *esvaluer* en 1386, est dérivé de l'ancien français value *"valeur, prix"*. Évaluer, qui s'est substitué à la variante avaluer en usage jusqu'au XVIIe siècle, s'emploie à partir du XIVe siècle avec le sens de *"déterminer la valeur, le prix (de quelque chose)"* qu'il a conservé. Par extension, il signifie *"fixer approximativement"* (une quantité, une distance, etc.) ou *"estimer"* (les qualités, les chances d'une personne, fin XVIIIe siècle). Il se dit aussi (1870) pour *"déterminer (une quantité) par le calcul"*.

L'évaluation n'est donc pas une mesure au sens strict du terme, puisqu'elle nécessite une réflexion qui s'appuie sur des valeurs. Le sujet part de sa subjectivité avec le projet d'objectiver, pour orienter la décision dans le sens qu'il souhaite. Évaluer sert à prendre des décisions. L'évaluation n'est pas une science exacte, c'est une pratique humaine qui tend à se rapprocher de l'objectivation. Cette évaluation peut être réalisée dans une logique de contrôle, ce qui nécessite l'anticipation de ce que l'on va devoir faire, de contrôler si c'est bien fait et d'ajuster ce qu'on voulait faire. Elle peut-être régulée par un élément externe ou en autorégulation, et nécessite de se confronter à une pratique ou un savoir de référence. Pour Gatto (2006), cette régulation dite cybernétique *"relève du contrôle, du taylorisme, de la pensée par objectifs : logique rationnelle de contrôle, de mesure et de gestion qui privilégie la planification, la conservation du cap, la conformisation aux règles. Par la planification et la programmation, on recherche une adhésion du sujet et une conformisation à la prescription qui est considérée comme la seule vérité"*.

L'évaluation peut également être envisagée sous la forme d'un questionnement, où l'erreur comporte du sens et est exploitée. Ainsi, le projet et son sens évoluent. Selon Gatto, cette régulation dite systémique *"relève d'une évaluation formatrice en acte qui consiste à associer l'élève à l'analyse de ses demandes ("management participatif") et à ne pas travailler, penser uniquement de l'extérieur (régulation cybernétique) mais avec le formé pour atteindre un objectif. Ici l'acteur doit faire autrement. Faire autrement permet peut-être de faire mieux"*.

Ces deux modèles coexistent et s'articulent, c'est la régulation complexe qui consiste pour Gatto à *"mettre en lien deux logiques contradictoires : la logique de contrôle dont le but est de vérifier, d'attester, de prouver, et la logique d'évaluation dont le but est d'aider au développement des capacités et de la démarche ainsi qu'à la promotion du sens. Ces deux interactions sont à articuler pour développer une interaction productrice d'apprentissage. Pour Vial (1997), le contrôle vise à vérifier l'acquisition alors que l'évaluation vise à promouvoir les capacités. Le contrôle vise à favoriser l'instruction, à rendre plus savant, alors que l'évaluation formatrice vise à favoriser la maturation, le développement et l'évolution des personnes... La régulation complexe consiste à rendre complémentaires des modèles qui voudraient s'exclure (les articuler) et des pratiques qui peuvent se contredire (les conjuguer)... L'évaluation n'est pas la logique de contrôle. Ce n'est pas seulement la logique des acquis, la vérification d'une transmission des savoirs, la pratique de la notation. Ce n'est pas uniquement des moments appelés : bilans, tests, épreuves avec des objectifs à atteindre, des notions à intégrer, des comportements à obtenir. Ce n'est pas uniquement un dispositif linéaire et chronologique (test diagnostic, contrôle intermédiaire dit formatif et contrôle final dit sommatif) entrecoupé de remédiations, rattrapages, réajustements, groupes de besoins, modules de soutien... c'est qu'il existe aussi dans les pratiques d'évaluation une autre logique de promotion des possibles, d'aide au développement des potentiels : une relation humaine dans laquelle les sujets se construisent".*

C'est dans cette idée de construction que l'évaluation des pratiques professionnelles doit nous apporter des possibilités en tant que sujet au service de la promotion de notre "profession".

L'ÉVALUATION ET LA HAUTE AUTORITÉ EN SANTÉ (HAS)

L'EPP est définie selon l'HAS comme *"l'analyse de la pratique professionnelle en référence à des recommandations et selon une méthode, élaborée ou validée, comportant la mise en œuvre et le suivi d'actions d'amélioration des pratiques"* (JO n° 2 – 3/01/2008 – texte n° 84 : Décision HAS n° 2007.10.035/EPP du 07 novembre 2007). Les pratiques professionnelles sont constituées à la fois de pratiques individuelles et collectives ; elles comportent une dimension organisationnelle. Ces pratiques concernent les activités diagnostiques, thérapeutiques ou préventives.

Il ressort de cette définition que :

- l'évaluation n'est pas une fin en soi, et le constat d'écart entre la pratique réelle et la bonne pratique doit conduire à la mise en œuvre d'actions d'amélioration ;
- l'appellation "EPP" recouvre l'ensemble des démarches d'amélioration des activités de soins.

"L'EPP a pour objectif l'amélioration de la qualité des soins à travers l'analyse d'une pratique cible au regard des données de la littérature. Cette action doit être menée selon une méthodologie rigoureuse et les résultats doivent être mesurés". L'HAS nous propose sur son site, des outils pour cibler la thématique à aborder, à définir les objectifs, les critères et valeurs de cette EPP ainsi qu'une méthodologie de construction et de rédaction.

Nous pouvons percevoir ici tout l'intérêt personnel ou collectif d'une telle démarche pour améliorer nos pratiques, dans une logique d'apprentissage, d'autorégulation mais aussi d'évolution de notre activité.

INTÉRÊTS DE L'EPP POUR LES ERGOTHÉRAPEUTES

Comme nous l'avons vu précédemment, la Haute Autorité en Santé, préconise un certain nombre de démarches qui s'appuient sur la littérature existante. Cependant, hormis le Dossier du patient en ergothérapie (mai 2001) rédigé à l'initiative d'un groupe d'ergothérapeutes de l'ouest de la France (ECCO) et promu par l'ANFE auprès de l'ANAES (Agence Nationale d'Accréditation et de L'Evaluation de la Santé) (Ergothérapie n° 5, mars 2002), il n'existe pas de données de la littérature et de référentiels en ergothérapie référencés à l'HAS. Le référencement des travaux réalisés par les professionnels pour les professionnels est donc nécessaire.

En effet, qui mieux que l'ergothérapeute peut aborder la pratique ergothérapique. L'EPP peut permettre de prendre le temps de décliner nos savoir-faire et savoir-être en fonction du contexte d'activité. De plus, chaque référence sera une base de travail consensuelle qui pourra être améliorée par de nouvelles recherches et entretenir ainsi les avancées au cours de notre pratique. Les différents travaux réalisés au sein des équipes peuvent donc être mis en valeur et faire référence dans le monde des ergothérapeutes et plus largement dans le monde médical. Chaque ergothérapeute pourra ainsi trouver une référence d'exercice qui pourra également lui servir pour s'auto-évaluer en vue d'améliorer sa pratique et d'acquérir de nouveaux savoirs.

Produire des écrits et les faire reconnaître, peut amener à une unité d'exercice professionnel, unité préconisée par les sociologues et le contexte politique actuel, afin d'accéder à un véritable statut de profession.

DES RÉFÉRENCES NÉCESSAIRES POUR UNE MEILLEURE RECONNAISSANCE DE LA PROFESSION

Les ergothérapeutes sont peu nombreux au regard des autres professionnels paramédicaux (environ 500 000 infirmiers, 60 000 kinésithérapeutes…). Cependant, l'activité se développe à travers l'exercice libéral, le médico-social et notamment dans le domaine de la gériatrie. Comme cela a été précisé, l'administration ne pouvant pas répondre à l'ensemble de la demande a choisi, parallèlement à l'ouverture de nouveaux Instituts de Formation en Ergothérapie, de développer de nouvelles professions qui grignotent dans le champ de nos compétences. C'est pourquoi il est nécessaire, en tant que spécialistes de la réadaptation et du handicap, que nos écrits soient référencés au niveau de l'HAS, ceci pour une meilleure (re)connaissance de notre activité, auprès des organismes de tutelles mais aussi des autres professionnels de la santé, ainsi que des personnes en situation de handicap qui naviguent très largement sur internet. Ces écrits, à travers leur reconnaissance, pourront également, de façon indirecte, donner une valeur référencée aux actes ergothérapiques. *"C'est une chance pour l'ergothérapie qui peut ainsi mettre au grand jour ses qualités et compétences"* (Lemoine, 2008). *"Ces démarches de recherche doivent dépasser le cadre strict de la certification et les ergothérapeutes doivent saisir la chance de cet exercice pour s'approprier la démarche. En effet, quel que soit le thème de l'EPP, une fois la démarche appropriée, il est "facile" de la reproduire dans un champ spécifique à l'ergothérapie et ainsi développer une culture de la recherche visant à mettre en valeur la pertinence des actes d'ergothérapie"* (Guihard, 2008).

* *
*

L'évaluation des pratiques professionnelles ne doit donc pas être abordée dans une dimension qui se voudrait uniquement contrôle. Si les valeurs partagées, au cours de ces évaluations, s'appuient sur le partage de compétences et la progression, on peut tout à fait envisager d'utiliser l'EPP comme guide d'amélioration de la qualité de nos pratiques collectives, mais aussi et surtout comme base de rédaction et de production propres aux ergothérapeutes, ce qui, à défaut d'une reconnaissance scientifique, pourrait contribuer à la valorisation de chaque professionnel, et de la profession.

RÉSUMÉ

L'évaluation des pratiques professionnelles s'adresse de façon légale aux médecins et de façon plus générale aux professionnels de santé. Souvent source d'inquiétude dans les équipes, je souhaite à travers cet article montrer tout l'intérêt de ces évaluations pour les professionnels que nous sommes, et plus largement pour notre profession.

L'EPP n'est pas une fatalité, mais plutôt une base d'étude permettant de référencer notre activité, en vue d'une amélioration permanente de nos pratiques, mais aussi en vue d'exister de façon encore plus marquée, auprès de nos autorités de tutelle mais également auprès des autres professionnels de la santé.

RÉFÉRENCES

GATTO F. 2005. Enseigner la santé. *L'Harmattan, Paris, 234 p.* — GATTO F. 2006. L'évaluation des pratiques professionnelles et la formation universitaire au service de l'amélioration de l'autonomie d'exercice des Masseurs-Kinésithérapeutes et de la qualité des pratiques. *In "Kiné point presse" n° 13.* — GUIHARD J-P. 2008. Hôpital 2012 in "Nouveau guide de pratique en ergothérapie", *Solal Éditeur, Marseille, 358 p.* — LEMOINE C. 2008. La démarche continue d'amélioration de la qualité in "Nouveau guide de pratique en ergothérapie". *Marseille : Solal Éditeur, pp 31-34.* — REY A. 2004. Dictionnaire historique de la langue française. *Paris : Le Robert.* — TROUVÉ E., PLATZ F. 2008. L'évaluation des pratiques professionnelles, où en est-on ? *in "ergoscope" n° 2.* — WAGNER C. (2005). Profession ergothérapeute. *L'Harmattan, 320 p.*

SITES INTERNET

http://www.activites-physiques-adaptees.fr

http://www.sports.gouv.fr (retrouver sa liberté de mouvement)

http://www.anfe.fr

http://www.fisaf.asso.fr (DUFA spécialisé)

http://www.has-sante.fr (dossier patient en ergothérapie)

http://www.sante.gouv.fr (étude prospective des métiers de la fonction hospitalière : monographie d'ergothérapeute)